第7版

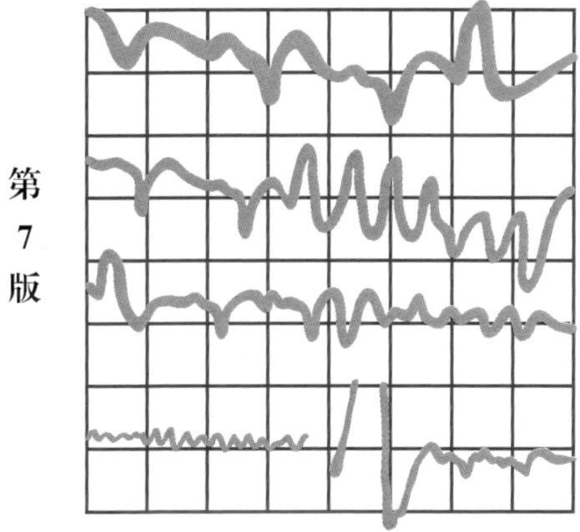

轻松应用心电图

The ECG Made Practical

第
7
版

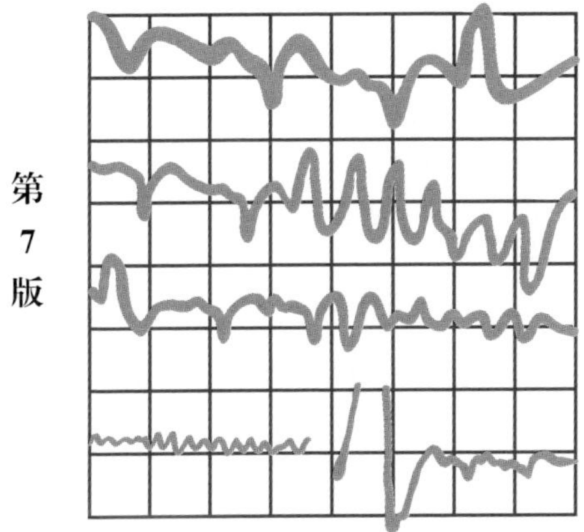

轻松应用心电图

The ECG Made Practical

原著 JOHN HAMPTON DM MA DPhil FRCP FFPM FESC

Emeritus Professor of Cardiology, University of Nottingham, UK

DAVID ADLAM BA BM BCh DPhil FRCP FESC

Associate Professor of Acute and Interventional Cardiology and Honorary Consultant Cardiologist, University of Leicester, Leicester, UK

主译 林　荣　郭继鸿

译者（按姓名汉语拼音排序）

洪燕玲　黄茜雯　林　荣　罗淑珲

王　凌　吴　兵　谢思欣

北京大学医学出版社

QINGSONG YINGYONG XINDIANTU（DI 7 BAN）

图书在版编目（CIP）数据

轻松应用心电图：第 7 版 /（美）约翰·汉普顿（John Hampton），（美）大卫·阿德拉姆（David Adlam）原著；林荣，郭继鸿主译．—北京：北京大学医学出版社，2022.5（2024.10 重印）
书名原文：The ECG Made Practical
ISBN 978-7-5659-2624-2

Ⅰ.①轻… Ⅱ.①约… ②大… ③林… ④郭… Ⅲ.①心电图－基本知识 Ⅳ.① R540.4

中国版本图书馆 CIP 数据核字（2022）第 061203 号

北京市版权局著作权合同登记号：图字：01-2020-1953

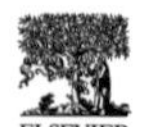

Elsevier (Singapore) Pte Ltd.
3 Killiney Road, #08-01 Winsland House I, Singapore 239519
Tel: (65) 6349-0200; Fax: (65) 6733-1817

First edition 1986
Second edition 1992
Third edition 1997
Fourth edition 2003
Fifth edition 2008
Sixth edition 2013
Seventh edition 2019

ISBN-13: 9780702074608

This translation of The ECG Made Practical, 7th edition. by John Hampton, David Adlam was undertaken by Peking University Medical Press and is published by arrangement with Elsevier (Singapore) Pte Ltd.
The ECG Made Practical, 7th edition. by John Hampton, David Adlam 由北京大学医学出版社进行翻译，并根据北京大学医学出版社与爱思唯尔（新加坡）私人有限公司的协议约定出版。

《轻松应用心电图》（第 7 版）（林　荣　郭继鸿　主译）
ISBN: 9787565926242

轻松应用心电图（第 7 版）

主　　译：林　荣　郭继鸿
出版发行：北京大学医学出版社
地　　址：（100191）北京市海淀区学院路 38 号　北京大学医学部院内
电　　话：发行部 010-82802230；图书邮购 010-82802495
网　　址：http://www.pumpress.com.cn
E-mail：booksale@bjmu.edu.cn
印　　刷：北京信彩瑞禾印刷厂
经　　销：新华书店
责任编辑：高　瑾　**责任校对**：靳新强　**责任印制**：李　啸
开　　本：889 mm×1194 mm　1/32　**印张**：11.375　**字数**：326 千字
版　　次：2022 年 5 月第 1 版　2024 年 10 月第 2 次印刷
书　　号：ISBN 978-7-5659-2624-2
定　　价：65.00 元

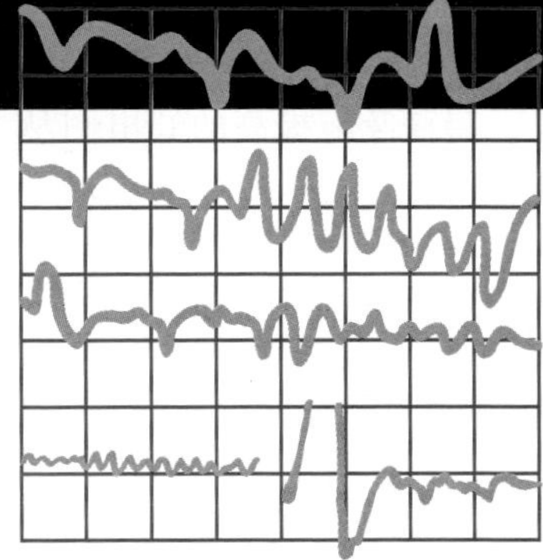

译者序

“事不过三”一语出自吴承恩《西游记》一书，意指同样的尝试不宜连做多次，常用来勉励欲试新生事物者尽量减少失败次数。但对做好事、做公益事、做科学普及与推广、行善积德等事，不仅能过三，而且越多越好。

就拿眼下引进与翻译心电图入门与提高的这套三姊妹丛书为例，屈指一数，从 2004 年至今的 18 年中，这已是第四次完成全套丛书的整体翻译而发行中译本了。畅销世界各国的这套心电图三姊妹丛书，最早在 1973 年出版了第一本——《轻松学习心电图》（*The ECG Made Easy*），至今已是第 9 版。在其 50 年的多次出版发行中深受读者的垂爱与欢迎。全球发行量接近 100 万册。鉴于读者的殷切需求与期盼，1986 年，著名心脏病学家、英国诺丁汉大学的 J. R. Hampton 教授撰写了丛书的第二本——《轻松应用心电图》（*The ECG In Practice*），真可谓十年磨一剑，至今已出到第 7 版（更名为 *The ECG Made Practical*）。就内容而言，其比第一本更深，是读者修完第一本已达入门后，继续提高的续读本。此后，在读者对前两册心电图读本的强烈反响与要求下，11 年后的 1997 年，J. R. Hampton 教授再次呕心沥血，精心策划，潜心撰写，推出了这套丛书的第三本——《轻松解读心电图》（*150 ECG Problems*，第 5 版更名为 *150 ECG Cases*）。这是为完成前两册读本学习后的读者提供的临床实践心电图试题集。150 帧心电图仿照临床实际情况，不是按难易程度渐进，而是随机排序，还包含了健康人正常心电图。Hampton 教授指出：临床心电图不会按照难易排序到你的手中。他还在前言中鼓励读者翻阅正确答案前，尽量独立思考，经自主分析后做出最终的心电图诊断。至此，这套普及与提高的心电图丛书正式联袂为“三姊妹”。1997 年后，这套“三姊妹”丛书开始同步更换新版至今。

几十年来不断再版的这套心电图丛书，一直严格遵循编者最初的宗旨：本套丛书不是心电图教科书，更不是精深的心电图学专著，而是一套易懂、易学、易掌握的心电图入门与提高的通俗读本。三本书分别为初学入门、实践应用、疑难病例解读而设计，形成按部就班的心电图学习与提高三部曲。又因这套丛书由心脏病学大师执笔挂帅写成，故对心电图应用的定义与价值的认识明确而精准。作者强调心电图分析一定要和患者的临床和病史密切结合，心电图是受检者病史与体征的一种延伸，绝不能孤立、单独地分析。基于该理念，三本书中的所有心电图图例都附有相关病史。此外，作者还强调，心电图检查并非万能，而是有着相当的局限性。例如不少严重冠心病患者的心电图可能完全正常，无心肌缺血的任何心电图表现；相反，完全健康人的心电图却可能有一些改变而导致其心电图的错误解释，并被诊断为各种心脏病。正是上述这些核心理念才使这套丛书成为心电图著作的常青树而经久不衰。

近 50 年来，这套丛书深受世界各国读者的青睐、钟爱和欢迎。全书已被译成 12 种语言，多次被世界权威组织或刊物誉为“医学经典著作”。至今已有几代医学生、护士、年轻医师、急诊科医师、儿科和老年科医师、全科和家庭医师读着这套心电图丛书成长、进步与提高。同时也是备考研究生的必读之物。

北京大学医学出版社的领导和编审真是慧眼识珠，早在 2004 年就决定引进和翻译这套丛书，又责成我挂帅掌印，负责组织和挑选国内各路精兵强将共同完成这一工程。2004 年引进翻译了《轻松学习心电图》第 6 版、《轻松应用心电图》第 4 版、《轻松解读心电图》第 2 版，担任各册主译的都是北大精英和学子，分别由李学斌、孙健玲和贾中伟与我共任主译。随后，2012 年再次翻译了各自的新版，这次遴选后选定吉林大学白求恩第一医院的郑阳、北京航空医院的孙健玲和北京安贞医院的郭飞与我共任主译。而 2017 年的第三次翻译，沙场秋点兵的三员大将分别是河北医科大学第一医院的杨志瑜、广西壮族自治区人民医院的覃绍明和北京市门头沟区医院的李世敬医师，他们与我共任主译。而本次 2021 年的第四次“征战”中，第 9 版《轻松学习心电图》由天津医科大学总医院的张文娟主任、第 7 版《轻松应用心电图》由福建医科大学附属泉州第一医院的林荣教授、第 5 版《轻松解读心电图》由中日友好医院的周益锋主任与我共任主译。可以看出，长达 18 年中的先后 4 次引进与翻译工作中，集结了十几位国内各路的学术精英，带领各自的团队齐心协力而完成。近二十年中，这套丛书也不负众望，为推动和提高我国心电图学的水平做出了巨大贡献，也在中国心电学史上留下了浓墨重彩的一页。

即将面世的新版三姊妹丛书，原版编著者充分采纳了上版出版后读者的反馈意见和要求，对书中内容有了一定篇幅的增补和调整，各自增加了新的章节，更加关注动态心电图、新的心电检测技术和起搏系统与除颤器的应用与进展等。无疑，这些增加的新内容将使这套丛书更加与时俱进，保证了丛书内容的科学性、前沿性，也给读者总结和提炼出更新、更多的精要，进一步彰显本套丛书的实用性。我坚信，新版三姊妹丛书的中译本一定会受到广大读者更大热度的青睐与厚爱。

序言结束之际，还想用一句励志之言与所有读者和同道共勉："人生路上，提高自我价值的最简捷、最廉价的方式就是读书。"通过读书不断提升自己永远是硬道理。

郭继鸿

2022 年 4 月 25 日

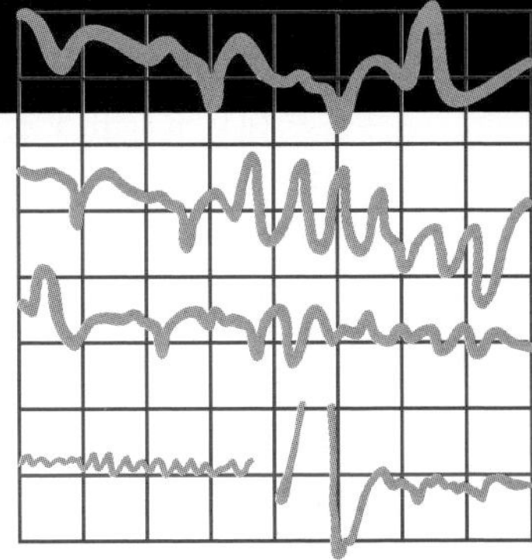

原著前言

对本书的期望

这本书是《轻松应用心电图》的第 7 版，但我们已将书名从 *The ECG In Practice* 改为 *The ECG Made Practical*，以强调它与《轻松学习心电图》（*The ECG Made Easy*）的关系。

我希望本书的读者已掌握《轻松学习心电图》一书中所包含的心电图知识。心电图的原理虽然简单，但是正常人、心脏病患者和其他疾病患者的变异因素会使心电图的解读变得复杂。本书以这些异常因素为中心，并配上各种异常因素的病例，适用于已了解心电图基本知识，并力求在临床实践中最大限度发挥心电图作用的读者。

心电图不是检查的终点，而是病史和体检的延伸。患者不会为了做心电图而去看医生，而是因健康检查或有症状而来。因此，本书的章节根据临床症状编排，涵盖健康人和心悸、晕厥、胸痛、呼吸困难和非心脏病患者的心电图。为了强调心电图是患者总体评估的一部分，书中每章都从简短的病史和检查开始。

第 7 版延续了前版的理念，即患者比心电图更重要。但是，心电图是诊断的重要部分，对治疗的指导作用也日益重要。心脏病学的标准治疗方法里，包括了各种电子仪器的应用，而且在没有心脏病的患者，使用这些仪器也很常见。因此，非心脏病专业的医生也需要了解这些医疗电子仪器的应用。与前版相比，本书有一系列的变化：例如，更多地关注动态心电图、新的监测设备、起搏系统和除颤器的进展。我们将心肌梗死心电图、冠状动脉解剖和心肌病变部位三者之间结合起来讨论。增加以上内容篇幅并加入更多的心电图解读，同时减少了对患者的管理方面的内容。

新版系列丛书一共3本，同步发行。其中，《轻松解读心电图》的书名 *150 ECG Problems* 改为 *150 ECG Cases*，强调以患者为中心，而不是心电图。《轻松解读心电图》新版（第5版）分为两部分。一部分包含许多常见心电图的例子，适合那些掌握心电图基础知识的读者，另一部分包含了更为深奥和复杂的心电图，较新版《轻松应用心电图》提供了更多的病例。那些想在阅读了《轻松应用心电图》后提升技能的读者，将在第5版《轻松解读心电图》中继续挑战。

对心电图的期望

心电图有其局限性，它反映的是心脏电活动情况，而对心脏结构和功能仅是间接反映。心电图对于那些心脏电活动异常所引起的症状，尤其是传导异常和心律失常，是非常有价值的。

健康人的心电图通常是正常的。但是，严重的冠心病患者的心电图也可以完全正常；相反，健康人也可能因心电图异常而被误诊为患有心脏病。完全健康的人可以出现异常的心电图（如右束支传导阻滞）。因此，结合受检者的临床状况比心电图本身更重要。

当患者主诉心悸或晕厥时，在出现症状时记录的心电图才能对心脏病病因的诊断起到重要作用。但患者无症状时的心电图也可为诊断提供线索。胸痛患者的心电图可提供诊断，并为治疗提供依据，但必须记住，心肌梗死发生后几个小时内，心电图有可能保持正常。对于呼吸困难的患者，心电图完全正常可能排除心力衰竭，但心电图不是诊断肺部疾病或肺栓塞的好方法。最后，还要记住，在非心脏病患者中，心电图可能明显异常，不能仅凭心电图异常，就做出有心脏病的结论。

致谢

第7版《轻松应用心电图》的编写得到了众多人的支持和帮助。我们特别感谢 Fiona Conn 编辑，她对细节的关注使本书有很大提升。我们也要感谢 Laurence Hunter 和他在爱思唯尔的团队，给予我们鼓励和耐心。我们还要感谢许多朋友和同事，他们帮助我们找到了大量正常和异常的心电图，这些心电图是本书内容的重要支柱。

JH, DA

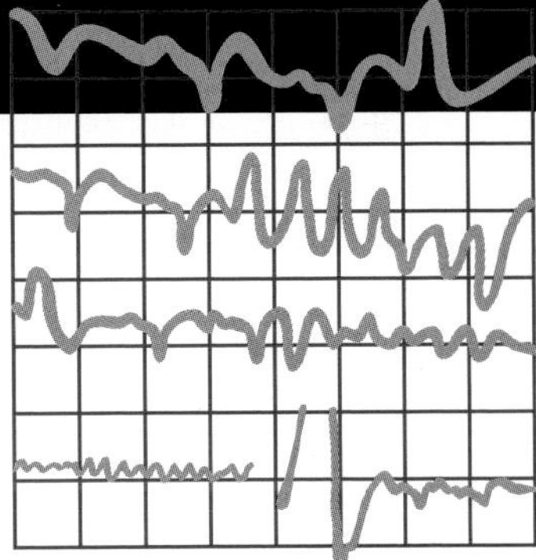

目　录

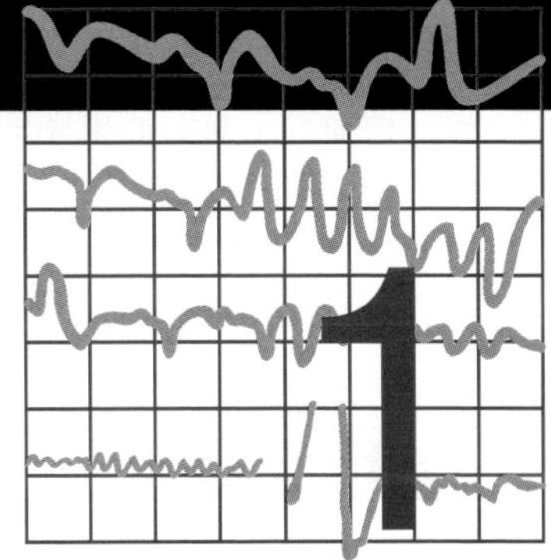

健康人心电图

The ECG in healthy people

无论是对真正无症状、看起来“健康”个体（如医疗工作者），还是对病情不明的患者进行初步检查，心电图通常都被当成一种筛查工具。心电图的检查结果应紧密结合临床。对心电图正常变异的过度解读可能产生误诊，并导致不必要的检查和不适当的处理。因此，了解在完全健康的人身上发现的心电图变化，是准确解释异常心电图的关键先决条件。

心电图的类型

心电图的记录有很多形式，包括连续单通道心脏监测、三导联心律评估，甚至从植入设备或心脏手术过程中获得的内部心电图。最完整的外部心电图是传统的 12 导联心电图（图 1.1）。准确的导联位置（图 1.2）很关键，因为错误放置的导联会改变心电图波形，并可能导致误诊。例如，肢体导联位置转换可能使记录的心电图类似于心电轴异常（图 1.3），而胸前导联位置的改变，例如由于肥胖或乳腺组织引起的位移，心电图可能表现为类似于胸前导联 R 波递增延迟的心脏转位（见图 1.20）。

正常心电图

正常心律

窦性心律是唯一正常的持续性心律（见图 1.1）。青年人吸气时 RR 间期缩短（即心率加快），被称为呼吸性窦性心律不齐（图 1.4）。窦性心律不齐明显时，其心电图可能与房性心律失常相似。但是窦性心律不齐时，每个 P-QRS-T 波群均正常，只有间期改变。

随着受试者年龄的增长，窦性心律不齐逐渐变得不明显，有迷走神经功能异常时，如糖尿病伴有自主神经病变时，窦性心律不齐会消失。

心率

正常心率、心动过速及心动过缓等诊断需要谨慎使用。窦性心律中没有窦性心动过速的绝对心率值，同样，也没有窦性心动过缓的绝对心率值，但是，过快及过缓的心率仍需要进行定义。

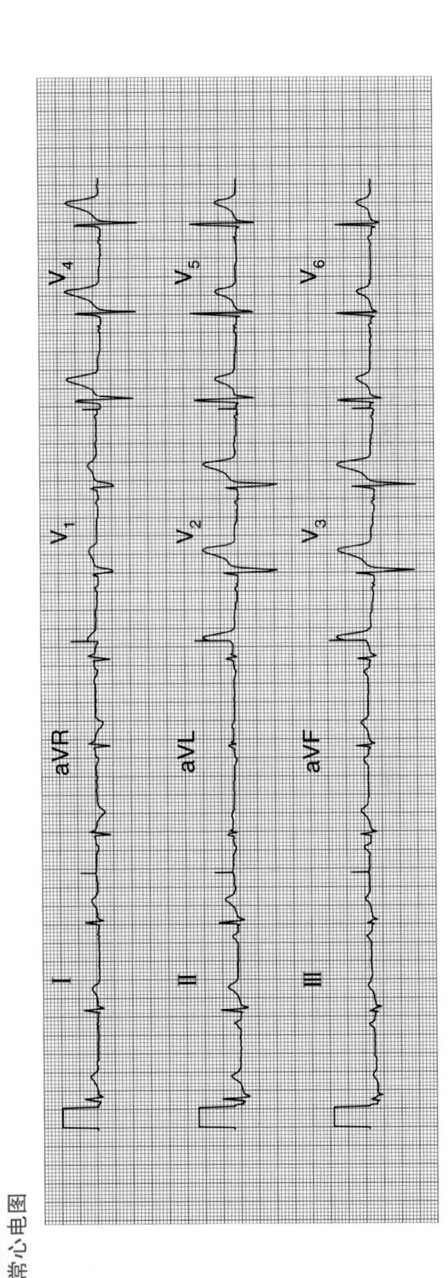

图 1.1 正常心电图

图 1.2

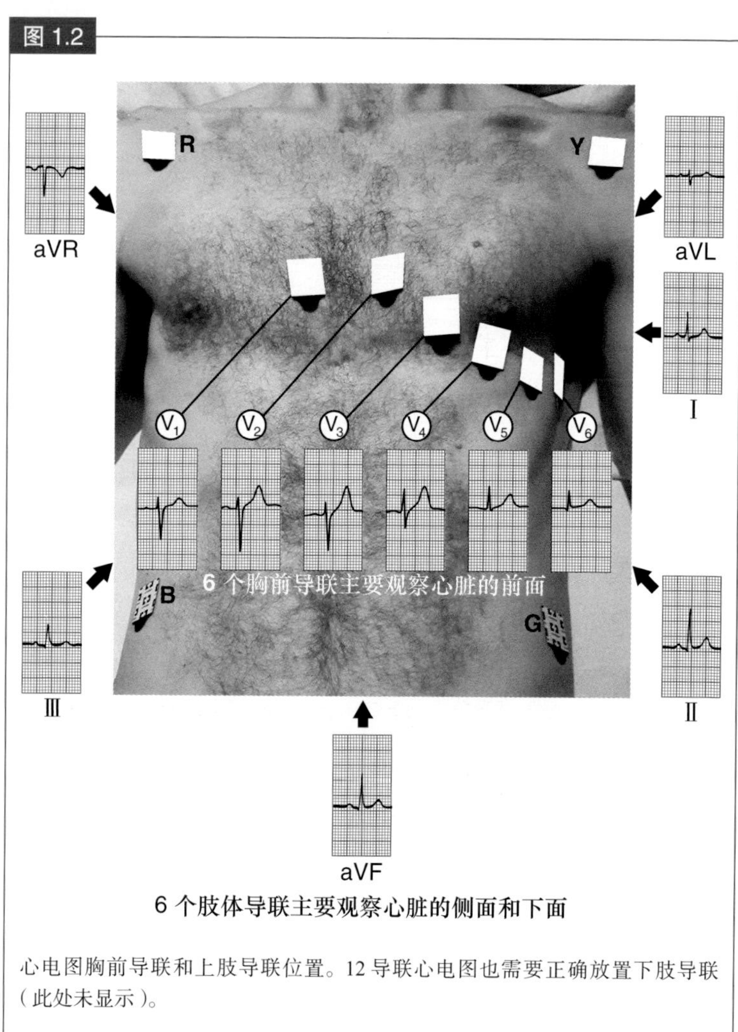

心电图胸前导联和上肢导联位置。12 导联心电图也需要正确放置下肢导联（此处未显示）。

窦性心动过速

图 1.5 是一位主诉心动过速的年轻女性的心电图。她除焦虑外无其他症状，体检也无其他异常，血细胞计数及甲状腺功能都正常。

提示 1.1 列出了导致窦性心动过速的原因。

图 1.3
肢体导联位置转换

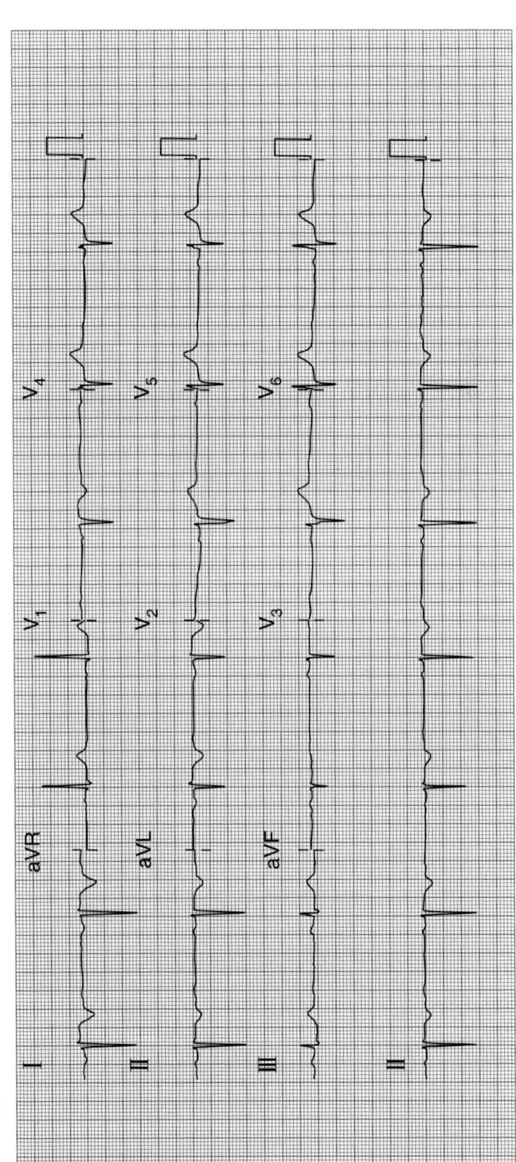

标注
- aVR 导联以 R 波为主
- 肢体导联波形反转
- 胸前导联形态正常

图 1.4

窦性心律不齐

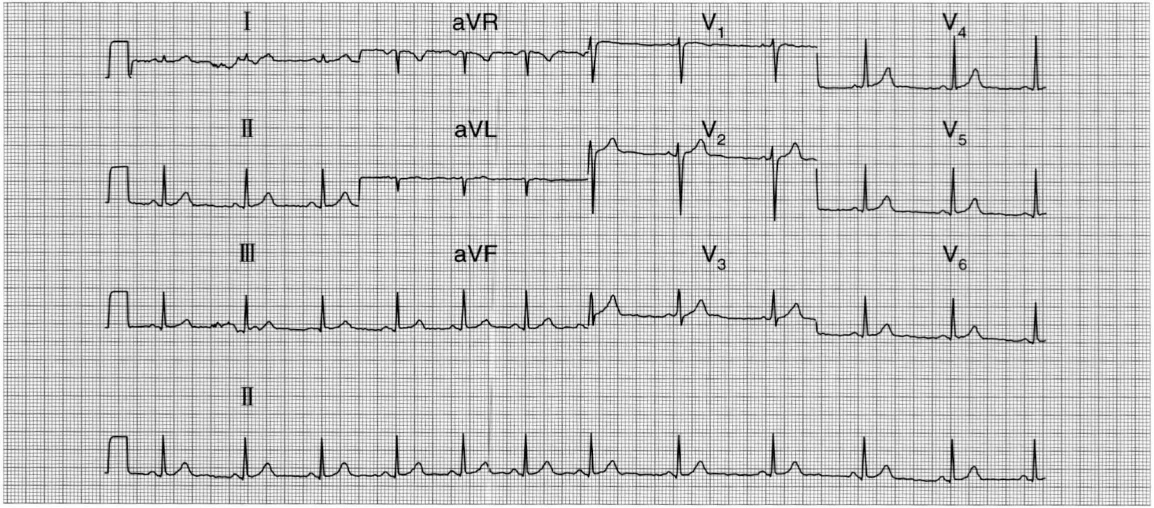

标注

- RR 间期不等
- PR 间期固定
- P 波与 QRS 波形态一致

图 1.5
窦性心动过速

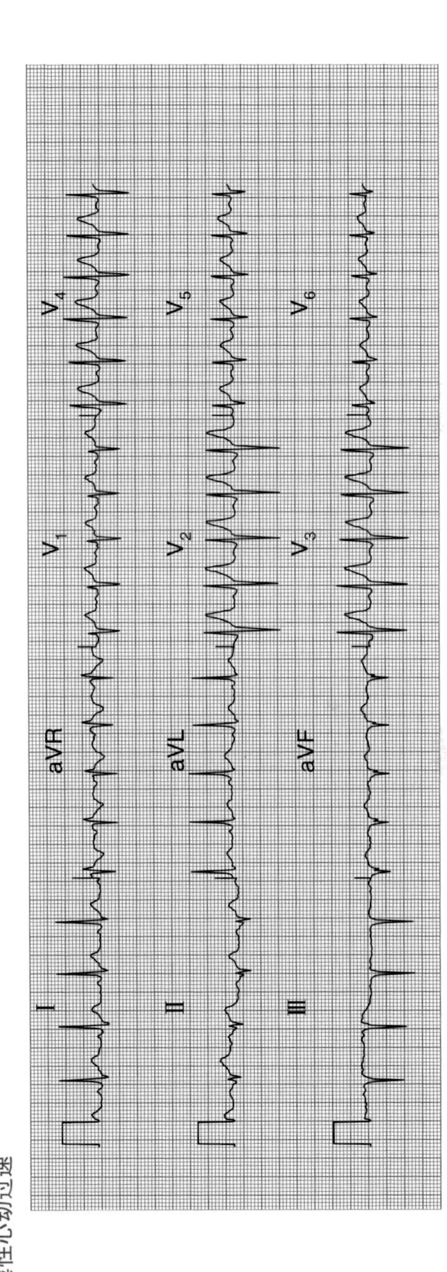

标注

- P-QRS-T 波形态正常
- RR 间期 500 ms
- 心率 120 次 / 分

提示1.1 窦性心动过速的常见原因

- 疼痛、恐惧、运动
- 低血容量
- 心肌梗死
- 心力衰竭
- 肺栓塞
- 肥胖
- 缺乏体育锻炼
- 妊娠
- 甲状腺功能亢进
- 贫血
- 二氧化碳潴留
- 自主神经病变
- 药物：
  - 拟交感神经药
  - 沙丁胺醇（包括吸入剂）
  - 咖啡因
  - 阿托品

窦性心动过缓

图1.6是一位年轻职业足球运动员的心电图。其心率44次/分，由于窦性心率低，心电图可见交界性逸搏。

提示1.2列出了导致窦性心动过缓的可能原因。

期前收缩（早搏）

室上性早搏，无论是房性早搏或房室交界性早搏，大多发生在正常人且无特殊意义。房性早搏（图1.7）有一个异常的P波；在交界性早搏中，通常没有P波，或者P波可能落在QRS波之后。

在健康人中，正常的窦性心律可能被多个连续发生的房性早搏所取代。这种心律有时被称为“异位房性心律”，一般来说，没有特别的意义（图1.8）。

室性早搏在正常心电图中也常发生（图1.9）。室性早搏几乎是普遍存在的，但如果频繁发生，则表明属于高危人群，可能需要进一步研究（见第4章）。

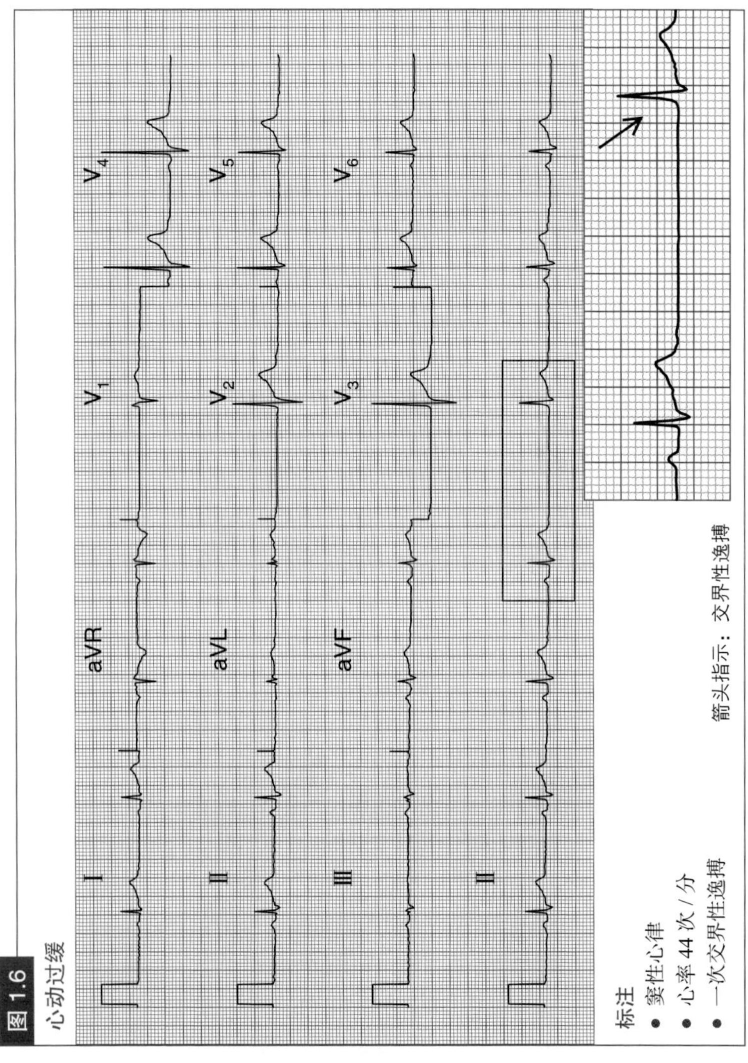

图 1.6 心动过缓

提示 1.2　窦性心动过缓的常见原因

- 体育锻炼
- 血管迷走神经性发作
- 病态窦房结综合征
- 急性心肌梗死，尤其是下壁心肌梗死
- 甲状腺功能减退
- 低温状态
- 阻塞性黄疸
- 颅内压升高
- 药物：
  - β 受体阻滞剂（包括治疗青光眼的滴液）
  - 钙通道阻滞剂（如维拉帕米）
  - 地高辛
  - 伊伐布雷定

图 1.7

室上性早搏

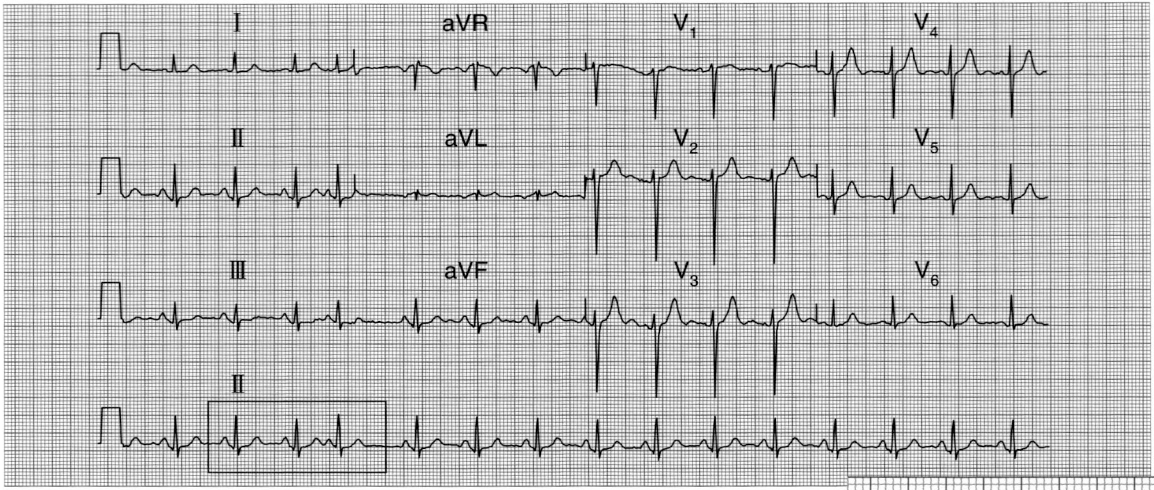

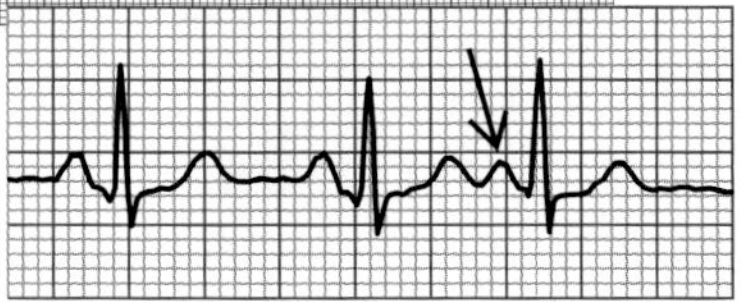

箭头提示：提前出现的异常 P 波

标注

- 室上性早搏的 QRS 波及 T 波形态与窦性心律时一致
- 第 4 个 P 波形态异常提示 P 波起源于心房

图 1.8

正常变异：异位房性心律

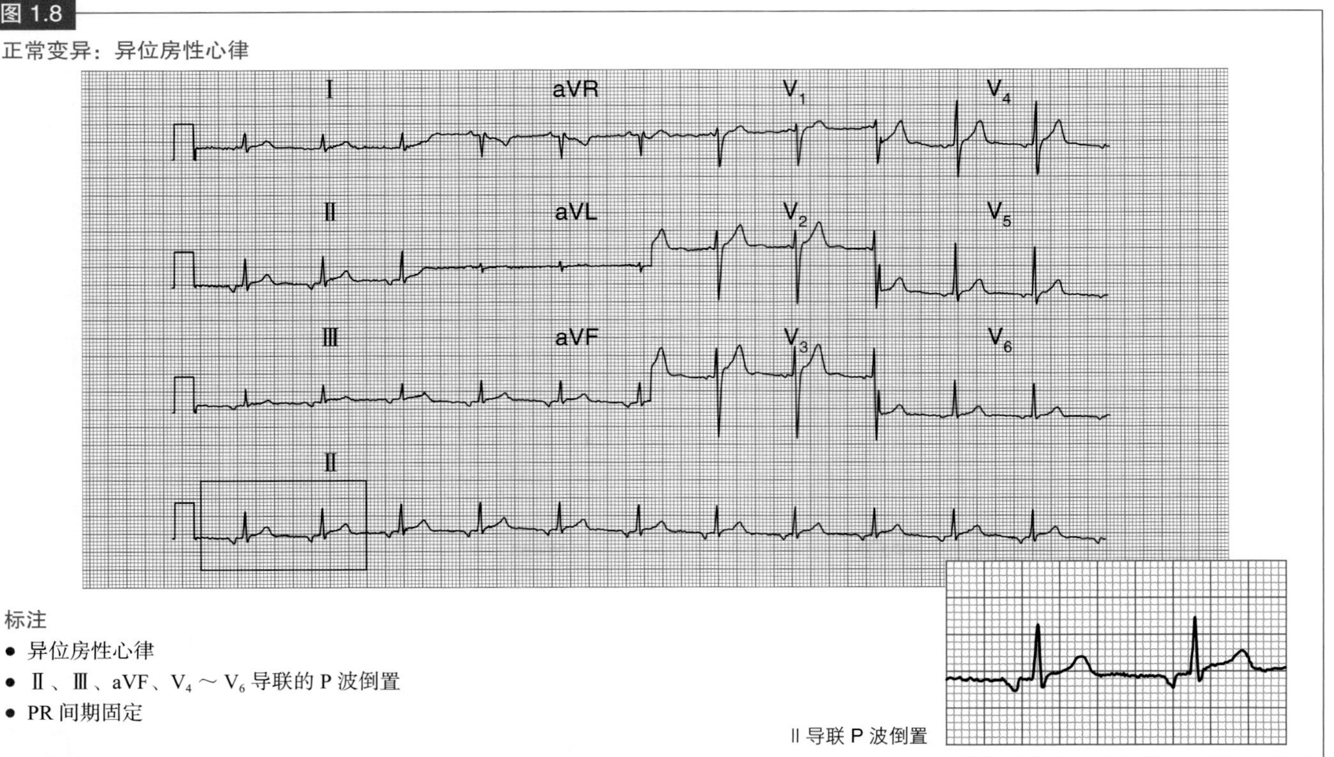

标注

- 异位房性心律
- II、III、aVF、V_4～V_6 导联的 P 波倒置
- PR 间期固定

图 1.9

室性早搏

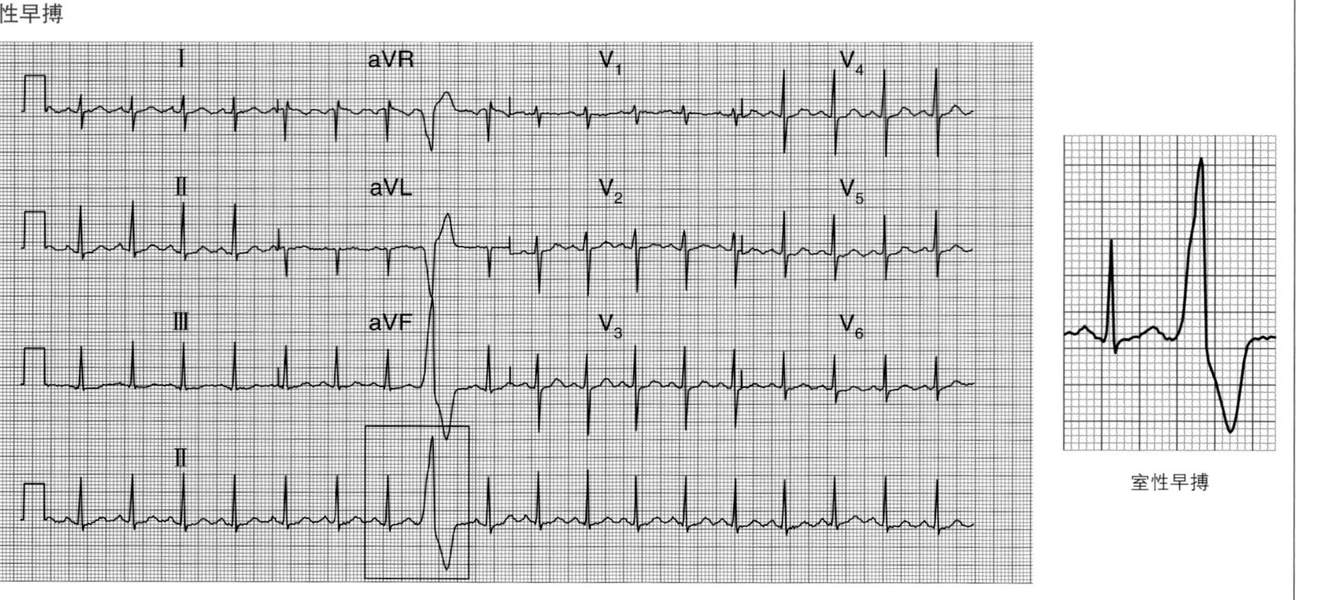

标注

- 窦性心律，伴有一次室性早搏
- 早搏的 QRS 波宽大，T 波异常

P 波

窦性心律时，除 aVR 之外的所有导联的 P 波均为直立。但当 QRS 波在 aVL 导联的主波方向向下时，该导联 P 波也可能倒置（图 1.10）。

右位心患者的 P 波在Ⅰ导联中倒置（图 1.11）。在日常操作中，这种情况更常见于肢体导联电极位置放错（图 1.3），但如果同时 V_5 和 V_6 导联（左胸导联）显示 QRS 波主波向下，则应认为是右位心。

如果右位心患者的左右手电极反接，胸前导联电极放在右侧胸前相应位置而非左侧胸前，记录的心电图与正常患者相似（图 1.12）。

切迹 P 波或双峰 P 波（二尖瓣 P 波）是左心房肥大的标志，P 波高尖（肺型 P 波）提示右心房肥大，但上述两种 P 波改变亦可见于正常人（图 1.13），并不是特别有用的临床特征。

PR 间期

窦性心律时 PR 间期恒定，正常范围为 120 ～ 200 ms（心电图中 3 ～ 5 个小格距离）（见图 1.1）。在房性早搏或心房异位心律时，PR 间期可能较短，如果 PR 间期小于 120 ms 可能存在预激（见图 2.8 至图 2.10）。

PR 间期超过 220 ms 可能是由于一度房室传导阻滞所致，但某些健康人，尤其是运动员的心电图 PR 间期可能略长于 220 ms，如果没有任何其他心脏病的迹象，可以忽略。

QRS 波

心电轴

心电轴方向的变化范围较大。大多数人心电图Ⅱ导联的 QRS 波振幅最高，Ⅰ导联及Ⅲ导联 QRS 波主波方向直立（图 1.14）。

高个人群中Ⅰ导联的 R 波与 S 波振幅相等，其心电轴亦在正常范围（图 1.15）。

当Ⅰ导联的 S 波振幅大于 R 波时，表示存在心电轴右偏，但这种情况在正常人很常见。图 1.16 是一位职业足球运动员的心电图。

图 1.10
正常心电图

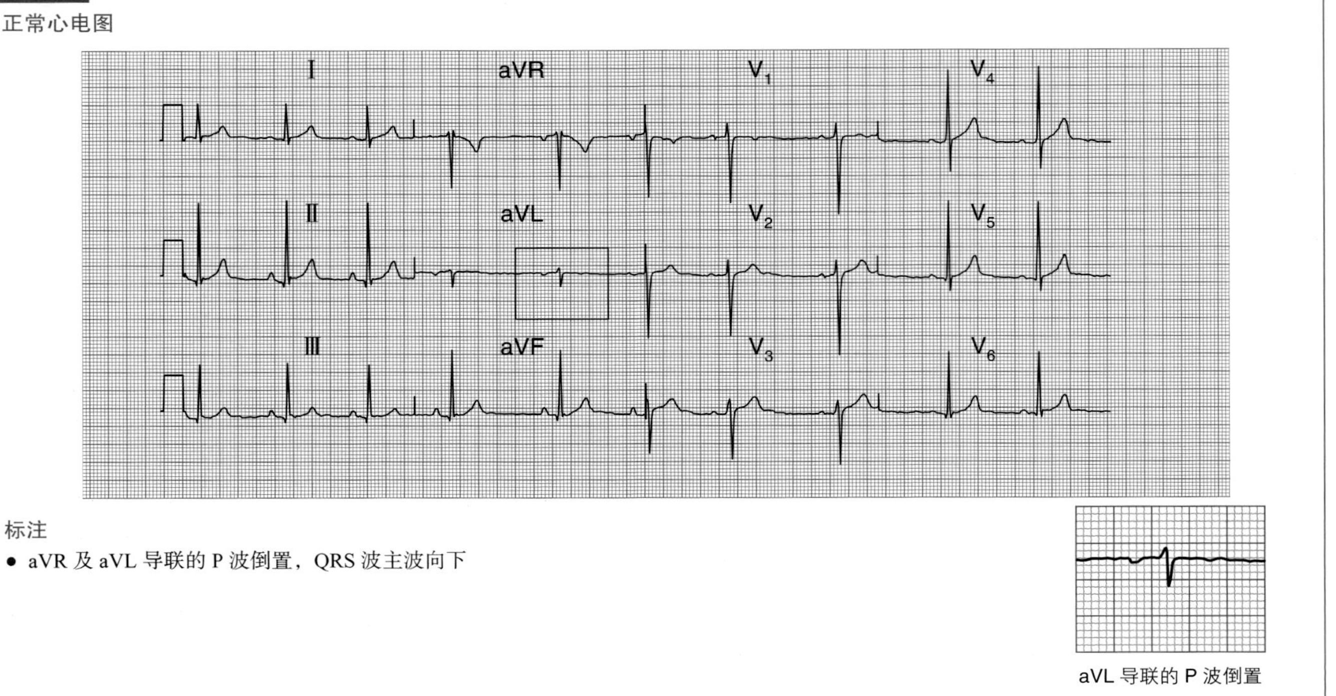

标注

- aVR 及 aVL 导联的 P 波倒置，QRS 波主波向下

图 1.11

右位心

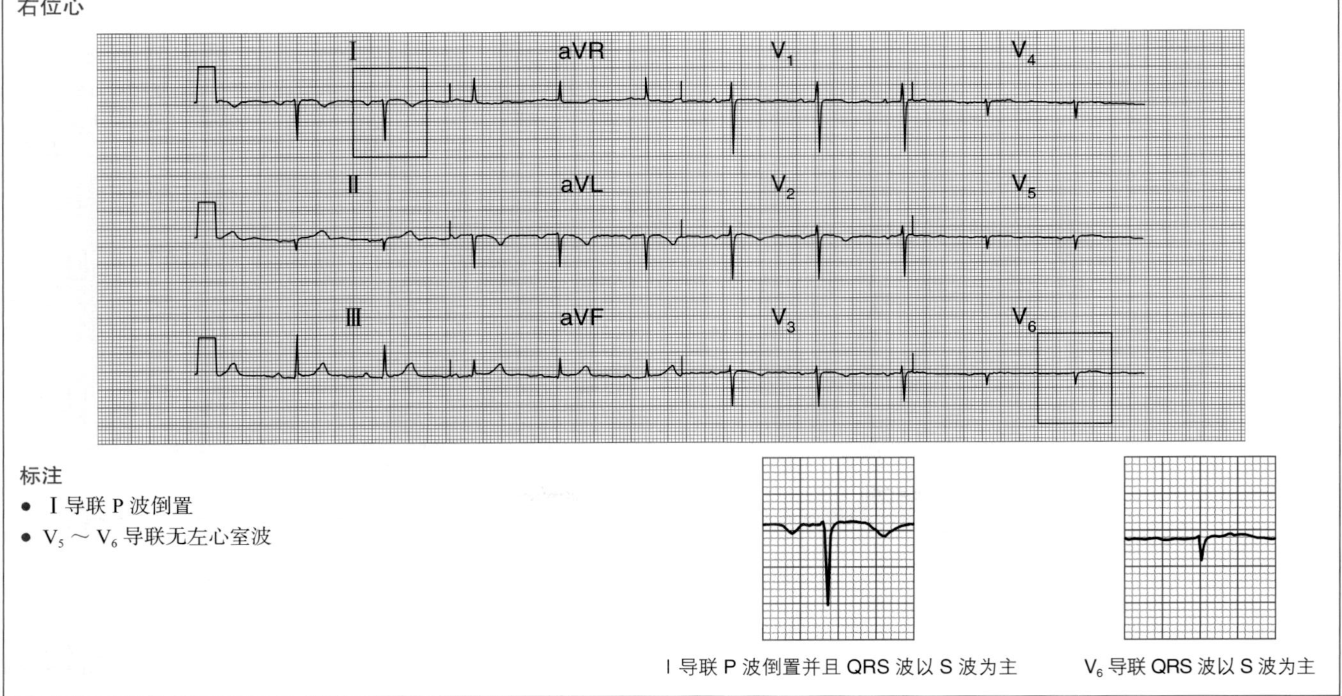

标注

- I 导联 P 波倒置
- V_5～V_6 导联无左心室波

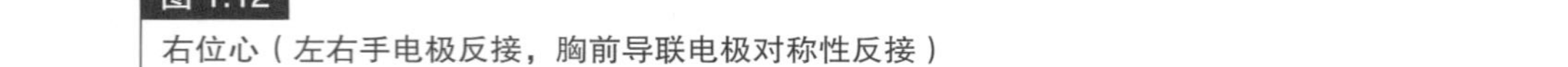

图 1.12

右位心（左右手电极反接，胸前导联电极对称性反接）

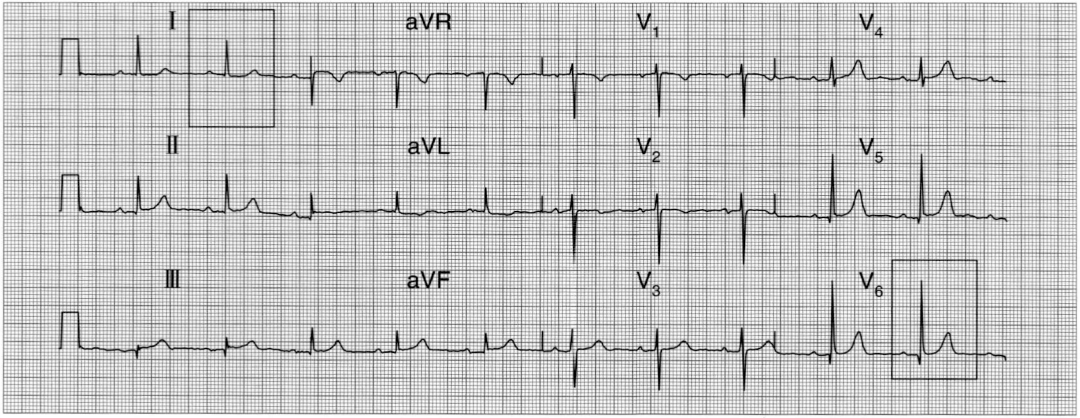

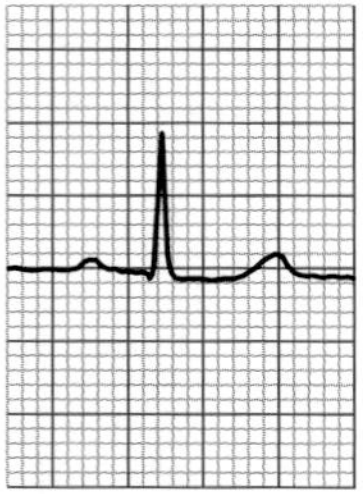

Ⅰ导联 P 波、QRS 波直立

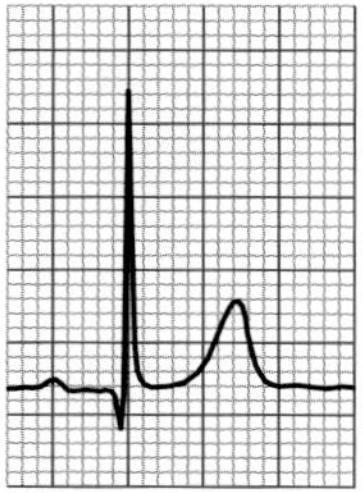

V_6 导联 QRS 波正常

标注

- 与图 1.11 为同一患者
- Ⅰ导联 P 波直立
- Ⅰ导联 QRS 波直立
- V_6 导联可见典型的左心室 QRS 波

图 1.13

正常心电图

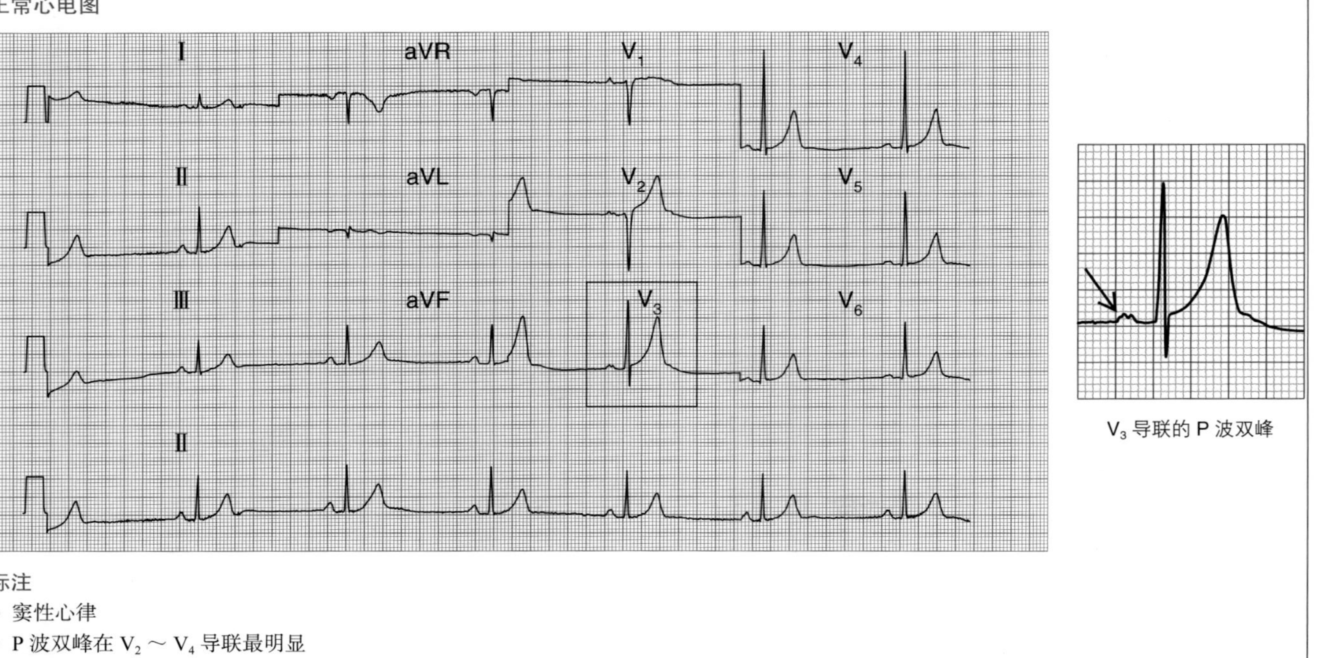

标注

- 窦性心律
- P 波双峰在 V_2 ～ V_4 导联最明显
- T 波和 U 波高尖，在 V_2 ～ V_3 导联最明显——为正常变异

图 1.14

正常心电图

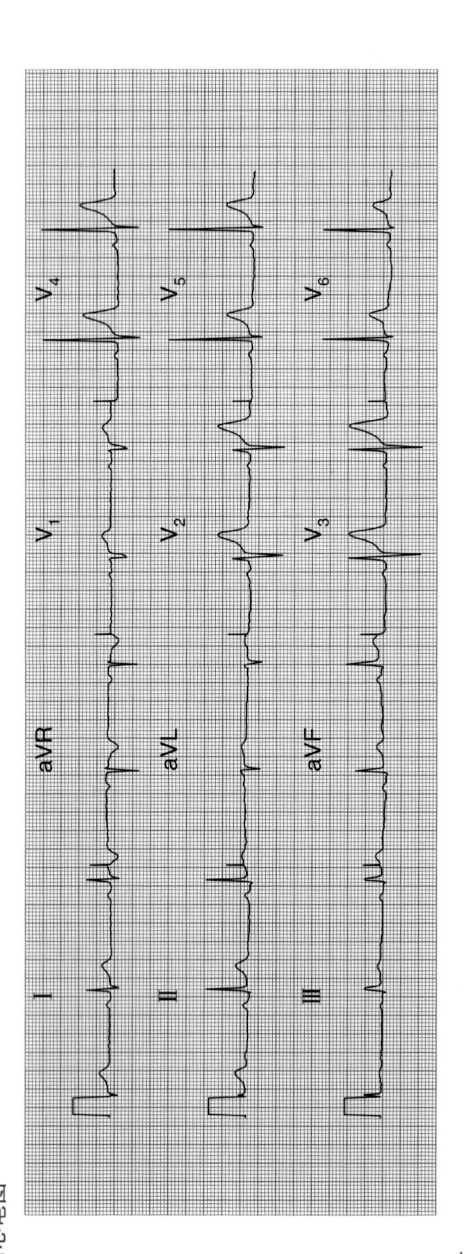

标注

- I～III导联 QRS 波主波向上
- II导联的 R 波振幅最高

图 1.15
正常心电图

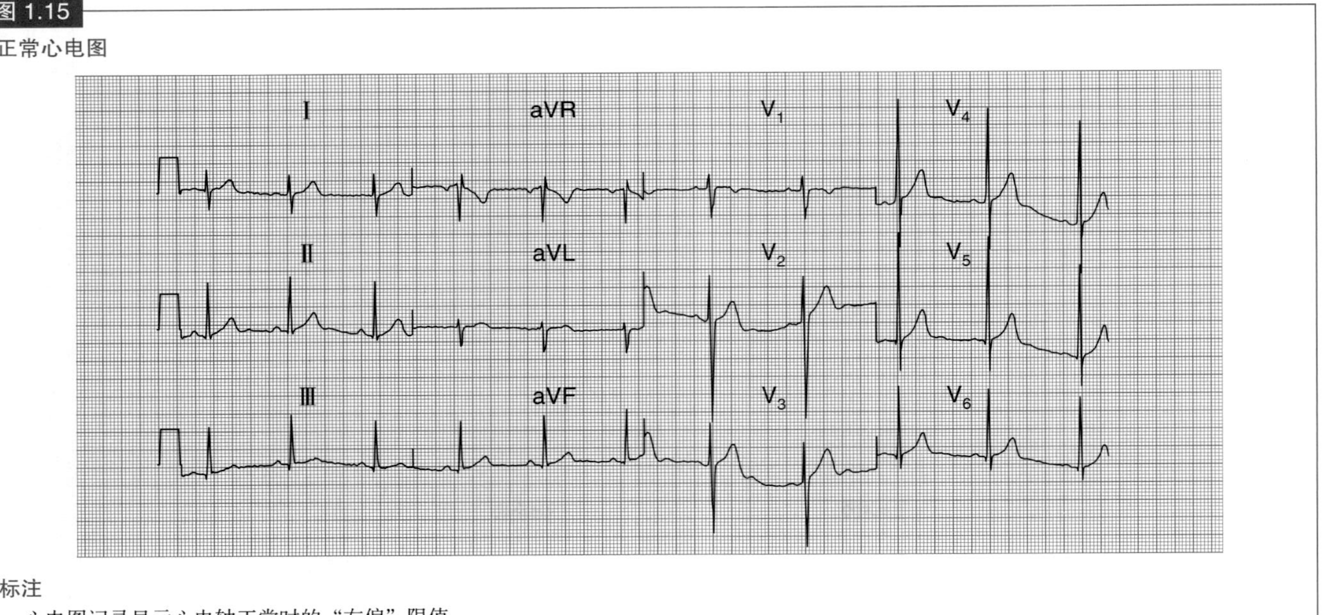

标注
- 心电图记录显示心电轴正常时的“右偏”限值
- I 导联的 R 波与 S 波振幅相等

图 1.16

正常心电图

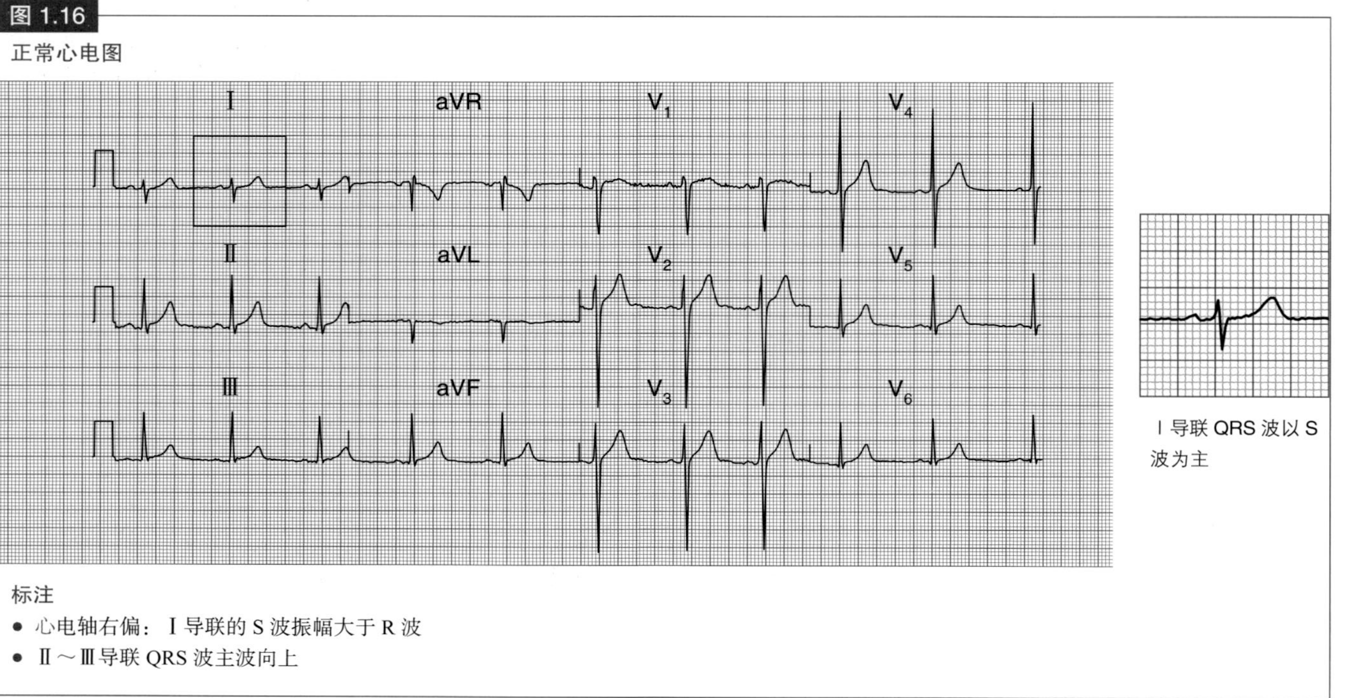

Ⅰ导联 QRS 波以 S 波为主

标注

- 心电轴右偏：Ⅰ导联的 S 波振幅大于 R 波
- Ⅱ～Ⅲ导联 QRS 波主波向上

Ⅲ导联中 S 波振幅大于 R 波，而Ⅱ导联中 S 波振幅与 R 波振幅相等，仍可认为心电轴正常（图 1.17）。这类情况多见于肥胖及妊娠人群。

Ⅱ导联 S 波振幅大于 R 波时，提示心电轴左偏（见图 2.22 和图 2.23）。

肢体导联电极位置改变有时会被误解读为心电轴异常（见图 1.3）。

胸前导联 R 波及 S 波的电压幅度

V_1 导联一般为小 R 波和深 S 波，V_1 ～ V_6 导联的 R 波振幅逐渐增高，S 波振幅逐渐减小。心电图 V_6 导联的 R 波高而无 S 波（图 1.18）。

QRS 波典型的“移行区”是指 R 波与 S 波电压高度相等的导联，一般出现在 V_3 或 V_4 导联，但存在很多的变异。图 1.19 心电图显示移行区位于 V_3 与 V_4 导联之间。

图 1.20 心电图显示移行区位于 V_4 与 V_5 导联之间，图 1.21 心电图显示移行区位于 V_2 与 V_3 导联之间。

慢性肺疾病患者的移行区常位于 V_5 甚至 V_6 导联（见第 7 章），这种情况称为顺钟向转位，甚至有些患者，胸前导联电极需要放置在腋窝后线或背部（V_7 ～ V_9 导联）才能记录到移行区。这类心电图也能见于异常胸廓形状，特别是胸骨凹陷使纵隔左移时。图 1.22 心电图是在纵隔移位的患者身上记录的。明显的“顺钟向转位”有时也会由于胸前导联电极位置侧移而产生，特别是在体型或者乳房组织较大的患者。

完全正常人的心电图上 V_1 导联 QRS 波偶尔会出现以 R 波为主波（R 波电压高度大于 S 波），这种情况下不会出现移行区，并被称为逆钟向转位。图 1.23 是一位健康、心脏正常的足球运动员的心电图。但是多数情况下 V_1 导联以 R 波为主波是由于右心室肥大（见第 7 章）或后壁心肌梗死（见第 6 章）。

过高的 R 波电压可能提示左心室肥大（见图 7.5）。标准电压（1 mV 电压对应心电图上 1 cm）时，正常人心电图的 R 波及 S 波的电压高度限值如下：

- V_5 或 V_6 导联 R 波高度小于 25 mm
- V_1 或 V_2 导联 S 波深度小于 25 mm

图 1.17

正常心电图

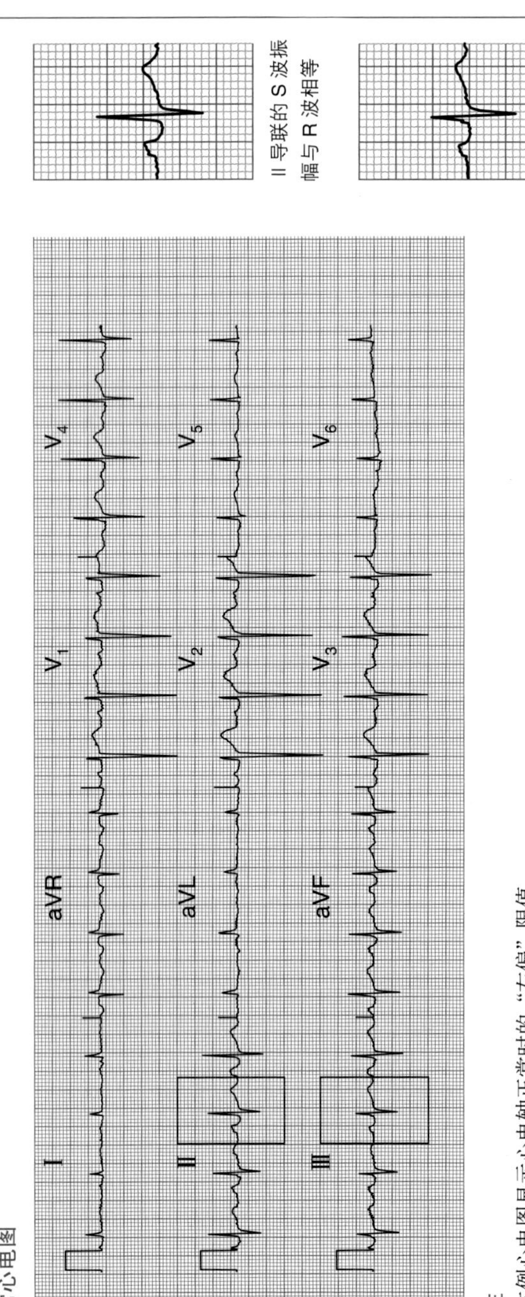

Ⅱ导联的 S 波振幅与 R 波相等

Ⅲ导联的 S 波振幅大于 R 波

标注

- 本例心电图显示心电轴正常时的“左偏”限值
- Ⅱ导联的 S 波振幅与 R 波相等
- Ⅲ导联的 S 波振幅大于 R 波

图 1.18
正常心电图

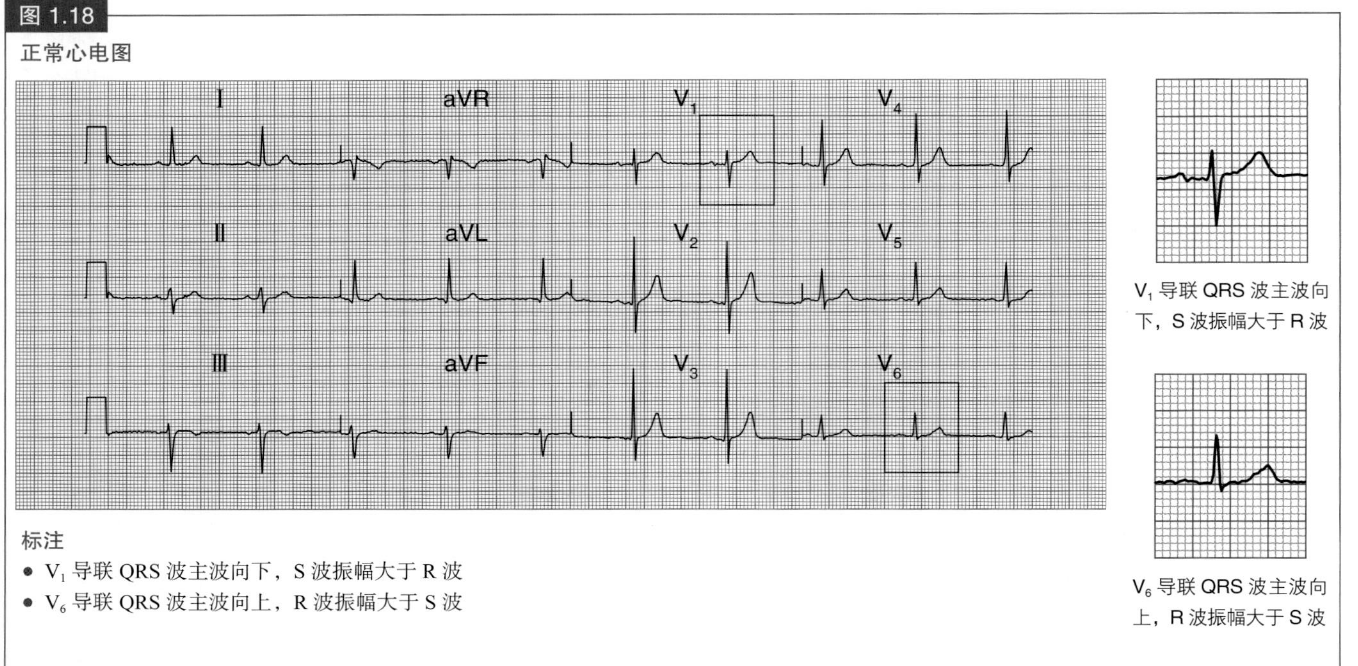

标注

- V_1 导联 QRS 波主波向下，S 波振幅大于 R 波
- V_6 导联 QRS 波主波向上，R 波振幅大于 S 波

图 1.19

正常心电图

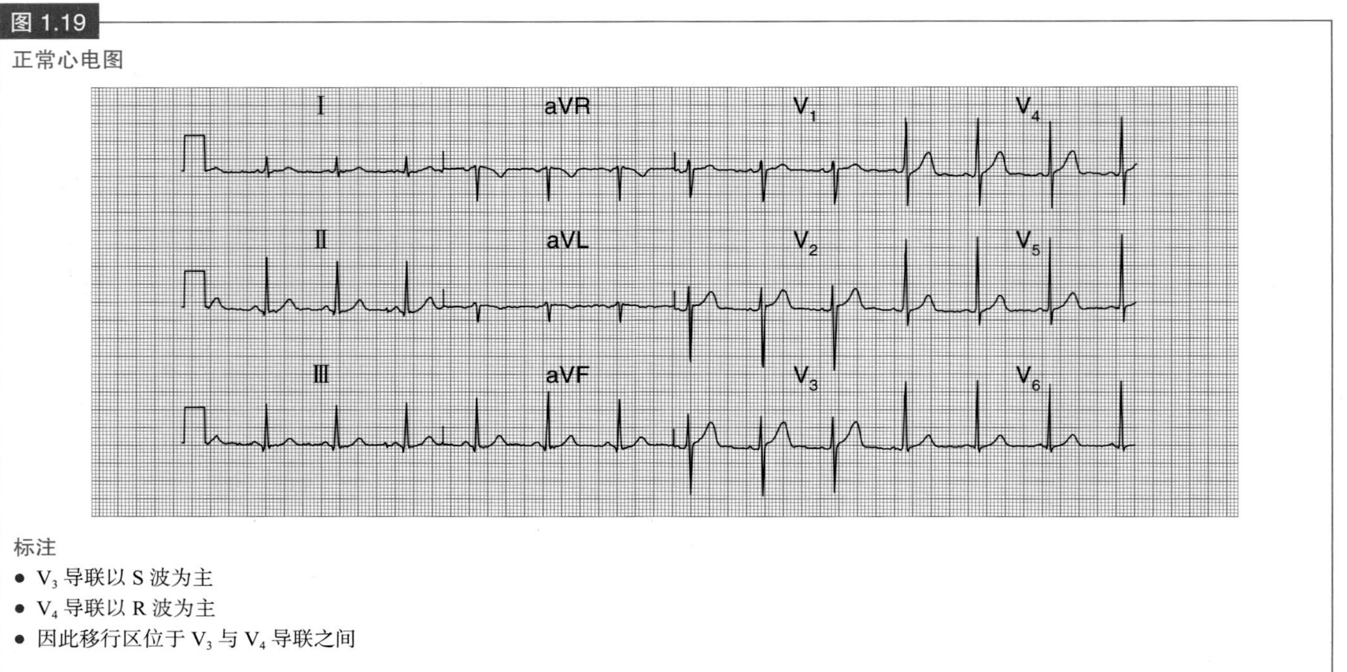

标注

- V_3 导联以 S 波为主
- V_4 导联以 R 波为主
- 因此移行区位于 V_3 与 V_4 导联之间

图 1.20
正常心电图

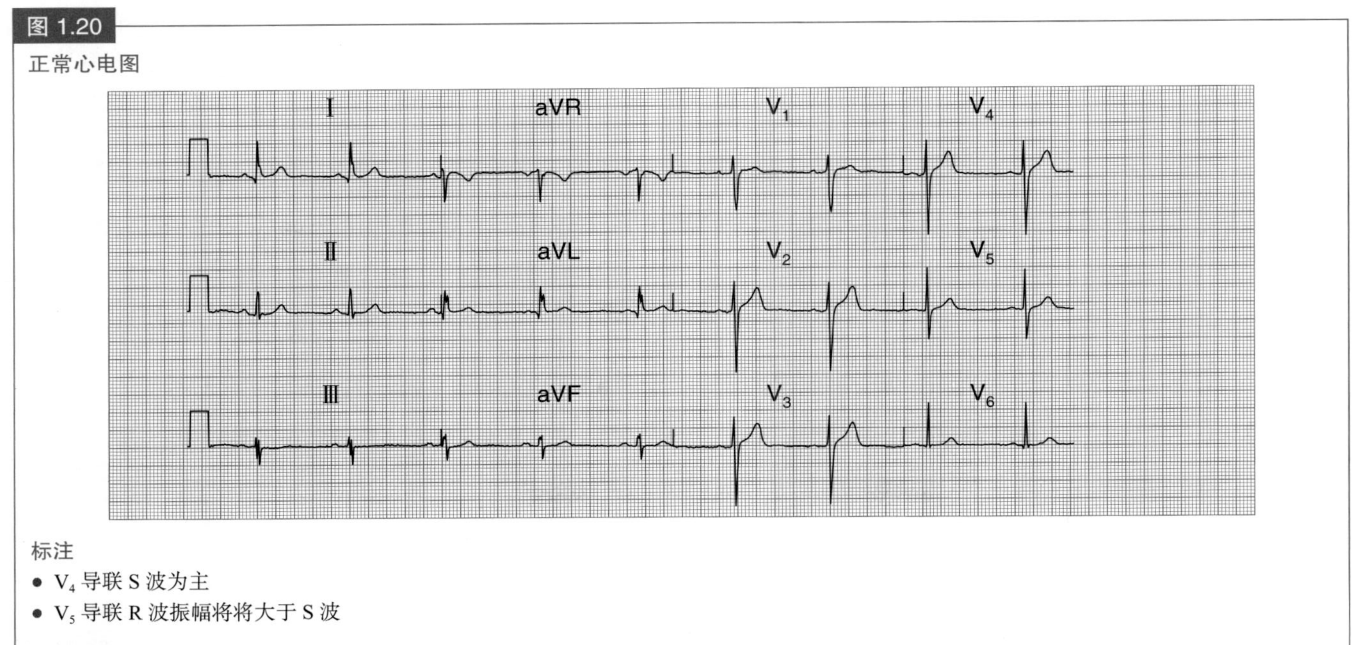

标注
- V_4 导联 S 波为主
- V_5 导联 R 波振幅将将大于 S 波

图 1.21
正常心电图

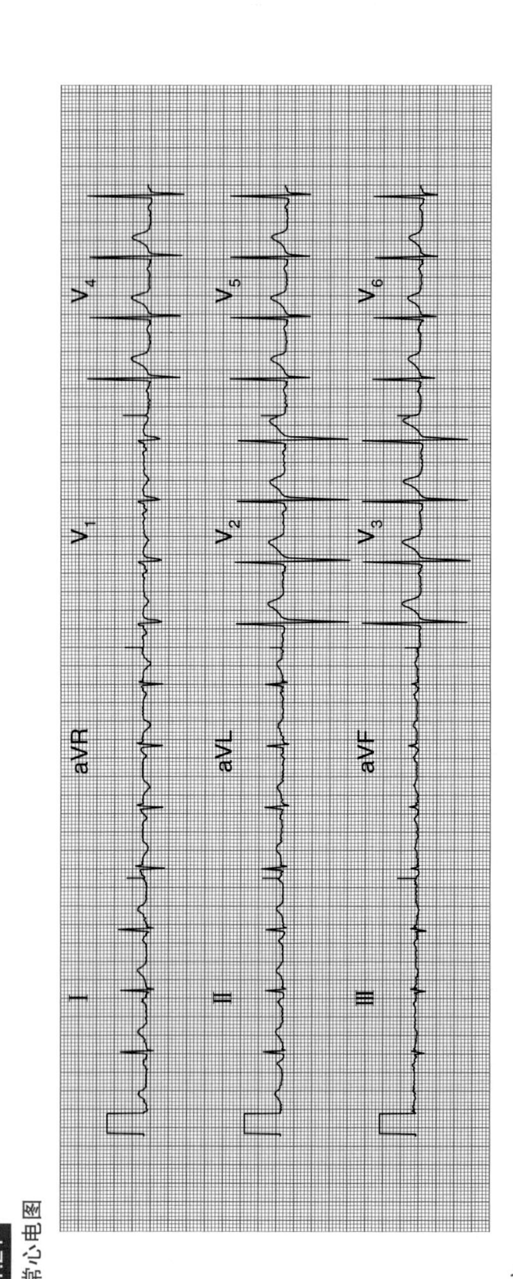

标注

- V_2 导联以 S 波为主
- V_3 导联以 R 波为主
- 移行区位于 V_2 与 V_3 导联之间

图 1.22
纵隔移位

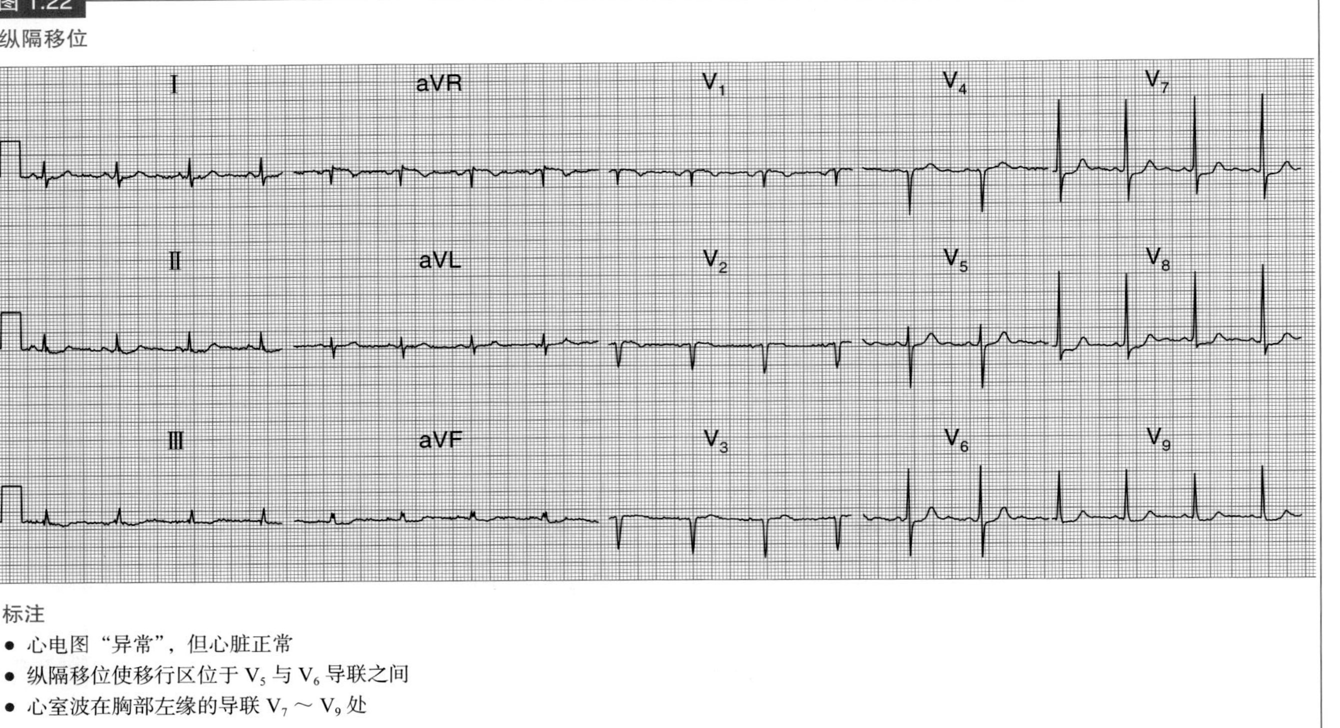

标注

- 心电图“异常”，但心脏正常
- 纵隔移位使移行区位于 V_5 与 V_6 导联之间
- 心室波在胸部左缘的导联 V_7 ～ V_9 处

图 1.23

正常心电图

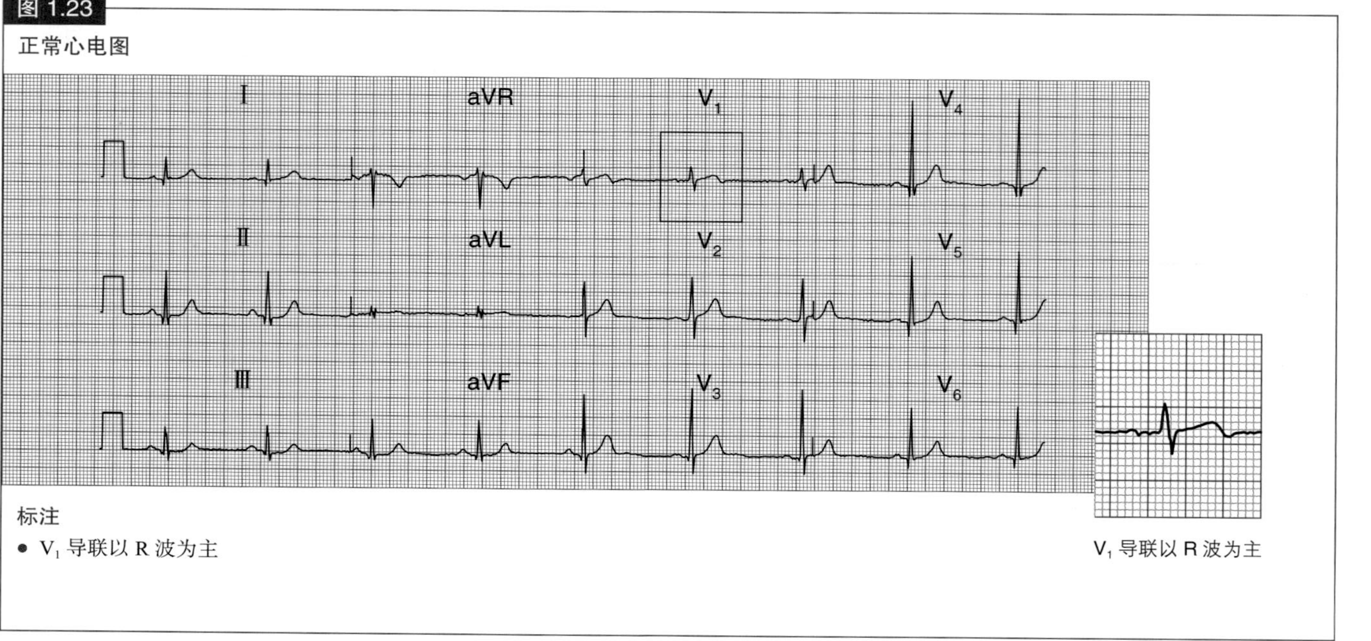

标注

- V_1 导联以 R 波为主

- V_5 或 V_6 导联 R 波高度加 V_1 或 V_2 导联 S 波深度小于 35 mm

但在身材苗条的年轻人中，正常时也会出现 V_5 ～ V_6 导联的 R 波高度高于 25 mm。因此，这种情况下，上述的限值不适用。图 1.24 及图 1.25 是健康年轻男性的心电图。

QRS 波的宽度

在心电图中任何导联的 QRS 波时限均应小于 120 ms（心电图记录纸的 3 小格）。如果 QRS 波时限大于 120 ms 则说明心室除极从心室开始而非室上（如室性心律），或心室内存在着差异性传导，后者多是存在束支传导阻滞。心电图出现 RSR′波形时说明存在右束支传导阻滞，但如果 QRS 波不宽则为不完全性右束支传导阻滞，这是一种正常心电图的变异（图 1.26）。心电图中出现 RSR′ S′波形也属于一种正常的心电图的变异（图 1.27），有时被称为“碎裂波”。

健康人正常心律有时能被加速性室性自主心律所取代，心电图的表现类似于多个整齐的宽 QRS 波的室性早搏（图 1.28）。

Q 波

正常时心室间隔的除极从左到右，心电图 Ⅱ、aVL 或 V_5 ～ V_6 导联就会出现一个小的间隔性 Q 波。间隔性 Q 波的电压深度一般小于 3 mm，宽度小于 1 mm（图 1.29）。

正常人心电图的Ⅲ导联常存在小 Q 波，其深度可大于 3 mm。有时在 aVF 导联也能见到类似的 Q 波（图 1.30）。深吸气时，这些在正常范围的 Q 波可变浅，甚至消失（图 1.38）。

ST 段

ST 段是指 S 波至 T 波之间的一段，一般是水平及等电位的，即心电图上其与 T 波终点至下一个 P 波之间的等电位线处于同一水平。但胸前导联的 ST 段一般轻微抬高（图 1.31）。

ST 段抬高是急性心肌梗死的特征性改变（见第 6 章），ST 段压低提示心肌缺血或洋地黄作用。但如果在 V_2 ～ V_5 导联 S 波后的 ST 段抬高很可能是完全正常的心电图，其名为“高起点（high take-off）”。图 1.32 和图 1.33 是健康年轻人的心电图。

图 1.24

正常心电图

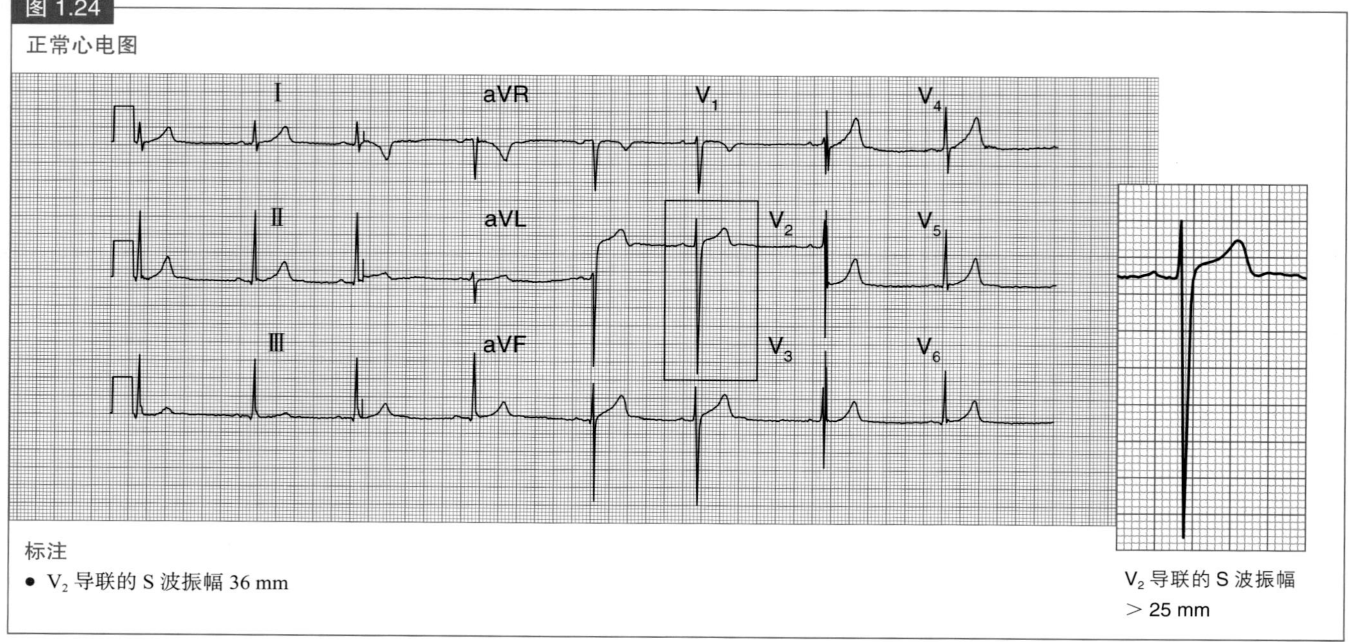

标注

- V_2 导联的 S 波振幅 36 mm

图 1.25

正常心电图

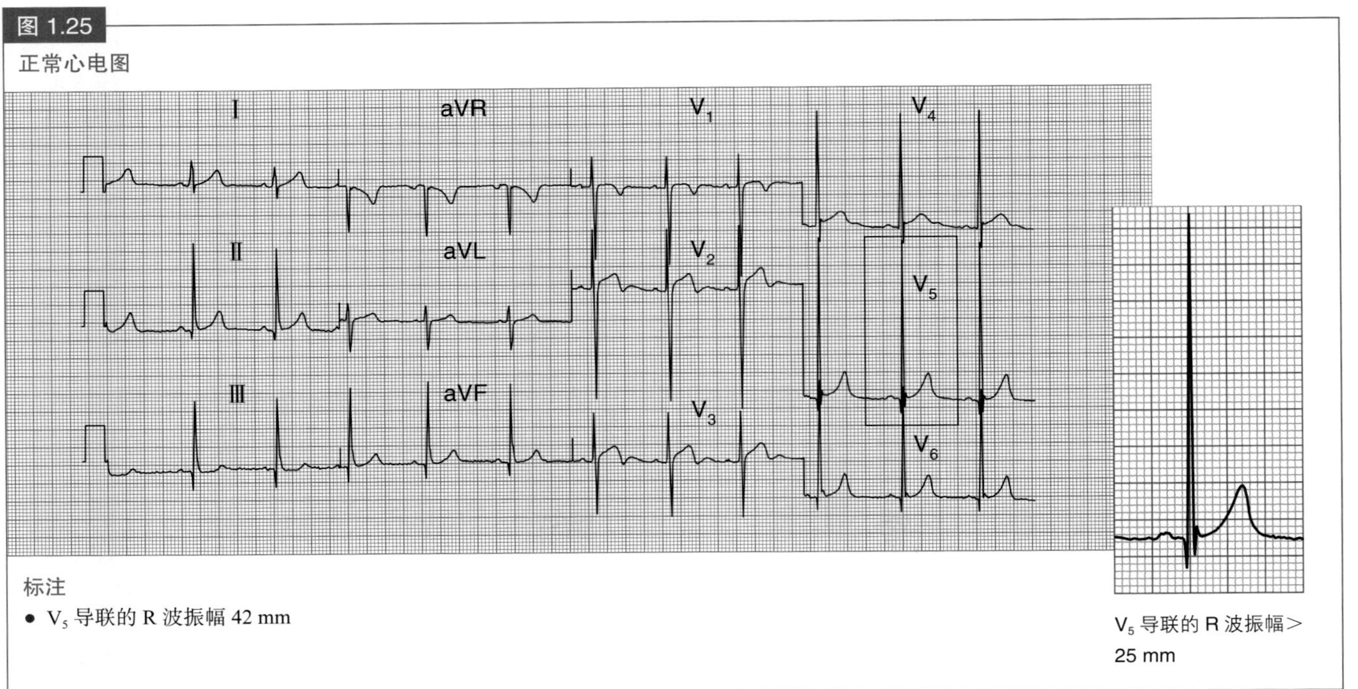

标注

- V_5 导联的 R 波振幅 42 mm

图 1.26

正常心电图

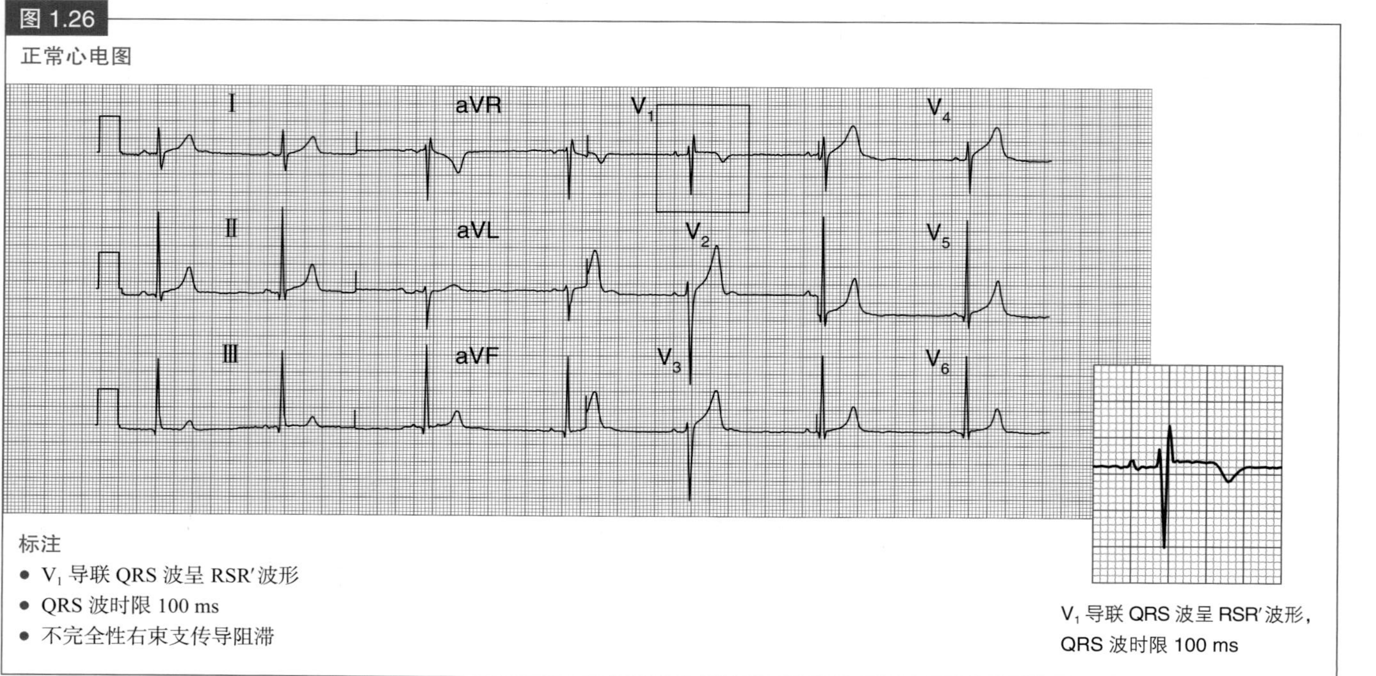

标注

- V_1 导联 QRS 波呈 RSR′ 波形
- QRS 波时限 100 ms
- 不完全性右束支传导阻滞

V_1 导联 QRS 波呈 RSR′波形，QRS 波时限 100 ms

图 1.27
正常心电图

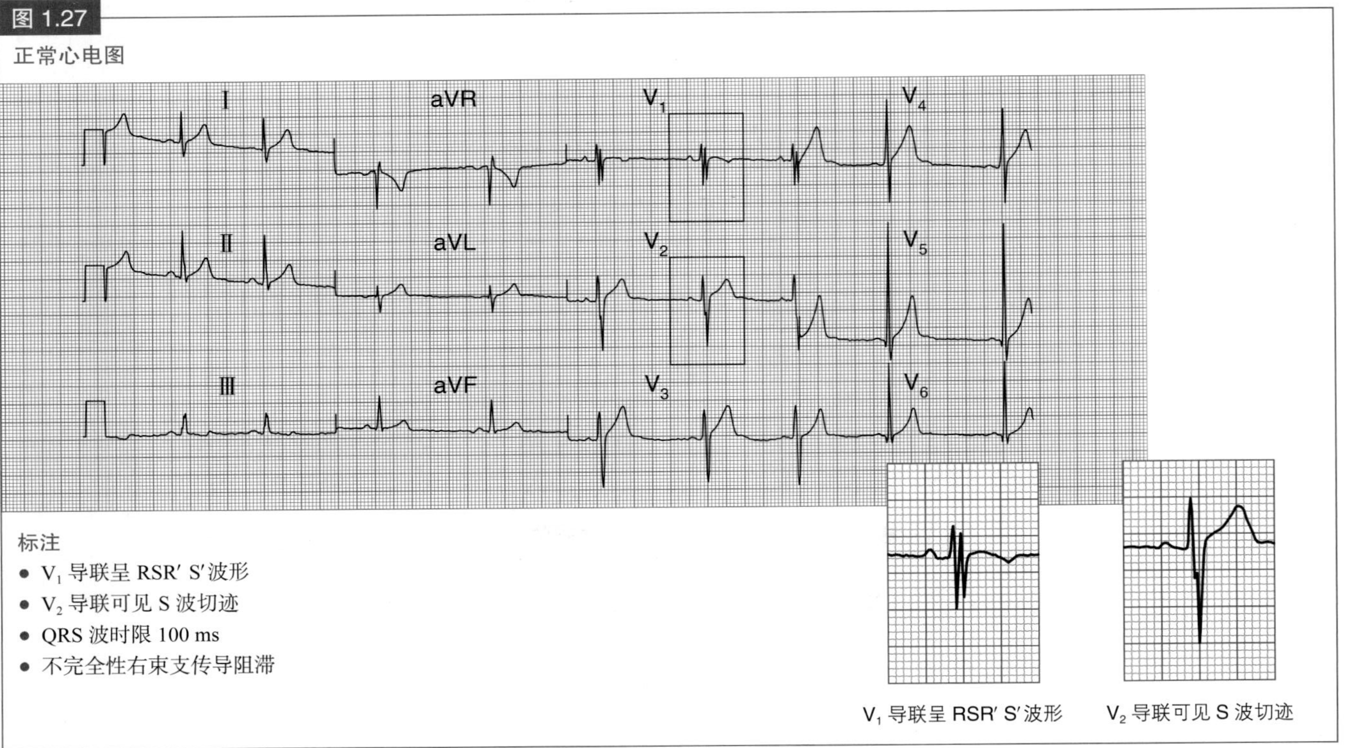

标注
- V_1 导联呈 RSR′ S′波形
- V_2 导联可见 S 波切迹
- QRS 波时限 100 ms
- 不完全性右束支传导阻滞

图 1.28

加速性室性自主心律

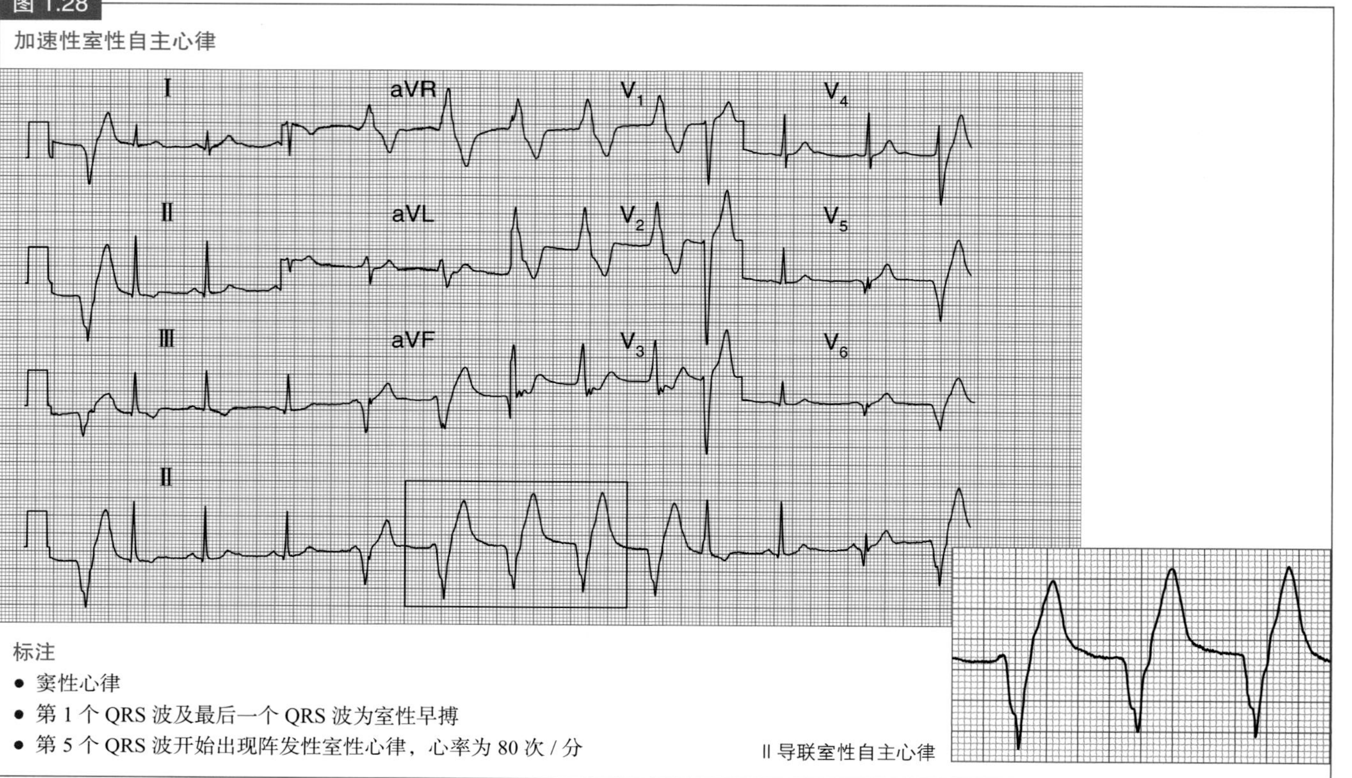

标注

- 窦性心律
- 第 1 个 QRS 波及最后一个 QRS 波为室性早搏
- 第 5 个 QRS 波开始出现阵发性室性心律，心率为 80 次 / 分

图 1.29
正常心电图

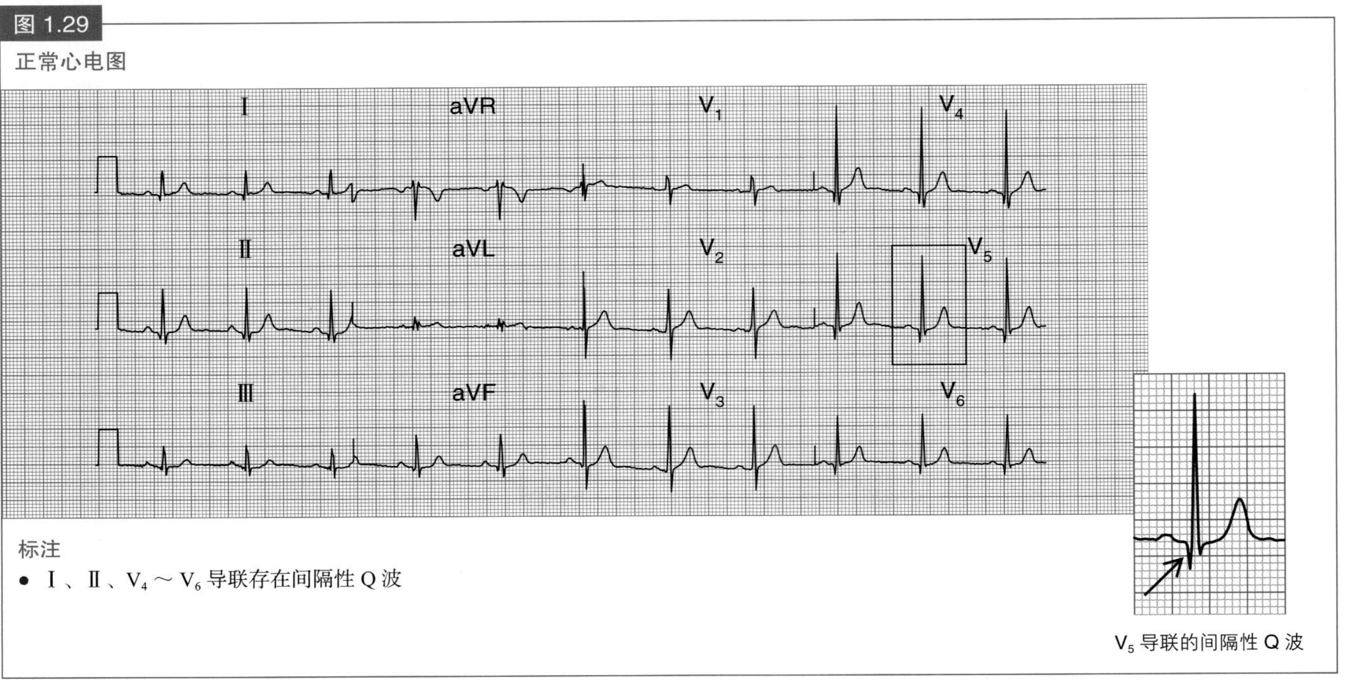

标注

- Ⅰ、Ⅱ、V_4～V_6 导联存在间隔性 Q 波

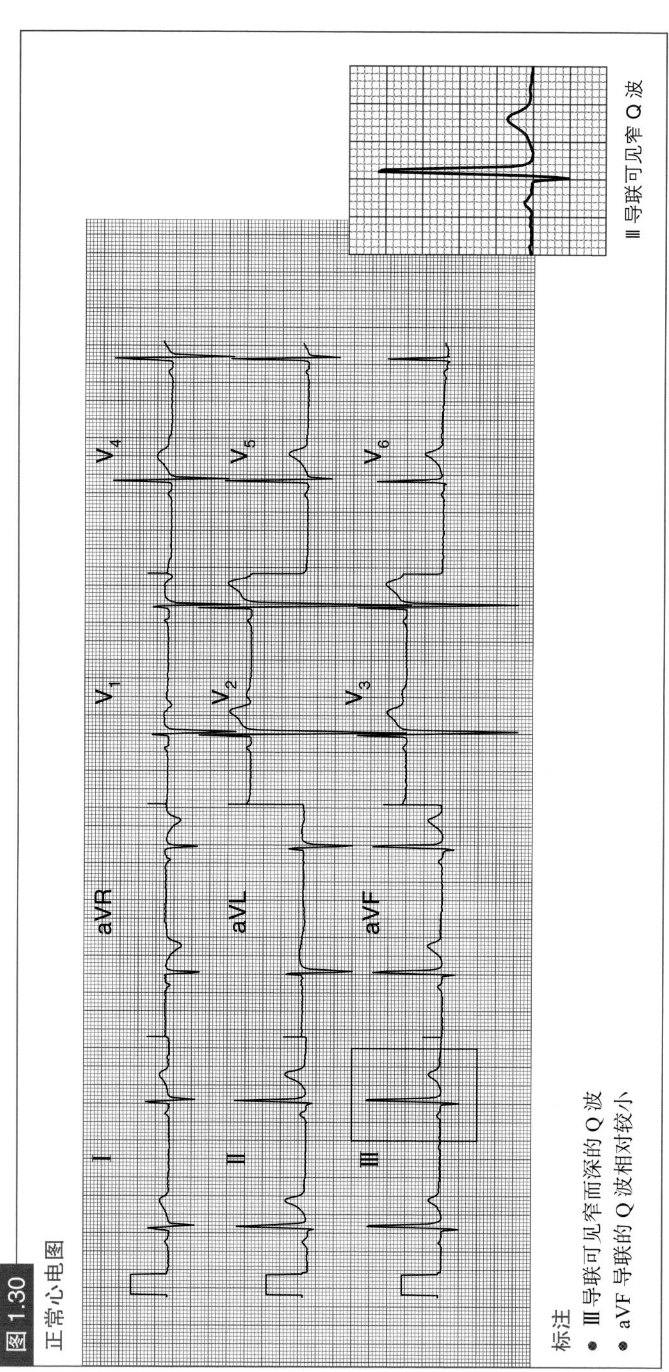
I
II
III
aVR
aVL
aVF
V1
V2
V3
V4
V5
V6
Ⅲ导联可见窄 Q 波
标注
● Ⅲ导联可见窄而深的 Q 波
● aVF 导联的 Q 波相对较小
图 1.30
正常心电图

图 1.31
正常心电图

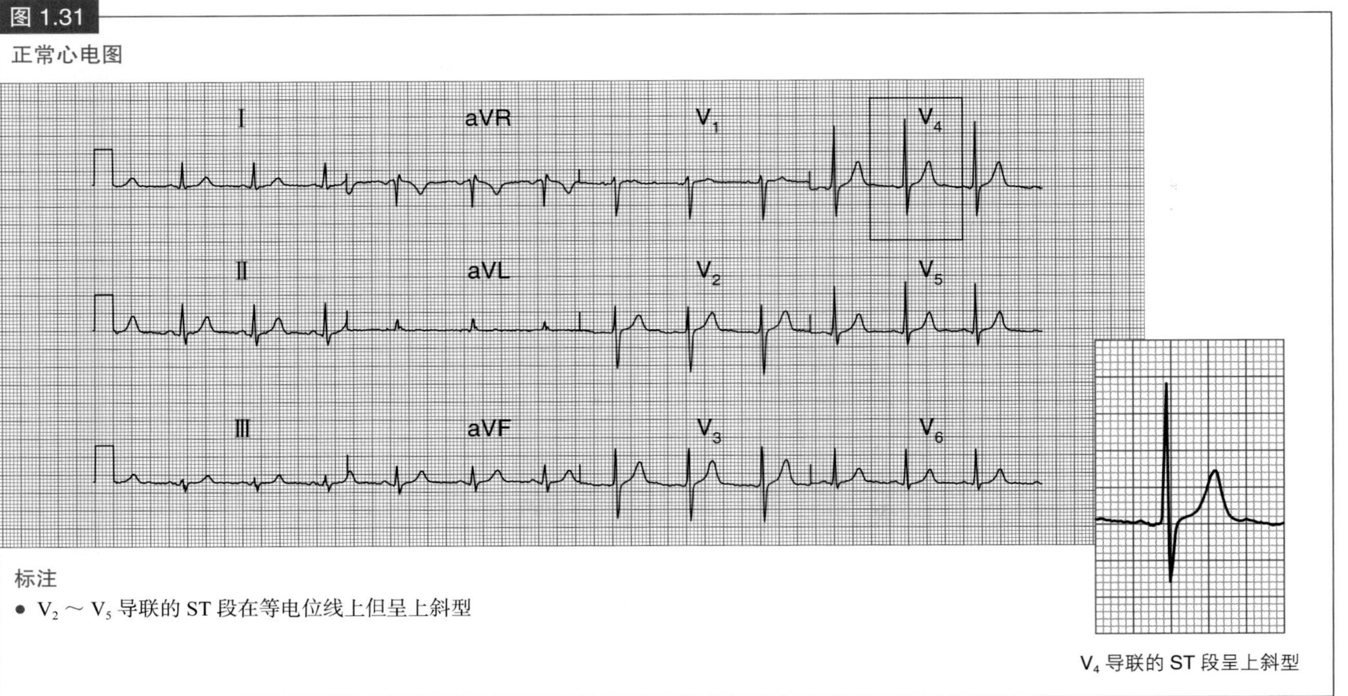

标注

- V_2～V_5 导联的 ST 段在等电位线上但呈上斜型

V_4 导联的 ST 段呈上斜型

图 1.32

正常心电图

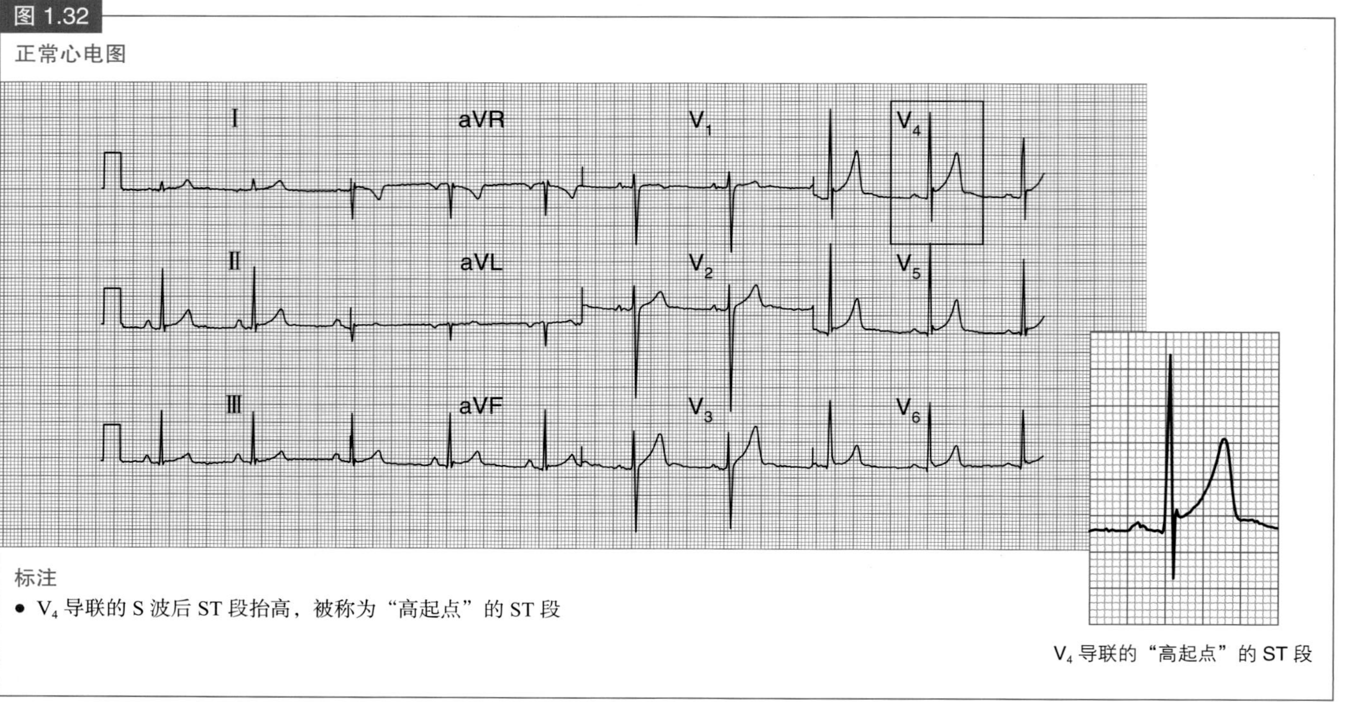

标注

- V_4 导联的 S 波后 ST 段抬高，被称为“高起点”的 ST 段

V_4 导联的“高起点”的 ST 段

图 1.33

正常心电图

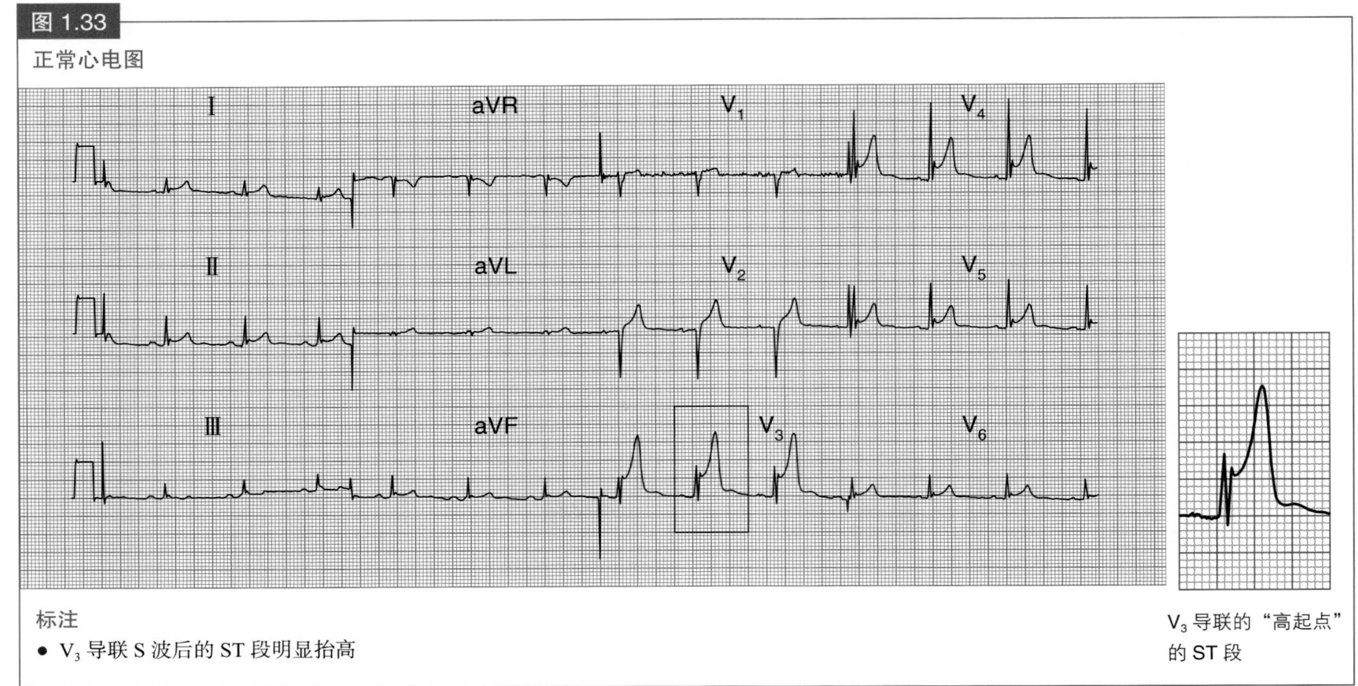

标注

- V_3 导联 S 波后的 ST 段明显抬高

在早复极时 ST 段呈明显的拱形抬高，这种现象只见于前壁导联，肢体导联不会出现（见图 1.41）。

提示 1.3 列出了除心肌梗死外可能导致 ST 段抬高的原因。

ST 段压低是指其低于其后的 T 波与 P 波之间的等电位线，一般从 S 波与 ST 段之间的拐点（J 点）后 60 ～ 80 ms 开始测量。轻度 ST 段压低常见于正常人，一般为非特异性的，这也为将来的诊断提供了更多空间。Ⅲ导联而非 aVF 导联 ST 段压低大多为非特异性的（图 1.34）。但非特异性 ST 段压低不应超过 2 mm（图 1.35），而且大多呈上斜型压低。水平型 ST 段压低超过 2 mm 时提示心肌缺血（见第 6 章）。

T 波

在正常心电图中，aVR 导联的 T 波一般为倒置，在 V_1 导联中大多也是倒置的，但在其他导联 T 波大多直立（图 1.36）。

正常心电图中，Ⅲ导联而非 aVF 导联的 T 波也常为倒置，在深吸气时可变为直立（图 1.37 和图 1.38）。

正常人中 aVL 与 aVR 导联的 T 波均可为倒置，尤其在 aVL 导联 P 波倒置时。图 1.39 是一位完全健康年轻女性的心电图。

在肺栓塞及右心室肥大患者的心电图中 V_1 ～ V_3 导联 T 波倒置（第 5、6 章），但这种情况也可能出现在正常人，特别是黑人。图 1.40 是一位健康的年轻白人男性的心电图，图 1.41 是一位年轻黑人职业足球运动员的心电图。图 1.42 是一位心导管检查显示冠状动脉及左心室完全正常的非特异性胸痛的中年黑人女性的心电图。

提示 1.4 总结了出现 T 波倒置的原因。

提示 1.3　**除心肌梗死外可能导致 ST 段抬高的原因**

- 正常变异（高起点和早复极）
- 左束支传导阻滞
- 急性心包炎和心肌炎
- 高钾血症
- Brugada 综合征
- 致心律失常性右心室心肌病
- 肺栓塞

图 1.34
正常心电图

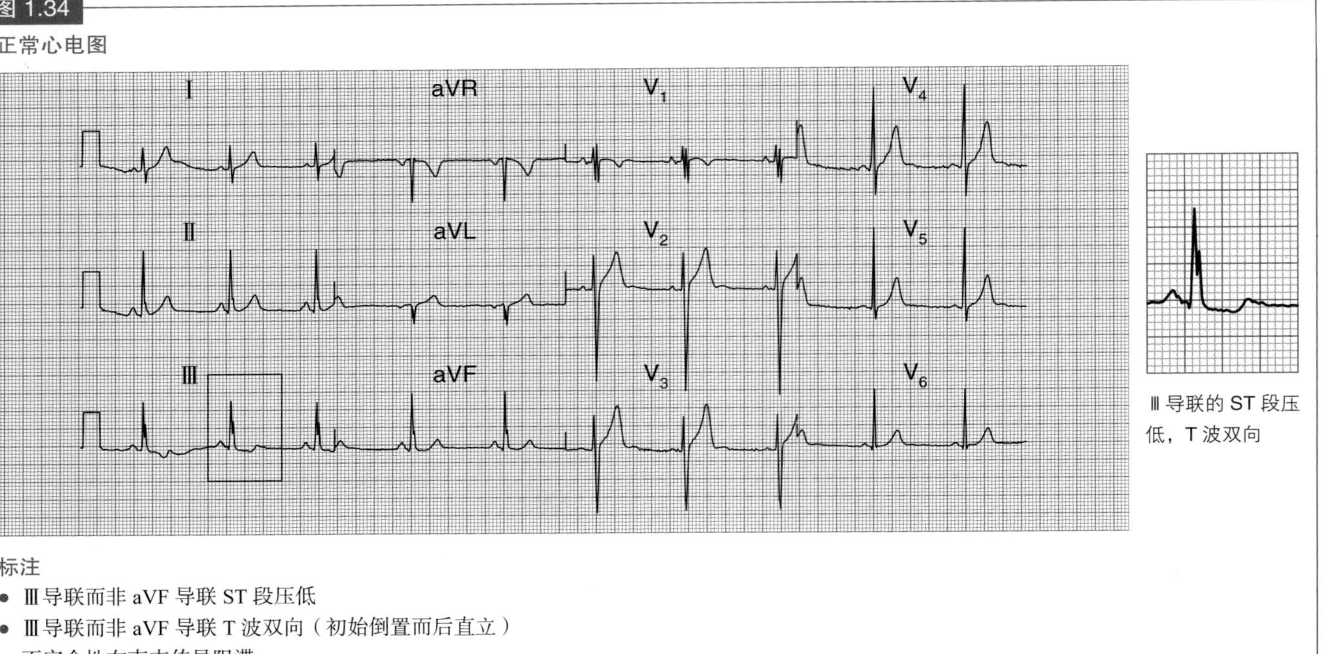

标注
- Ⅲ导联而非 aVF 导联 ST 段压低
- Ⅲ导联而非 aVF 导联 T 波双向（初始倒置而后直立）
- 不完全性右束支传导阻滞

图 1.35

可能正常心电图

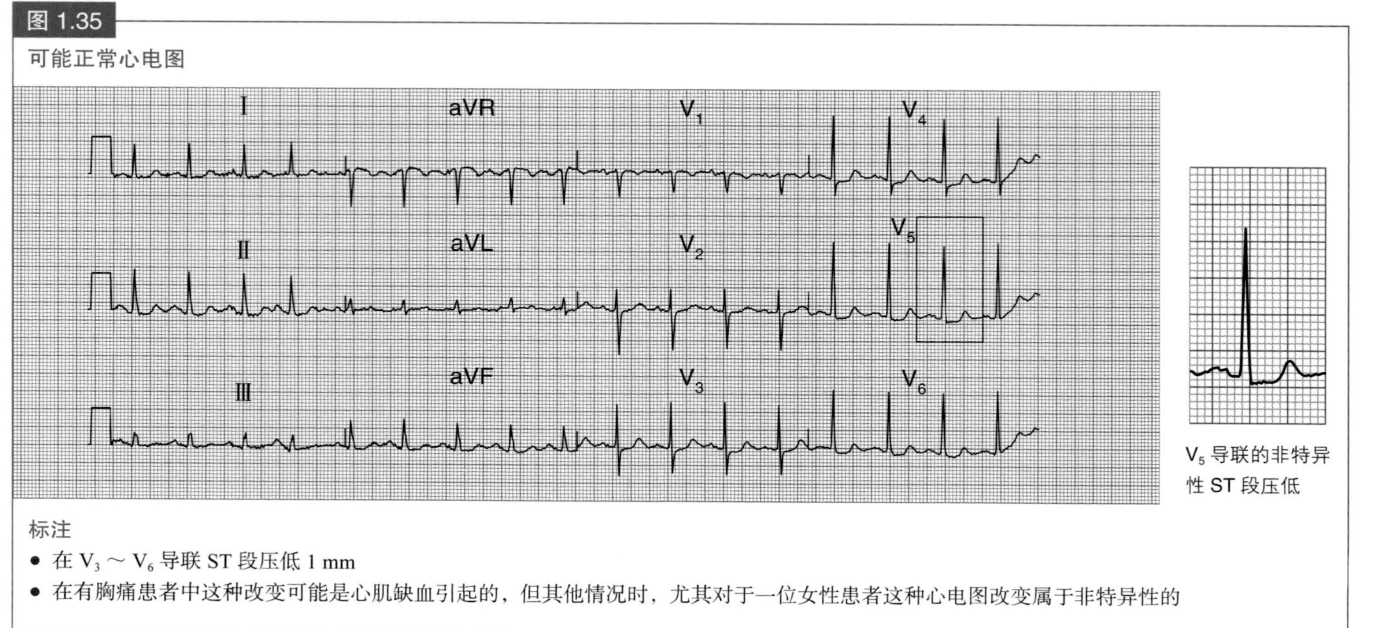

标注

- 在 V_3～V_6 导联 ST 段压低 1 mm
- 在有胸痛患者中这种改变可能是心肌缺血引起的，但其他情况时，尤其对于一位女性患者这种心电图改变属于非特异性的

图 1.36

正常心电图

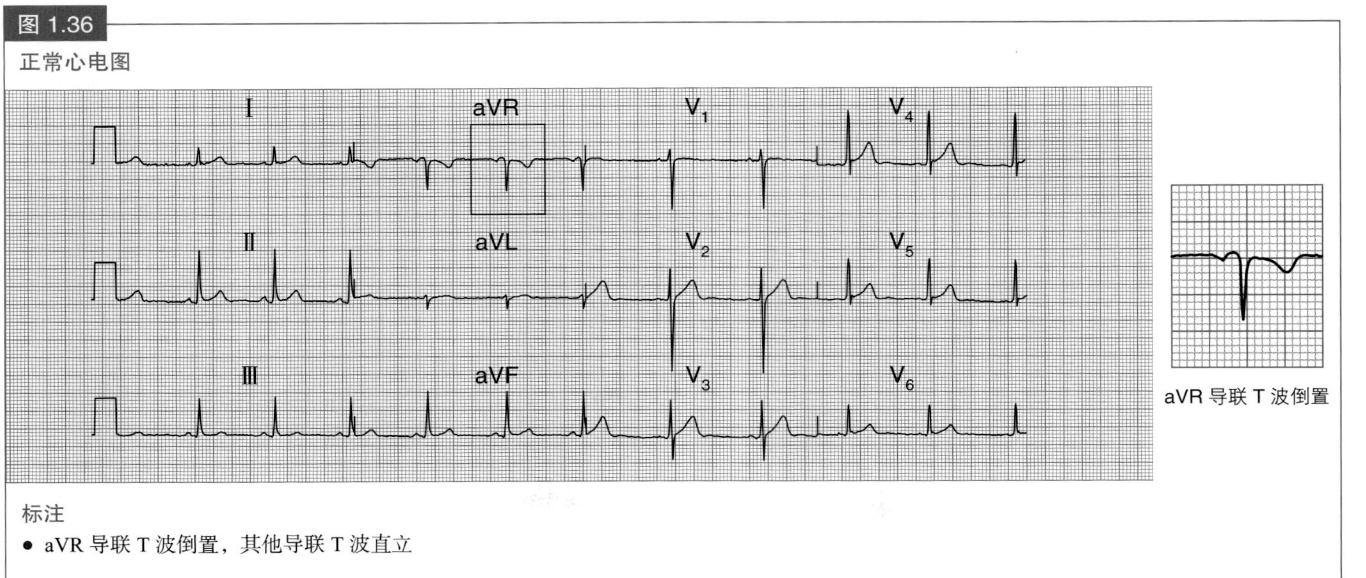

标注

- aVR 导联 T 波倒置，其他导联 T 波直立

图 1.37
正常心电图

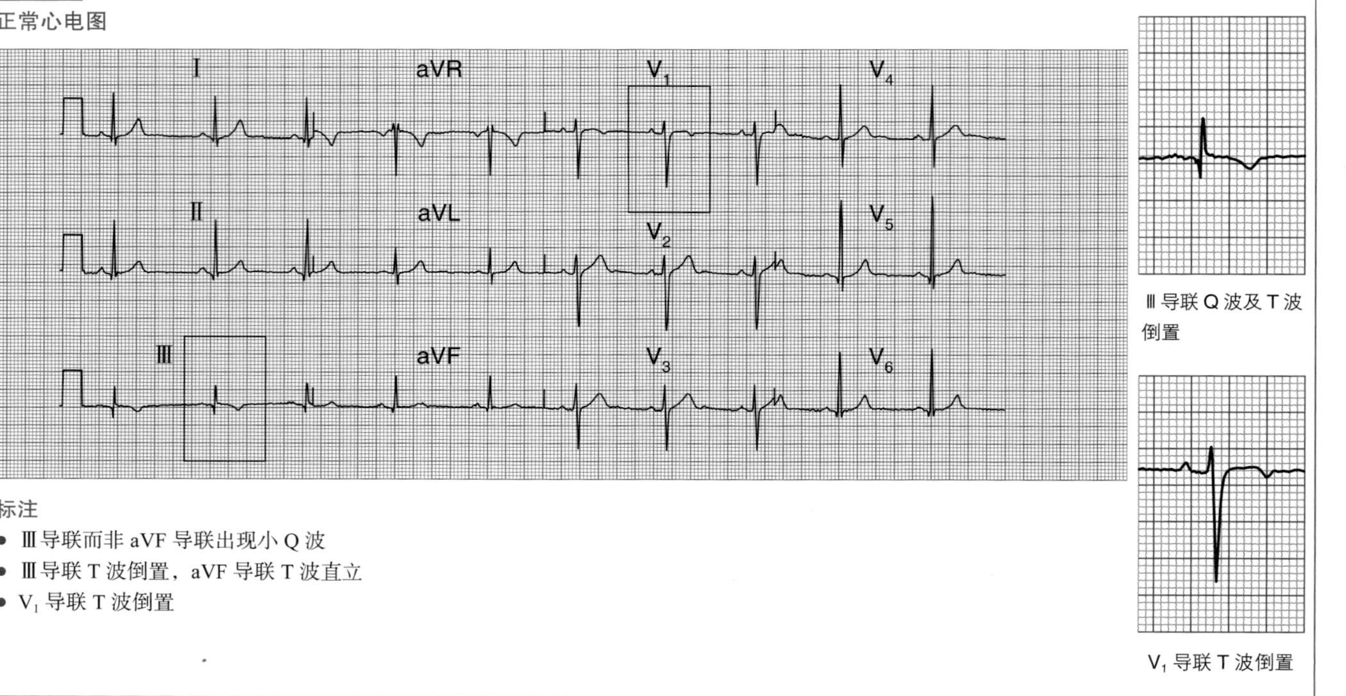

标注

- Ⅲ导联而非 aVF 导联出现小 Q 波
- Ⅲ导联 T 波倒置，aVF 导联 T 波直立
- V_1 导联 T 波倒置

图 1.38

吸气时正常心电图

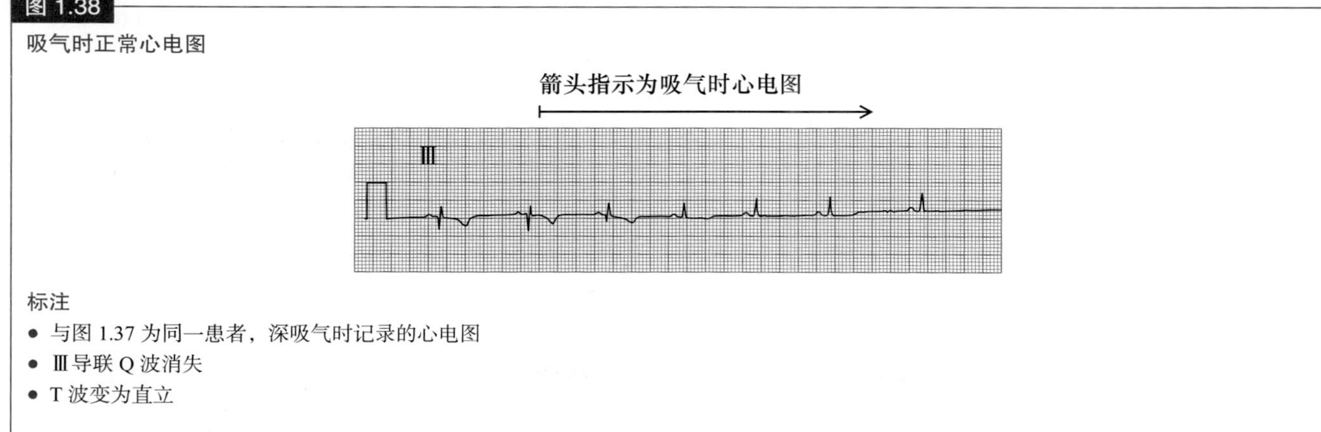

标注

- 与图 1.37 为同一患者，深吸气时记录的心电图
- Ⅲ导联 Q 波消失
- T 波变为直立

图 1.39
正常心电图

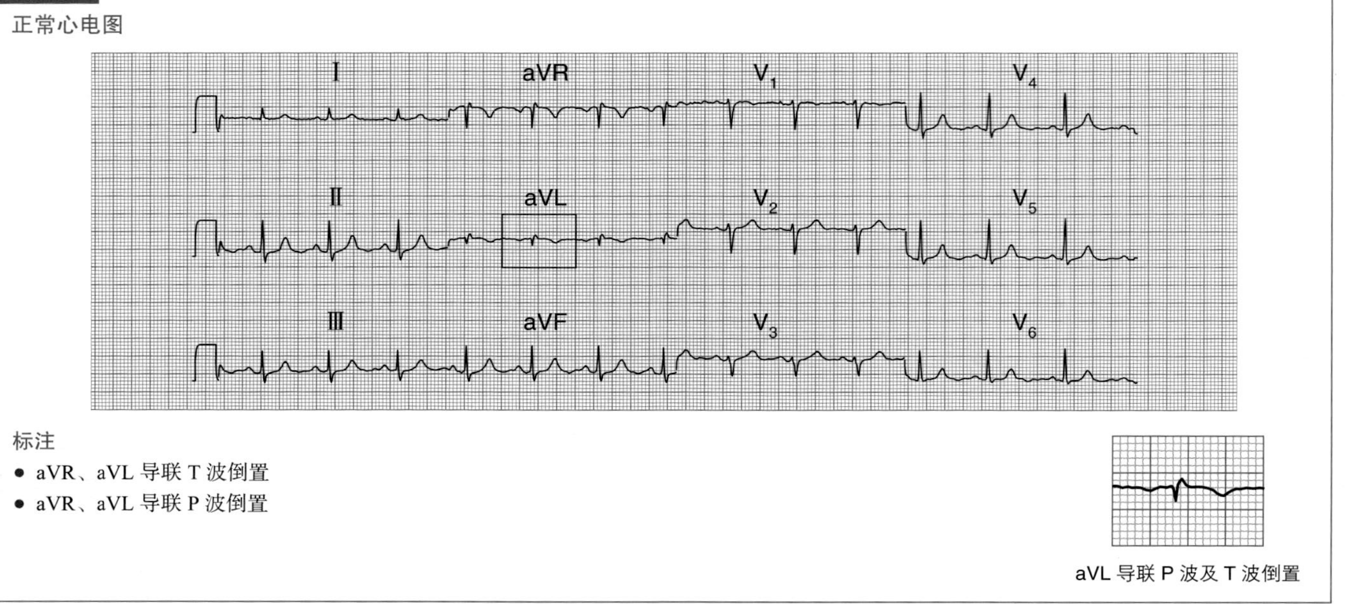

标注

- aVR、aVL 导联 T 波倒置
- aVR、aVL 导联 P 波倒置

图 1.40

正常心电图

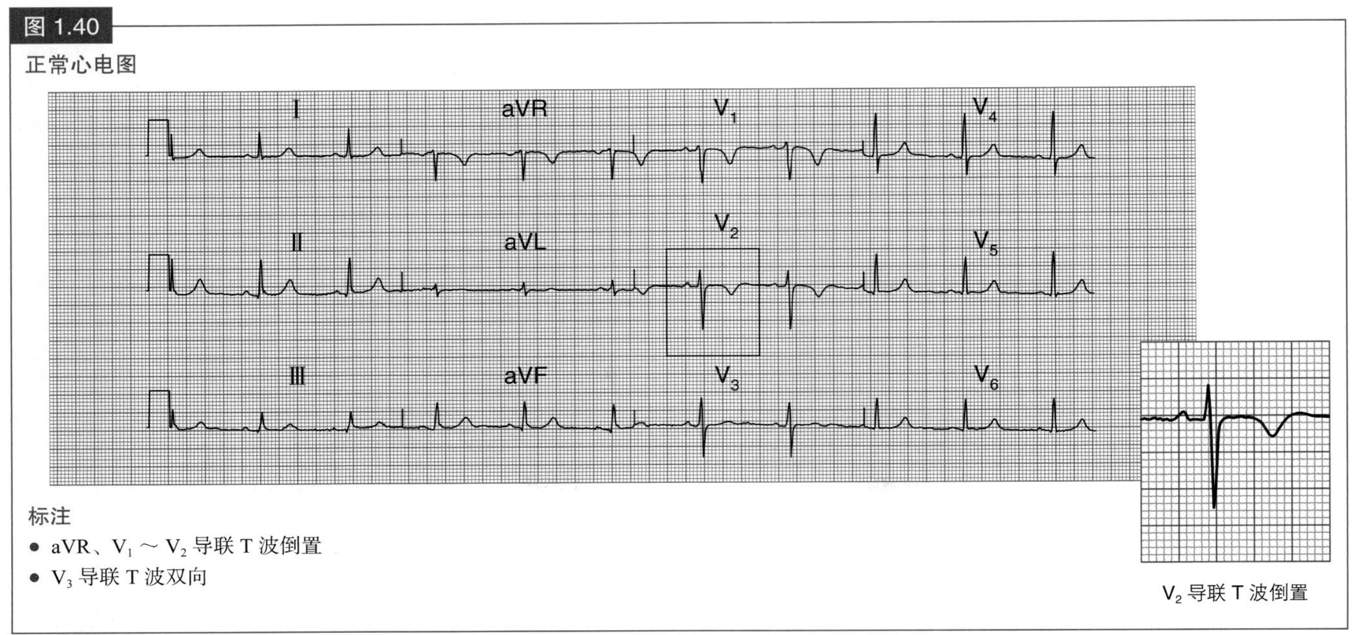

标注

- aVR、V_1～V_2 导联 T 波倒置
- V_3 导联 T 波双向

图 1.41

黑人男性正常心电图

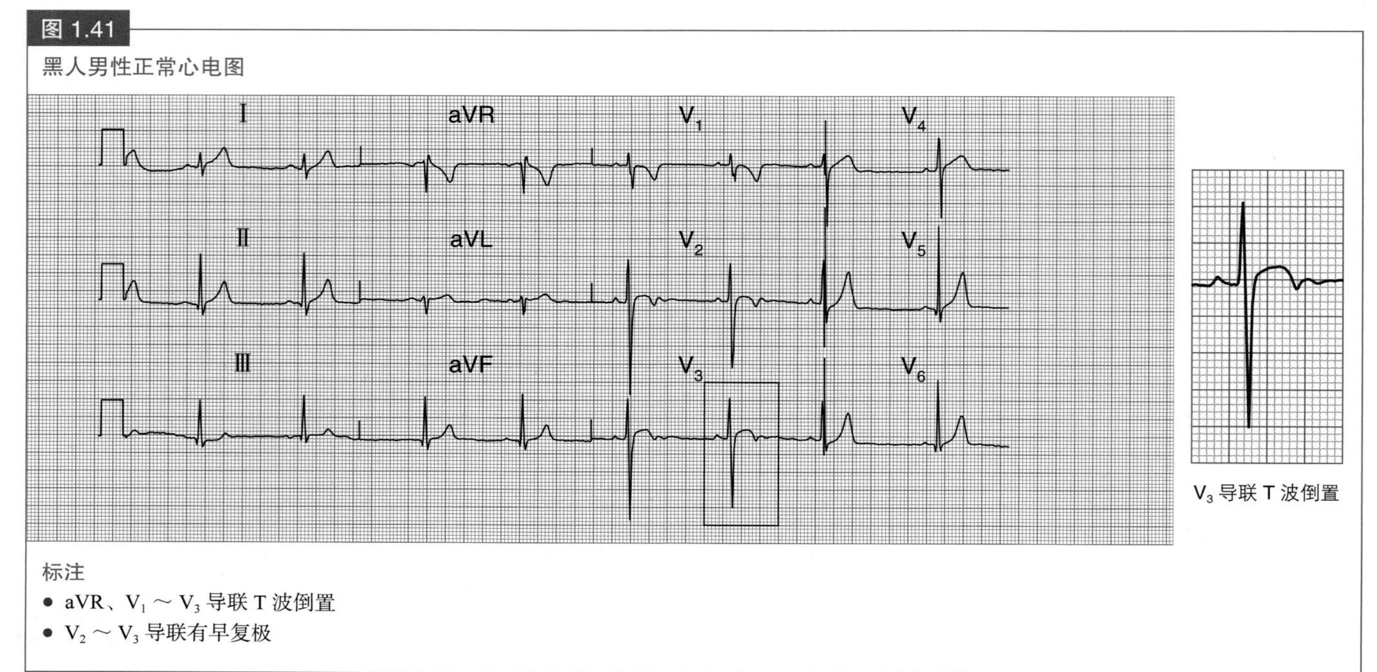

标注

- aVR、V$_1$ ～ V$_3$ 导联 T 波倒置
- V$_2$ ～ V$_3$ 导联有早复极

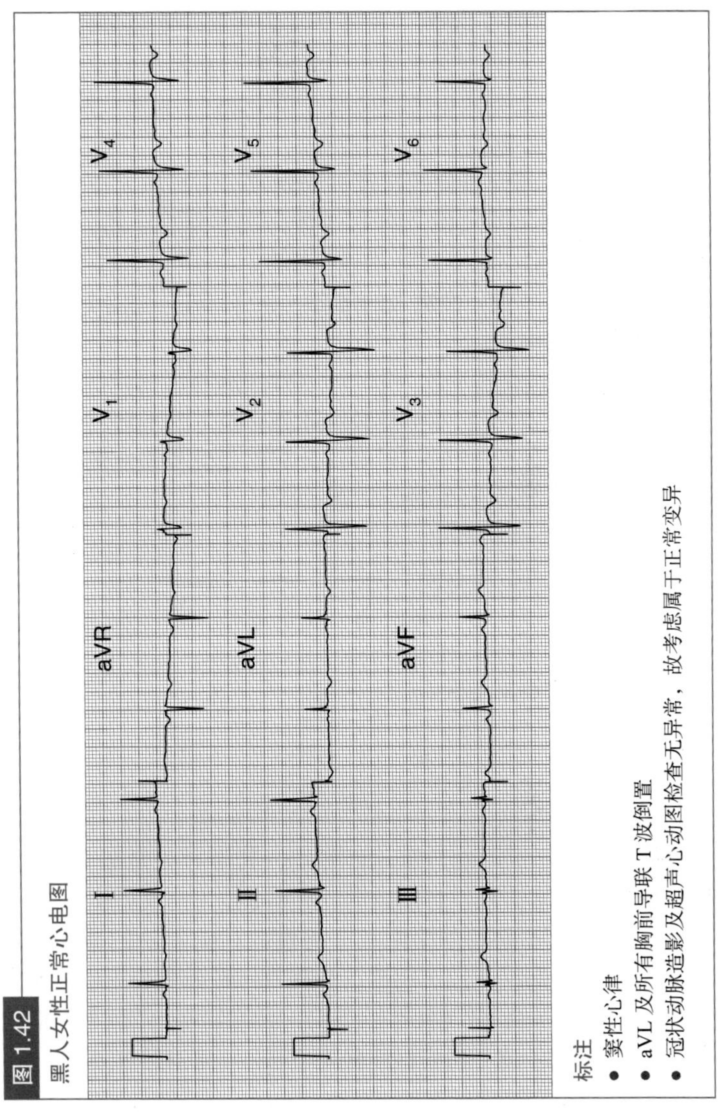

图 1.42　黑人女性正常心电图

标注

- 窦性心律
- aVL 及所有胸前导联 T 波倒置
- 冠状动脉造影及超声心动图检查无异常，故考虑属于正常变异

提示 1.4　**T 波倒置的原因**

- 正常黑人的心电图 aVR、V_1、V_2 和 V_3 导联 T 波倒置
- Ⅲ导联 T 波倒置而 aVF 导联 T 波直立是正常的
- 室性早搏及其他室性心律
- 左或右束支传导阻滞
- 心肌梗死
- 右心室或左心室心肌肥大
- Wolff-Parkinson-White 综合征

QT 间期正常合并普遍的 T 波低平一般属于非特异性。对于无症状的临床心脏检查无异常的患者，其诊断及预后意义不大。图 1.43 是一位患者的心电图。如果患者疑似有心血管疾病并伴症状时，出现这种心电图应进一步检查。

T 波高尖是高钾血症的特征性表现之一（见图 8.13），但其亦能出现在健康人中（图 1.44）。T 波高尖亦可见于超急性期心肌梗死，但不能作为心肌梗死的确诊标准。

T 波是心电图变异性最大的部分。它可以在焦虑导致过度通气时在某些导联倒置。

T 波后的心电图波形称为 U 波，它是低钾血症的特征性表现。但 U 波在正常心电图的前壁导联中亦能看到（图 1.45），而且呈持续性显著存在（图 1.46）。一般认为 U 波是乳头肌复极的表现。如果 U 波出现在低平的 T 波后其意义较大。

QT 间期

QT 间期是指从 Q 波开始到 T 波最晚结束的时间，其与心率、性别及每天测量的时间段有关。校正心率的 QT 间期有几种不同的公式，最简单的是 Bazett 公式

$$QTc = \frac{QT}{\sqrt{RR\text{间期}}}$$

另一个校正公式是 Fridericia 公式，其中 QTc 是用 QT 间期除以 RR 间期的立方根。目前尚不清楚哪个校正公式更佳。

女性正常 QT 间期的上限长于男性，且随年龄的增长而增加。精确的 QT 间期范围不明确，根据 Bazett 公式校正后成年男性一般小于 450 ms，成年女性小于 470 ms。异常 QT 间期可能与恶性心律失常和（或）药物毒性有关（见第 2 章和第 8 章）。

运动员心电图

上述正常心电图的各种变异都可见于运动员心电图。可表现为节律和（或）心电图图形的改变，以及运动员心电图可有的一些特征性表现，这些表现如果出现在非运动员个体时可能认为是异常，而对运动员而言却正常（提示 1.5）。图 1.47 显示：一例加速性房室交界性（结性）心律的心电图，PR 间期既短又

图 1.43

可能正常心电图

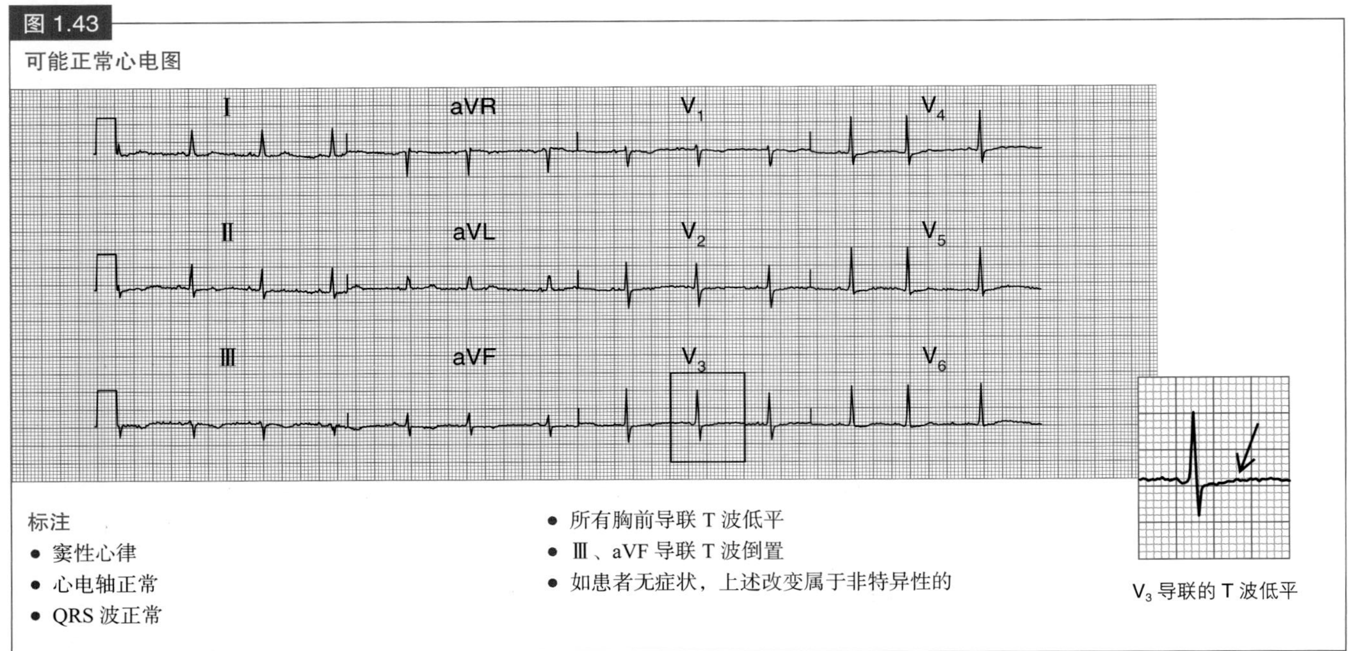

标注

- 窦性心律
- 心电轴正常
- QRS 波正常
- 所有胸前导联 T 波低平
- Ⅲ、aVF 导联 T 波倒置
- 如患者无症状，上述改变属于非特异性的

V_3 导联的 T 波低平

图 1.44
正常心电图

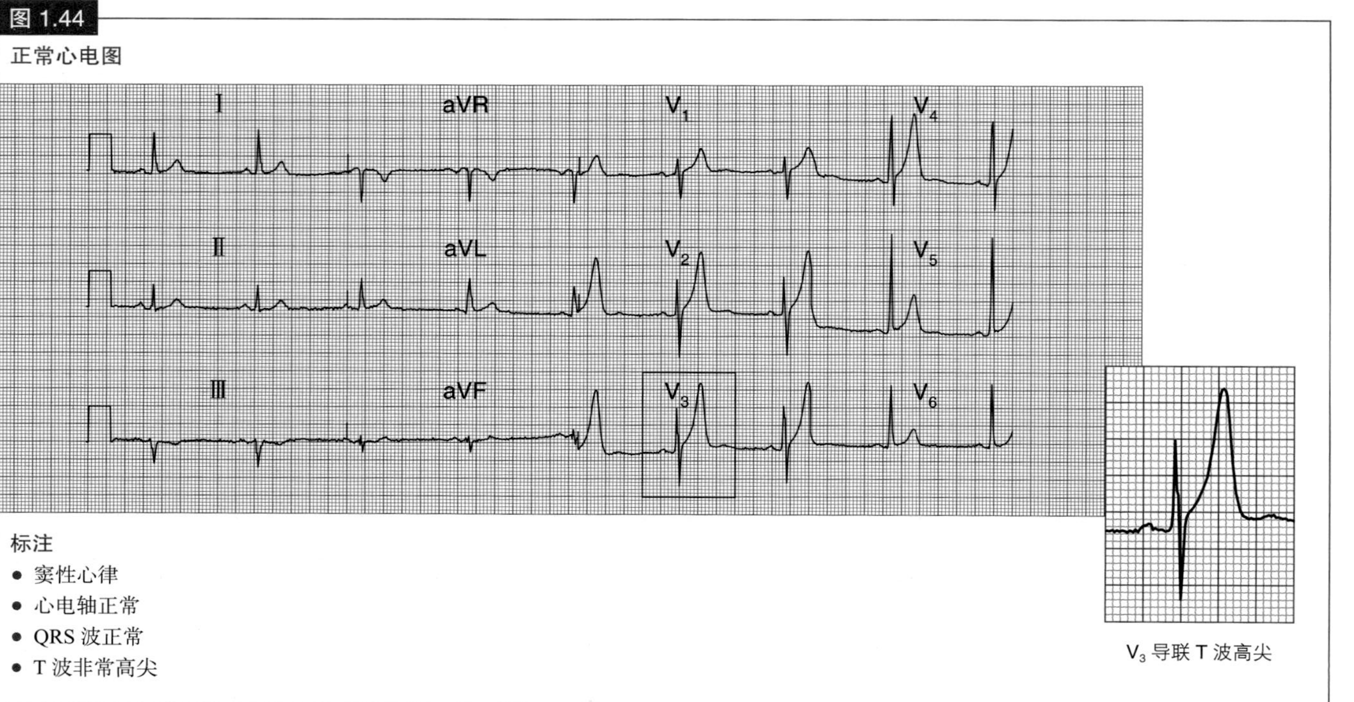

标注
- 窦性心律
- 心电轴正常
- QRS 波正常
- T 波非常高尖

图 1.45
正常心电图

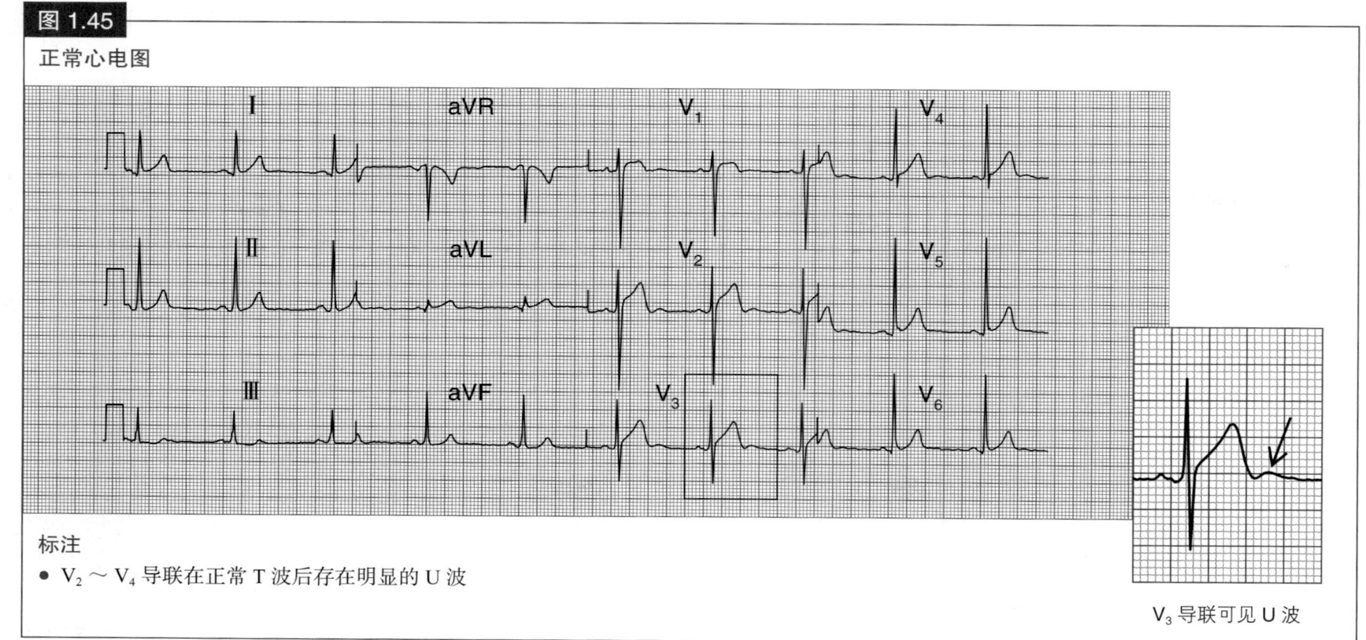

标注

- V_2～V_4 导联在正常 T 波后存在明显的 U 波

图 1.46
正常心电图

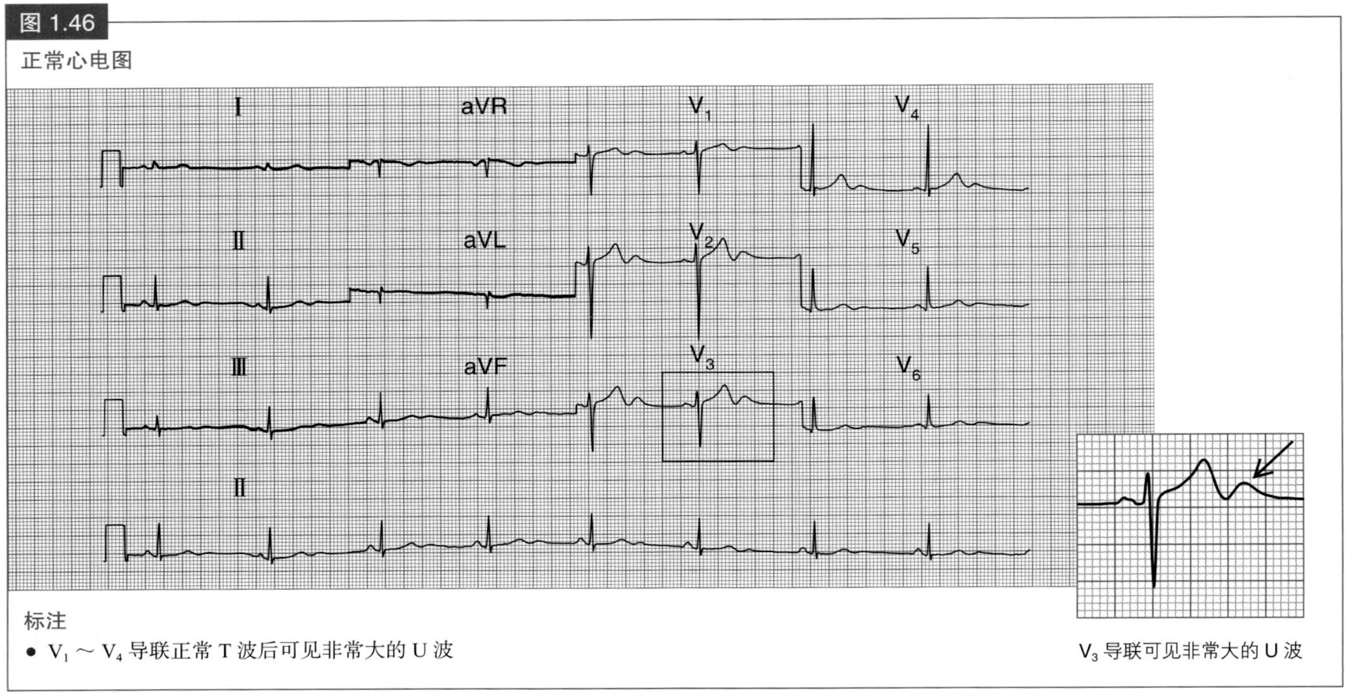

标注
- V_1～V_4 导联正常 T 波后可见非常大的 U 波

提示 1.5　健康运动员可能出现的心电图表现

心电节律的变化

- 窦性心动过缓
- 窦性心律不齐
- 交界性心律
- 游走性房性心律
- 一度房室传导阻滞
- 文氏现象
- 二度房室传导阻滞

心电波形的变化

- P 波高尖
- 间隔性 Q 波
- 高 R 波和深 S 波
- 逆钟向转位
- 轻度 ST 段抬高
- 对称的 T 波高尖
- T 波倒置，尤其是侧壁导联
- 双向 T 波
- 明显的 U 波

不固定。其窦性心率变慢，房室结心率比窦性心率更快，心律被房室结控制。

图 1.47 至图 1.49 中的心电图均是健康、年轻的足球运动员体检时记录的心电图。

妊娠期心电图

妊娠期心电图常有一些轻微的心电图改变（提示 1.6），例如室性早搏常见。

儿童心电图

1 岁以内婴儿心率的正常范围为 140 ～ 160 次 / 分，到了青春期会逐渐降到 80 次 / 分左右。窦性心律失常在儿童心电图中常见。

新生儿右心室厚度与左心室相同。正常 1 岁以内婴儿的心电图类似成人的右心室肥大的心电图表现。图 1.50 是一例健康而仅 1 个月的婴儿的心电图。

图 1.47

加速性特发结性心律的正常心电图

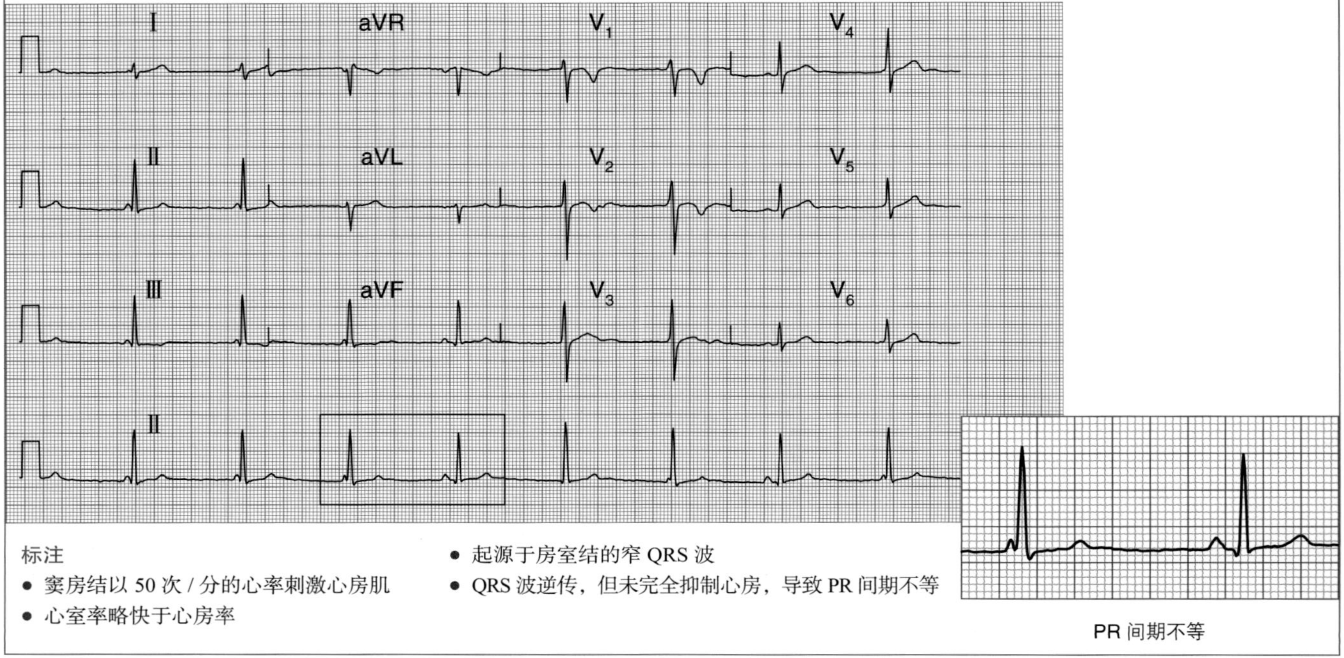

I aVR V_1 V_4

II aVL V_2 V_5

III aVF V_3 V_6

II

标注

- 窦房结以 50 次 / 分的心率刺激心房肌
- 心室率略快于心房率
- 起源于房室结的窄 QRS 波
- QRS 波逆传，但未完全抑制心房，导致 PR 间期不等

PR 间期不等

图 1.48
正常心电图

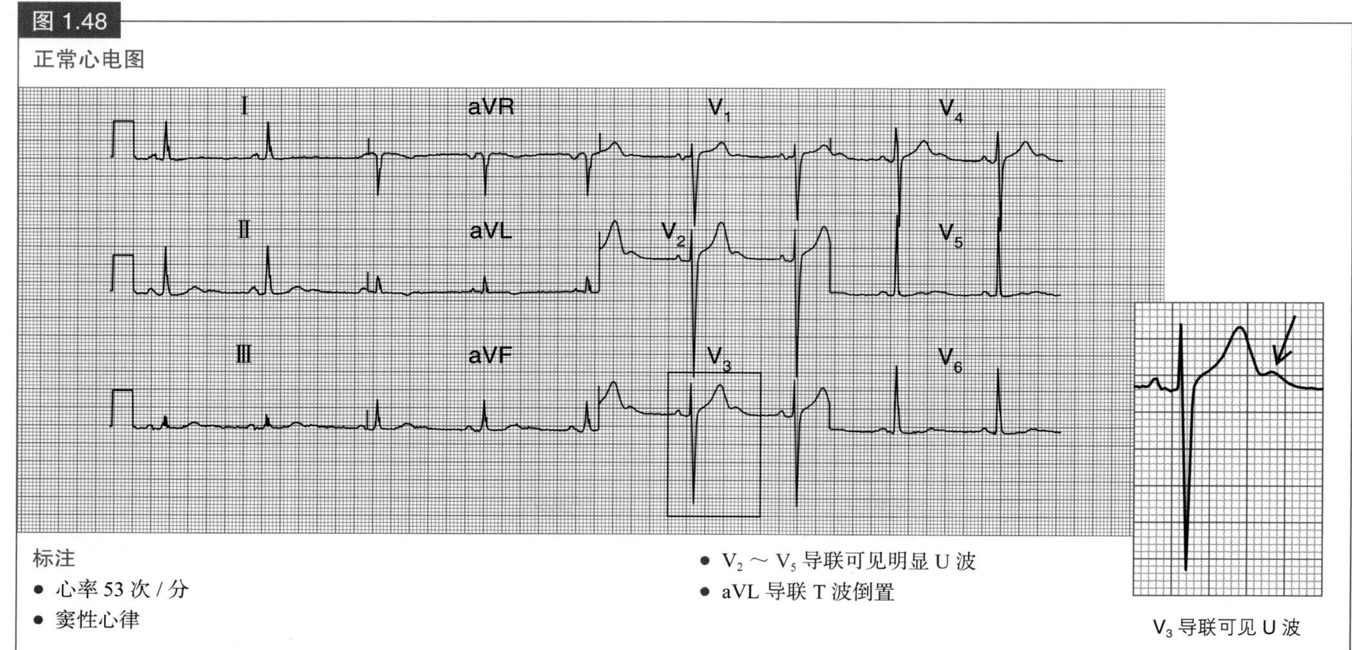

标注
- 心率 53 次 / 分
- 窦性心律
- V_2～V_5 导联可见明显 U 波
- aVL 导联 T 波倒置

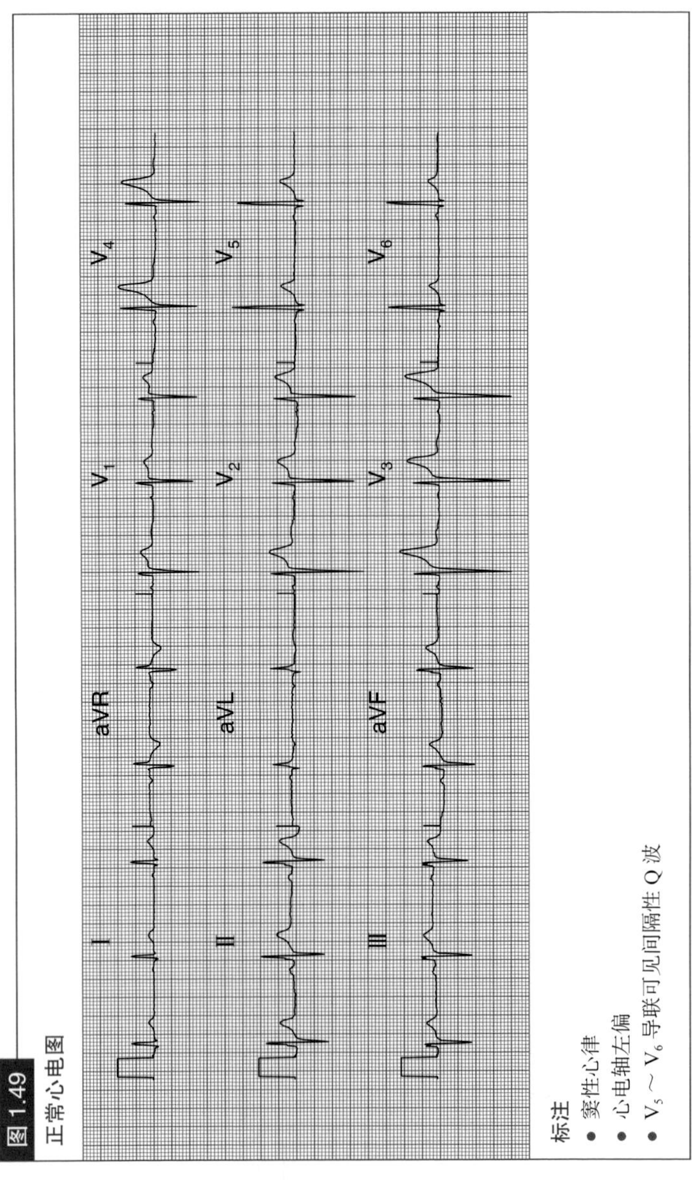

图 1.49 正常心电图

标注
- 窦性心律
- 心电轴左偏
- V_5 ~ V_6 导联可见间隔性 Q 波

提示 1.6 妊娠期心电图可能出现的改变

- 窦性心动过速
- 室上性和室性早搏
- 非特异性 ST 段及 T 波改变

图 1.50

1 个月婴儿正常心电图

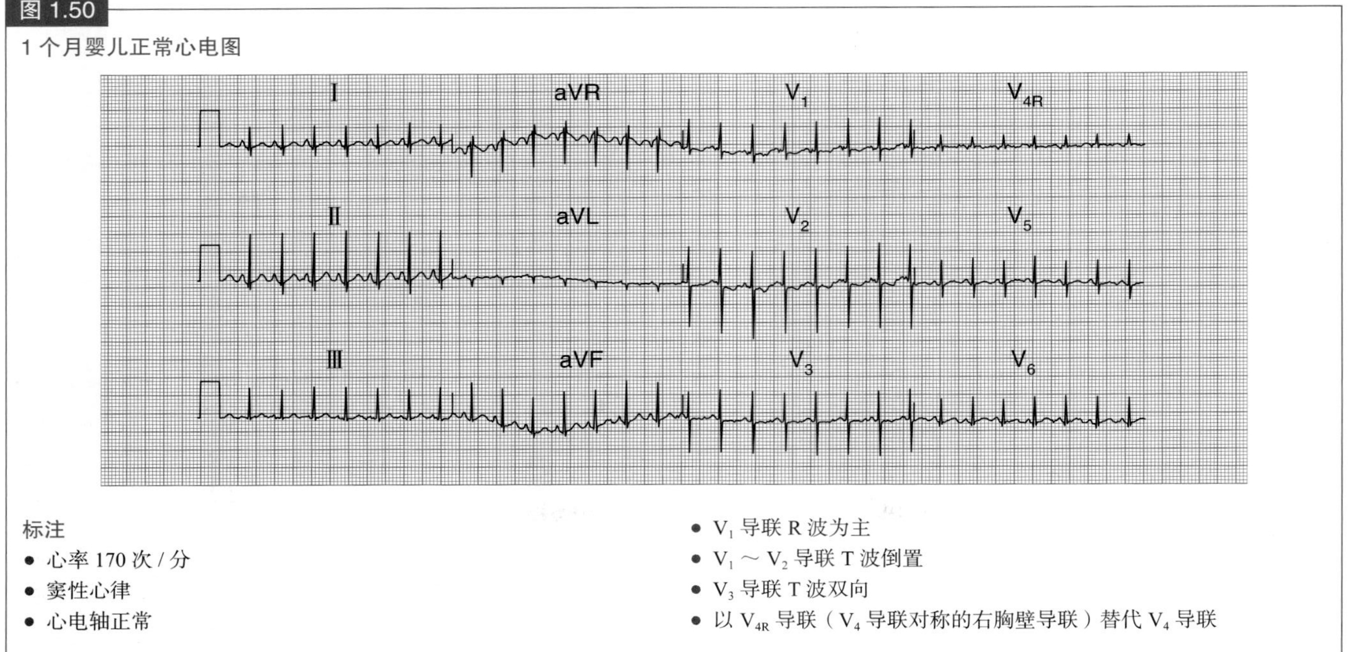

标注

- 心率 170 次 / 分
- 窦性心律
- 心电轴正常
- V_1 导联 R 波为主
- V_1 ～ V_2 导联 T 波倒置
- V_3 导联 T 波双向
- 以 V_{4R} 导联（V_4 导联对称的右胸壁导联）替代 V_4 导联

在出生后几年心电图存在的右心室肥大改变会逐渐消失。2 岁时除 V_1 及 V_2 导联 T 波倒置以外的改变都会消失，10 岁左右心电图将类似成人心电图特点。一般而言，2 岁后还存在婴儿心电图，提示确实存在右心室肥大。如果 1 岁内儿童存在正常成人心电图表现，则存在着左心室肥大。

提示 1.7 列出了正常儿童心电图的特点。

什么是“正常心电图”？

在本章中，我们强调了临床背景对心电图解释的重要性，并研究了健康人群可能出现的一系列心电图变异（见提示 1.8）。无症状患者在出现症状之前（如心律失常）或症状不典型时也可能出现一系列心电图异常（例如，心房颤动是一种常见的偶然发现，或是陈旧性心肌梗死的证据）。这些将在接下来的章节中讨论。最后，有一些异常随着年龄的增长患病率增加，可能

提示 1.7 **正常儿童心电图的特点**

新生儿
- 窦性心动过速
- 心电轴右偏
- V_1 导联 R 波为主
- V_6 导联深 S 波
- V_1 ～ V_4 导联 T 波倒置

1 岁
- 窦性心动过速
- 心电轴右偏
- V_1 导联 R 波为主
- V_1 ～ V_2 导联 T 波倒置

2 岁
- 心电轴正常
- V_1 导联中 S 波振幅大于 R 波
- V_1 ～ V_2 导联 T 波倒置

5 岁
- QRS 波正常
- V_1 ～ V_2 导联 T 波倒置

10 岁
- 心电图特点同成人

提示 1.8　成人正常心电图变化特点

心律
- 窦性心律不齐，伴逸搏心律
- 无窦性心律不齐（随年龄增大趋于正常）
- 室上性早搏
- 室性早搏

P 波
- aVR 导联 P 波倒置
- aVL 导联可能出现 P 波倒置

心电轴
- 在高个成人中心电轴轻度右偏

胸前导联 QRS 波
- V_1 导联以 R 波为主，已证实无右心室肥大或后壁心肌梗死
- 在瘦而健康的青年人中，侧壁导联的 R 波高度可能超过 25 mm
- 不完全性右束支传导阻滞（呈 RSR′波形，QRS 波小于 120 ms）
- Ⅲ、aVL、V_5 ～ V_6 导联存在间隔性 Q 波

ST 段
- 前壁导联上在 S 波后 ST 段抬高（高起点 ST 段）
- 妊娠患者 ST 段压低
- 非特异性 ST 段上斜型压低

T 波
- aVR、V_1 导联 T 波倒置
- V_2 ～ V_3 导联，甚至黑人 V_4 导联 T 波倒置
- 过度通气时可能出现 T 波倒置
- T 波高尖

U 波
- 前壁导联上当 T 波并非低平时，存在 U 波是正常的

代表早期慢性心脏病。这些可以在人群基础上作为心脏病风险的有用标志物。

传导障碍早期的心电图表现是一个很好的例子，说明累积性心电图改变如何具有临床重要性，即使在无症状患者中也是如此。一度房室传导阻滞（尤其是 PR 间期稍长时）是一种正常的变异，但随着年龄的增长，其患病率也会增加，其对预后的影响很小。二度和三度房室传导阻滞一般提示存在心脏病且预后较差，但先天性完全性传导阻滞比后天获得性传导阻滞严重度稍

轻。左前分支阻滞、右束支传导阻滞（RBBB）预后良好。然而有证据表明，与心电图正常的个体相比，即使没有其他心脏病表现，左束支传导阻滞（LBBB）也与不良预后相关。如果一个既往心电图正常的患者突然出现LBBB，即使没有任何症状，这种风险也会更大——心电图的改变可能预示着进行性心脏病，最常见的可能是缺血性贫血。双分支阻滞很少进展为完全性阻滞，但其提示患者存在潜在的心脏病，故其预后比单纯左束支传导阻滞患者更差。

如何处理?

一个健康人心电图出现异常改变时，最重要的事情是避免不必要的紧急处理。在判断是否需要紧急处理前应该回答4个问题：

1. 心电图是否真是患者本人的心电图？如果是，患者是否真的无症状且体检无异常？
2. 心电图是真的存在异常还是处于正常范围？
3. 如果心电图确实存在异常，对患者有什么影响？重要吗？
4. 患者需要做哪些进一步的检查？

进一步检查

对于无症状、心脏无明显异常，仅心电图有异常的患者，很少需要做昂贵和复杂的检查。当存在不确定性时，评估心脏结构和功能（通常是超声心动图）是最有帮助的检查。

表1.1列出了不同心脏节律的可能原因及进一步检查。

无症状心电图异常的治疗

应该被治疗的永远是患者，而不是心电图。但有些情况下，无症状患者也应该考虑治疗。永久性起搏可改善房室传导阻滞程度较高患者的预后。如果心室率合理，可无须治疗心房颤动，但必须根据现行指南考虑抗凝治疗。应考虑对隐匿性缺血性心脏病（IHD）的高风险患者进行治疗，以解决危险因素，如糖尿病、高血压和血脂异常等。

表 1.1　看上去健康而有心电图异常者的进一步检查

心电图表现	需要排除的诊断	需要做的检查
窦性心动过速	甲状腺功能亢进症（甲亢） 贫血 心脏增大 心力衰竭 收缩功能障碍	甲状腺功能 血红蛋白 超声心动图
窦性心动过缓	黏液性水肿	甲状腺功能
频发室性早搏	左心功能异常 贫血	超声心动图 血红蛋白 筛查缺血性心脏病
右束支传导阻滞	心脏增大 肺部疾病 房间隔缺损	超声心动图
左束支传导阻滞	心脏增大 主动脉缩窄 心肌病 缺血性心脏病	超声心动图 筛查缺血性心脏病
T 波异常	高 / 低钾或高 / 低钙血症 心室收缩功能异常 肥厚型心肌病 缺血性心脏病	电解质测定 超声心动图 筛查缺血性心脏病

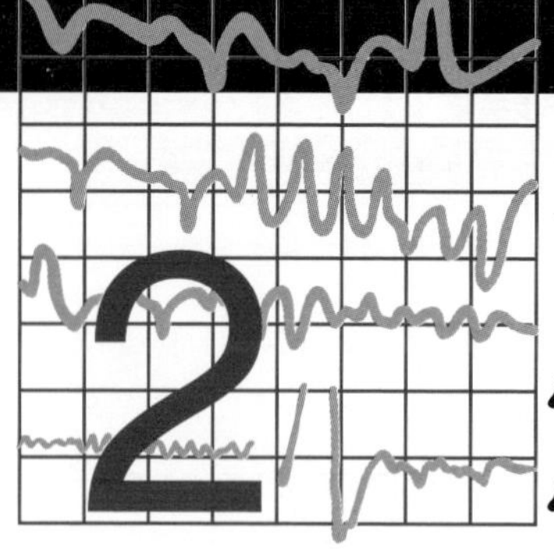

心悸及晕厥患者的心电图初步评估

The ECG in patients with palpitations and syncope: initial assessment

心电图是诊断心律失常的重要工具。许多心律失常可不被患者发现，但有临床意义，如心房颤动。短暂发作的心律失常，在患者就诊时，可能已经恢复。对可疑心律失常的患者，进行基础 12 导联心电图初步评估非常关键，但病史和体格检查也一如既往地至关重要。病史和体格检查有助于判断患者症状是否由心律失常引起，以及心律失常的病因为心源性还是其他疾病导致。

临床病史和体格检查

心悸

心悸通常定义为自觉到心跳，不同患者感觉各异。心律失常，包括心动过速或心动过缓，可导致器官低灌注而出现晕厥（各种类型的意识丧失）、呼吸困难、心绞痛等症状。患者描述通常有助于对节律的鉴别。如：

- 患者在焦虑或运动时感到心悸，可能是窦性心动过速
- 期前收缩会被描述为“跳动”或“漏跳”，但无法从患者的描述中区分是室上性还是室性期前收缩，需要借助心电图
- 病理性的心动过速，如房室结折返性心动过速，有突发突止的特点，心率太快了没法计数。严重发作时伴有头晕、呼吸困难和胸痛（表 2.1）

头晕和晕厥

头晕和晕厥可以由心血管或神经系统疾病引起。脑组织缺氧可以导致癫痫发作，区别心源性与神经源性晕厥常十分困难。晕厥的定义是短暂的意识丧失，呼之不应，无法维持姿势，可以自行恢复而无须特殊的复苏干预。

图 2.1 是一位有四肢抽搐病史的 46 岁女性患者的心电图，疑诊为全身强直–阵挛性发作。发作时意识丧失，伴四肢剧烈抽搐数秒。患者自觉恶心，但能很快恢复。曾经在发作时同步记录了脑电

表 2.1　窦性心动过速与病理性心动过速的症状鉴别

症状	窦性心动过速	病理性心动过速
初发时间	近期发生	始于青少年或青年时期
诱因	运动、焦虑	一般无诱因，偶尔运动诱发
心悸初始时频率	逐渐加快	突然发生
心悸结束时频率	逐渐减慢至消失	突然中止，也常逐渐减慢
心率	< 140 次 / 分	> 160 次 / 分
相关症状	因过度通气出现的感觉异常	胸闷、呼吸困难、头晕、晕厥
终止发作的方法	休息、镇定	憋气（某些心律失常可用 Valsalva 动作）

图 2.1

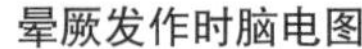

晕厥发作时脑电图

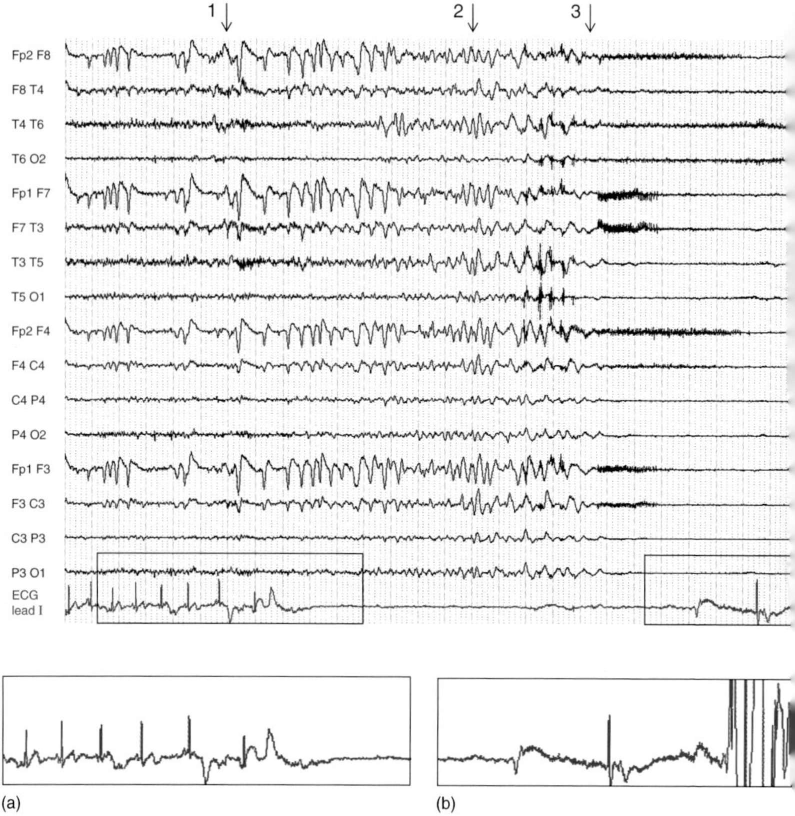

1 2 3

Fp2 F8
F8 T4
T4 T6
T6 O2
Fp1 F7
F7 T3
T3 T5
T5 O1
Fp2 F4
F4 C4
C4 P4
P4 O2
Fp1 F3
F3 C3
C3 P3
P3 O1
ECG lead I

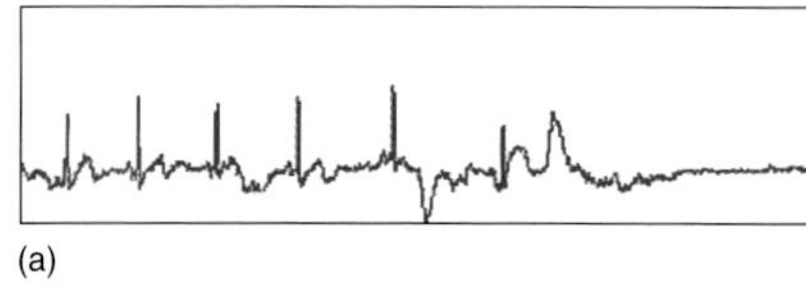

(a)

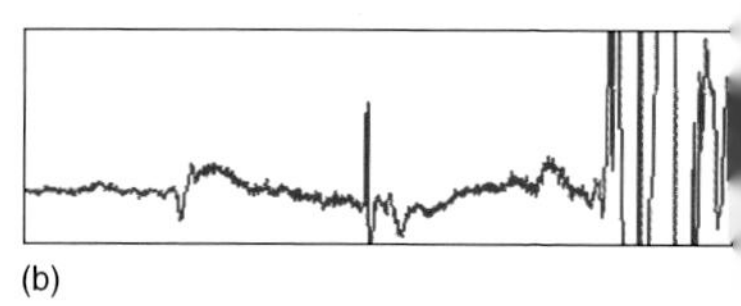

(b)

(Courtesy of Dr A. Michell，Addenbrooke's Hospital，Cambridge)

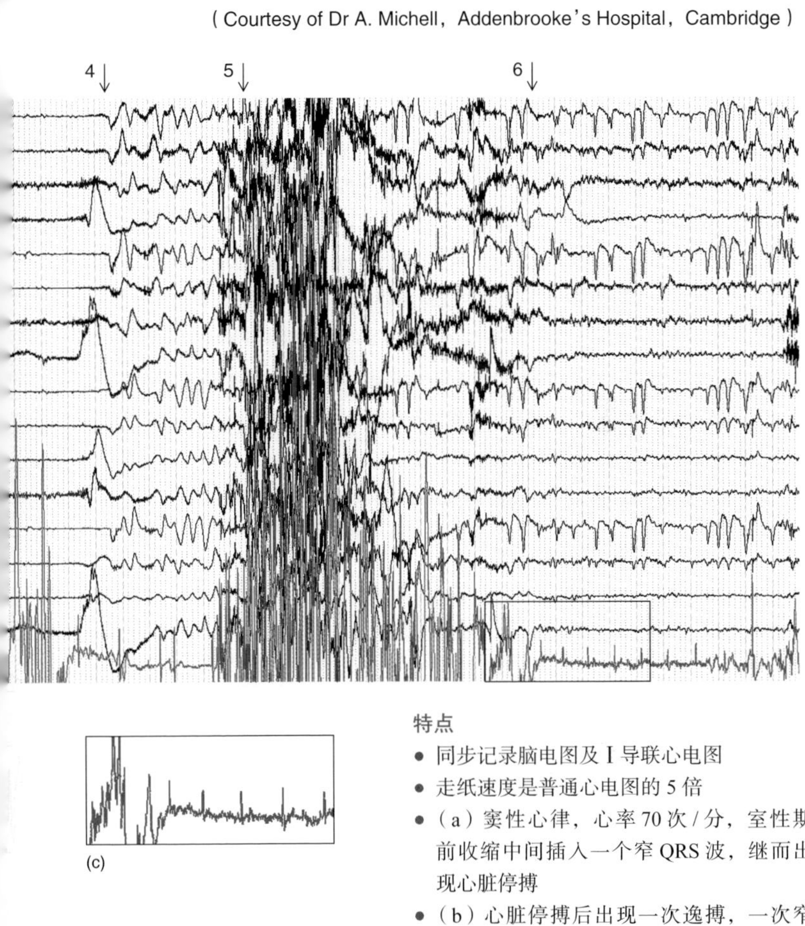

特点

- 同步记录脑电图及 I 导联心电图
- 走纸速度是普通心电图的 5 倍
- （a）窦性心律，心率 70 次 / 分，室性期前收缩中间插入一个窄 QRS 波，继而出现心脏停搏
- （b）心脏停搏后出现一次逸搏，一次窄 QRS 波及粗大干扰
- （c）恢复窦性心律，伴恢复正常记录前的肢体抖动

图和心电图，故能明确患者的晕厥并非因癫痫发作，而是因心脏停搏持续 15 s 所致。图 2.1 用标有数字的箭头指示心电图的特点，记录开始于常规的过度通气阶段，脑电图前部导联显示有眨眼，心电图为窦性心律。箭头 1 指示 1 个或者 2 个室性期前收缩，继而可能是窦性心律的窄 QRS 波，接着再次出现形态与之前不同的室性期前收缩；继而出现心脏停搏，共持续 7 ～ 8 s（箭头 2），此时脑电图显示脑电波变缓，患者意识丧失。4 s 后（箭头 3）脑电波衰减，3 s 后出现室性逸搏；继而出现一个窄的 QRS 波，T 波倒置，随后出现干扰波可能是心电图电极松动，在此期间，维持窦性心律，之后脑电图出现脑电波变缓（箭头 4），持续 5 s，继而出现肢体剧烈抖动（箭头 5），持续 12 s，这时患者意识恢复，此次肢体抖动考虑非抽搐而是恐惧或焦虑引起。随后恢复正常脑电图及心电图（箭头 6）。

提示 2.1 总结了晕厥的部分原因。

表 2.2 列出了部分晕厥患者的临床特点及可能原因。

提示 2.1　**导致晕厥的心血管疾病**

心或肺血流阻塞

- 主动脉瓣狭窄
- 肺栓塞
- 肺动脉高压
- 肥厚型心肌病
- 心脏压塞
- 心房黏液瘤

心律失常

- 心动过速：患者头晕前常自觉心跳加速
- 心动过缓：缓慢心率常导致严重的后果。导致晕厥的典型原因是完全性心脏传导阻滞导致十分缓慢心室率而引发阿-斯综合征。阿-斯综合征因患者发病时面色苍白、恢复后出现潮红而容易被识别

直立（体位）性低血压发生在突然站起时

见于

- 血容量减少
- 自主神经系统疾病（如：糖尿病、Shy-Drager 综合征、淀粉样变）
- 使用降压药物治疗

神经介导的反射性晕厥综合征

- 血管迷走性晕厥
- 环境性晕厥（如：咳嗽、打喷嚏、各种原因引起的胃肠道刺激、排尿后）
- 颈动脉窦过敏

表 2.2　晕厥病因的诊断

症状及体征	可能的诊断
有猝死的家族史	长 QT 综合征、Brugada 综合征、肥厚型心肌病
忧伤、长时间站立、炎热环境（环境性晕厥）引起	血管迷走性晕厥
站立数秒或数分钟后发生的晕厥	直立性低血压
暂时性与药物有关	直立性低血压
运动时发作	血流阻滞（如：主动脉瓣狭窄、肺动脉高压）
转头或颈部受压时发生	颈动脉窦过敏
发作停止 5 min 以上未能完全恢复	癫痫
强直阵挛性运动，自动症	癫痫
频繁发作，但一般无体征，不伴躯体化症状	心理疾病
症状或体征提示有心脏病	心脏病

体格检查

对无症状患者的体格检查应注意以下几点：

- 可能导致心律失常性心脏病的证据
- 可能导致心律失常的非心源性疾病的证据
- 可能导致晕厥而非心律失常性心脏病的证据
- 神经系统疾病（病史及体征）的证据

只有在症状发作同时记录到心律失常的心电图才能确诊是心律失常导致的心悸或晕厥。如果检查时患者无症状，应在心悸发作时记录心电图或连续的动态心电监测（见第 3 章），以期能记录到心律失常发作。

心电图

即使患者无症状时，心电图检查也非常有帮助，表 2.3 总结了心悸或晕厥发生时的心电图特点。

表 2.3　心悸或晕厥发生时的心电图特点

心电图表现	可能的病因
心电图完全正常	症状可能与原发性心律失常无关，应注意焦虑、癫痫、心房黏液瘤或颈动脉窦过敏
心电图提示心脏病	左心室肥大或左束支传导阻滞——提示主动脉瓣狭窄 右心室肥大——提示肺动脉高压 前壁导联 T 波倒置——提示肥厚型心肌病
心电图提示阵发性心动过速	左心房肥大——提示二尖瓣狭窄，可能存在心房颤动 预激综合征 长 QT 综合征，T 波低平——提示低钾血症 地高辛效应——可疑地高辛中毒
心电图提示阵发性心动过缓	二度房室传导阻滞 一度房室传导阻滞合并束支传导阻滞 地高辛效应

因心脏病而非心律失常导致的晕厥

心电图可以提供晕厥发作是因心脏病本身引起而不伴心律失常的证据。

心电图上的左心室肥大或左束支传导阻滞提示晕厥可能与主动脉瓣狭窄有关。图 2.2 及图 2.3 是运动时出现晕厥的严重主动脉瓣狭窄患者的心电图。

心电图存在右心室肥大提示血栓栓塞性肺动脉高压。图 2.4 是一位多发性肺栓塞中年女性用力时出现头晕的心电图。

肥厚型心肌病（HCM）亦可导致晕厥（图 2.5），心电图出现类似前壁非 ST 段抬高型心肌梗死（NSTEMI）图形（图 2.6，与图 6.22 对比）。T 波倒置比 NSTEMI 时更为明显，且 R 波和 S 波电压增高（见第 1 章），其鉴别主要依据临床表现而非心电图表现。肥厚型心肌病可因左心室流出道梗阻而发生晕厥，也可导致心绞痛或心律失常。如无典型症状，仅凭心电图异常作为最初诊断线索，也不少见。HCM 增加心房颤动和病理性心律失常的风险，建议进行基因检测和家庭筛查。

图 2.2
左心室肥大

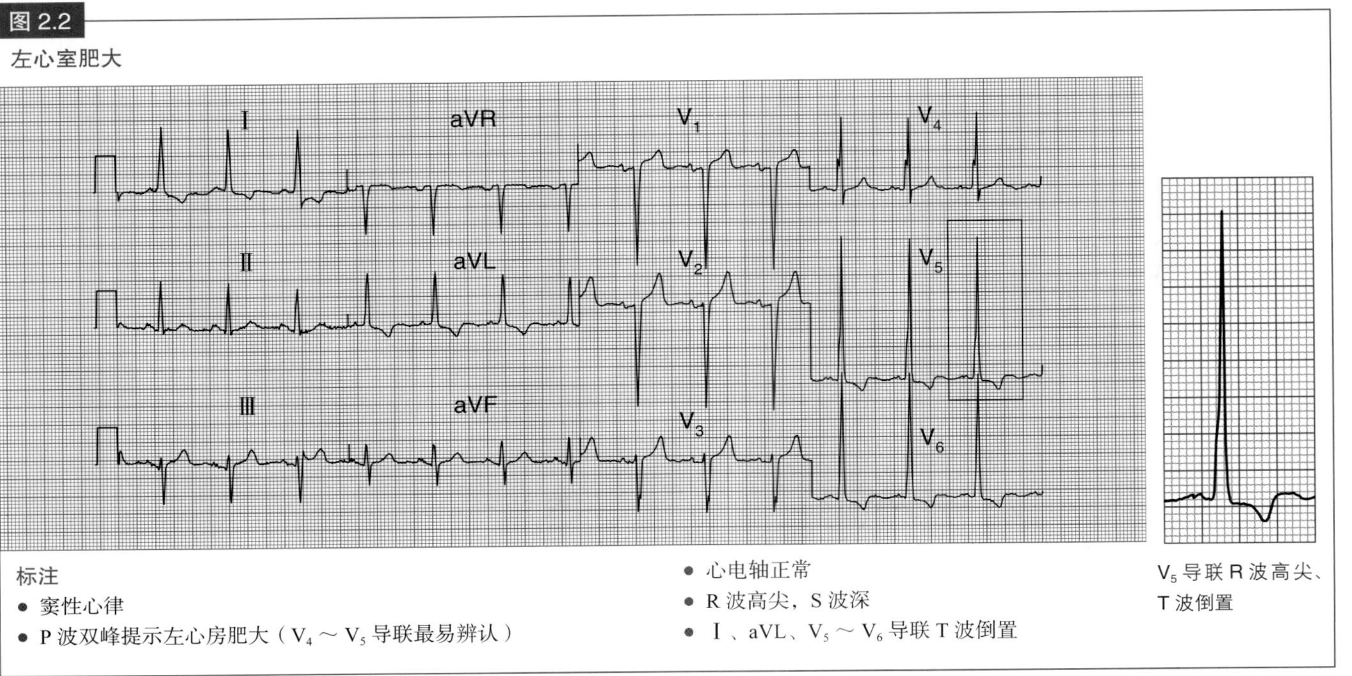

标注

- 窦性心律
- P 波双峰提示左心房肥大（V_4～V_5 导联最易辨认）
- 心电轴正常
- R 波高尖，S 波深
- Ⅰ、aVL、V_5～V_6 导联 T 波倒置

图 2.3

左束支传导阻滞

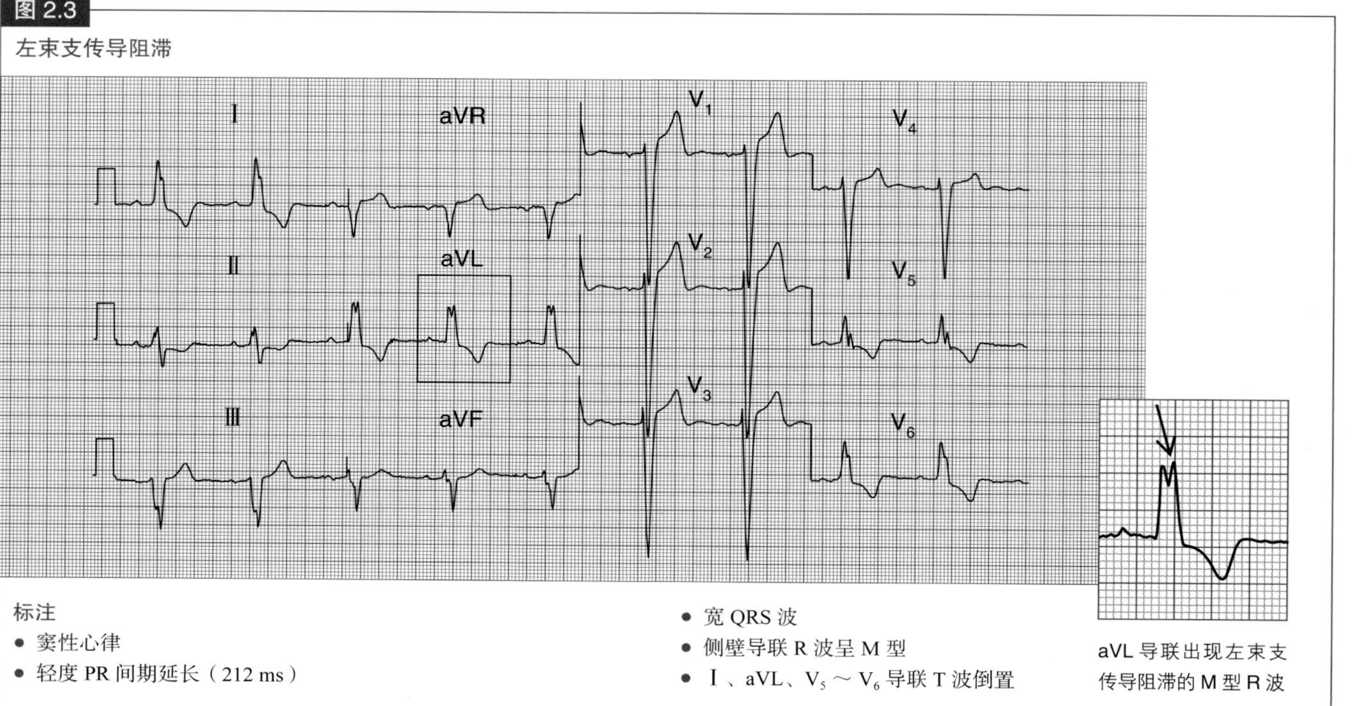

标注

- 窦性心律
- 轻度 PR 间期延长（212 ms）
- 宽 QRS 波
- 侧壁导联 R 波呈 M 型
- Ⅰ、aVL、V_5～V_6 导联 T 波倒置

aVL 导联出现左束支传导阻滞的 M 型 R 波

图 2.4 右心室肥大

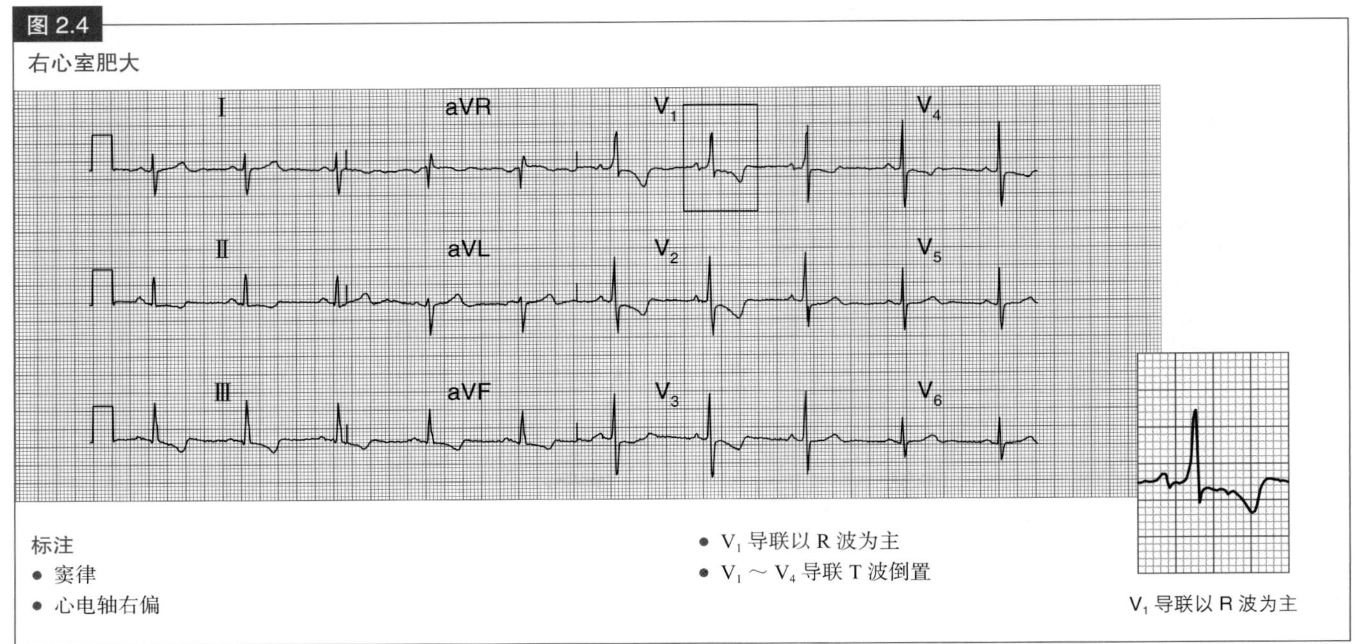
I
aVR
V1
V4
II
aVL
V2
V5
III
aVF
V3
V6
标注
● 窦律
● 心电轴右偏
● V1 导联以 R 波为主
● V1 ～ V4 导联 T 波倒置
V1 导联以 R 波为主

图 2.5

肥厚型心肌病的磁共振图像

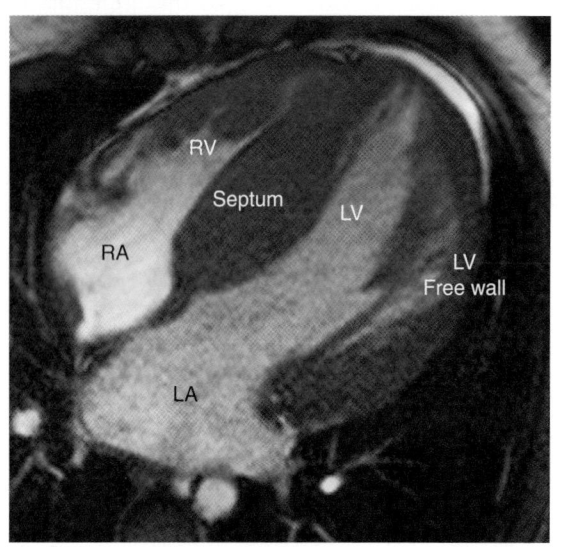

标注

- RA：右心房
- RV：右心室
- Septum：室间隔（极其肥厚）
- LV：左心室
- LA：左心房
- LV free wall：左心室游离壁

可疑心动过速的患者

二尖瓣狭窄

二尖瓣狭窄常导致心房颤动，且当窦性心律时，如果心电图有左心房肥大表现提示可能存在阵发性心房颤动（图 2.7）。

预激综合征

正常的心房向心室的单向传导依靠希氏束下传。在预激综合征患者，一条或多条额外的旁路连接着心房与心室，这些旁路绕过了房室结，其传导速度比正常的房室传导系统要快。在正常的

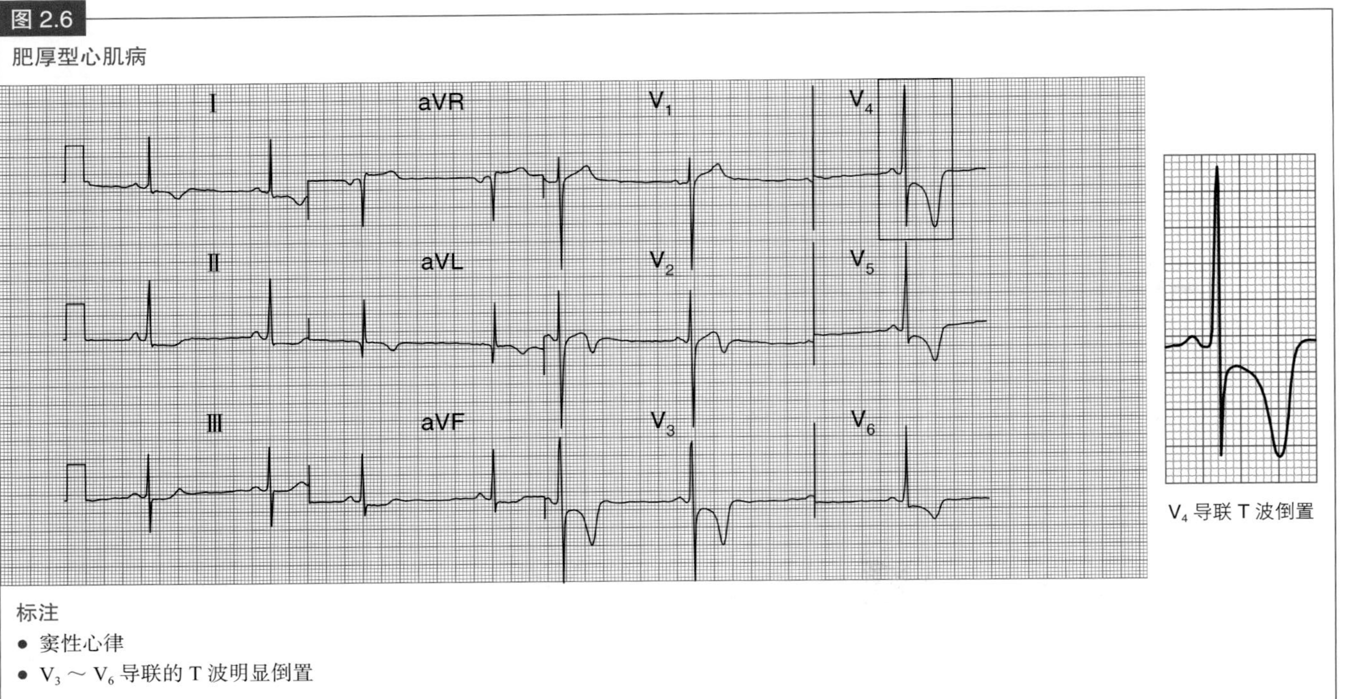

图 2.6 肥厚型心肌病

标注
- 窦性心律
- V_3 ～ V_6 导联的 T 波明显倒置

图 2.7

左心房肥大

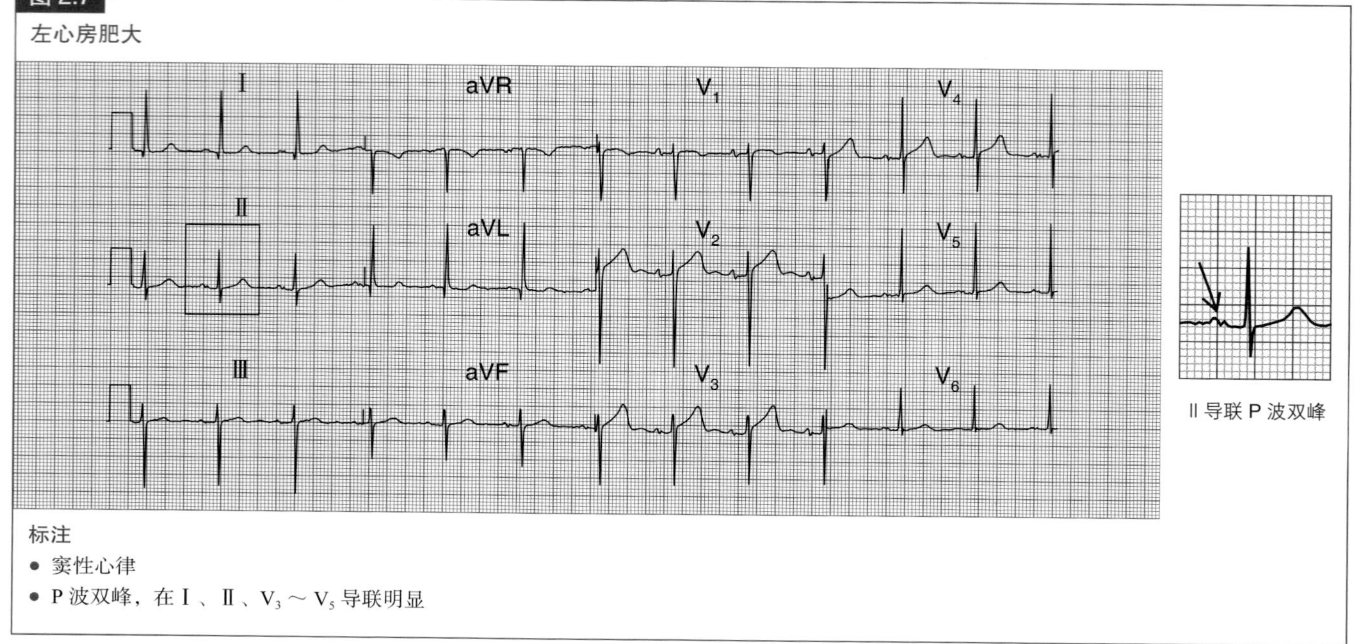

标注

- 窦性心律
- P 波双峰，在 Ⅰ、Ⅱ、V_3～V_5 导联明显

房室结-希氏束通道及异常旁路之间的解剖连接会导致折返性心动过速（第 4 章）。

Wolff-Parkinson-White 综合征

Wolff-Parkinson-White 综合征（WPW 综合征）的患者，其旁路（Kent 束）连接了左心房和左心室，或右心房与右心室。某些病例，窦性心律时的前传（从心房向心室）仅通过正常希氏束通路，因此 QRS 波是正常且窄的，这种旁路被称为“隐匿性旁路”。而在“显性”旁路，窦性心律时前传同时沿房室结-希氏束和旁路两个通路下传（仅从心房向心室）。沿旁路下传的速度较快，使部分心室较早除极，形成短 PR 间期和 QRS 波起始部向上的顿挫（delta 波），产生宽 QRS 波。在间歇性预激的病例，前传的变化导致基线心电图出现改变。对这些病例，应用腺苷药物阻断房室结传导可显露旁路。

左侧旁路的心电图表现是 V_1 导联大的 R 波，称为“A 型预激”（图 2.8）。这时容易被误认为是右心室肥大，鉴别要点是有或没有短 PR 间期。

图 2.9 中的心电图来自一名年轻男性，主诉阵发性心悸。他的心电图显示 A 型 WPW 综合征，除非仔细检查整个 12 导联，否则很容易漏过短 PR 间期。短 PR 间期和 delta 波在 V_4 和 V_5 导联最为明显。

右侧旁路的心电图表现为在 V_1 导联中没有大的 R 波，称为“B 型预激”（图 2.10）。

每 3000 名健康年轻人中约有 1 人出现 WPW 型预激心电图。这些患者中有一半曾出现过心动过速，许多人只是偶尔发作。

提示 2.2 总结了与 WPW 综合征相关的心电图特征。类似的具有短 PR 间期但 QRS 波正常的心电图表现，称为 Lown-Ganong-Levine 综合征（LGL 综合征），当然，在介入心脏电生理时代，这样的分型已经没有实用价值。

长 QT 综合征

不同原因可导致延迟复极，出现 QT 间期延长（提示 2.3）。对 QT 间期的评估见第 1 章。QT 间期延长与阵发性室性心动过速

图 2.8

Wolff-Parkinson-White 综合征，A 型

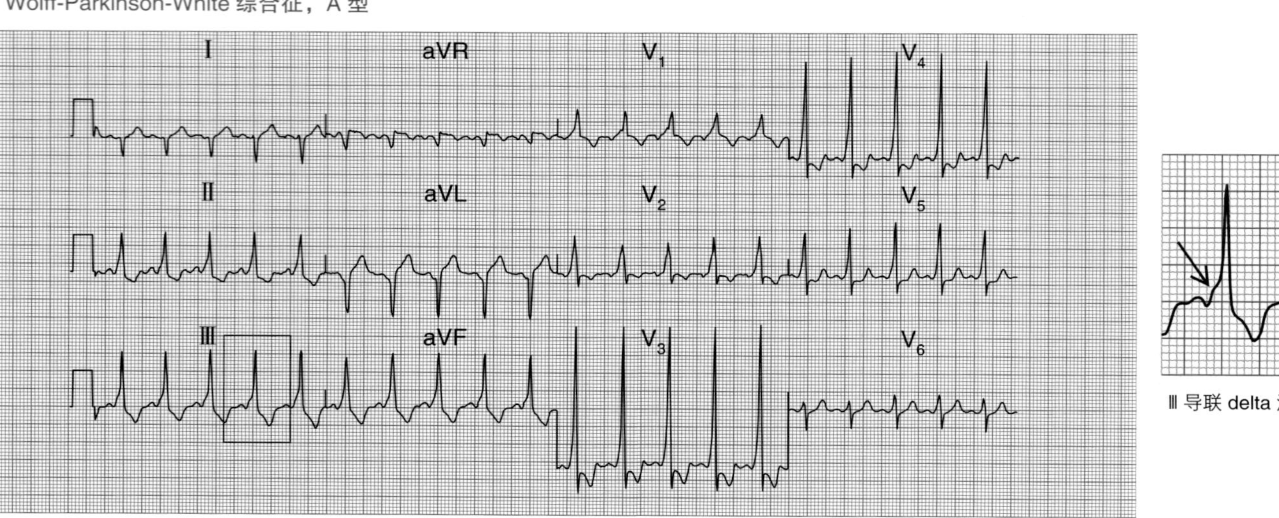

标注

- 窦性心律
- 短 PR 间期
- 宽 QRS 波
- V_1 导联 R 波为主
- 顿挫向上的 QRS 波起始部——delta 波
- Ⅱ、Ⅲ、aVF、V_1 ～ V_4 导联 T 波倒置

图 2.9

Wolff-Parkinson-White 综合征，A 型

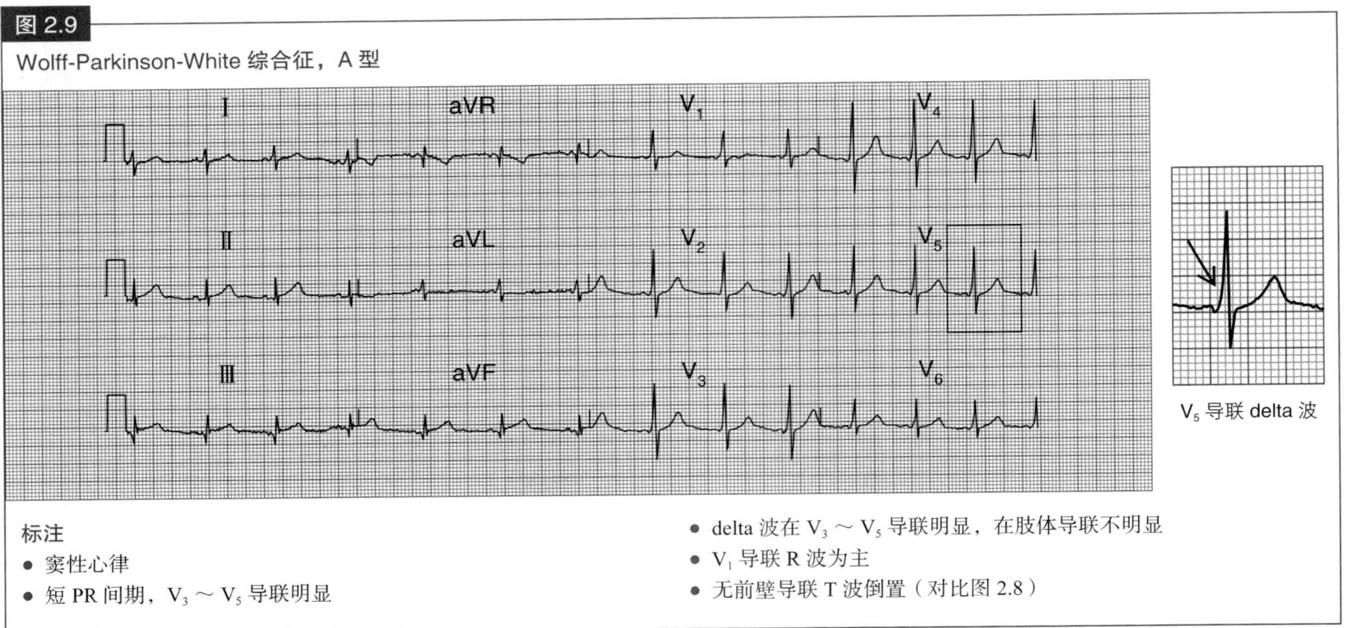

标注

- 窦性心律
- 短 PR 间期，V_3 ～ V_5 导联明显
- delta 波在 V_3 ～ V_5 导联明显，在肢体导联不明显
- V_1 导联 R 波为主
- 无前壁导联 T 波倒置（对比图 2.8）

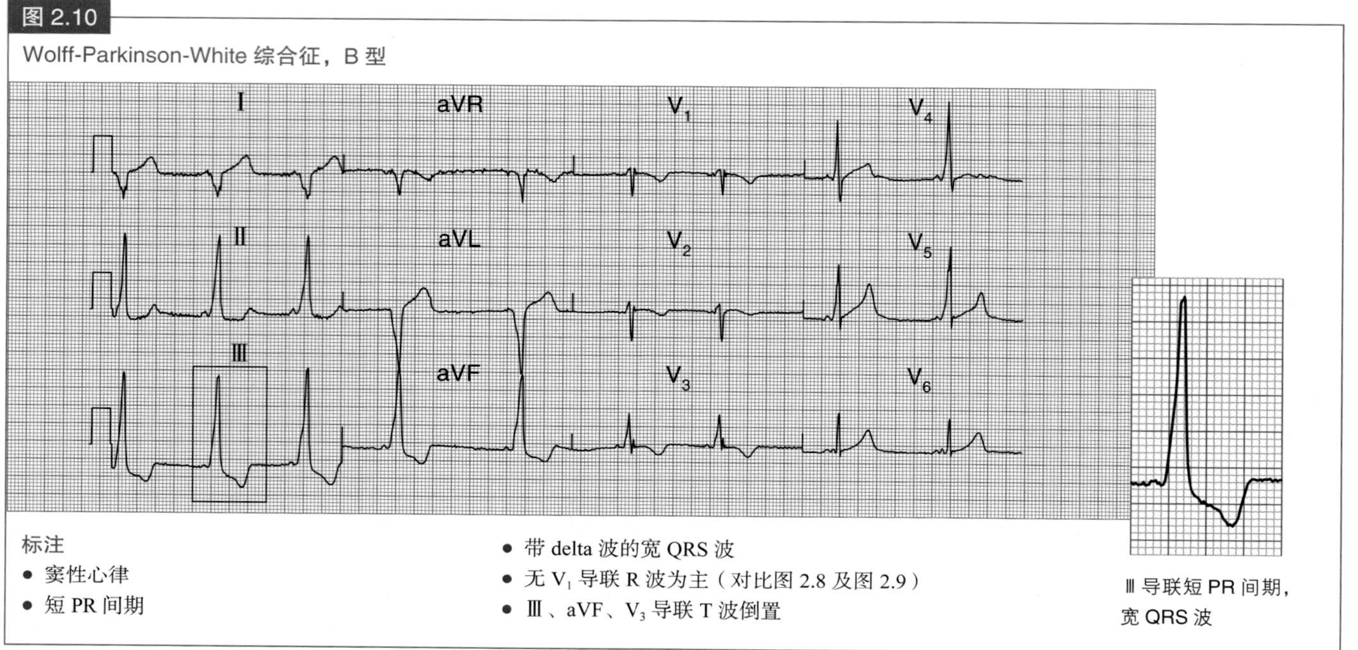

图 2.10

Wolff-Parkinson-White 综合征，B 型

标注

- 窦性心律
- 短 PR 间期
- 带 delta 波的宽 QRS 波
- 无 V_1 导联 R 波为主（对比图 2.8 及图 2.9）
- Ⅲ、aVF、V_3 导联 T 波倒置

Ⅲ 导联短 PR 间期，宽 QRS 波

提示 2.2　Wolff-Parkinson-White 综合征：心电图特征

- 短 PR 间期
- 带 delta 波的宽 QRS 波，终末部正常
- ST 段 /T 波改变
- 左侧旁路（A 型）：$V_1 \sim V_6$ 导联，R 波为主
- 右侧旁路（B 型）：V_1 导联 S 波为主，有时前壁导联 T 波倒置
- 心律失常：窄或宽 QRS 波
- 不规则的宽 QRS 波提示心房颤动伴 WPW 综合征

提示 2.3　QT 间期延长的可能原因

先天性

- Jervell-Lange-Nielson 综合征，Romano-Ward 综合征

抗心律失常药物

- 胺碘酮、双异丙吡胺、氟卡胺、普鲁卡因胺、普罗帕酮、奎尼丁（仅具有历史价值）、索他洛尔

抗精神病药物

- 阿米替林、氯丙嗪、西酞普兰、多塞平、氟哌啶醇、丙咪嗪、锂、丙氯拉嗪、利培酮

抗菌、抗真菌和抗疟药物

- 氯喹、克拉霉素、复方新诺明、红霉素、酮康唑、奎宁

抗组胺药

- 非索非那定

其他药物

- 红霉素、三环类抗抑郁药

血浆电解质异常

- 低钾、低镁、低钙

其他

- 酒精、他克莫司、他莫昔芬（三苯氧胺）

注：有许多药物引起 QT 间期延长的报道。见 https://www.crediblemeds.org.

（室速）相关，可导致突发黑矇甚至猝死。QT 间期延长导致的室速伴 QRS 波电轴上下翻转，称为尖端扭转型室速（图 2.11），见于交感神经兴奋时。

家族性长 QT 间期延长常存在基因异常，建议进行家族性筛查。图 2.12 是 10 岁女孩发作晕厥时的心电图，她姐姐猝死，其他三个兄弟姐妹心电图正常。

导致 QT 间期延长的最常见原因是药物（图 2.13 和提示 2.3）。

每年约有 8% 的受试者出现症状性室性心动过速，长 QT 综合征患者的年死亡率约为 1%。QTc 间期延长与猝死风险的确切关系尚不清楚；然而，当 QT 间期或 QTc 间期小于 500 ms 时，尖端扭转型室速似乎很少见。

Brugada 综合征

由于先天性钠离子转运障碍而导致室速和心室颤动（室颤），引起突发循环衰竭称为 Brugada 综合征。发作间期心电图与右束支传导阻滞（RBBB）相似，V_1 导联和 V_2 导联呈 RSR′ 型（图 2.14）。然而，这些导联的 ST 段是抬高的，V_6 导联无宽 S 波，这点与 RBBB 不同。这些改变见于右心室导联，因为异常钠通道主要分布于右心室。心电图异常可以是短暂的，图 2.15 是图 2.14 患者一天后的心电图。对临床上有怀疑，但心电图并不典型的患者，药理学激发试验有助于揭示 Brugada 综合征的心电图特征。

图 2.11

尖端扭转型室速

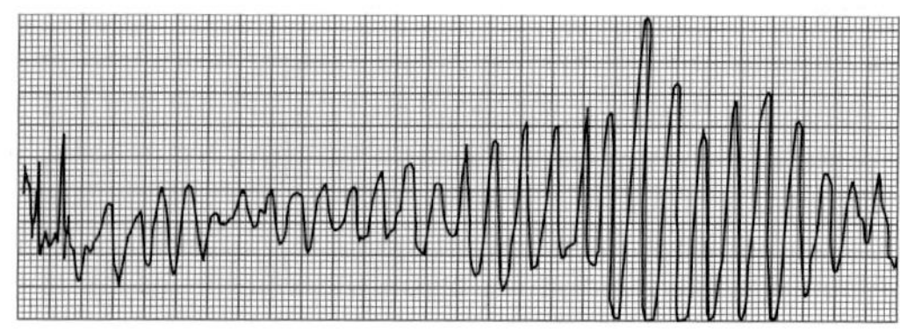

标注

- 宽 QRS 波心动过速，心室率 300 次 / 分
- QRS 波形态连续变化

图 2.12
先天性长 QT 综合征

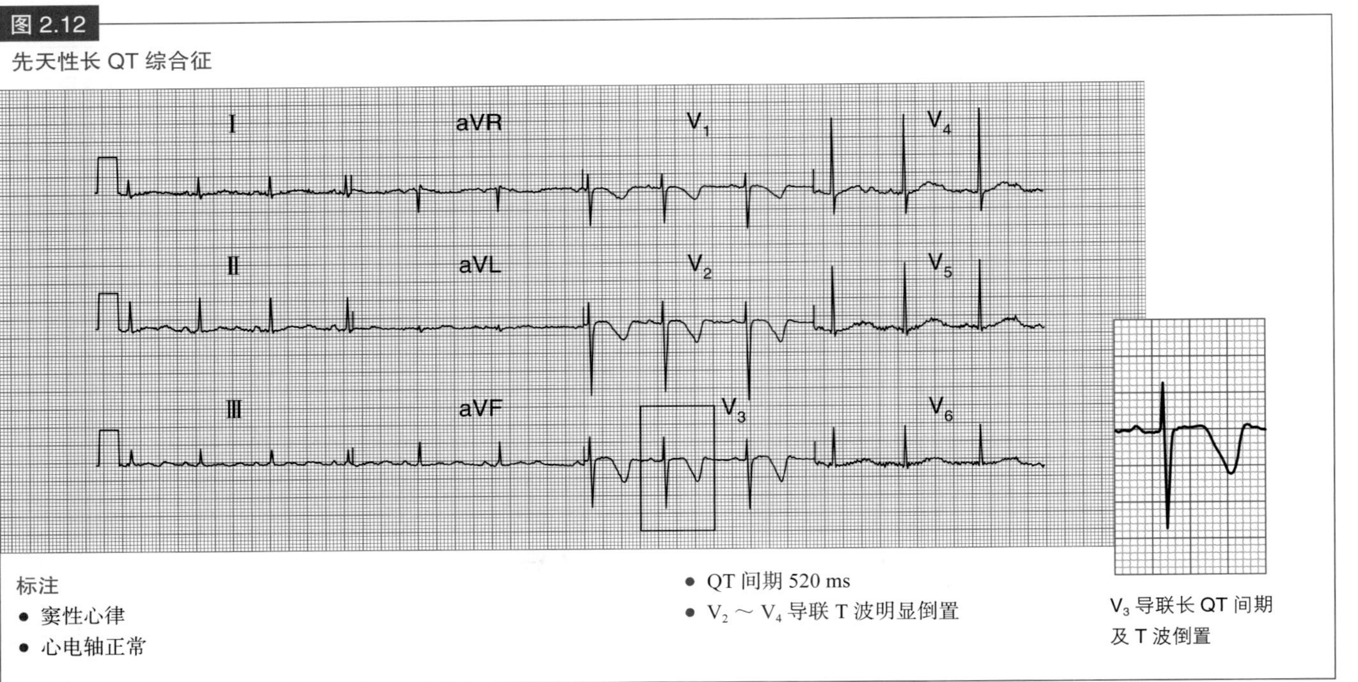

标注
- 窦性心律
- 心电轴正常
- QT 间期 520 ms
- V_2 ～ V_4 导联 T 波明显倒置

V_3 导联长 QT 间期及 T 波倒置

图 2.13

胺碘酮引起的 QT 间期延长

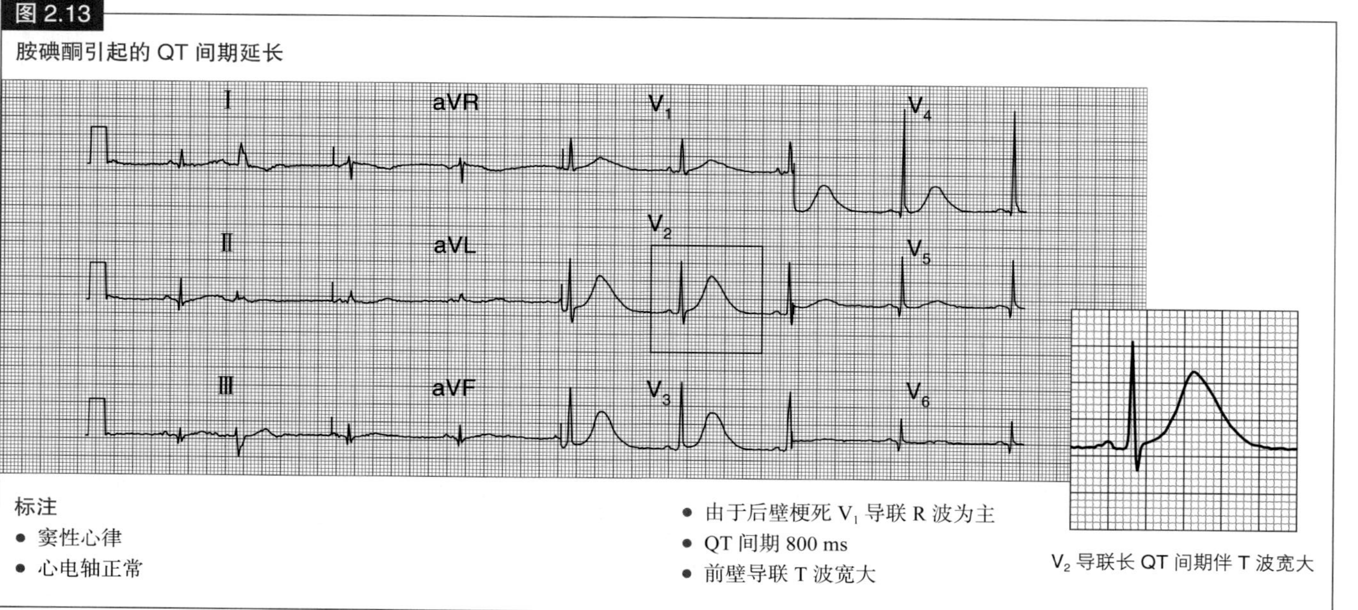

标注

- 窦性心律
- 心电轴正常
- 由于后壁梗死 V_1 导联 R 波为主
- QT 间期 800 ms
- 前壁导联 T 波宽大

V_2 导联长 QT 间期伴 T 波宽大

图 2.14

Brugada 综合征

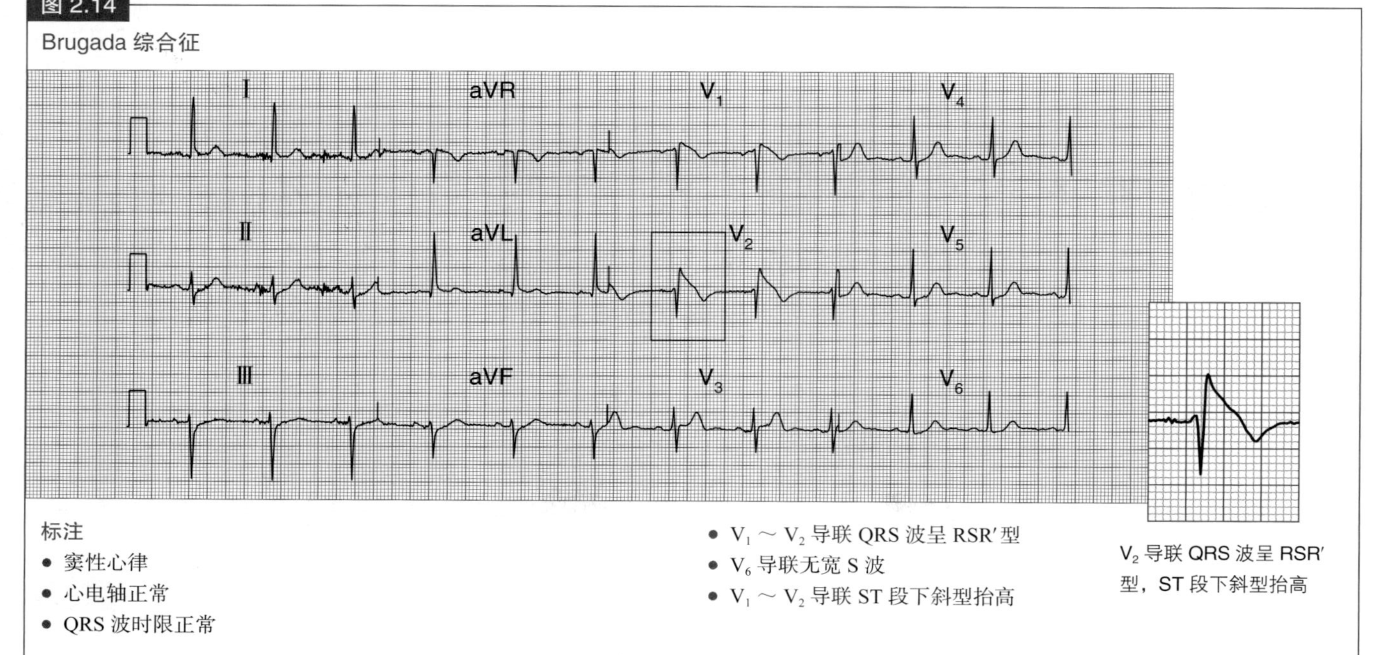

标注

- 窦性心律
- 心电轴正常
- QRS 波时限正常
- V_1 ～ V_2 导联 QRS 波呈 RSR′ 型
- V_6 导联无宽 S 波
- V_1 ～ V_2 导联 ST 段下斜型抬高

V_2 导联 QRS 波呈 RSR′ 型，ST 段下斜型抬高

图 2.15
Brugada 综合征

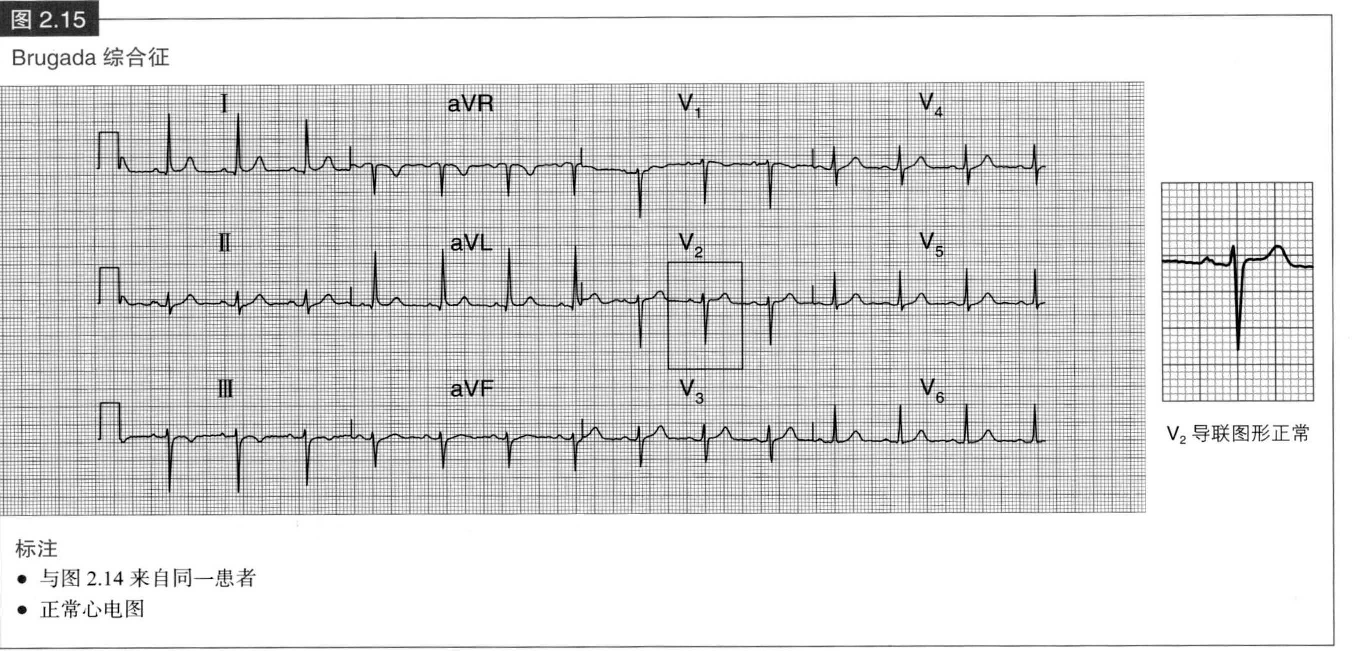

标注

- 与图 2.14 来自同一患者
- 正常心电图

建议进行基因和家族筛查，受累的患者应避免发热、酗酒和服用多种药物（见 https://www.brugadadrugs.org）。

可能存在心动过缓的患者

无症状患者，如果心电图出现逸搏心律或传导阻滞，应考虑有间歇心动过缓，当然，健康人也可以偶然出现逸搏心律和传导阻滞。

逸搏

在没有周围细胞传来的除极刺激时，所有的心肌细胞具有自发除极功能，这被称为自律性。心脏的自律性受除极信号的抑制，所以心率受自律性最高的部位控制。正常窦房结的自律性最高，所以心律正常为窦性节律。如果任何原因使窦房结出现问题，自律性其次的部位紧急起搏，逸搏节律出现。心房和交界区自动除极频率为 50 次 / 分，而窦房结的频率为 60 ～ 70 次 / 分。如果窦房结和交界区都不能除极或冲动不能传至心室，则出现心室逸搏，频率为 30 ～ 40 次 / 分，可见于完全性房室传导阻滞。

逸搏可能是 1 个或多个而形成逸搏心律。心电图上与相应部位期前收缩形态一致，只是出现较晚（图 2.16）。

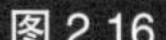

图 2.16

单个交界性逸搏

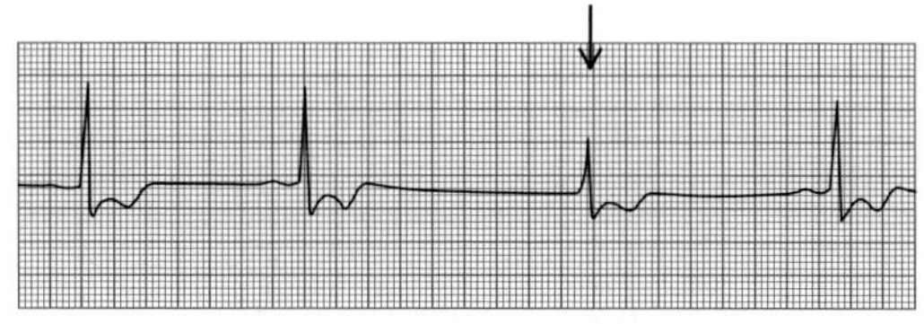

标注

- 在 2 个窦性心律后无 P 波
- 在长的间期后出现与窦性心律相同的窄 QRS 波，前面没有 P 波
- 这是一个交界性心律（箭头）
- 之后窦性心律恢复

持续性交界性逸搏心律，可见心房激动的 P 波跟随于 QRS 波之后（图 2.17）。除极方向由房室结向心房，也称逆向传导。图 2.18 也是交界性心律。

图 2.19 是室性逸搏。

晕厥

在健康人中常被忽视的心电图检查，对于晕厥患者来说则非

图 2.17

交界性逸搏心律

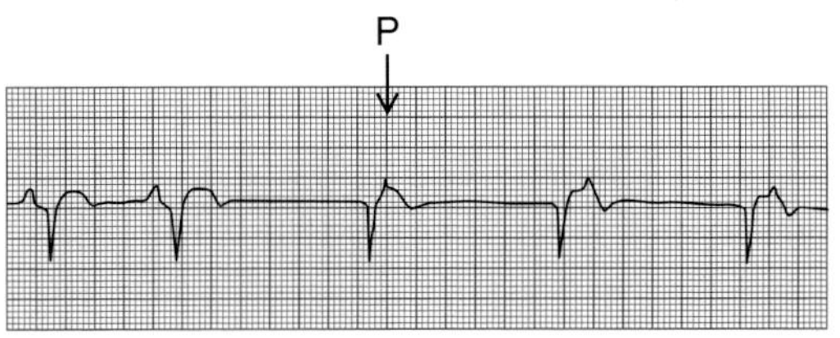

标注

- 2 个窦性心律之后无 P 波
- 此后出现交界性心律（QRS 波与窦性心律相同）
- 交界性逸搏的 T 波顶峰可见逆行 P 波（箭头）：心房被逆传除极

图 2.18

交界性（逸搏）心律

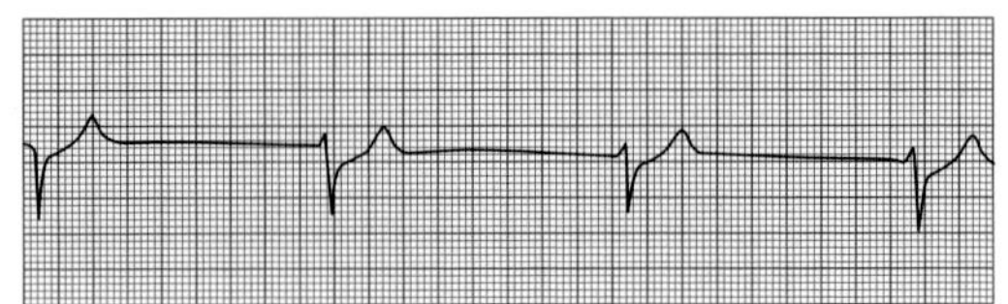

标注

- 没有 P 波
- 窄 QRS 波，正常 T 波

图 2.19

单个室性逸搏

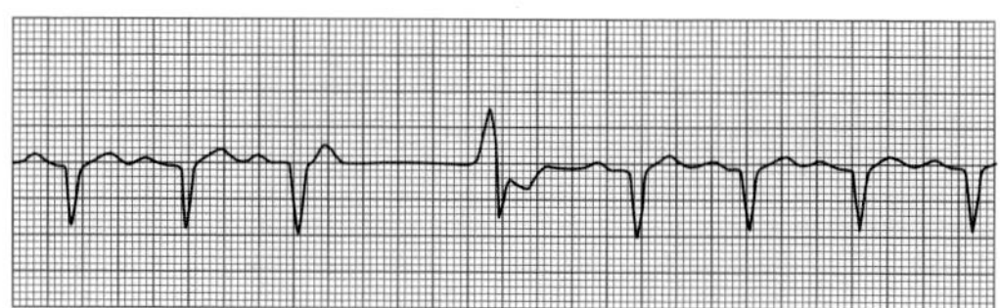

标注

- 3 个窦性心律后出现停搏
- 单个室性逸搏，宽 QRS 波伴 T 波倒置
- 随后恢复窦性心律

常重要。一度房室传导阻滞，本身并没有太大的临床意义，但提示间歇的高度房室传导阻滞的潜在可能（第 5 章）。

有潜在意义的传导阻滞　心电图上出现房室传导阻滞，常不出现晕厥，除非出现间歇二度或三度房室传导阻滞伴心动过缓。然而，识别出传导异常的存在很重要，因为其可能提示引起晕厥的间歇性心脏阻滞。

一度房室传导阻滞伴左束支传导阻滞（图 2.20），传导延迟可能存在于房室结、希氏束、右束支或左束支。一度房室传导阻滞伴右束支传导阻滞（图 2.21）时传导阻滞于右束支，也可能阻滞在其他部位。

左前分支阻滞伴右束支传导阻滞，向心室的传导仅靠左后分支（图 2.22），也称为双分支阻滞。

左前分支阻滞伴右束支传导阻滞和一度房室传导阻滞，其他的传导系统也有潜在病变，阻滞部位可在左后分支或希氏束，也被称为三分支阻滞（图 2.23）。完全性右束支传导阻滞加左束支的两个分支均阻滞，当然导致三度房室传导阻滞。在同一个患者出现间歇的左束支和右束支传导阻滞，也意味着这个患者出现更严重的房室传导阻滞的风险较高。

图 2.20

一度房室传导阻滞伴左束支传导阻滞

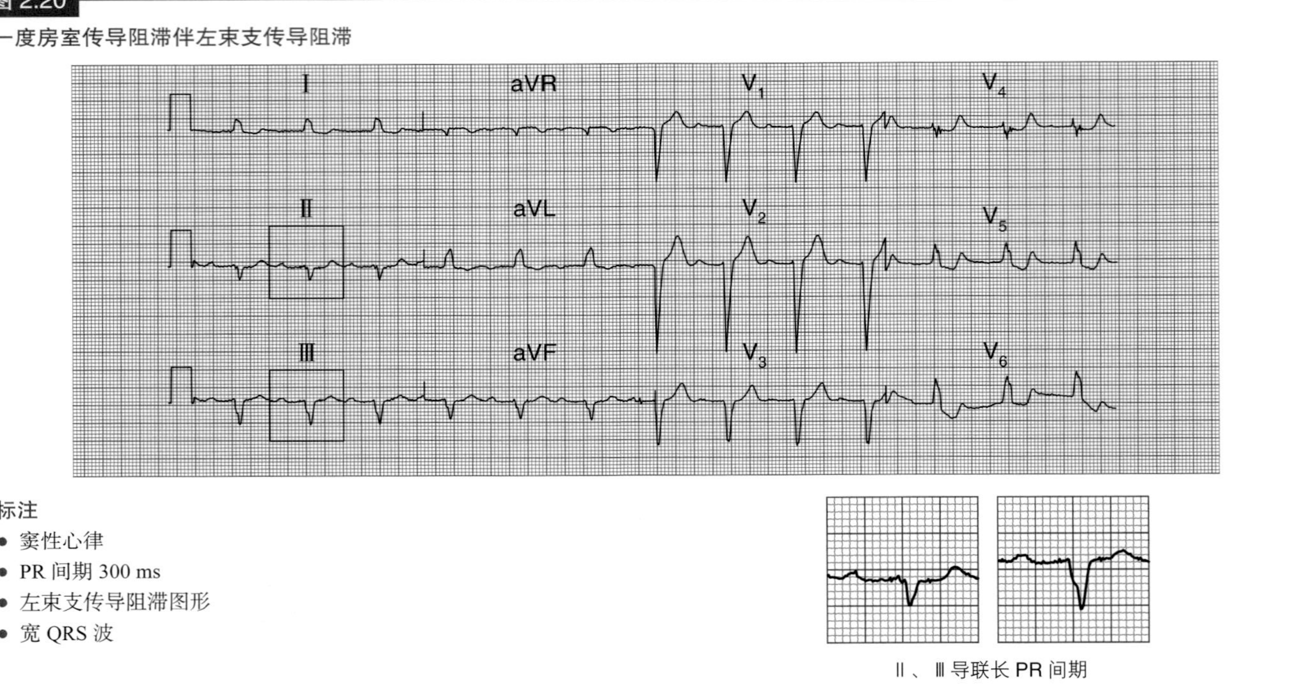

标注

- 窦性心律
- PR 间期 300 ms
- 左束支传导阻滞图形
- 宽 QRS 波

Ⅱ、Ⅲ导联长 PR 间期

图 2.21

一度房室传导阻滞伴右束支传导阻滞

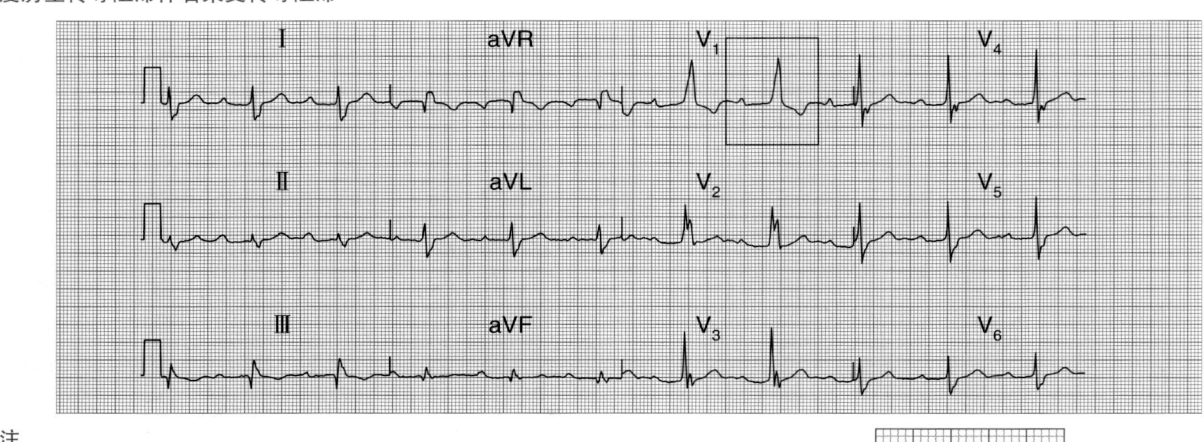

标注

- 窦性心律
- PR 间期 328 ms
- 心电轴右偏
- 宽 QRS 波
- 右束支传导阻滞（RBBB）图形

V_1 导联长 PR 间期和 RBBB 图形

图 2.22 双分支阻滞

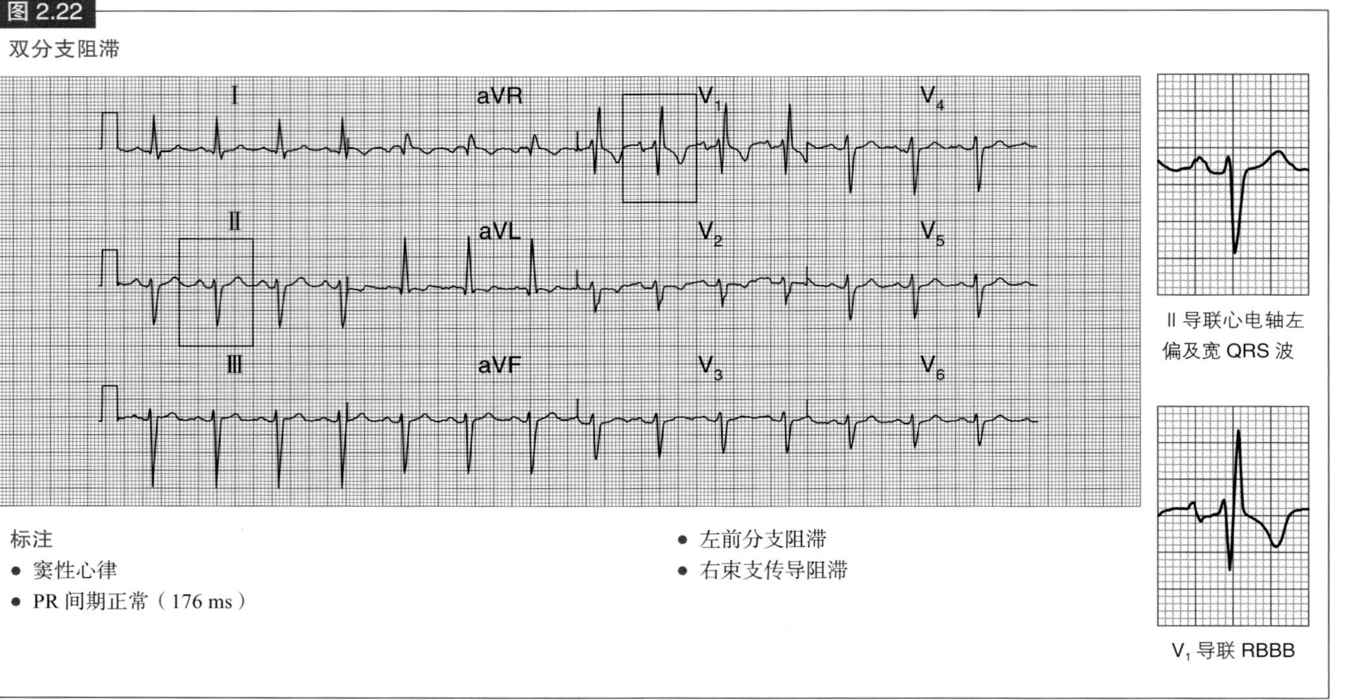
I
aVR
V_1
V_4
II
aVL
V_2
V_5
III
aVF
V_3
V_6
II 导联心电轴左偏及宽 QRS 波
V_1 导联 RBBB
标注
• 窦性心律
• PR 间期正常（176 ms）
• 左前分支阻滞
• 右束支传导阻滞

图 2.23
三分支阻滞

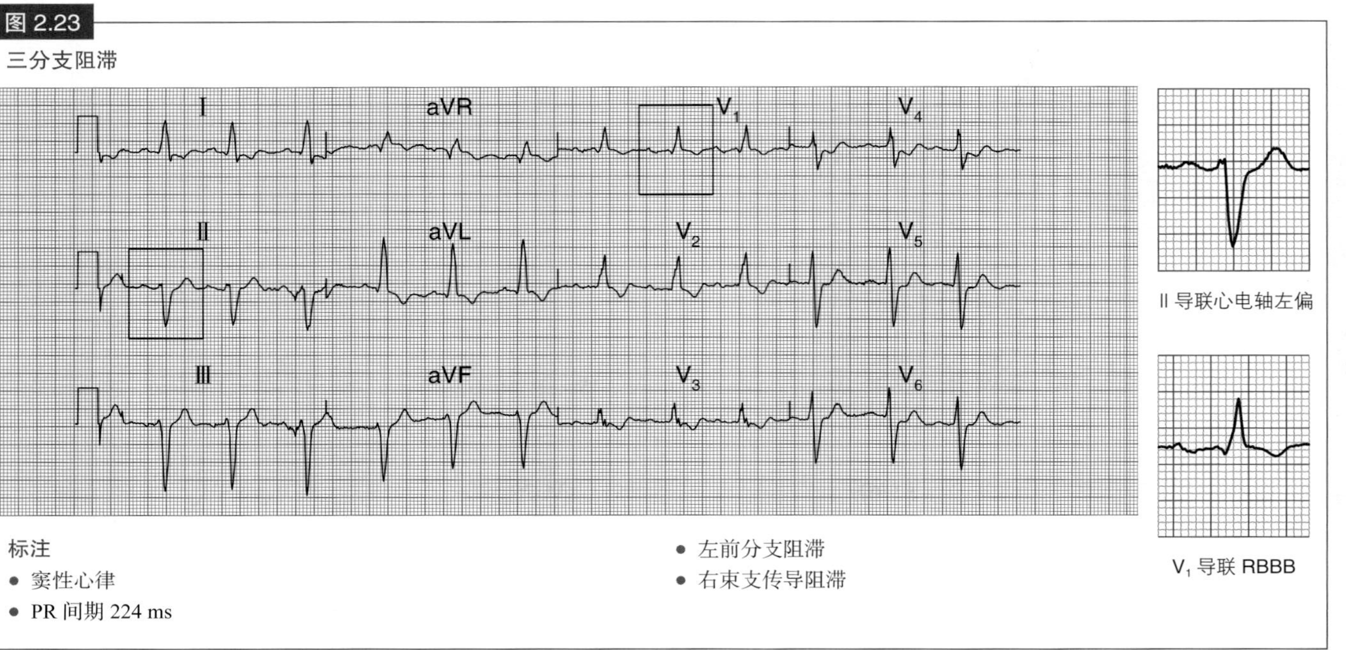

标注
- 窦性心律
- PR 间期 224 ms
- 左前分支阻滞
- 右束支传导阻滞

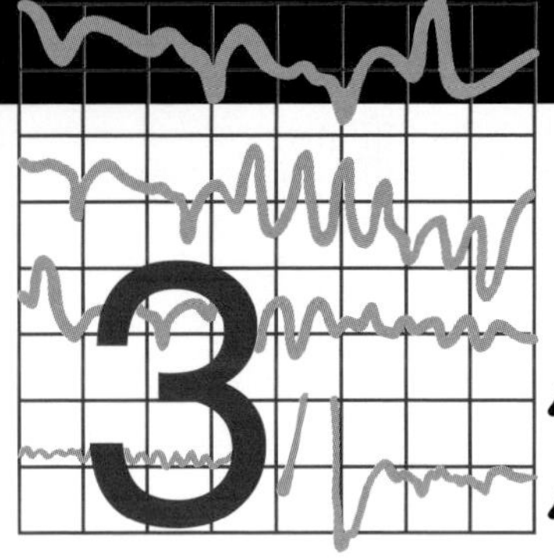

3 心悸和晕厥患者的心电图：动态心电图监测

The ECG in patients with palpitations and syncope: ambulatory ECG monitoring

非发作时间记录的心电图虽可以为诊断提供潜在的线索，但确定患者的症状是否由心律失常引起的唯一办法是证实在出现症状时存在心律失常。这就需要比 12 导联心电图更长时间的心电监护，本章中，我们讨论几种心电监护的选择策略。

心电监护类型

用来辅助诊断的心电监护技术应用范围不断扩大（表 3.1 和表 3.2）。选择最佳的监护手段要考虑到可操作性以及患者发作的频率。如果症状频繁出现，比如每周发作 2 ～ 3 次，背上 24 ～ 72 h 动态心电图（为纪念其发明者，也称为 Holter）可能会记录到异常。传统的电极导线监护仪 Holter（表 3.1a）正在被一次性贴片式心电监护仪（表 3.2b）所取代，该监护仪有防水保护，使用过程中可以淋浴。根据病情需要，可以使用一周或更长时间。最新的监护仪支持无线传输功能，可以向集成器发送数据，然后集成器利用移动电话网络将数据转发到分析中心进行评估。

如果症状发作时，能持续相对较长时间，选择患者自行激活的心电记录器（Cardiac memo）（表 3.1b）。目前，基于手机 App 的心电记录应用程序，正变得越来越经济实用。例如，先将电极安装在已启用应用程序的手机上，只需将一只手的一个或多个手指放到手机的一个电极上，并将另一只手放到另一个电极上，即可生成心电图。然后，心电图记录可存储或转发给医疗团队，供审阅，并可自动分析（表 3.2a）。

当症状发作次数少、持续时间短或导致意识障碍时，事件记录器更为有用。事件记录器可以由患者自行激活，或根据检测到的心率或心律变化自动程控激活。带外接电极的循环记录器（表 3.1c）又被贴片或可穿戴装置取代，提高了患者的依从性和便利性。

需要长时间的监测，使用植入式循环记录器。它们的体积很小（表 3.1d 和表 3.2d），现在可以通过非常小的切口注射植入皮下。患者同样可通过激活装置自行激活（激活装置可放在植入式循环记录器上方的皮肤上）或自动心律检测功能存储感兴趣的心电图以供后续分析。设备具有无线传输数据功能，然后通过移动电话网络将数据发送给医疗团队进行审阅。

表 3.1 显示了传统的心电图监测设备，表 3.2 显示新型可用设备。

动态心电图的图形特点

由于心电向量的数量有限（使用的电极数量较少），动态心电图通常有较少的通道（有时只有单通道）。与 12 导联心电图不同，12 导联心电图通常是在休息时进行的（除了运动试验），动态心电图图形更容易受到运动造成的伪差影响。这有时会被误认为心律失常，所以审阅此类心电图时应予以注意（图 3.1）。

我们应该注意不过度解读动态心电图记录到的无症状心律失常（见第 1 章）。例如，健康志愿者行 24 h 心电监测时，大约 2/3 的人能记录到期前收缩，一部分人会出现 R on T 现象。约 3% 的健康人会出现阵发性室上性心动过速，1% 的健康人可出现室性心动过速。分析记录的结果应结合发作当时的临床状态。

图 3.2 和图 3.3 显示晕厥患者发作时动态心电图记录到的心电图改变，上述患者在初诊时，心电图均为窦性心律。

表 3.1　动态心电图监测装置

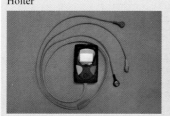

监测装置	应用模式	记录模式及时间	应用适应证	评注
Holter 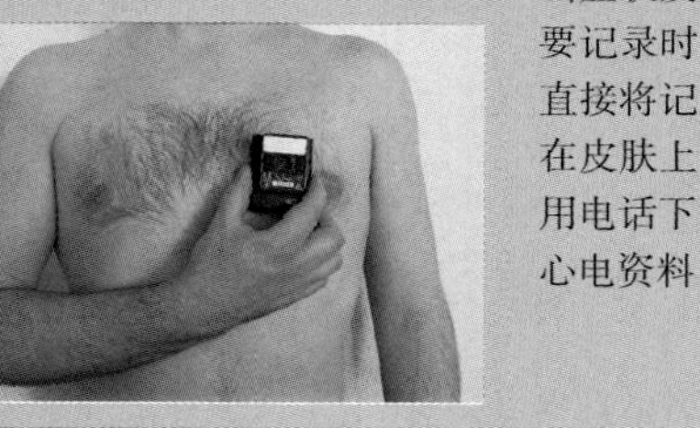	常用 3 个电极片放在胸前并得到较大心电信号。每日当患者症状明显时按下记录键记录	常记录 1 ～ 7 天，记录通道 1 ～ 2 个，可增加到 12 导联	非常频繁（如每天）出现心悸、晕厥或先兆晕厥	分析耗时，但应用软件除外
心电记录器（Cardiac memo）	当症状发生或需要记录时，患者直接将记录器放在皮肤上，然后用电话下载记录心电资料	每次记录 30 ～ 60 s，记录 10 ～ 20 次	患者心悸持续几分钟，患者能应用装置记录心电	不适合晕厥患者，因需要患者激活仪器记录

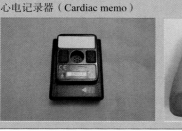

续表

监测装置	应用模式	记录模式及时间	应用适应证	评注
循环记录器 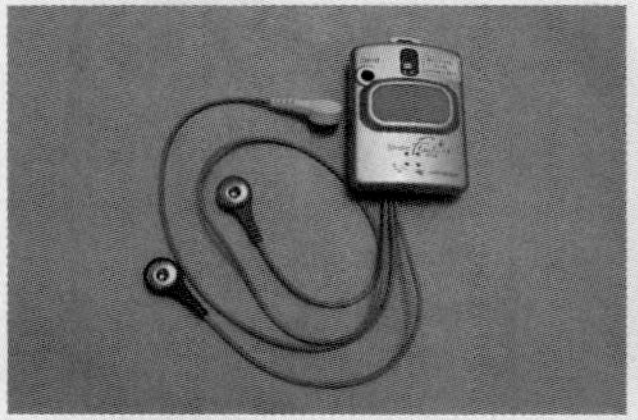 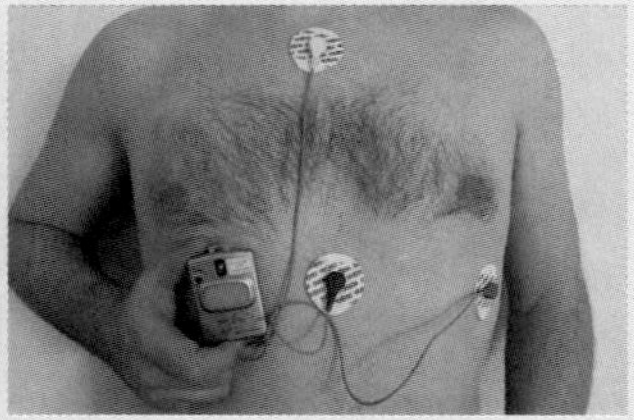	常用 3 个电极片放在胸前，当有皮肤反应或其他干扰时，需要旋转或移动电极片的位置	记录周期可程控，可记录 2000 ~ 3000 次（“循环”），记录可自动激活或患者激活，自动激活条件常基于心率、QRS 波时限、不规律性	用于诊断心悸或晕厥原因，优于心电记录器	记录器可保持于一个部位长期不变，尽管需要定期更换电池
植入式循环记录器 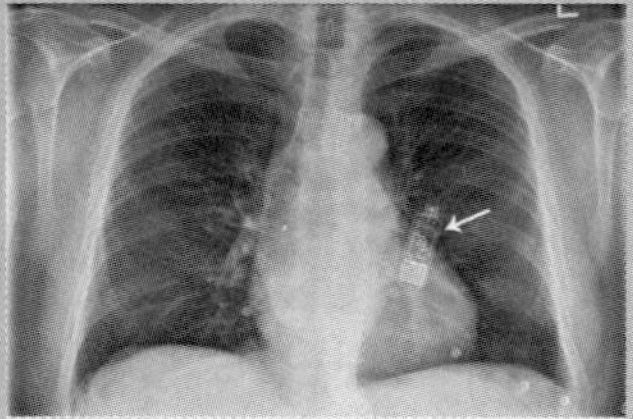 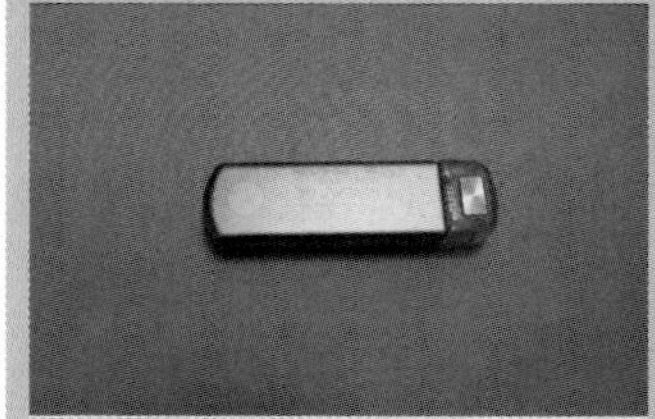	一个皮下植入性心电记录装置，可记录约 20 min 的心电资料，感染率很低，患者还能自己激活	具有更高水平的可程控性，可根据心率、QRS 波时限及不规律性自动激活	更适合用在心律失常或晕厥发作次数少的患者	植入前，需适当观察最佳记录位置，然后再植入，电池寿命可达 14 个月。需要外科移除

表 3.2　新型动态心电监护设备

监护设备	使用方法
（a）手机 App 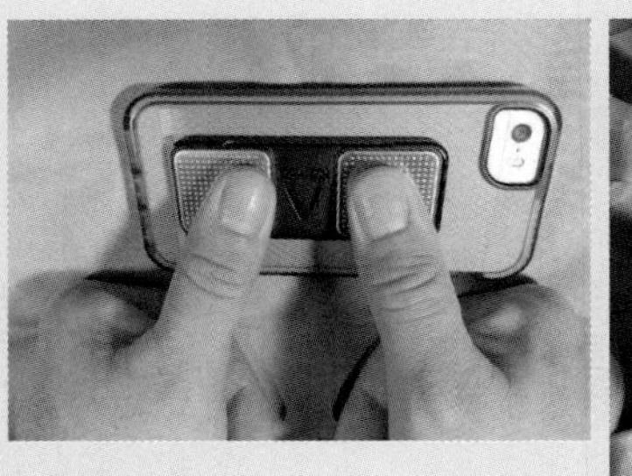 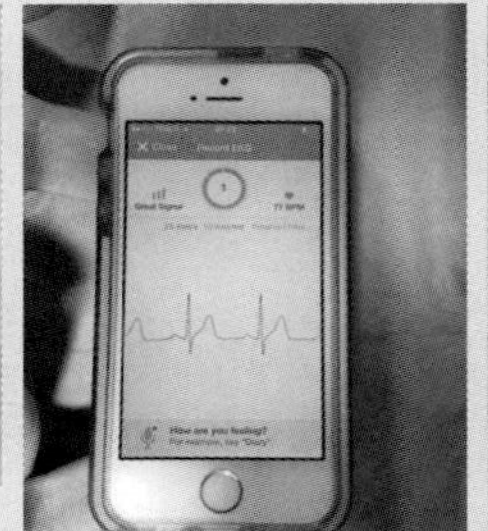 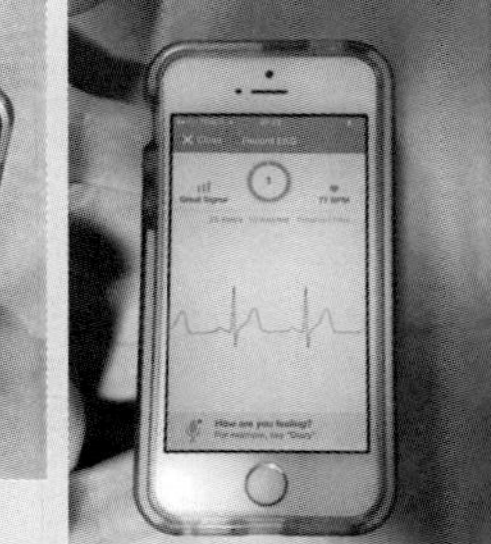 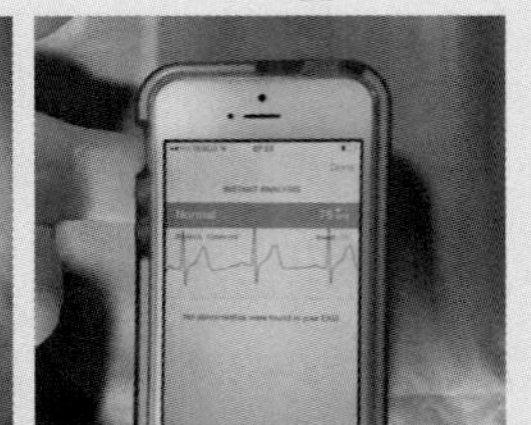	将双手拇指放到手机电极上，App 能生成心电记录并自动分析
（b）贴片式心电监护仪 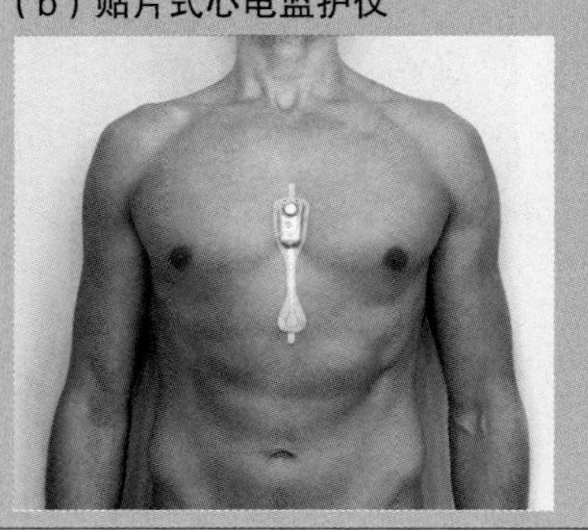	贴片式心电监护仪实现连续心电监护并经手机无线传输供分析。能佩戴数日并有防水功能

续表

监护设备	使用方法
（c）可穿戴心电监护	可穿戴设备实现不需要直接皮肤黏附的连续心电监护。可经手机无线传输供分析
（d）新型微型植入式循环记录器 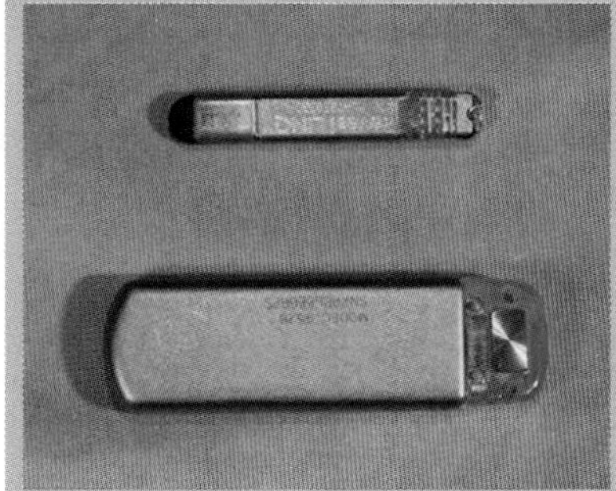	和之前版本的植入式循环记录器相同，可通过小切口注射植入

图 3.1 运动伪差被误认为阵发性心房颤动

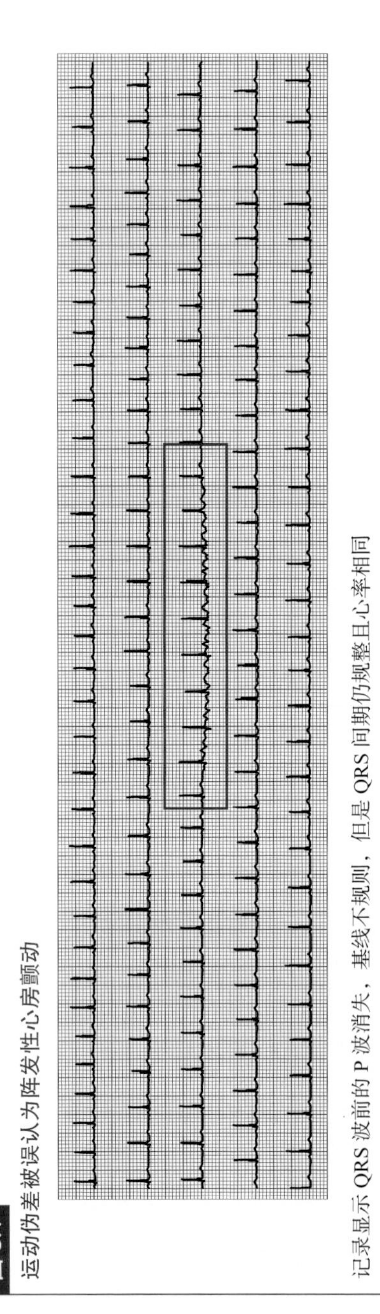

记录显示 QRS 波前的 P 波消失，基线不规则，但是 QRS 间期仍规整且心率相同

图 3.2

植入式循环记录器记录的窦性停搏

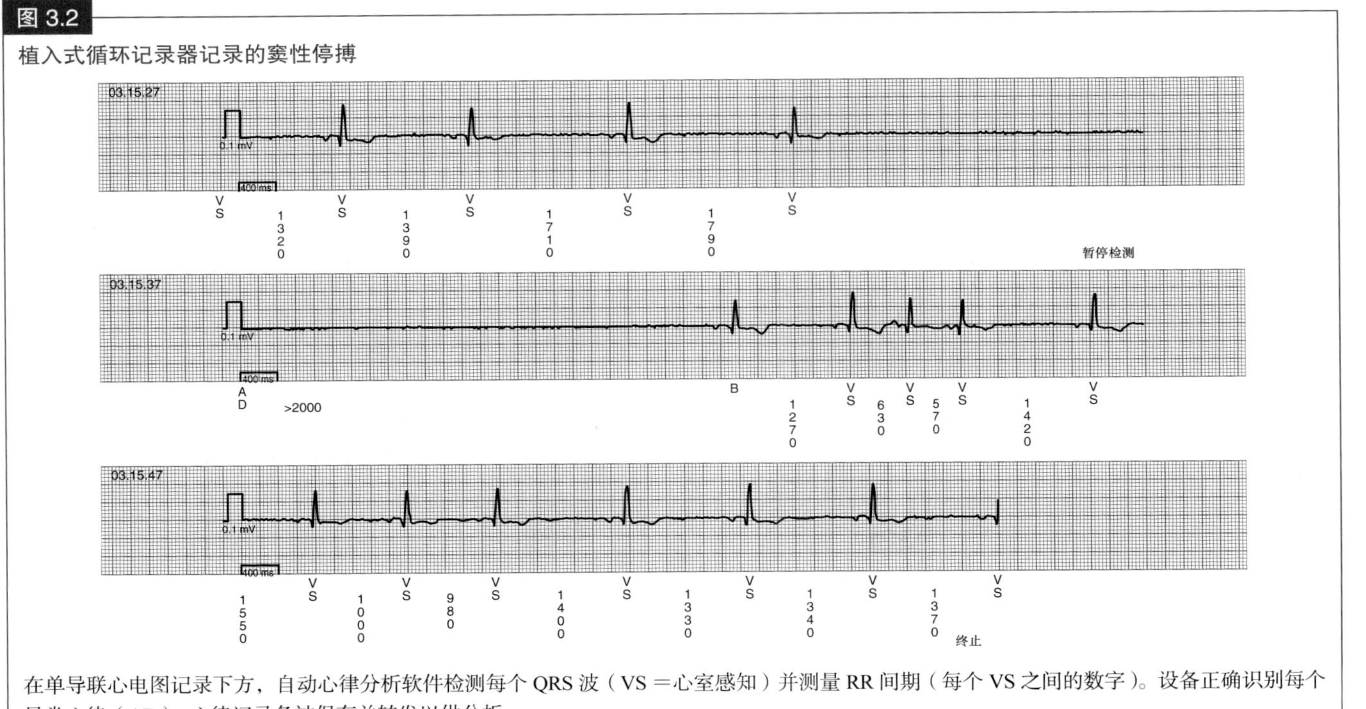

在单导联心电图记录下方，自动心律分析软件检测每个 QRS 波（VS＝心室感知）并测量 RR 间期（每个 VS 之间的数字）。设备正确识别每个异常心律（AD），心律记录条被保存并转发以供分析

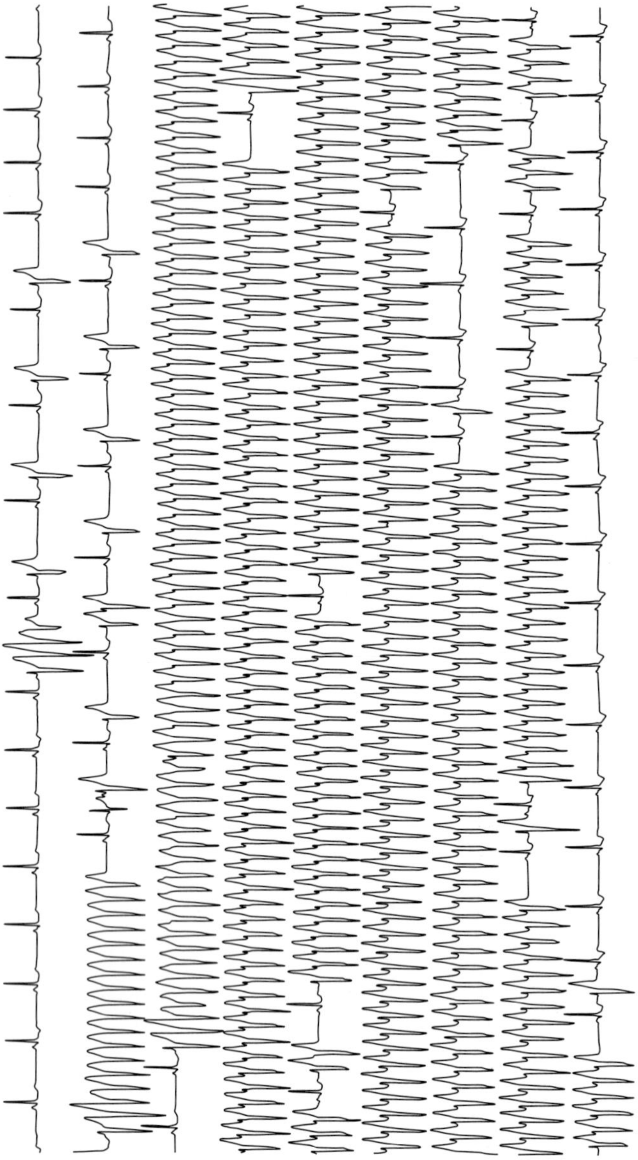

图 3.3 动态心电图见反复间歇室速前的窦性心律

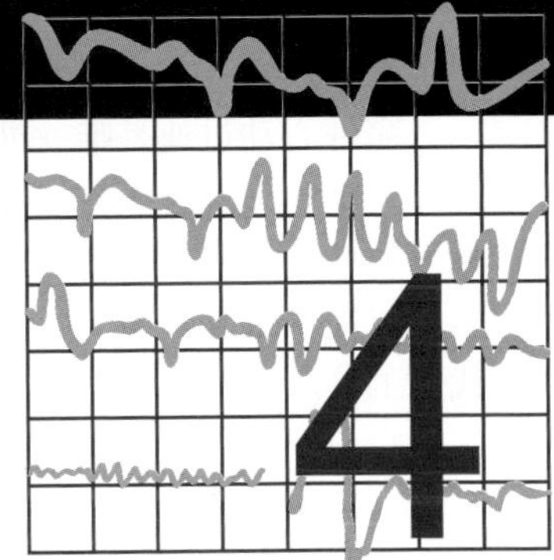

心动过速患者的心电图

The ECG when the patient has a tachycardia

窦性心动过速是唯一可从患者病史中得到可靠诊断的快速性心律失常。患者可能会注意到心房颤动的不规则性，但很容易与频发的期前收缩相混淆。对于心律失常的诊断，心率在一定程度上可以提供帮助（表 4.1），但心电图始终是心律失常诊断不可取代的工具。

表 4.1　心律失常的体征

脉搏	心率（次 / 分）	可能的心律失常
动脉搏动		
规则	＜ 50	窦性心动过缓
		二度或三度房室传导阻滞
		心房扑动伴 3：1 或 4：1 传导
		结性自主心律（交界性逸搏心律），伴或不伴病态窦房结综合征
	60 ～ 140	可能为窦性心律
	140 ～ 160	窦性心动过速或其他心律失常
	150	可能为心房扑动伴 2：1 传导
	140 ～ 170	房性心动过速
		房室折返性心动过速（AVRT）
		房室结折返性心动过速［AVNRT，交界区（结性）心动过速］
		室性心动过速
	＞ 180	室性心动过速
	300	心房扑动伴 1：1 传导
不规则		显著的窦性心律不齐
		期前收缩（室上性或室性）
		心房颤动
		心房扑动伴不等比的传导阻滞
		窦性心律和其他心律失常伴传导阻滞
颈静脉搏动		
可见颈静脉搏动频率大于心率		二度或三度房室传导阻滞
		大炮波——三度房室传导阻滞

心动过速的发生机制

电生理检查是记录腔内心电活动（腔内电图）的过程。

电生理检查的主要目的是确定心律失常的起源部位。心律失常的发生机制：自律性还是折返性，如果起源点能够定位，那么就能通过导管消融彻底治愈该心律失常。导管消融是通过在心内膜（少数是心外膜）放电灼烧，破坏和消除心脏局部的异常电活动，或者将折返环打断。

在心律失常的电生理（消融）治疗出现之前，心律失常的病因一直是个疑难问题。而目前，了解心律失常发生的电生理机制十分必要，因为这是行导管消融治疗的基础。

自律性增高和触发机制

当心房、交界区或室内传导组织的除极频率增高时，将导致心律失常的发生，这就是所谓的“自律性增高机制”。单个早搏或称期前收缩，常因心肌局部组织自律性增高所致。自律性增高也能导致持续性心律失常的发生，最常见的就是加速性室性自主心律，经常在急性心肌梗死后发生。其心电图（图 4.1）表现为频率较慢的室性心动过速，传统亦称为慢频率的室性心动过速，这不会引起任何临床症状，也不需要治疗。

当交界区自律性增高甚至接近窦房结频率时，则将引起加速性结性自主心律的发生，并可能“夺获”P 波（图 4.2），这种心

图 4.1

加速性室性自主心律

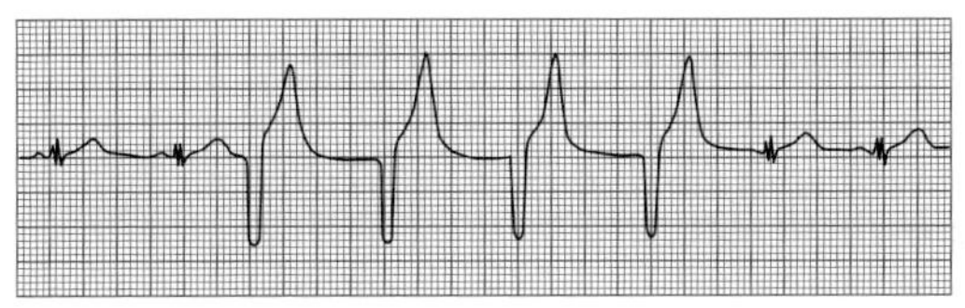

标注

- 2 个窦性搏动后，伴有 4 个室性搏动，其心率为 75 次 / 分
- 随后恢复窦性心律

图 4.2

加速性结性自主心律

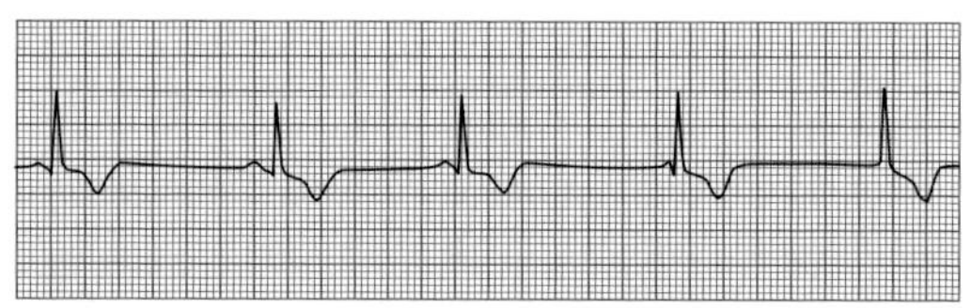

标注

- 3 个窦性搏动后，窦性心律的频率稍减慢
- 结性心律出现并夺获 P 波

律被称为“起搏点游走”。自律性增高也是某些非阵发性心动过速的发生机制，尤其是地高辛中毒导致的心律失常。

“触发活动”产生的根本原因是后除极。后除极发生在自律细胞正常除极后，正常复极未完成之时。与自律性增高机制一样，触发活动能引起期前收缩的发生，也能引起持续性心律失常，如右心室流出道起源的室性心动过速（RVOT-VT）（图 4.3）。

折返机制引起的心律失常

正常传导是指心脏的除极波向一定方向均匀地向前传导。一旦心脏某些部位的除极方向与正常除极方向相反，如心房心室之间存在旁路传导，就可能形成折返环。当心电激动落入折返环内则引发心动过速，如房室折返性心动过速（尤其合并 WPW 综合征时）或房室结折返性心动过速（AVNRT）（图 4.4）。

折返性与自律性增高性心律失常的鉴别

除预激综合征，我们无法从体表心电图区分心动过速的发生是自律性增高或折返机制所致。尽管如此，一般情况下，心动过速由期前收缩诱发或终止，且能通过适时的心内刺激诱发或终止的心律失常是由折返机制产生的（图 4.5 和图 4.6）。

自律性增高和折返机制所诱发的心动过速之间的区分，并不影响其药物治疗的选择，且都能经导管消融治疗。

图 4.3
右心室流出道起源的室性心动过速（RVOT-VT）

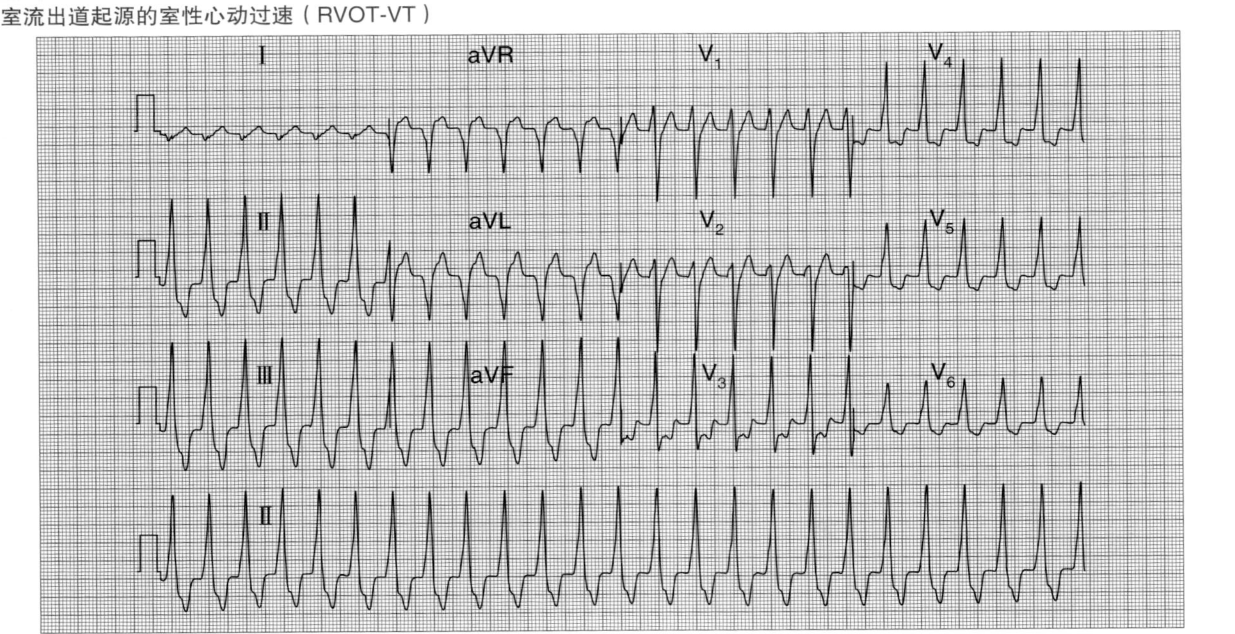

标注
- 宽 QRS 波心动过速
- 左束支传导阻滞伴心电轴右偏，典型的 RVOT-VT

图 4.4

预激综合征的折返环

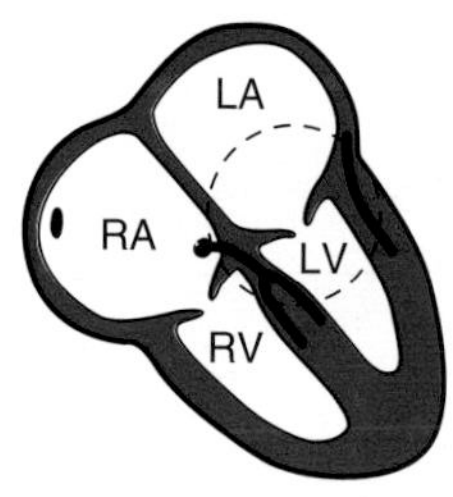

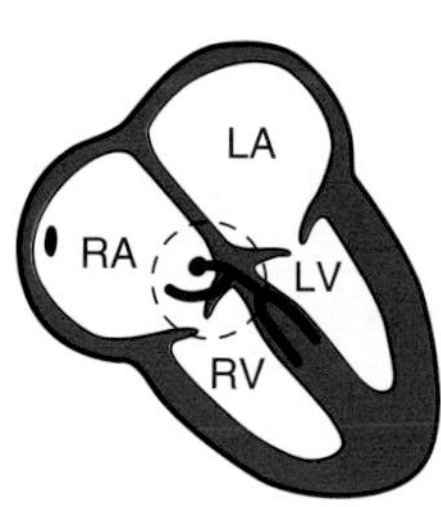

标注

- 房室折返性心动过速（AVRT）或房室结折返性心动过速（AVNRT）

图 4.5

房性心动过速

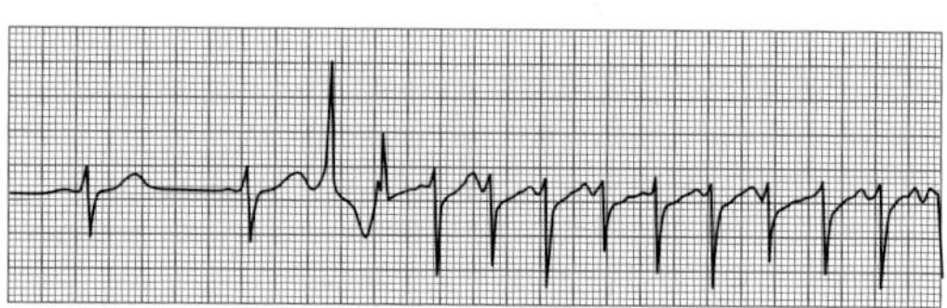

标注

- 2 个窦性搏动后发生 1 次室性期前收缩，随后出现窄 QRS 波心动过速，其可能为室上性心动过速
- 房性心动过速被诱发
- P 波可见，落在前次搏动的 T 波末端

图 4.6

房室结折返性心动过速（AVNRT）

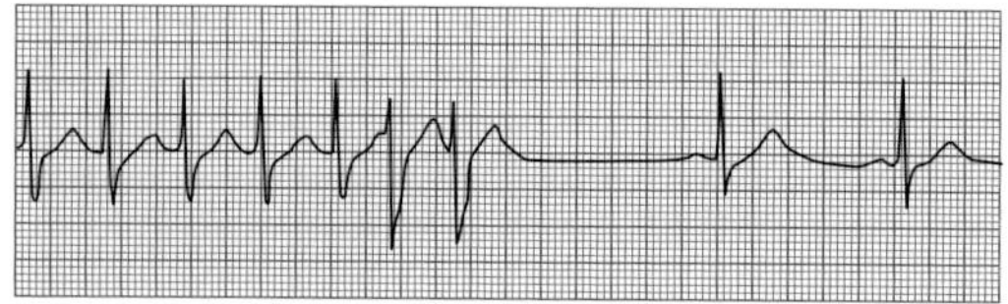

标注

- 前 5 个搏动为 AVNRT，频率为 143 次 / 分，随后出现 2 个室性期前收缩
- 期前收缩终止心动过速而恢复了窦性心律

伴有症状的期前收缩（早搏）

偶发的期前收缩是正常变异（见第 1 章，图 1.7 和图 1.9），然而部分患者可能伴有症状。期前收缩有时出现得很有规律，每 1 个正常心搏后出现 1 次期前收缩，称为二联律；而每 2 个正常心搏后出现 1 次期前收缩，称为三联律。频发的室性期前收缩往往与结构或缺血性心肌病相关。经心电图鉴别室上性期前收缩和室性期前收缩十分必要。

室上性期前收缩表现为窄的 QRS 波（图 4.7），其 QRS 波和 T 波形态与窦性搏动相似。其中房性期前收缩的 P 波与窦性 P 波不同，交界性期前收缩的 QRS 波可有 P 波（在 QRS 波之前或之后），也可无 P 波。

室性期前收缩表现为宽大畸形的 QRS 波，其 T 波形态也异常，心电图上往往看不到 P 波（图 4.8）。

当室性期前收缩落在前次搏动的 T 波上时，我们称之为“R on T”现象（图 4.9）。这种情况容易诱发心室颤动，但较少发生。

伴有症状的窄 QRS 波心动过速

当心动过速的 QRS 波时限小于 120 ms 时，我们称其为窄 QRS 波心动过速。窦性心动过速、房性心动过速、房室折返性心动过速（AVRT）和房室结折返性心动过速（AVNRT）都称为室上性心动过速。以上这些心动过速的 QRS 波形态和时限正常，且 T 波方向与窦性心律时相同。

窄 QRS 波心动过速的各种类型列于提示 4.1。

房室折返性心动过速（AVRT）

在预激综合征患者，正常的房室传导组织与心房和心室间的旁路构成了解剖学的折返环路，心脏除极波进入环路后将引起折返性心动过速（图 4.10）。心律失常一旦发生，心脏除极波将围绕折返环反复循环，直至折返环的某部分传导中断时才会停止。同时，折返环上的电活动也有可能被异位起源点（如一个期前收缩）所终止。

在 WPW 综合征患者，折返环路的组成包括：房室结-希氏

图 4.7

室上性期前收缩

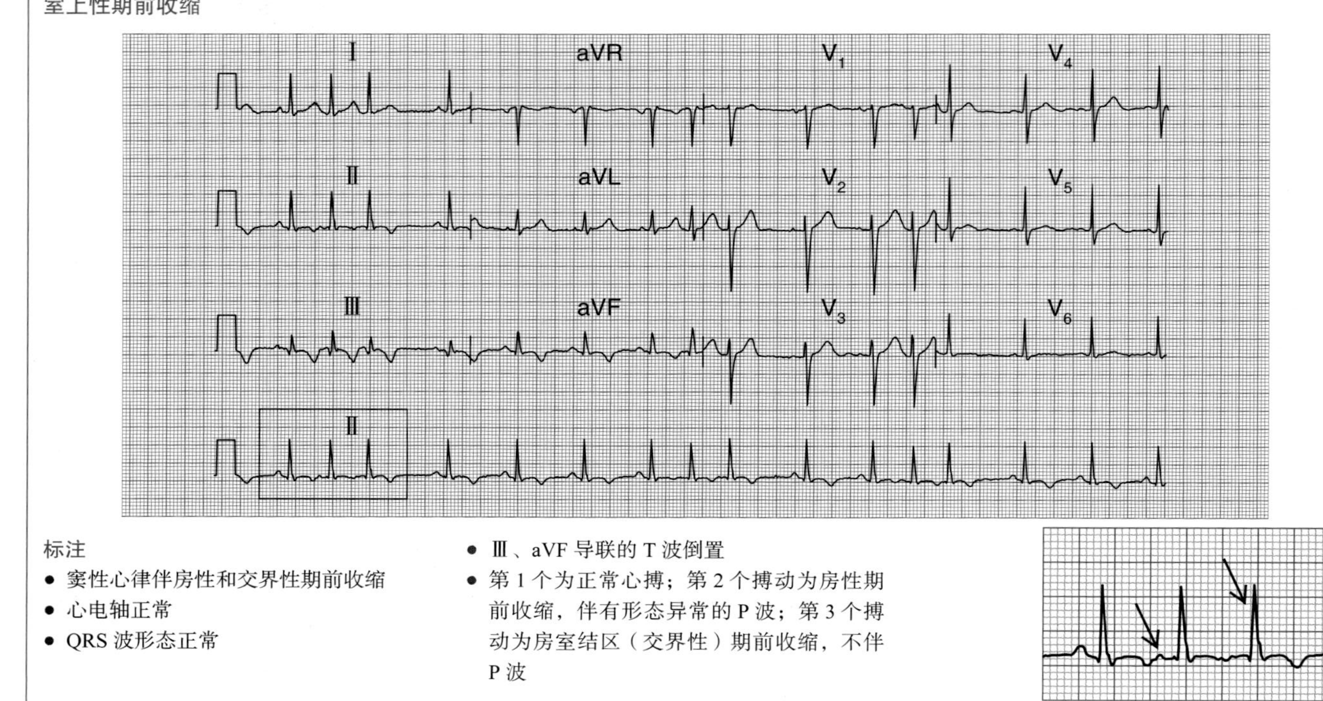

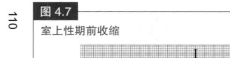

标注

- 窦性心律伴房性和交界性期前收缩
- 心电轴正常
- QRS 波形态正常
- Ⅲ、aVF 导联的 T 波倒置
- 第 1 个为正常心搏；第 2 个搏动为房性期前收缩，伴有形态异常的 P 波；第 3 个搏动为房室结区（交界性）期前收缩，不伴 P 波

图 4.8
室性期前收缩（二联律）

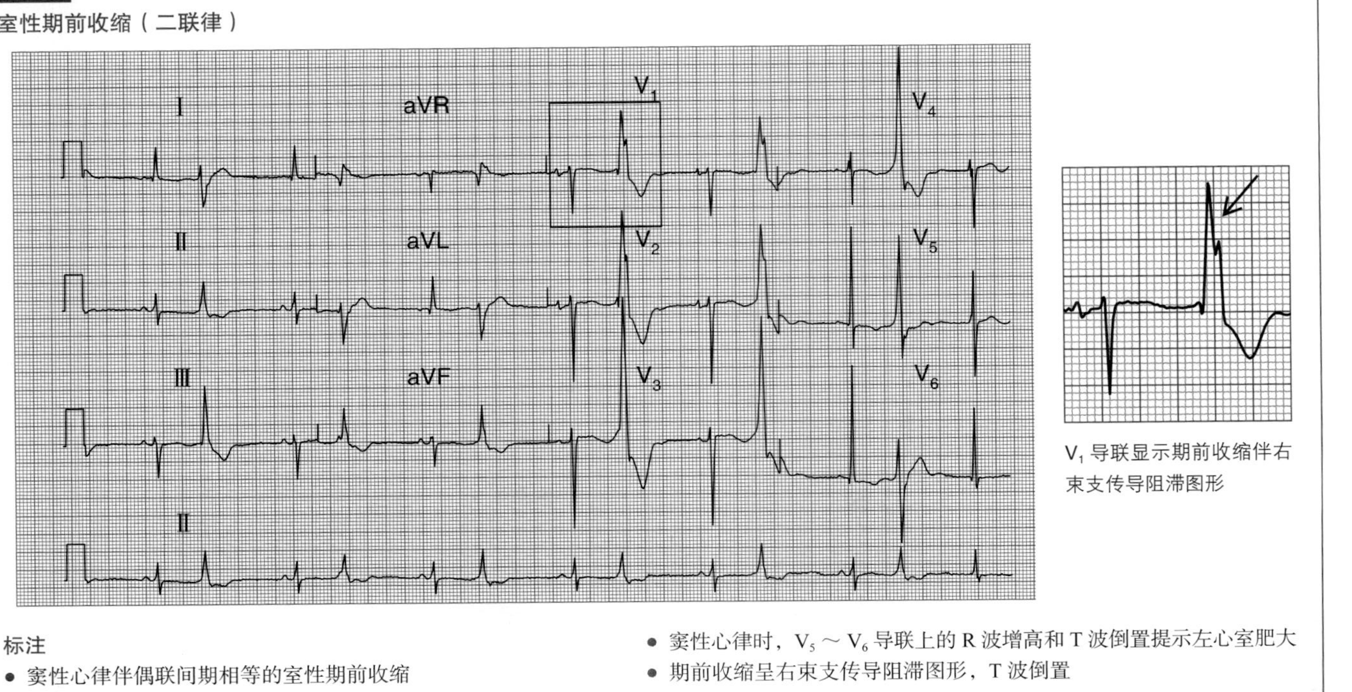

V_1 导联显示期前收缩伴右束支传导阻滞图形

标注

- 窦性心律伴偶联间期相等的室性期前收缩
- 窦性心律时，$V_5 \sim V_6$ 导联上的 R 波增高和 T 波倒置提示左心室肥大
- 期前收缩呈右束支传导阻滞图形，T 波倒置

图 4.9

R on T 现象

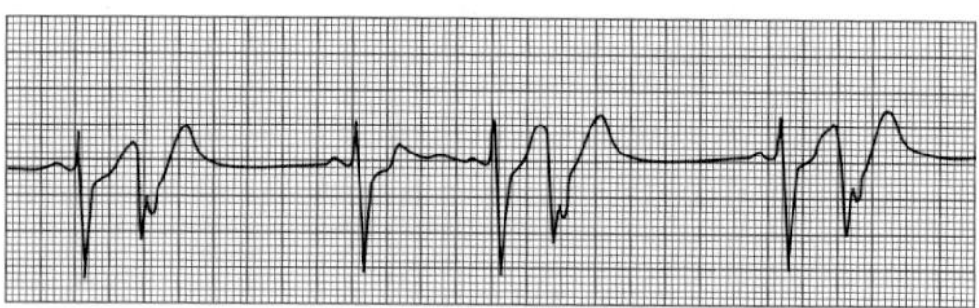

标注

- 室性期前收缩落在前次搏动 T 波的顶点

提示 4.1　窄 QRS 波心动过速

规整的窄 QRS 波心动过速可能是：

- 窦性心动过速
- 房性心动过速
- 心房扑动
- 房室结折返性心动过速（AVNRT）——最常见的室上性心动过速
- 房室折返性心动过速（AVRT）由 WPW 综合征伴激动沿房室结-希氏束系统前向传导时引起

不规整的窄 QRS 波心动过速常常是：

- 心房颤动

图 4.10

折返性心动过速的发生机制

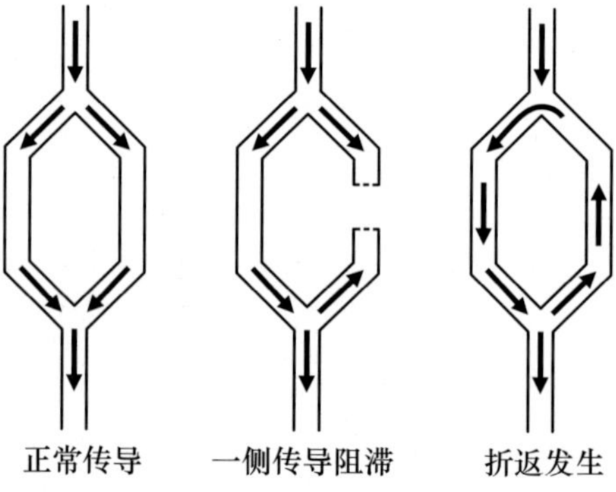

正常传导　一侧传导阻滞　折返发生

束，心房肌、心室肌以及绕过房室结直接连接心房、心室的旁路（Kent 束）（图 4.4）。当前向传导在旁路阻滞时（例如一个期前收缩使旁路进入不应期而无法前传），则传导沿正常房室传导系统下传，而且心室的电活动能通过前传阻滞的旁路逆传（此时旁路已脱离不应期）而使电活动再次激动心房，产生心房回波。当激动反复沿折返环运动时将产生“环状运动”，形成折返性心动过速。

当电激动发生沿房室结-希氏束正常传导通路前传，沿旁路逆传时，称为“顺向型”房室折返性心动过速。其心电图表现为窄 QRS 波心动过速，有时在 QRS 波后可见逆行 P 波。这部分心动过速心电图类似房室结折返性心动过速（AVNRT，见下文），直到恢复窦性心律也还是会忽略预激综合征的可能（图 4.11 和图 4.12），尤其是 12 导联窦性心电图正常的隐匿旁路病例（见第 2 章）。

极少情况下还可发生“逆向型”房室折返性心动过速，此时电激动沿旁路前传，沿着希氏束-房室结逆传，其心电图表现为宽 QRS 波心动过速，逆行 P 波可能看到或看不到。

这一情况将在下面的宽 QRS 波心动过速部分进行描述（见下文）。

房室结折返性心动过速

房室结折返性心动过速（AVNRT），又称交界区心动过速，起源于房室结内、房室结周围或希氏束。目前认为，这种心律失常可能是先天性房室结的结构异常所致，即房室结内存在 2 条（有时候是多条）电生理特性截然不同的传导径路。多条传导径路存在时，可能导致折返在房室结内启动和维持。与显性 WPW 综合征不同，AVNRT 患者常规心电图无特异性表现，因此心动过速不发作时，无法从心电图识别 AVNRT 患者（隐匿预激也是如此）。当 AVNRT 心动过速发生时，心房和心室几乎同时激动，因此 P 波往往隐藏在 QRS 波内（图 4.13 和图 4.14）。AVNRT 发作时，颈动脉窦按摩可能使心脏恢复窦性心律，也可能不起作用。但这一折返通常因增大剂量的腺苷而中断。图 4.14 为窄 QRS 波心动过速心电图，频率 150 次 / 分，无明显 P 波。恢复窦性心律后（图 4.15），QRS 波的形态没有改变。

图 4.11

室上性心动过速

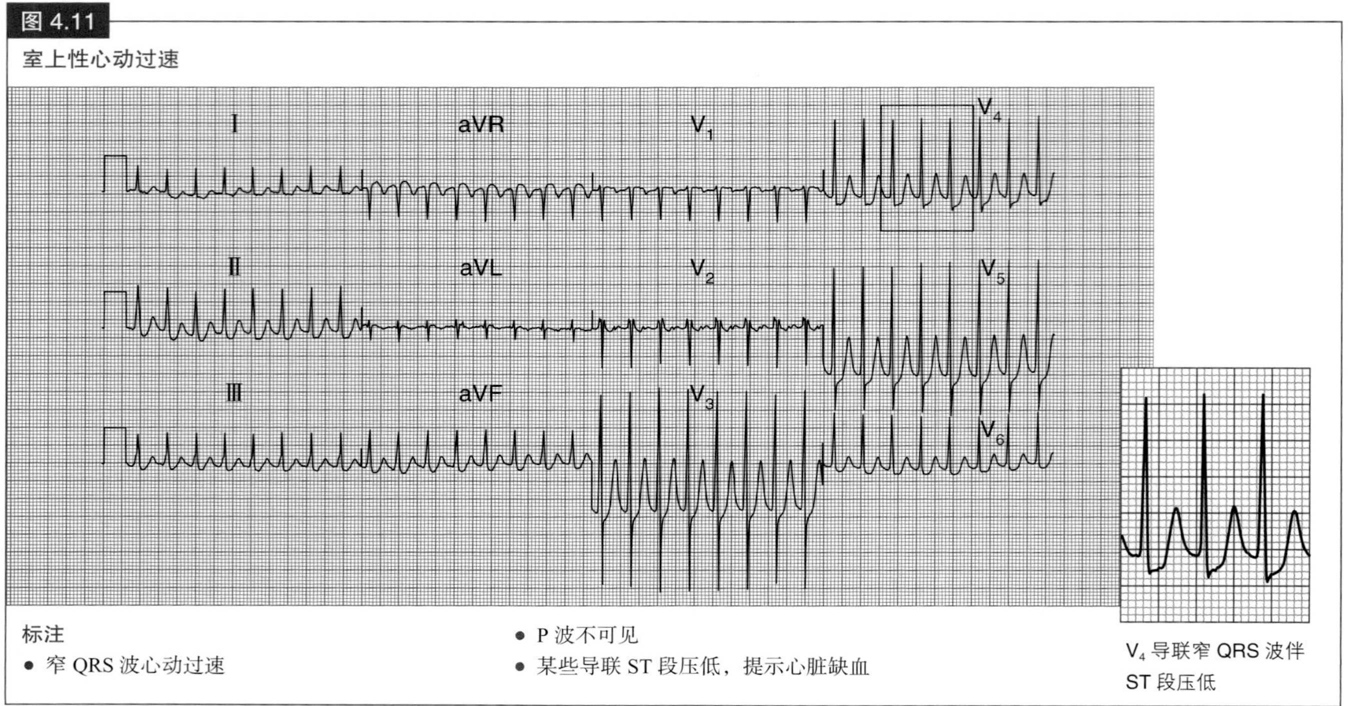

标注
- 窄 QRS 波心动过速
- P 波不可见
- 某些导联 ST 段压低，提示心脏缺血

V_4 导联窄 QRS 波伴 ST 段压低

图 4.12

窦性心律，A 型 WPW 综合征

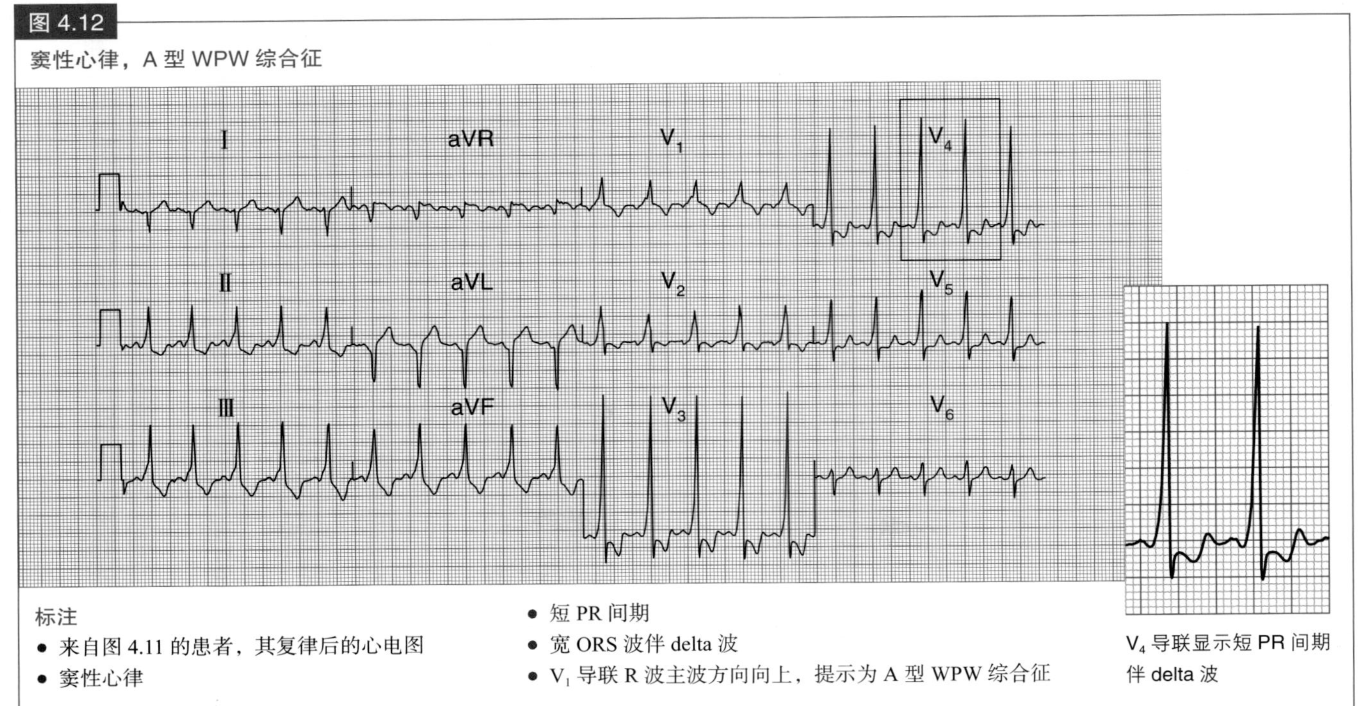

V_4 导联显示短 PR 间期伴 delta 波

标注

- 来自图 4.11 的患者，其复律后的心电图
- 窦性心律
- 短 PR 间期
- 宽 ORS 波伴 delta 波
- V_1 导联 R 波主波方向向上，提示为 A 型 WPW 综合征

图 4.13

房室结折返性心动过速（AVNRT）

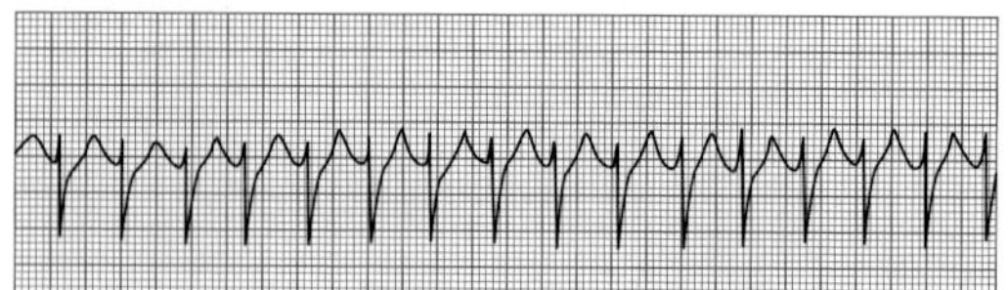

标注

- 心电图看不到 P 波
- QRS 波窄，且形态规则，心率为 165 次 / 分

房性心动过速

心房肌内的折返可引起房性心动过速，其特征是 P 波形态与正常窦性心律不同。自律性增高也可引起房性心动过速。房性心动过速（图 4.16）可见 P 波，但形态异常。它们有时候隐藏在前次搏动的 T 波中。

P 波频率在 130 ～ 250 次 / 分的范围内。当心房率超过 180 次 / 分时，房室结内会发生生理阻滞，使心室率变为心房率的一半。

心房扑动

心房扑动（房扑）依赖各种折返环路，这些环路经常涉及心房大片区域，被称为“大折返”环路。最常见的房扑称为“峡部依赖性房扑”，包括下腔静脉-三尖瓣峡部依赖的环路。这种峡部依赖性房扑最重要的治疗是进行射频消融（见下文和图 4.48）。心房扑动的心房率可达 300 次 / 分，P 波表现为“锯齿样波”。由于房室结不能将全部心房波下传到心室，而通常表现为 2∶1、3∶1 或者 4∶1 的房室传导。图 4.17 是房扑伴 2∶1 传导，心室率为 150 次 / 分，而图 4.18 为同一患者转复为窦性心律后的心电图。

图 4.19 是房扑伴 4∶1 房室传导。

图 4.20 是频率达 300 次 / 分的窄 QRS 波心动过速的心电图，从图中可确定为房扑伴 1∶1 传导。

图 4.14

房室结折返性心动过速（AVNRT）

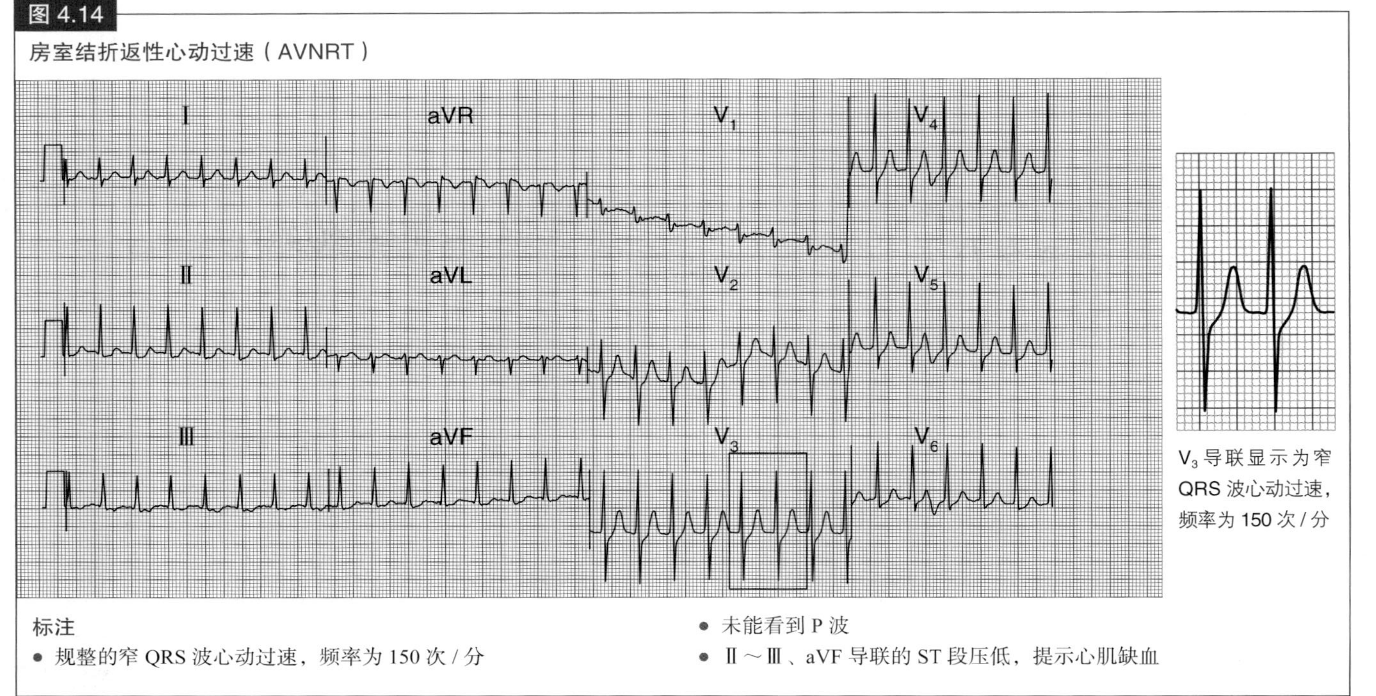

标注

- 规整的窄 QRS 波心动过速，频率为 150 次 / 分
- 未能看到 P 波
- Ⅱ～Ⅲ、aVF 导联的 ST 段压低，提示心肌缺血

图 4.15

电转复后恢复窦性心律

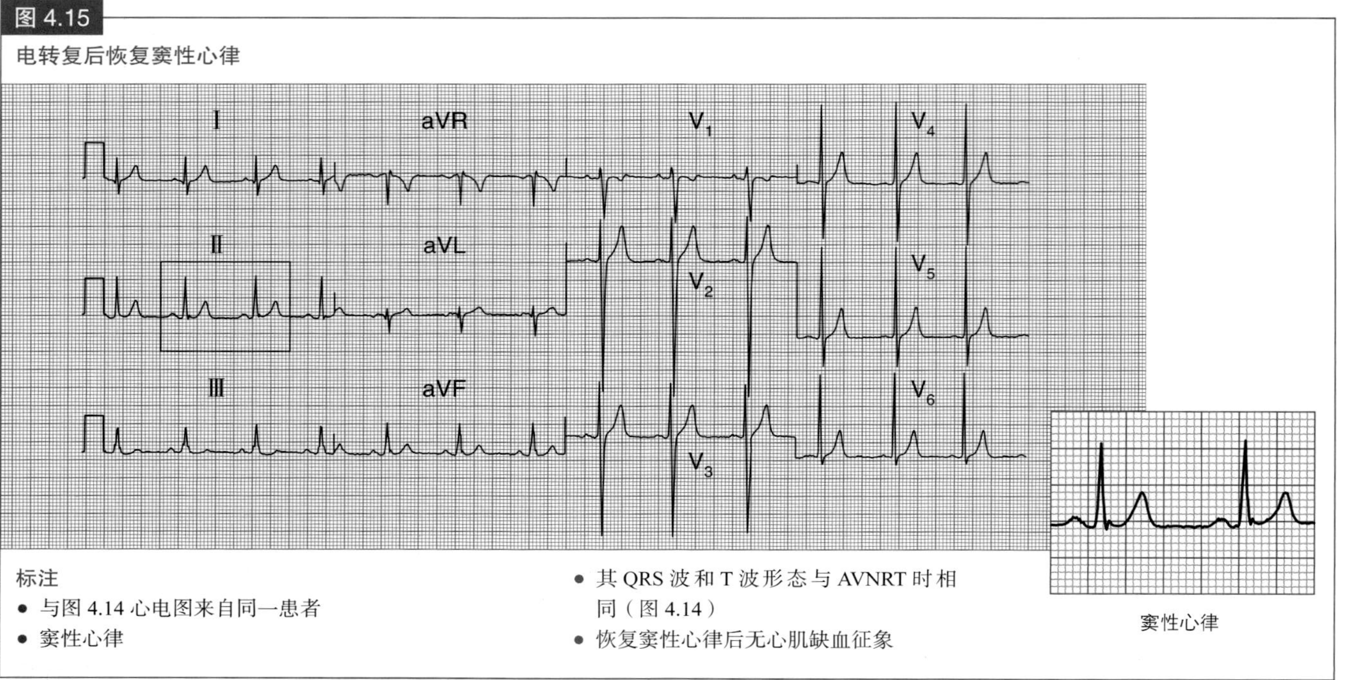

标注

- 与图 4.14 心电图来自同一患者
- 窦性心律
- 其 QRS 波和 T 波形态与 AVNRT 时相同（图 4.14）
- 恢复窦性心律后无心肌缺血征象

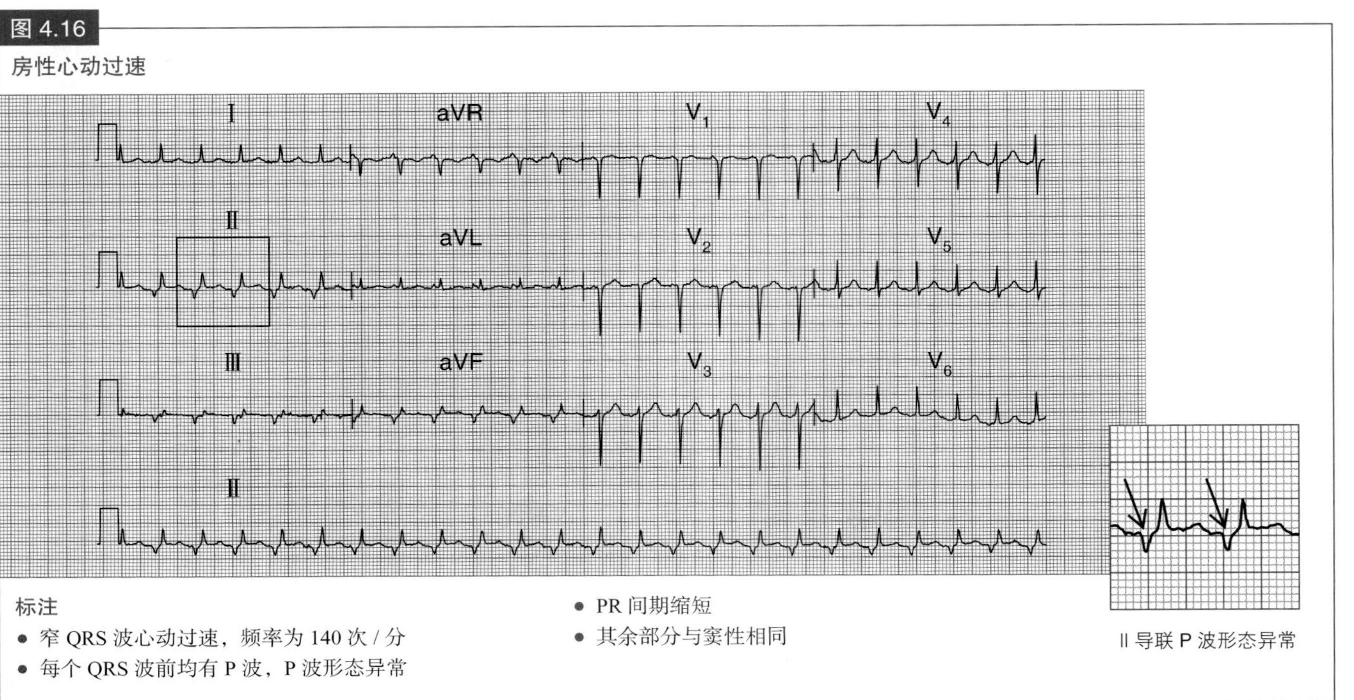
图 4.16
房性心动过速
I
aVR
V1
V4
II
aVL
V2
V5
III
aVF
V3
V6
II
II 导联 P 波形态异常
标注
● 窄 QRS 波心动过速，频率为 140 次 / 分
● 每个 QRS 波前均有 P 波，P 波形态异常
● PR 间期缩短
● 其余部分与窦性相同

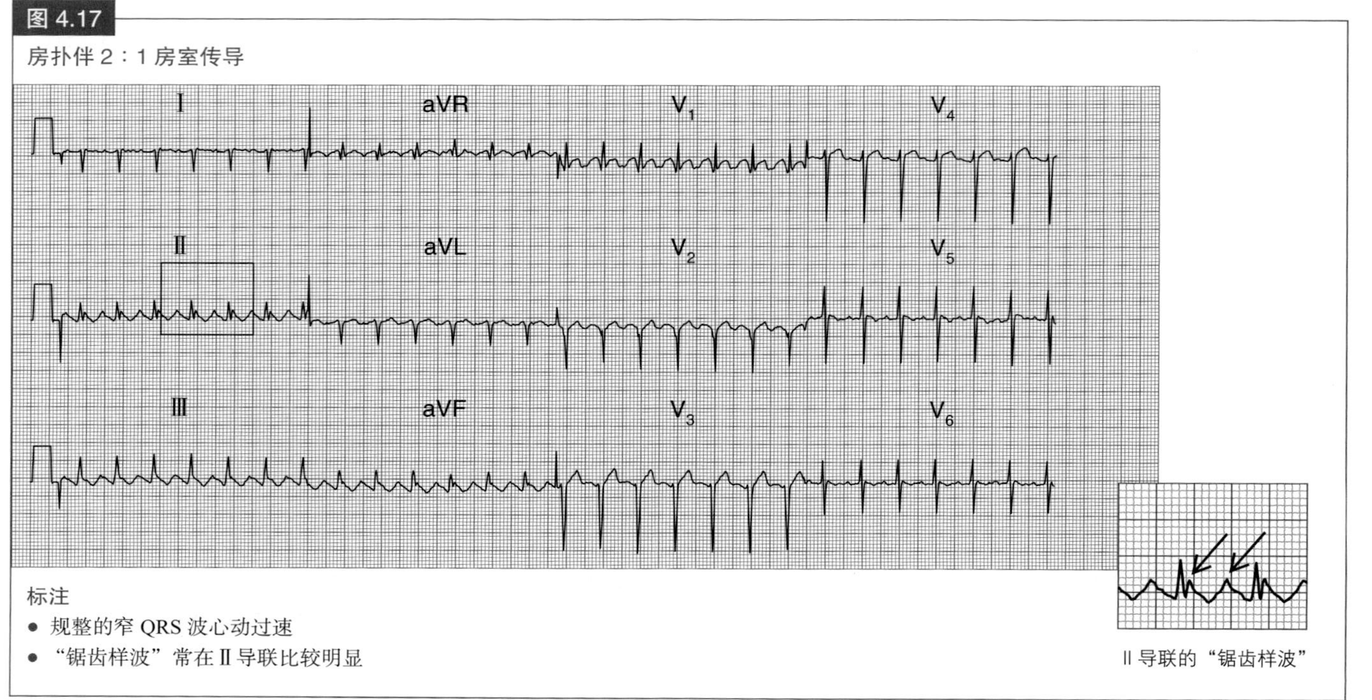

图 4.17

房扑伴 2：1 房室传导

标注

- 规整的窄 QRS 波心动过速
- “锯齿样波”常在 II 导联比较明显

图 4.18
电转复恢复窦性心律

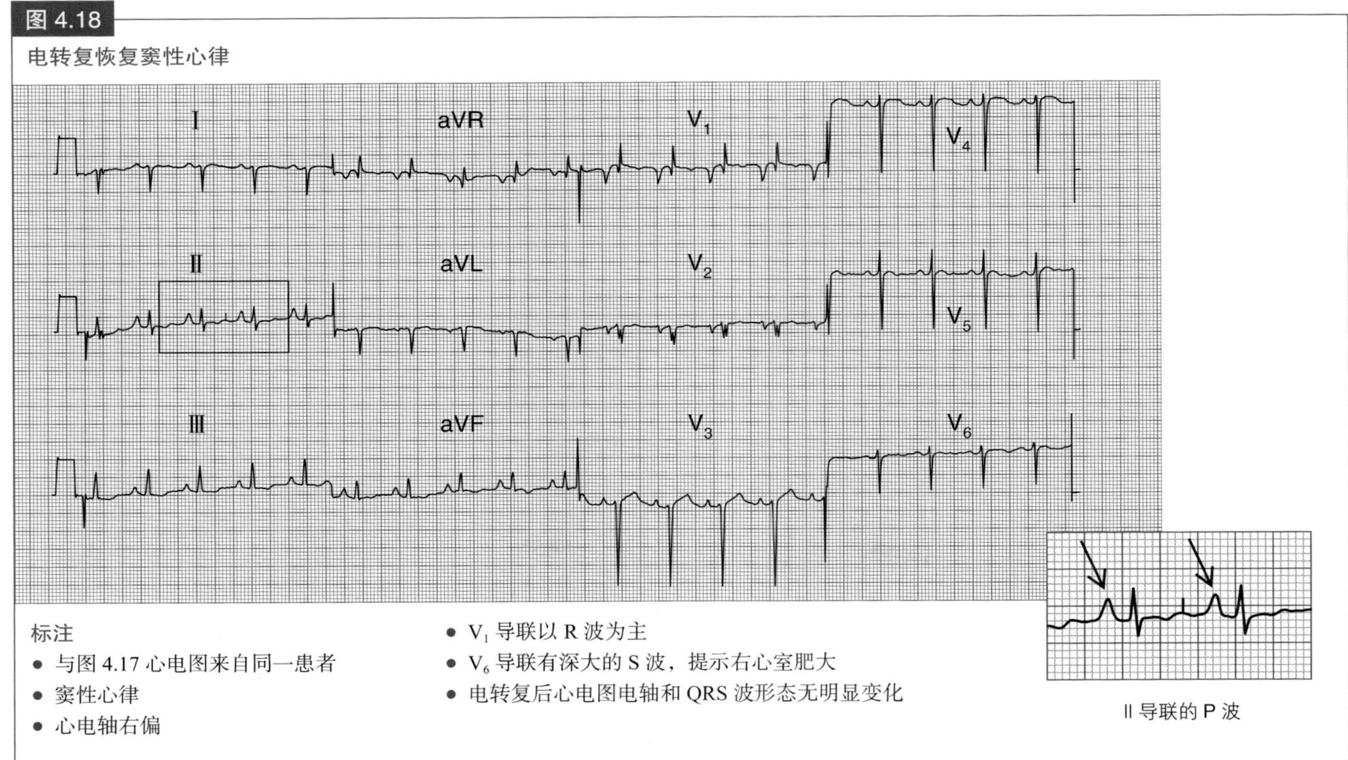

标注
- 与图 4.17 心电图来自同一患者
- 窦性心律
- 心电轴右偏
- V_1 导联以 R 波为主
- V_6 导联有深大的 S 波，提示右心室肥大
- 电转复后心电图电轴和 QRS 波形态无明显变化

图 4.19

房扑伴 4：1 房室传导

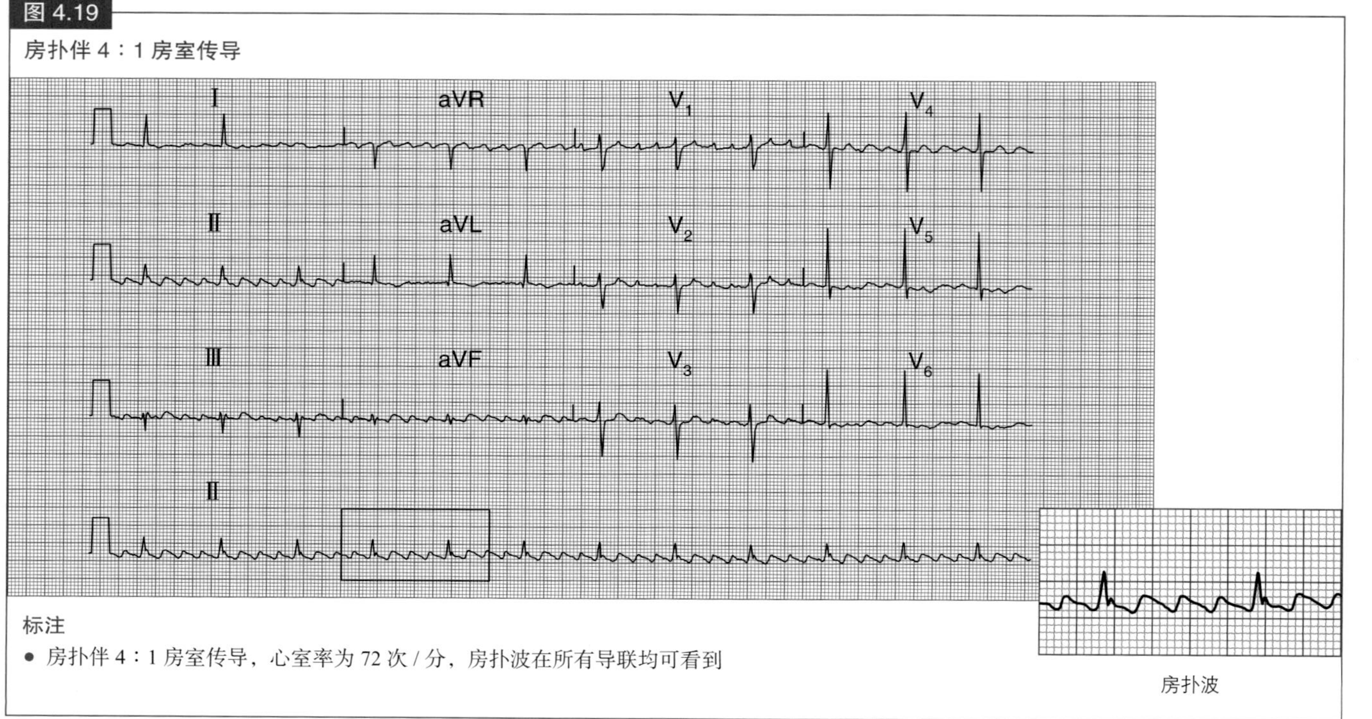

标注

- 房扑伴 4：1 房室传导，心室率为 72 次 / 分，房扑波在所有导联均可看到

图 4.20
房扑伴 1：1 房室传导

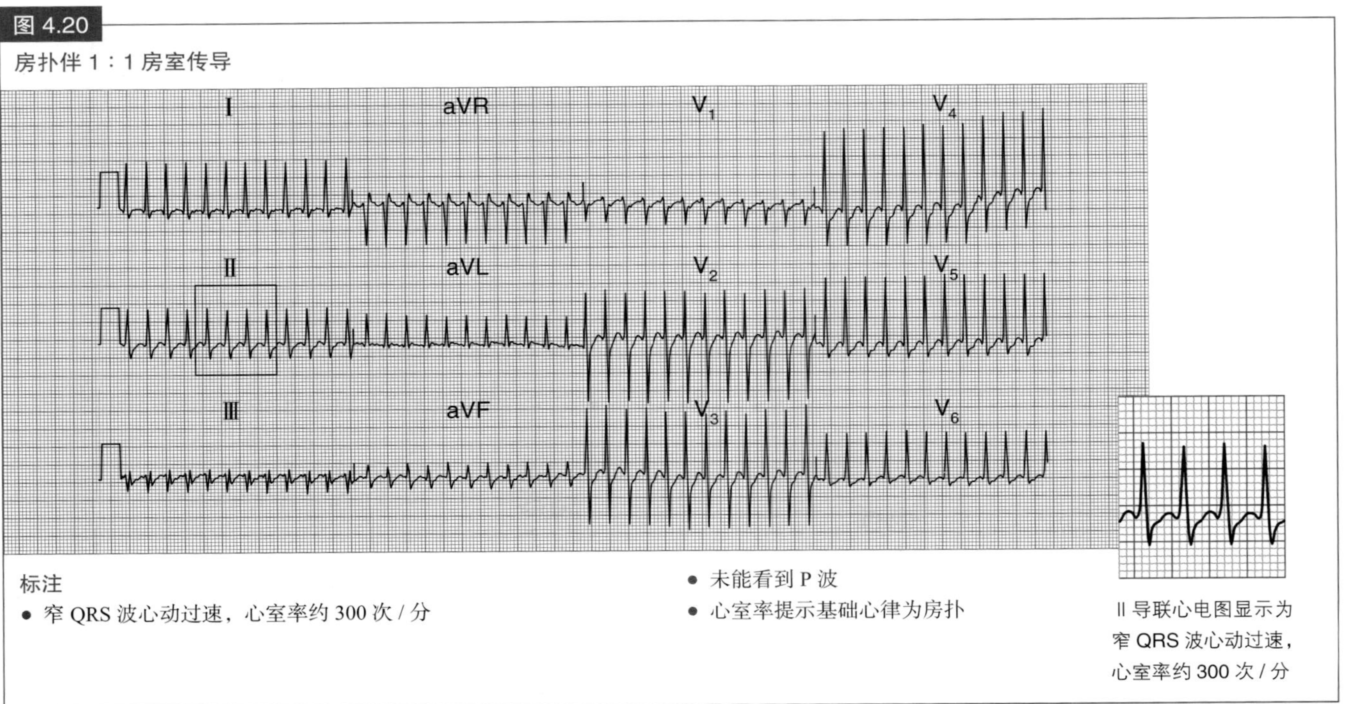

标注

- 窄 QRS 波心动过速，心室率约 300 次 / 分
- 未能看到 P 波
- 心室率提示基础心律为房扑

Ⅱ导联心电图显示为窄 QRS 波心动过速，心室率约 300 次 / 分

当心室率很快而 P 波看不到时，颈动脉窦按摩试验可以增加房室传导阻滞的程度，进而使“锯齿样波”显露。

心房颤动

心房颤动（房颤）患者，由于心房组织不协调的电活动导致 P 波消失以及心电图基线的绝对不规则（图 4.21）。有时心房电活动变得相对规整，产生“房扑样”心电图，但这种情况维持时间不长（图 4.22）。与房扑不同，房颤患者的心室律绝对不规整。

房颤的常见病因列于提示 4.2。

伴有症状的宽 QRS 波心动过速

宽 QRS 波心动过速是指心动过速的 QRS 波时限大于 120 ms，且不是因窦性心律伴束支传导阻滞引起的心动过速。宽 QRS 波心动过速包括室上性心动过速伴束支传导阻滞、WPW 综合征以及心室起源的室性心动过速。宽 QRS 波心动过速的各种类型见提示 4.3。室性心动过速（VT）可能是由于心室内折返形成（例如心肌梗死后瘢痕阻滞周围区域），也可能是自律性增高或触发活动所致。如果宽 QRS 波心动过速折返路径固定，则表现为形态相同且节律规整（图 4.23）。

仅在间歇性窦性心律与心动过速有相同的宽 QRS 波形时，才可以确定为室上性心动过速来源的宽 QRS 波心动过速（图 4.24）。

本部分主要讨论无明显 P 波时的宽 QRS 波心动过速，包括心房颤动或者交界区心律伴束支传导阻滞以及室性心动过速。宽 QRS 波心动过速的鉴别相当困难，我们无法通过患者的临床症状区分是室上性心动过速还是室性心动过速，两者均可导致血流动力学障碍，也均可无明显不适。但是发生于急性心肌梗死期间的宽 QRS 波心动过速往往是室性心动过速（也是急性心肌梗死最常见的心律失常）。其他导致室性心动过速的病因列于提示 4.4。

熟悉这些病因有助于我们对心电图进行分析，再依次分析有以下特征：

1. 有无 P 波，如果每个 QRS 波前均对应 1 个 P 波，则是窦

图 4.21

心房颤动

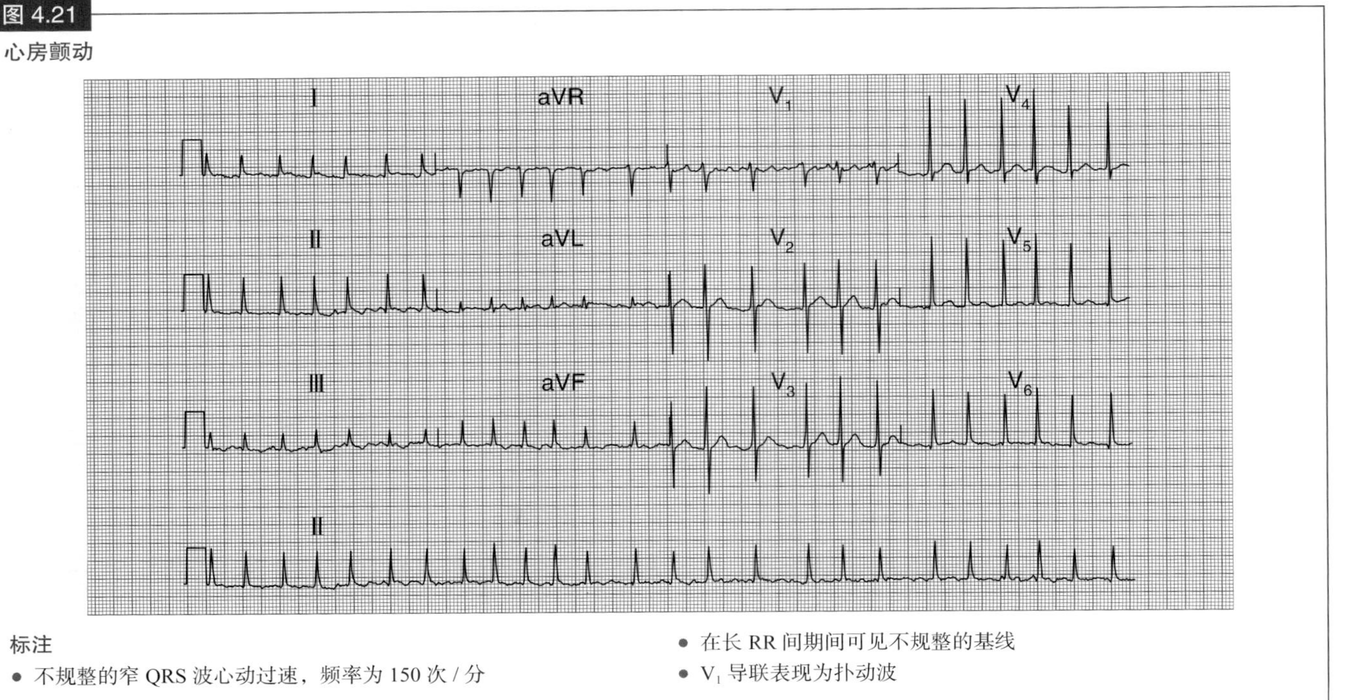

标注

- 不规整的窄 QRS 波心动过速，频率为 150 次 / 分
- 在长 RR 间期间可见不规整的基线
- V_1 导联表现为扑动波

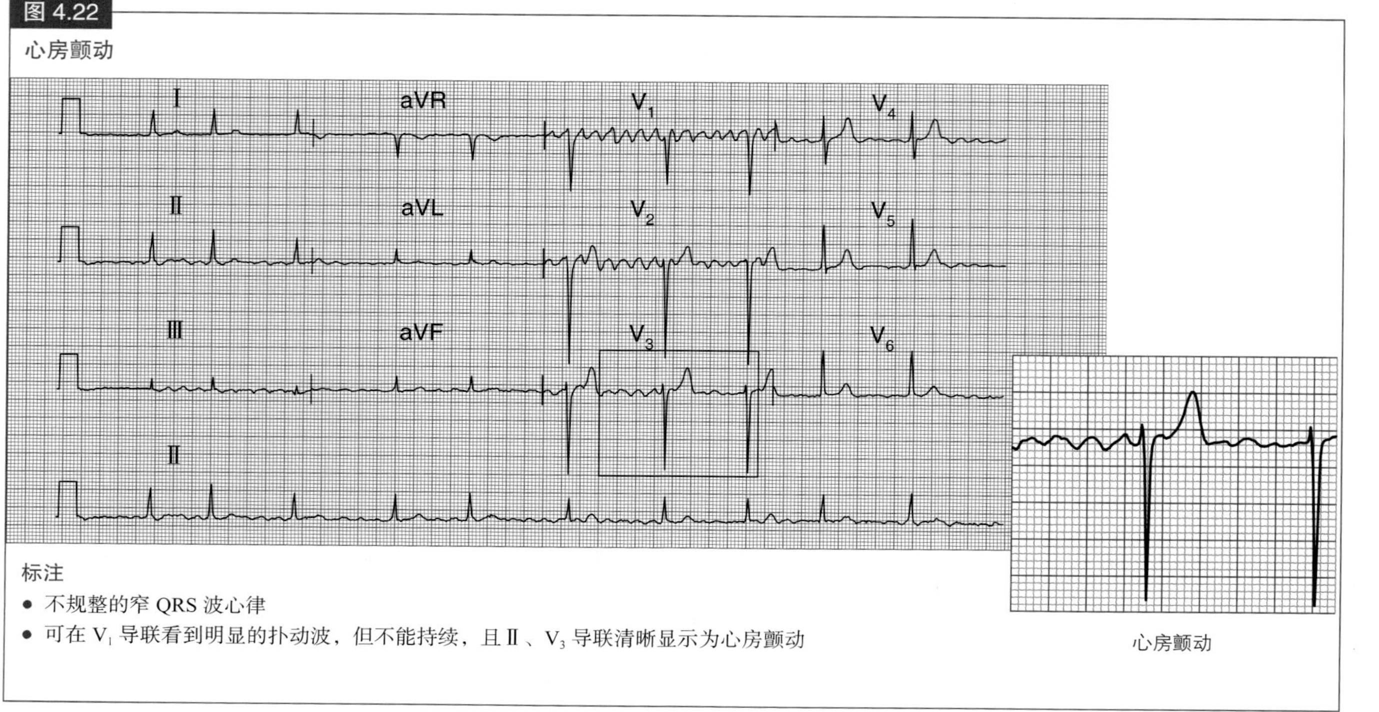

图 4.22 心房颤动

标注

- 不规整的窄 QRS 波心律
- 可在 V_1 导联看到明显的扑动波，但不能持续，且 II、V_3 导联清晰显示为心房颤动

提示 4.2　房颤的常见病因（阵发性或持续性）

- 风湿性心脏病（尤其是二尖瓣疾病）
- 甲状腺功能亢进
- 酒精中毒
- 心肌病
- 急性心肌梗死
- 慢性缺血性心脏病
- 高血压
- 心肌炎
- 心包炎
- 肺动脉栓塞
- 肺炎
- 心脏外科手术
- “孤立性房颤”（尚未发现病因）

提示 4.3　宽 QRS 波心动过速

- 各种类型室上性心动过速伴束支传导阻滞
- 加速性室性自主心律（< 120 次 / 分）
- 室性心动过速
- 尖端扭转型室性心动过速
- WPW 综合征

不规整的宽 QRS 波心动过速常为以下 2 种情况：

- 房颤伴束支传导阻滞
- 房颤合并 WPW 综合征

图 4.23

室性心动过速

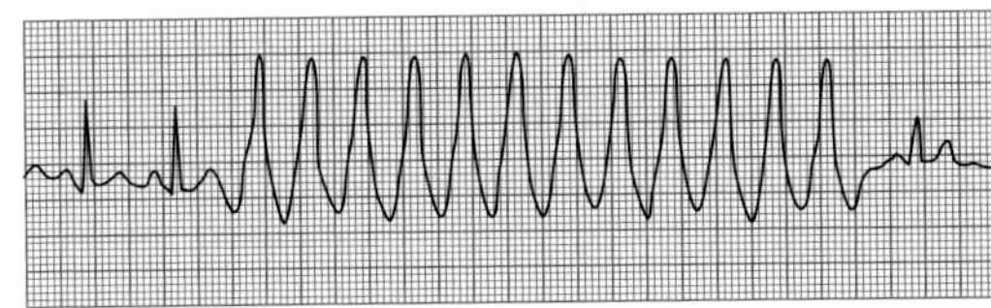

标注

- 2 个窦性心律后出现室性心动过速，频率为 200 次 / 分
- 心动过速规整，形态变化不大
- 随后恢复窦性心律

图 4.24

交界区心动过速伴束支传导阻滞

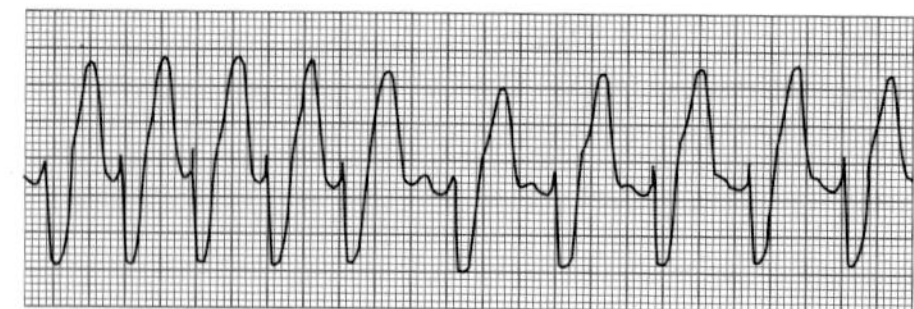

标注

- 前 5 个宽 QRS 波前无 P 波
- 恢复窦性心律后，QRS 波的形态无明显变化
- 由此可见该心动过速为室上性心动过速伴束支传导阻滞

提示 4.4　**室性心动过速的病因**

- 急性心肌梗死
- 慢性心肌缺血
- 心肌病
  - 肥厚型
  - 扩张型
  - 致心律失常性右心室心肌病
- 二尖瓣脱垂
- 心肌炎
- 右心室流出道心动过速
- 离子通道病（如 Brugada 综合征、长 QT 综合征、儿茶酚胺敏感型多形性室速）
- 电解质紊乱
- 药物
  - 抗心律失常药物
  - 地高辛
- 特发性

性心律伴束支传导阻滞：如果 P 波频率比 QRS 波频率慢，则是室性心动过速。

2. QRS 波的时限如大于 160 ms，很有可能是室性心动过速。

3. QRS 波是否规整，室性心动过速的 QRS 波规整，心室律不规整时往往是房颤伴束支传导阻滞。

4. 心电轴：室性心动过速常伴心电轴左偏。

5. QRS 波形态，如果胸前导联 QRS 波主波方向均向上或者向下（即同向性），很有可能为室性心动过速。

6. 当 QRS 波形表现为右束支传导阻滞图形，如果第 2 个 R 波峰值大于第 1 个 R 波，则支持室上性心动过速伴束支传导阻滞；反之则支持室性心动过速。

7. 出现室性融合波或者室上性夺获提示为室性心动过速（见下文）。

P 波

图 4.25 为一位急性心肌梗死患者心电图，表现为宽 QRS 波心动过速，心率 110 次 / 分。其每个 QRS 波前均伴有 P 波，所以为窦性心律伴左束支传导阻滞（LBBB）。

图 4.26 的心电图无明显 P 波，QRS 波宽大畸形且节律绝对不整。其 V_5 和 V_6 导联 QRS 波表现为明显的左束支传导阻滞图形，且无论 RR 间期长短，其 QRS 波形态均一致。节律的不规则是诊断房颤伴左束支传导阻滞的关键。

图 4.27 也是房颤伴左束支传导阻滞的宽 QRS 波心动过速，与图 4.26 的心电图相比，其房颤波表现并不十分明显。首先，其节律给人的第一印象似乎规整，但仔细观察却不然。其次，左束支传导阻滞图形虽然能从 I 导联识别，但整体表现并不明显。

有时从宽 QRS 波心动过速的心电图可见 P 波，且 P 波频率慢于 QRS 波频率，这提示该心律起源于心室。心动过速发生时，完整的 12 导联心电图对于诊断十分必要，因为有时候 P 波在部分导联能够看到，而在其他导联则不明显（图 4.28）。

QRS 波形态

图 4.29 为一例急性心肌梗死患者的心电图，表现为宽 QRS 波心动过速，从其形态分析可确定为室性心动过速，主要特征有：

- 心率 160 次 / 分且节律规整（典型的室性心动过速的心率）
- QRS 波时限为 360 ms（当 QRS 波时限＞ 160 ms 时更可能是室性心动过速）
- 心电轴左偏
- 胸前导联 QRS 波主波均同向（主波均向下），即有 QRS 波的同向性

图 4.25

窦性心律伴左束支传导阻滞（LBBB）

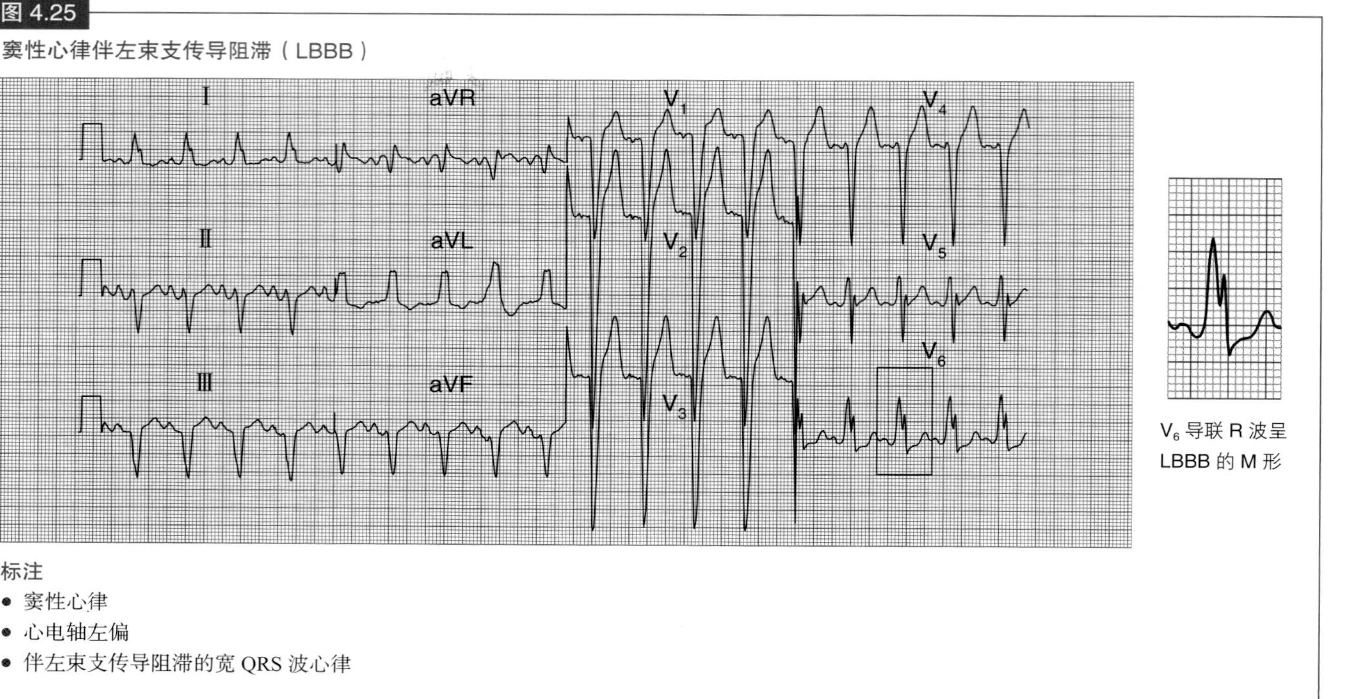

标注

- 窦性心律
- 心电轴左偏
- 伴左束支传导阻滞的宽 QRS 波心律

图 4.26

房颤伴左束支传导阻滞（LBBB）

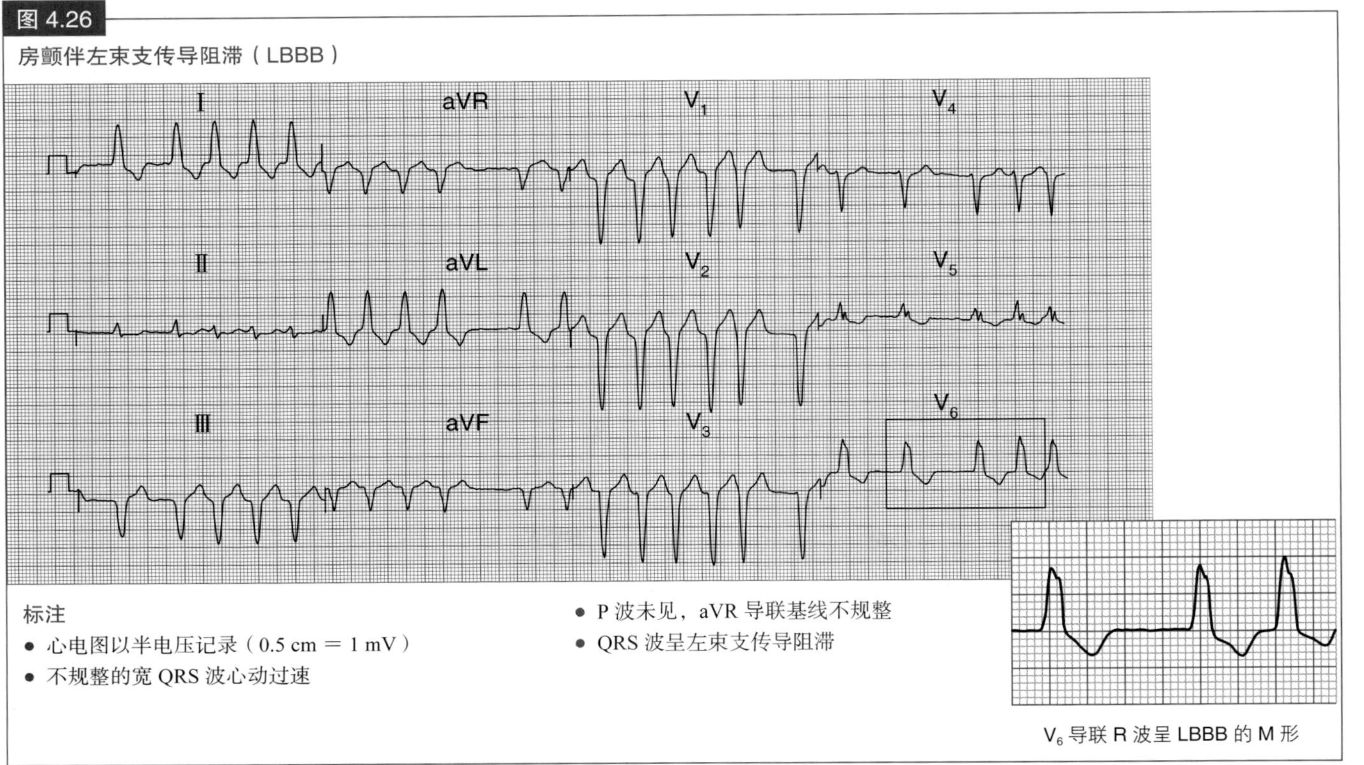

标注

- 心电图以半电压记录（0.5 cm ＝ 1 mV）
- 不规整的宽 QRS 波心动过速
- P 波未见，aVR 导联基线不规整
- QRS 波呈左束支传导阻滞

V_6 导联 R 波呈 LBBB 的 M 形

图 4.27

房颤伴左束支传导阻滞（LBBB）

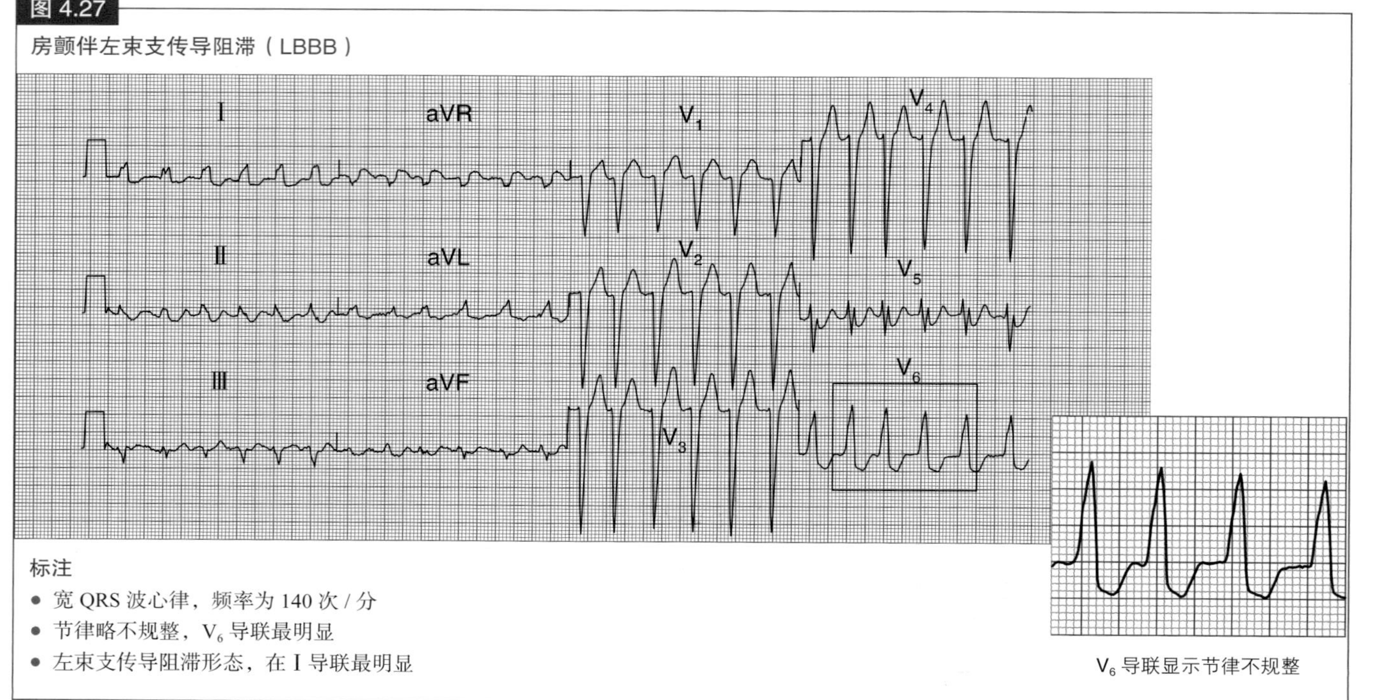

标注

- 宽 QRS 波心律，频率为 140 次 / 分
- 节律略不规整，V_6 导联最明显
- 左束支传导阻滞形态，在 I 导联最明显

图 4.28

室性心动过速

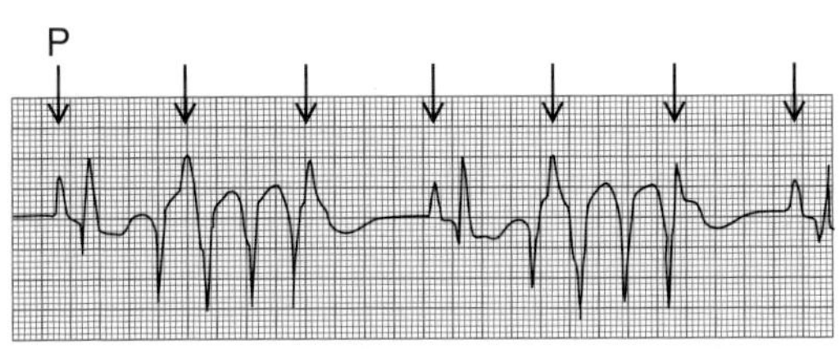

标注

- 每个窦性搏动后紧随宽 QRS 波心动过速
- 心动过速期间仍可看到固定频率的 P 波（箭头指示）
- 该宽 QRS 波心动过速为室性心动过速

图 4.30 为另一例急性心肌梗死患者的心电图，其 QRS 波形与图 4.29 不尽相同，但主要特征相同：

- 心律规则
- QRS 波时限很宽
- 心电轴左偏
- 胸前导联 QRS 波有同向性

图 4.31 是另一例室性心动过速心电图，与前面的室性心动过速不同，其心电轴正常。由此可见，室性心动过速并没有绝对的诊断标准，上述特征并不一定全都出现。

图 4.32 显示房颤伴形态异常的 QRS 波，QRS 波时限（116 ms）在正常范围内。V_2 导联表现为明显的 RSR′波形，V_6 导联 S 波深大，表现为右束支传导阻滞（RBBB）。V_2 导联的 RSR′波中，第 2 个 R 波的峰值高于第 1 个 R 波，这是右束支传导阻滞的特征。这些特征均表明该心律为室上性。

图 4.33 表现为节律整齐的无 P 波且 QRS 波为右束支传导阻滞的心动过速，其 QRS 波时限在正常值上限（120 ms），其可能为室上性心动过速（AVNRT）伴右束支传导阻滞，也可能是分支起源的室性心动过速。左前分支起源的室性心动过速是最常见的分支性室速，其典型表现为心电轴左偏（该心电图没有）。分支起源性室速临床相对少见，预后良好，维拉帕米治疗有效。

图 4.29
室性心动过速

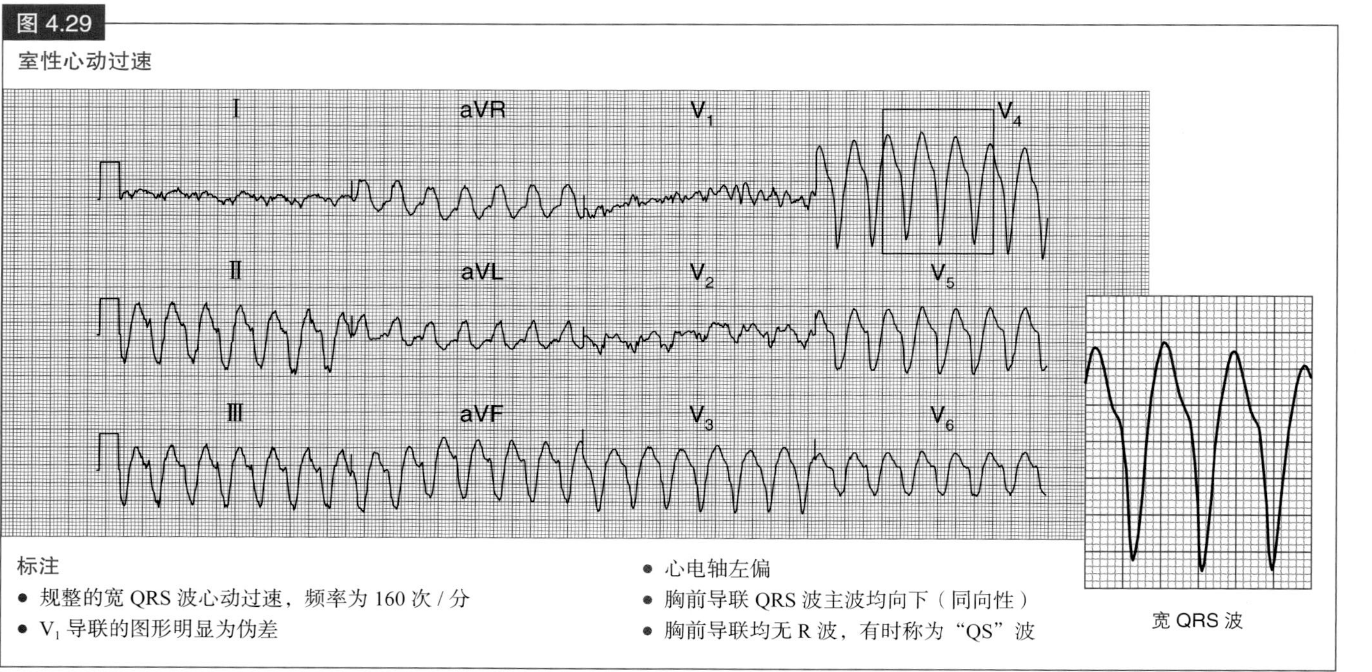

标注

- 规整的宽 QRS 波心动过速，频率为 160 次 / 分
- V_1 导联的图形明显为伪差
- 心电轴左偏
- 胸前导联 QRS 波主波均向下（同向性）
- 胸前导联均无 R 波，有时称为"QS"波

图 4.30
室性心动过速

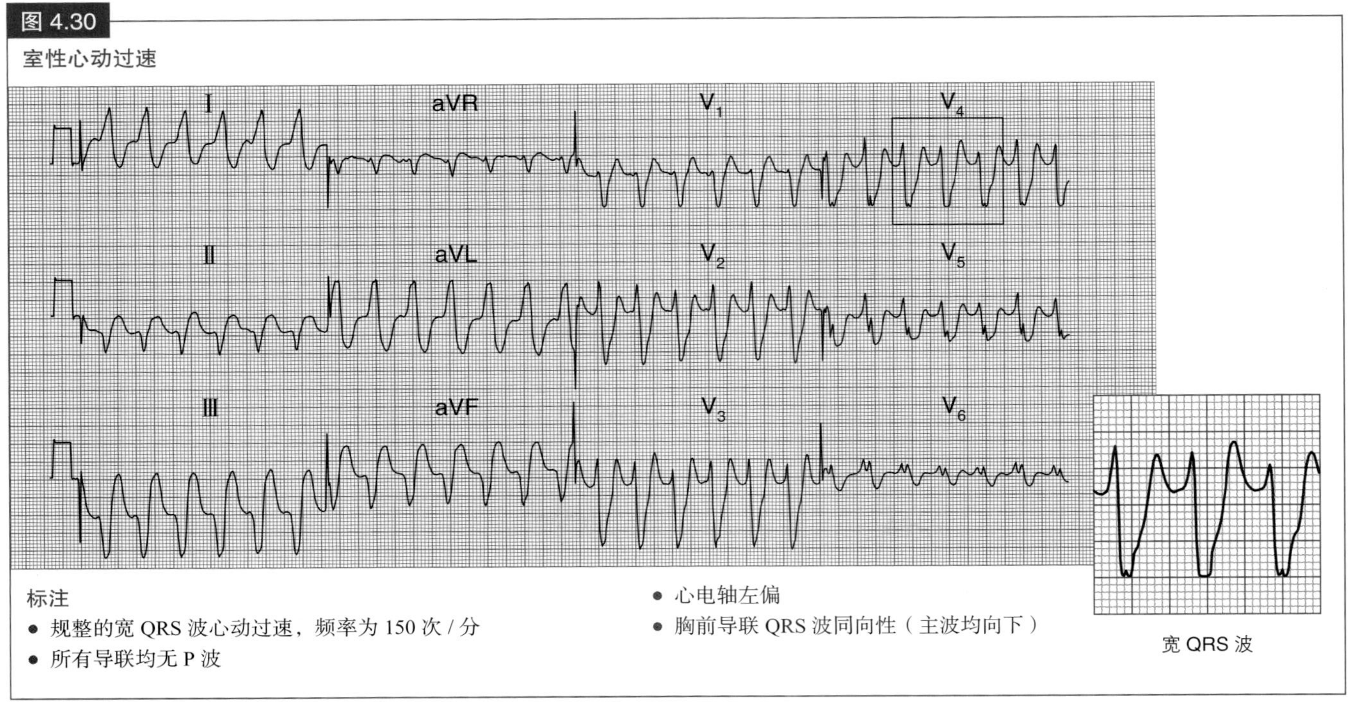

标注
- 规整的宽 QRS 波心动过速，频率为 150 次 / 分
- 所有导联均无 P 波
- 心电轴左偏
- 胸前导联 QRS 波同向性（主波均向下）

图 4.31
室性心动过速

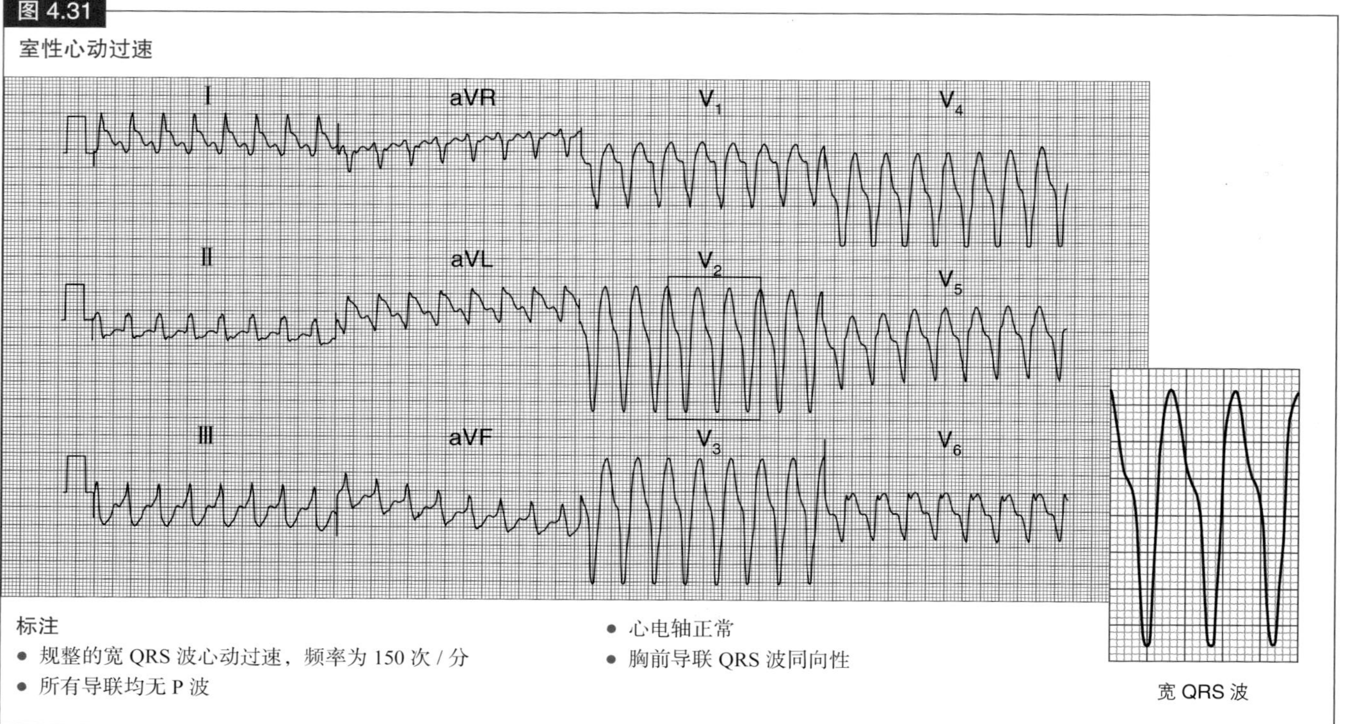

标注
- 规整的宽 QRS 波心动过速，频率为 150 次 / 分
- 所有导联均无 P 波
- 心电轴正常
- 胸前导联 QRS 波同向性

图 4.32

房颤伴右束支传导阻滞

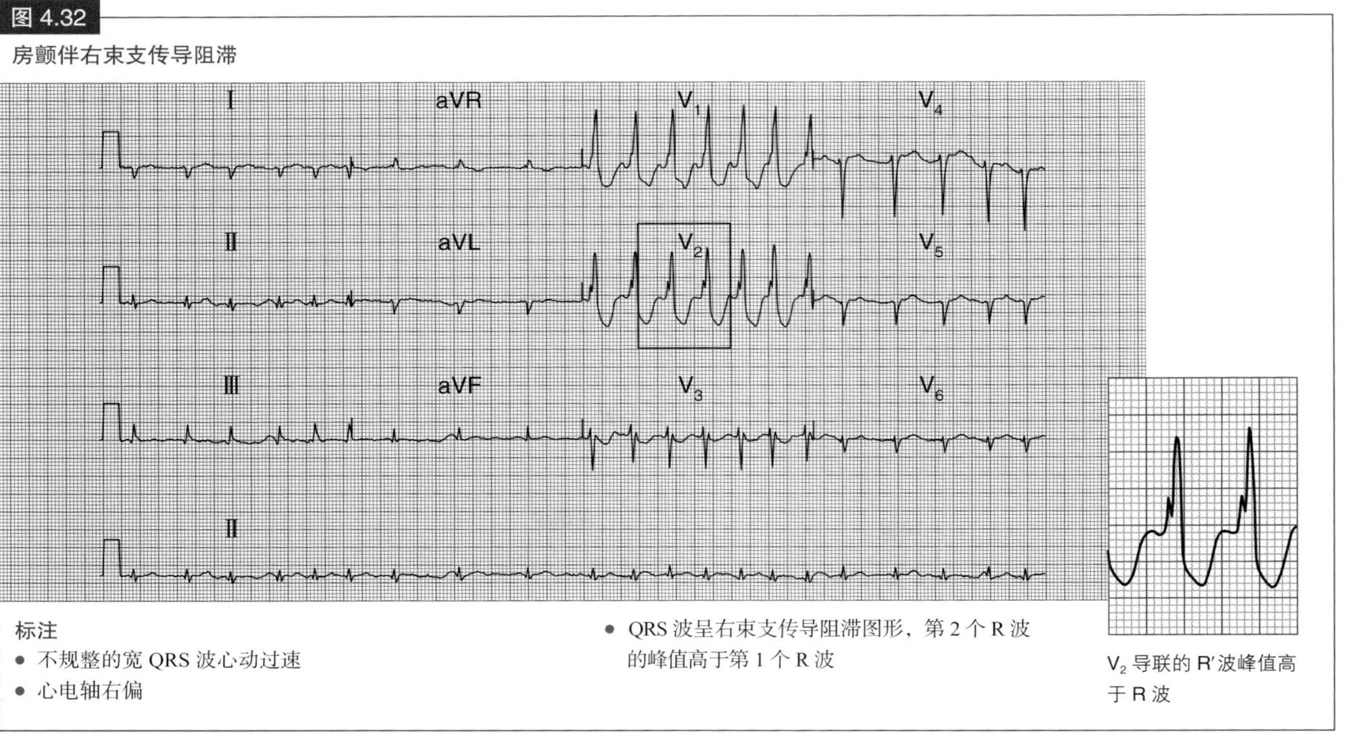

V2 导联的 R′ 波峰值高于 R 波

标注

- 不规整的宽 QRS 波心动过速
- 心电轴右偏
- QRS 波呈右束支传导阻滞图形，第 2 个 R 波的峰值高于第 1 个 R 波

图 4.33

交界区心动过速伴右束支传导阻滞或为分支性室速？

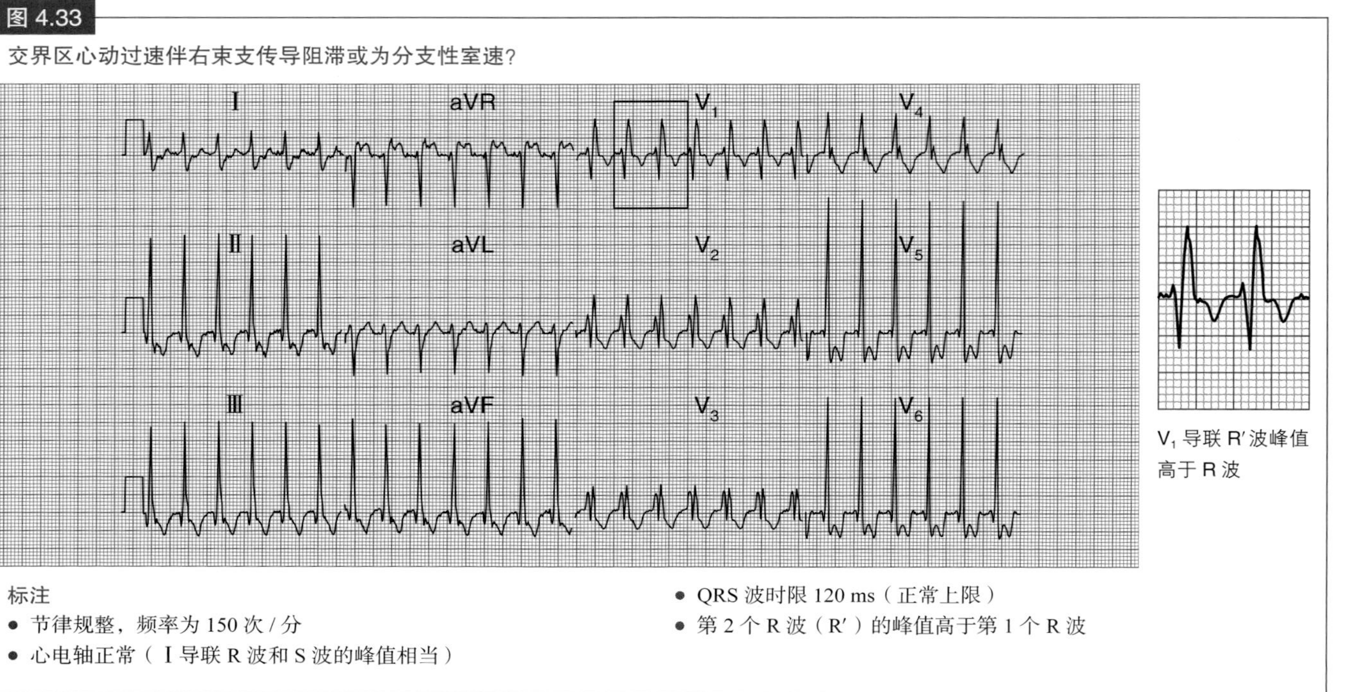

标注
- 节律规整，频率为 150 次 / 分
- 心电轴正常（Ⅰ导联 R 波和 S 波的峰值相当）
- QRS 波时限 120 ms（正常上限）
- 第 2 个 R 波（R′）的峰值高于第 1 个 R 波

从图 4.34 可发现，临床对室上性心动过速（室上速）和室性心动过速（室速）的鉴别有时很困难，同一份心电图有的特征提示为室上性心动过速，另一些特征则倾向于室性心动过速。

有时，只有通过比较窦性心律和心动过速发作时的心电图才能明确心动过速的性质。因此，对于任何心动过速的患者，其既往的心电图都十分重要。图 4.35 表现为宽 QRS 波心动过速，来自一位胸痛伴低血压的患者，转复后心电图见图 4.36，表现为窄 QRS 波，因此能够判定该心动过速为室性心动过速。

图 4.37 来自一位住院的急性下壁心肌梗死患者，起初心律为房颤，随后演变为宽 QRS 波心动过速（图 4.38）。出现在急性心肌梗死患者的宽 QRS 波心动过速，几乎可以肯定为室性心动过速。通过对图 4.37 和图 4.38 进行比较，发现心电轴变为不确定且伴右束支传导阻滞，而心电轴的改变，高度提示心律的起源点位于心室。

室性融合波和室上性夺获

如果宽 QRS 波心动过速记录中发现提早出现的窄 QRS 波时，则可以认为该心律起源于心室。出现窄 QRS 波时，说明束支系统能将室上性激动正常下传，即便心率较快时也是如此。

“室性融合波”是指室上性和室性搏动同时激动心室，其在心电图上的表现为两者的融合波（图 4.39）。室性融合波的心电图表现多种多样。

“室上性夺获”是指室速发生时，心室 QRS 波被室上性下传的激动夺获（图 4.39）。此时 QRS 波形态与室上性心律的 QRS 波一致。图 4.40 显示室上性夺获的心电图，表明该宽 QRS 波心动过速为室速。

宽 QRS 波心动过速的鉴别

提示 4.5 为宽 QRS 波心动过速的鉴别要点。

图 4.34

起源不明的宽 QRS 波心动过速

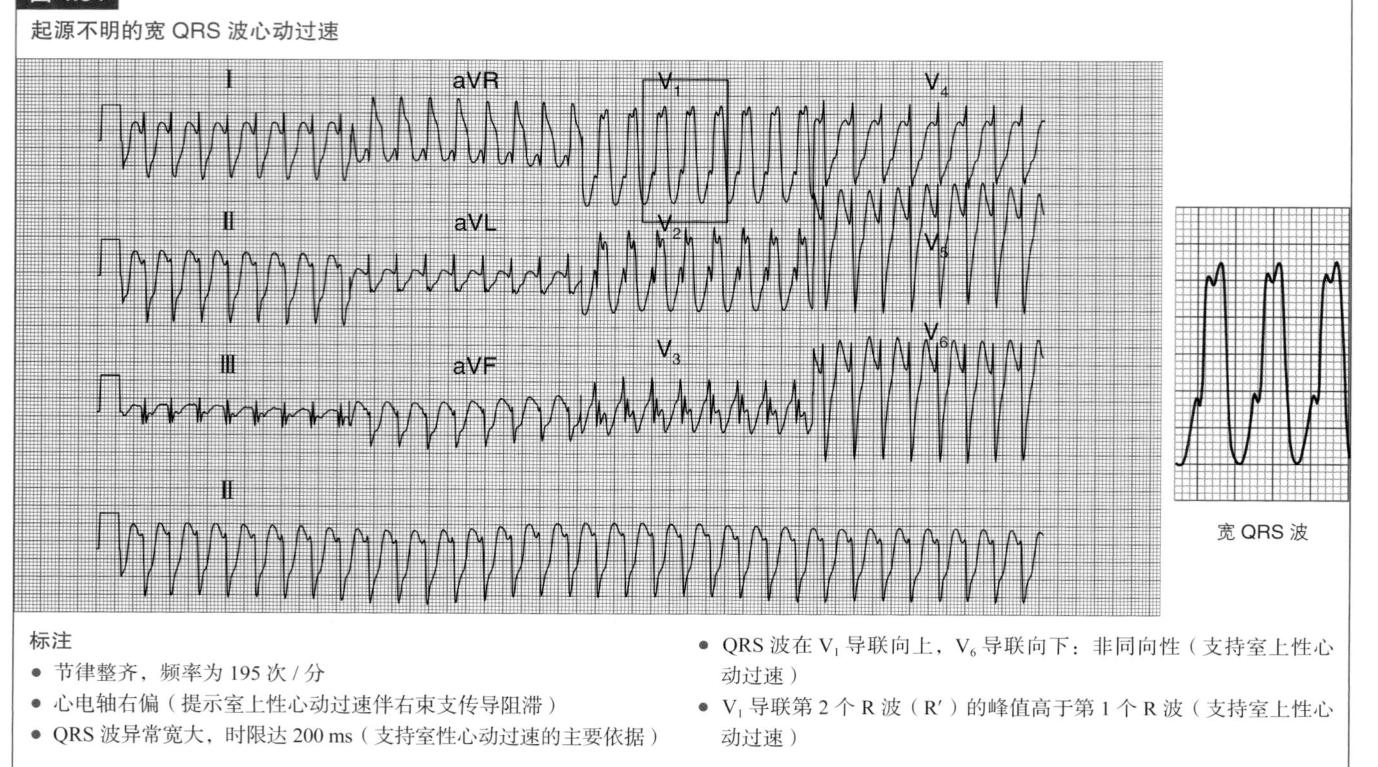

标注

- 节律整齐，频率为 195 次 / 分
- 心电轴右偏（提示室上性心动过速伴右束支传导阻滞）
- QRS 波异常宽大，时限达 200 ms（支持室性心动过速的主要依据）
- QRS 波在 V_1 导联向上，V_6 导联向下：非同向性（支持室上性心动过速）
- V_1 导联第 2 个 R 波（R′）的峰值高于第 1 个 R 波（支持室上性心动过速）

图 4.35

宽 QRS 波心动过速：室速还是室上速?

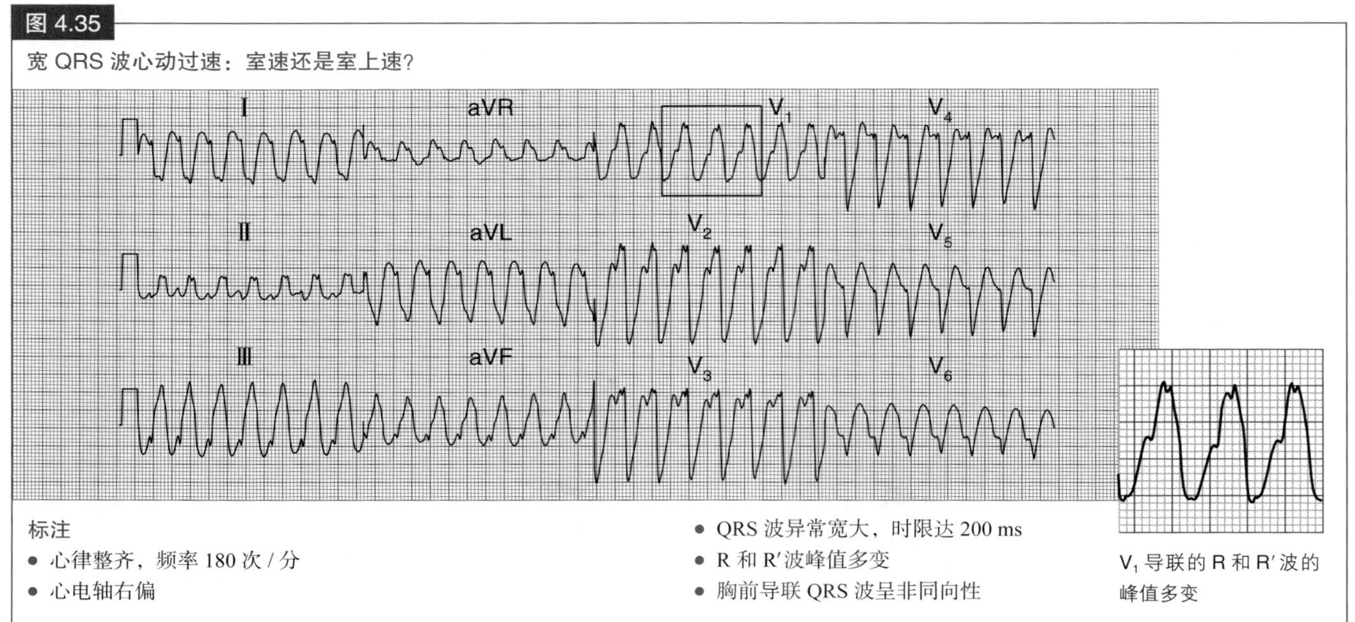

标注

- 心律整齐，频率 180 次 / 分
- 心电轴右偏
- QRS 波异常宽大，时限达 200 ms
- R 和 R′波峰值多变
- 胸前导联 QRS 波呈非同向性

图 4.36

心脏转复后：窦性心律伴正常传导

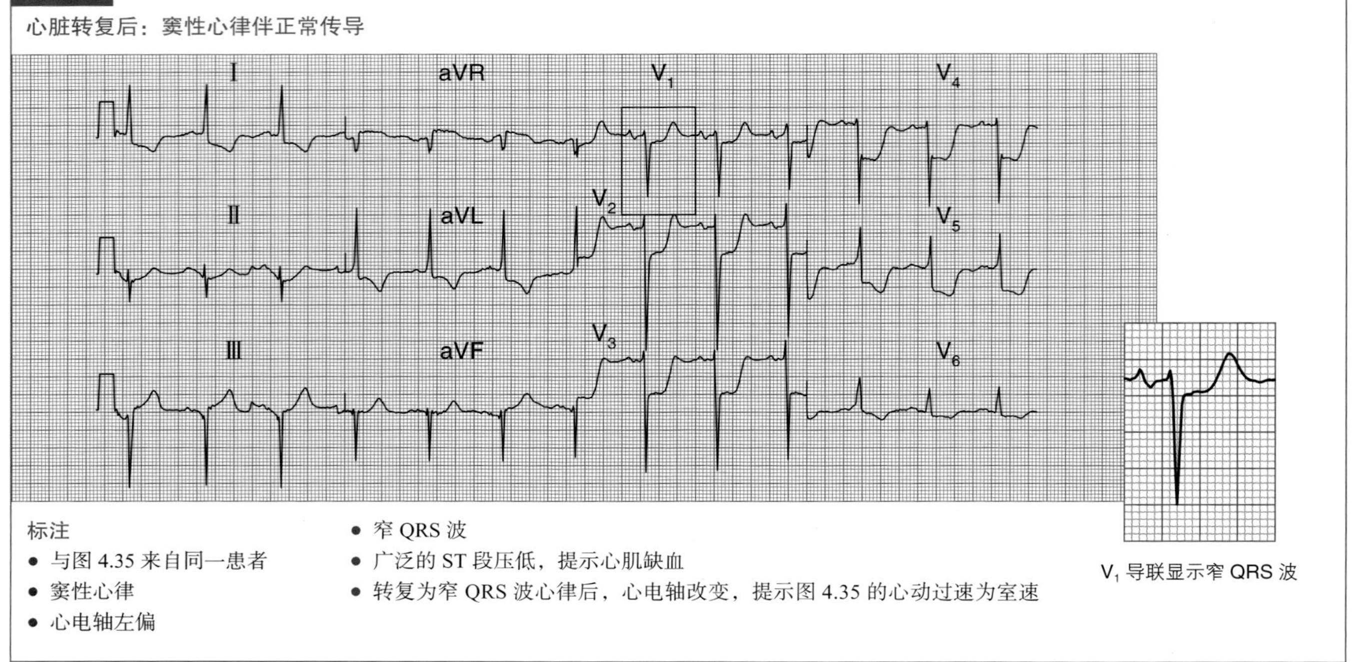

标注

- 与图 4.35 来自同一患者
- 窦性心律
- 心电轴左偏
- 窄 QRS 波
- 广泛的 ST 段压低，提示心肌缺血
- 转复为窄 QRS 波心律后，心电轴改变，提示图 4.35 的心动过速为室速

图 4.37

房颤和下壁心肌梗死

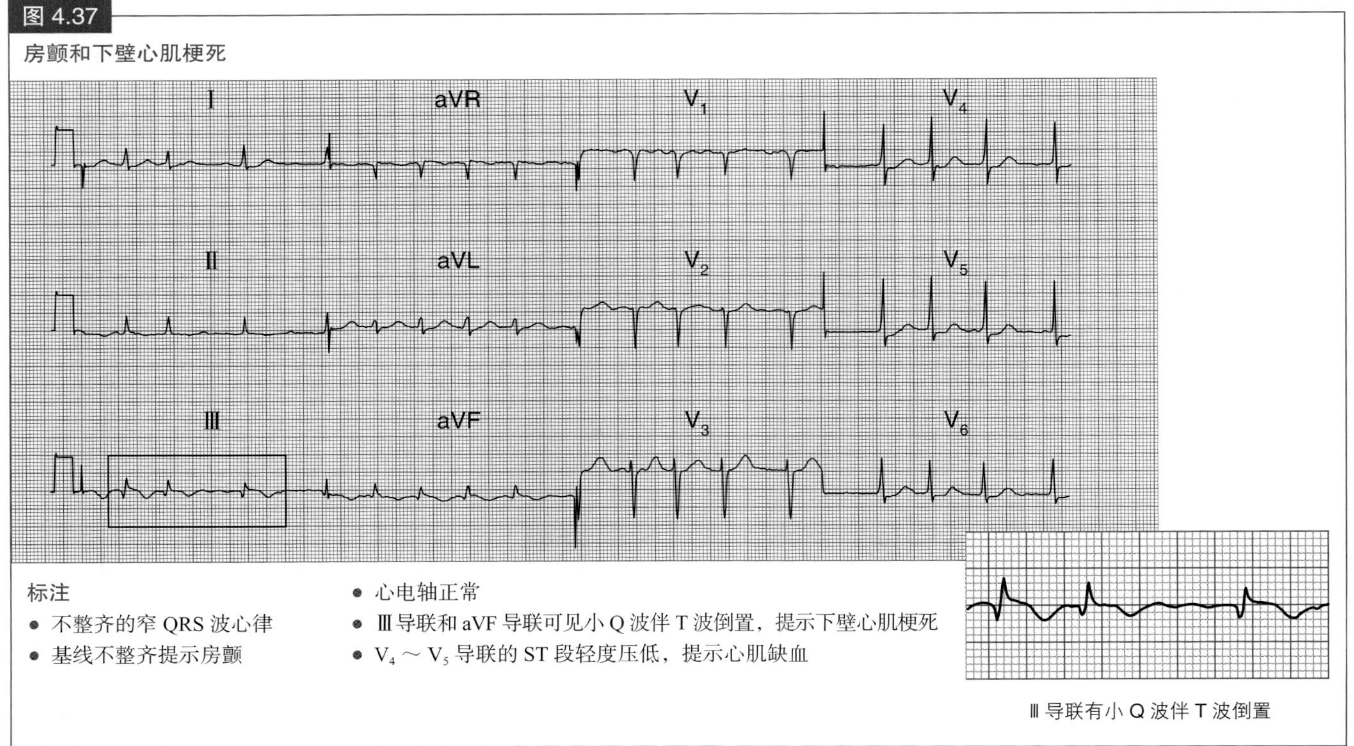

标注

- 不整齐的窄 QRS 波心律
- 基线不整齐提示房颤
- 心电轴正常
- Ⅲ导联和 aVF 导联可见小 Q 波伴 T 波倒置，提示下壁心肌梗死
- V_4 ～ V_5 导联的 ST 段轻度压低，提示心肌缺血

Ⅲ导联有小 Q 波伴 T 波倒置

图 4.38
室性心动过速伴下壁心肌梗死

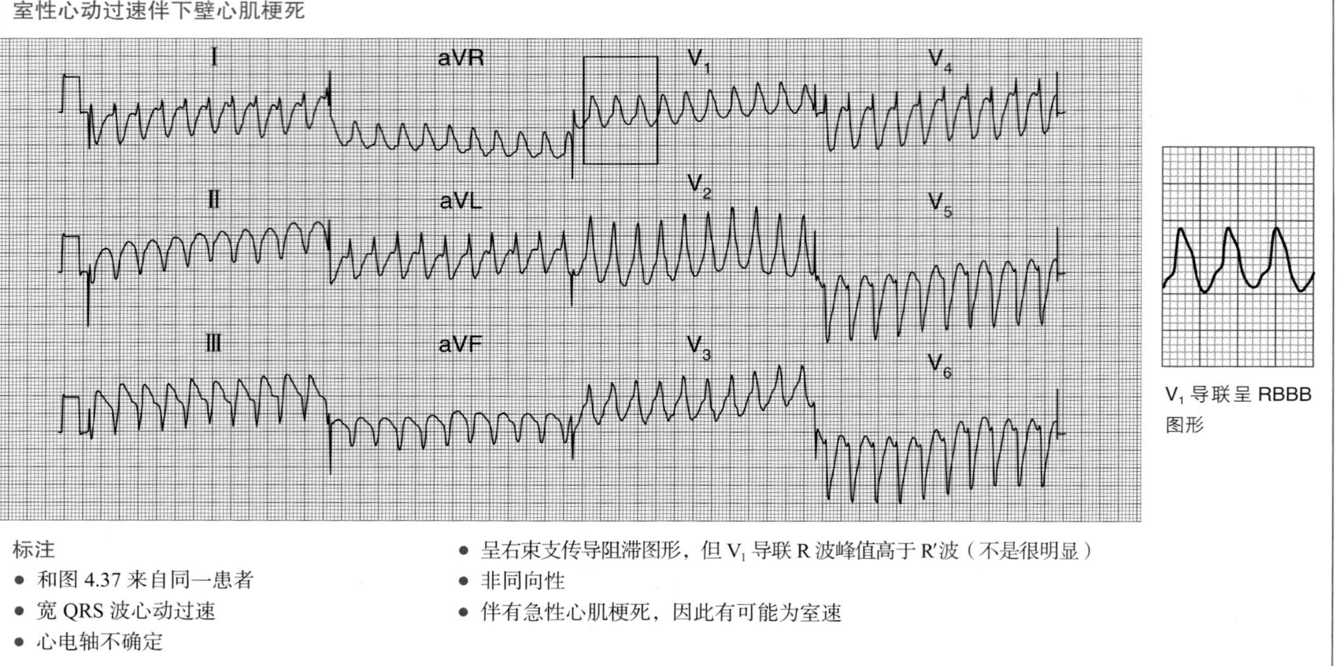

标注

- 和图 4.37 来自同一患者
- 宽 QRS 波心动过速
- 心电轴不确定
- 呈右束支传导阻滞图形，但 V_1 导联 R 波峰值高于 R'波（不是很明显）
- 非同向性
- 伴有急性心肌梗死，因此有可能为室速

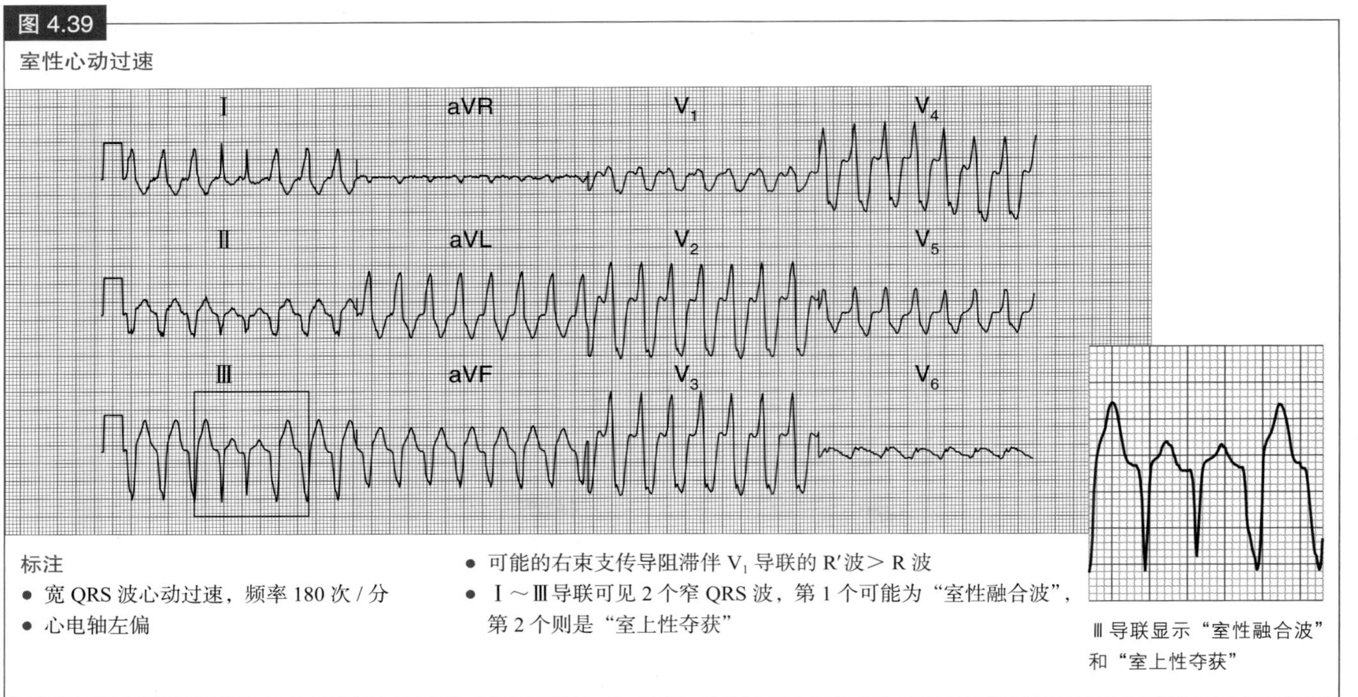

图 4.39
室性心动过速

标注

- 宽 QRS 波心动过速，频率 180 次 / 分
- 心电轴左偏
- 可能的右束支传导阻滞伴 V_1 导联的 R′波 > R 波
- Ⅰ～Ⅲ导联可见 2 个窄 QRS 波，第 1 个可能为“室性融合波”，第 2 个则是“室上性夺获”

Ⅲ导联显示“室性融合波”和“室上性夺获”

图 4.40

室性心动过速

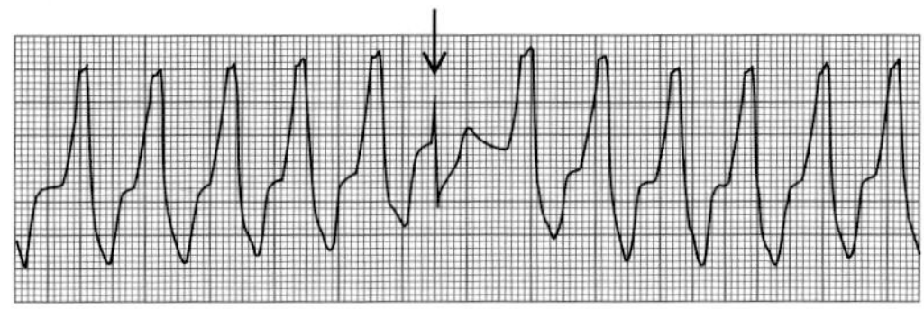

标注

- 宽 QRS 波心动过速时出现单个窄的 QRS 波（箭头指示）
- 室上性夺获提示该单次激动起源于室上性，进而诊断该宽 QRS 波心动过速为室速

提示 4.5　**宽 QRS 波心动过速的鉴别要点**

- 急性心肌梗死患者发生的宽 QRS 波心动过速极可能为室速
- 与窦性心律相比，如果心电轴发生改变，提示为室速
- 心电轴左偏，尤其伴右束支传导阻滞通常为室速
- 辨识 P 波（室性心动过速中有可能见到与 QRS 波无关的 P 波）
- QRS 波时限：如果＞ 160 ms 时，常为室速
- QRS 波是否规整：如果绝对不规整，则可能为房颤伴传导异常
- QRS 波同向性：如果胸前导联 QRS 波主波均向上或均向下，提示为室速
- 右束支传导阻滞伴以下特点为室速
  - 心电轴左偏
  - V_1 导联 R 波峰值＞ R′波（第 2 个 R 波）
- 左束支传导阻滞伴 V_6 导联呈 QS 波（无 R 波），提示为室速
- 室上性夺获：短 RR 间期后的窄 QRS 波（如一个提前出现的窄 QRS 波打断了宽 QRS 波心动过速），提示基础心律为室速
- 室性融合波：系室上性和室性激动同时激动心室而形成室性融合波，提示室速

伴有症状的特殊室性心动过速

右心室流出道室速（RVOT-VT）

该心律常起源于右心室流出道，通常因运动诱发。典型表现为宽 QRS 波心动过速，呈左束支传导阻滞伴心电轴右偏（图 4.41）。右心室流出道起源的心动过速可通过导管消融而获治愈。

图 4.41
右心室流出道室速

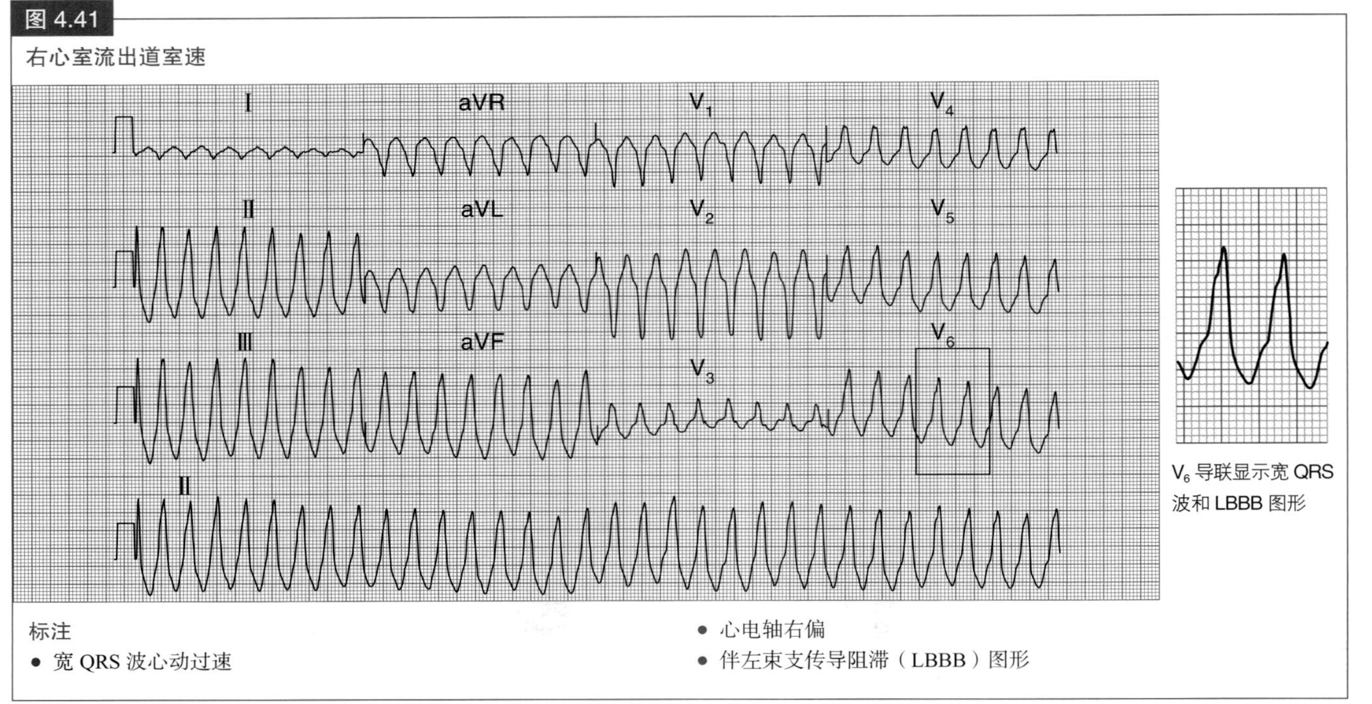

标注
- 宽 QRS 波心动过速
- 心电轴右偏
- 伴左束支传导阻滞（LBBB）图形

尖端扭转型室速

当室速的 QRS 波形态一致时称为“单形性”室速，而形态多变时称为“多形性”室速。QRS 波形不断“扭转性”变化时称为尖端扭转型室速（图 4.42）。这些患者于窦性心律下存在长 QT 综合征（图 4.43，见第 2 章和第 8 章图 8.20 和图 8.21）。

WPW 综合征伴宽 QRS 波心动过速

WPW 综合征患者出现宽 QRS 波心动过速时（逆向型房室折返性心动过速）（见前文）可能会与室性心动过速相混淆。

极不规整的多形性宽 QRS 波心动过速往往是 WPW 综合征合并心房颤动（房颤）伴旁路快速前向传导所致。一旦旁路变为主要的下传通路时，情况将变得十分危险，因为房扑或者房颤的除极波会沿着旁路快速下传至心室，这可能会诱发室颤（图 4.44 和图 4.45）。

心律失常的管理

各种类型心律失常的急慢性治疗管理超过了这本书的范围，鼓励读者们参考最新版指南所推荐的治疗策略。

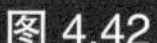
图 4.42

尖端扭转型室速

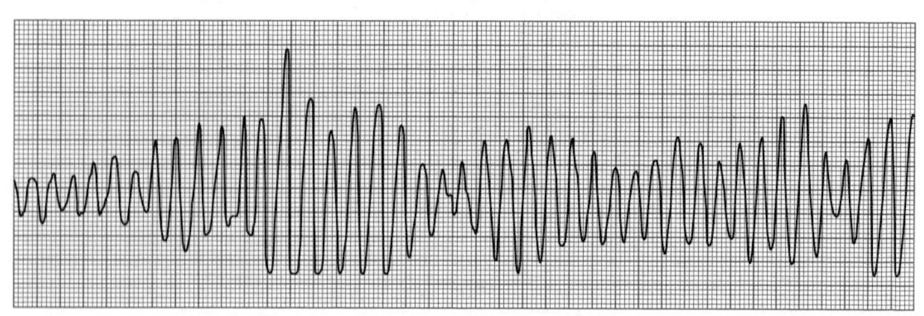

标注

- 宽 QRS 波心动过速，且形态多变

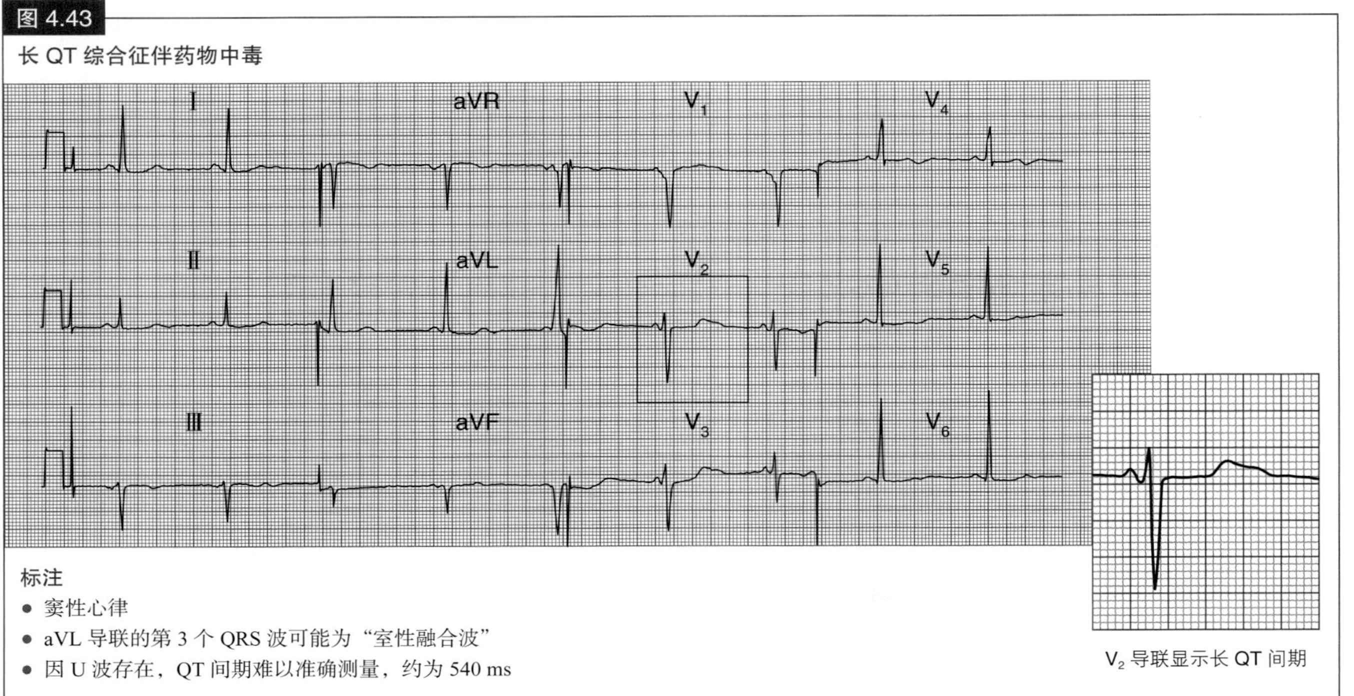

图 4.43
长 QT 综合征伴药物中毒

标注
- 窦性心律
- aVL 导联的第 3 个 QRS 波可能为“室性融合波”
- 因 U 波存在，QT 间期难以准确测量，约为 540 ms

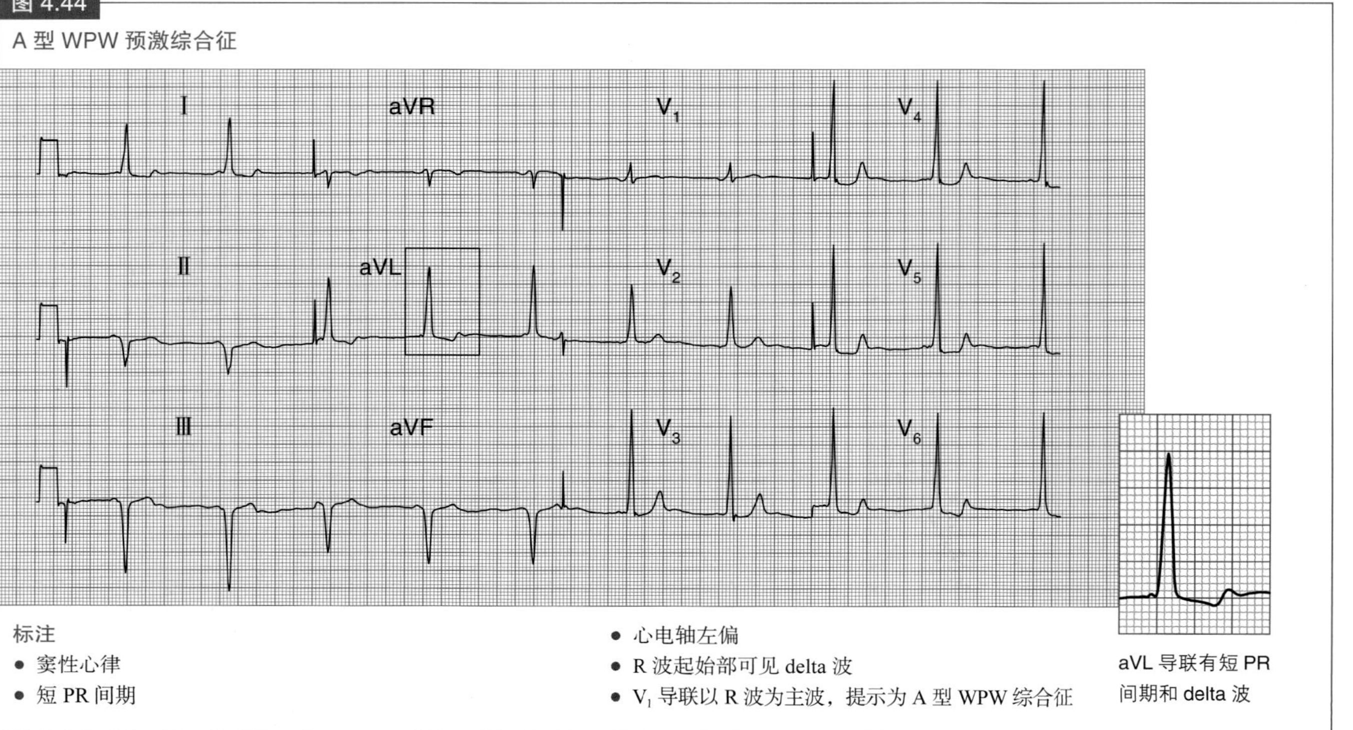
图 4.44
A 型 WPW 预激综合征
I
aVR
V1
V4
II
aVL
V2
V5
III
aVF
V3
V6
标注
● 窦性心律
● 短 PR 间期
● 心电轴左偏
● R 波起始部可见 delta 波
● V1 导联以 R 波为主波，提示为 A 型 WPW 综合征
aVL 导联有短 PR 间期和 delta 波

图 4.45

WPW 综合征合并房颤

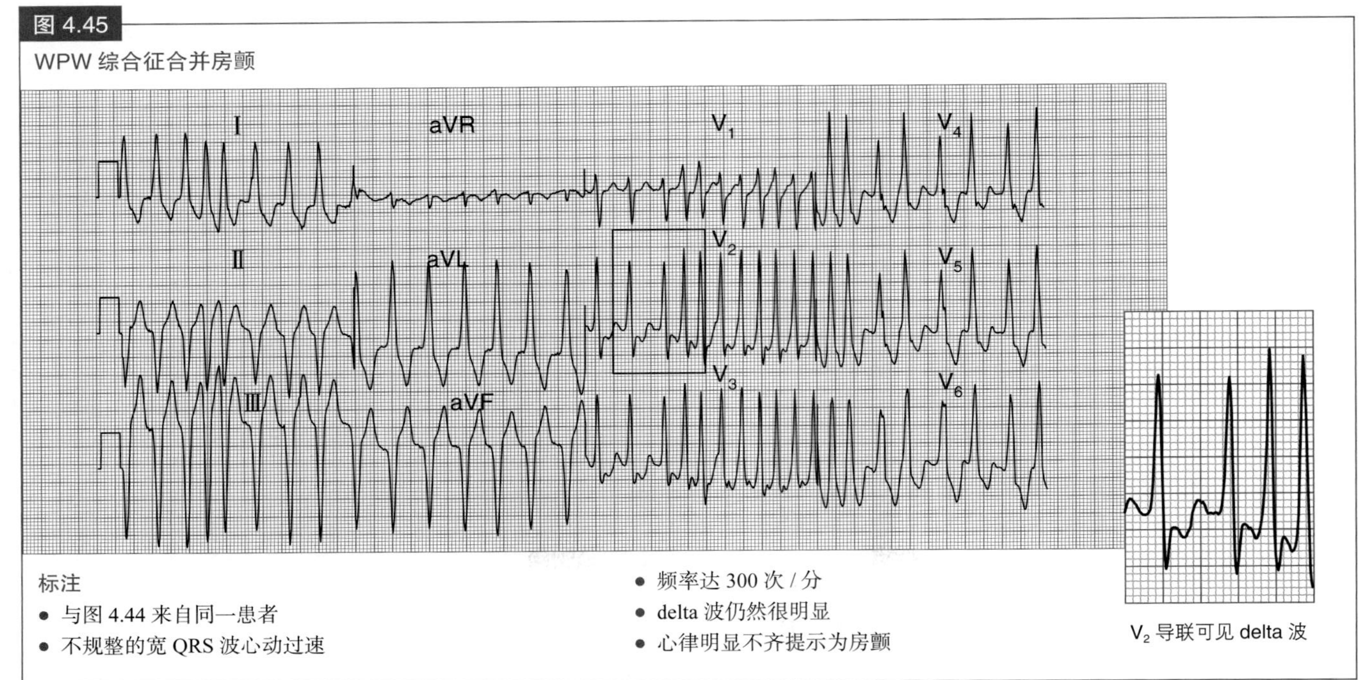

标注

- 与图 4.44 来自同一患者
- 不规整的宽 QRS 波心动过速
- 频率达 300 次 / 分
- delta 波仍然很明显
- 心律明显不齐提示为房颤

电生理检查和导管消融术

腔内心电图

标测导管通过静脉送至心腔内，可以标测心脏电活动，称为腔内心电图。通常情况下，导管置于右心房，跨过三尖瓣（靠近希氏束）送入心室以及冠状窦（标测左心室的电活动）。图 4.46 是心脏电生理检查时的典型 X 线所见，从图中可看到各个电极导管放置在不同的心腔。更多复杂的标测导管包括环状电极和球囊导管，这些导管往往用于复杂病例。

导管消融

如果折返性心动过速患者存在异常传导径路，如 WPW 综合征患者的房室旁路，其能被成功定位并永久性打断，预防阵发性

图 4.46

电生理检查术中经静脉的导管影像

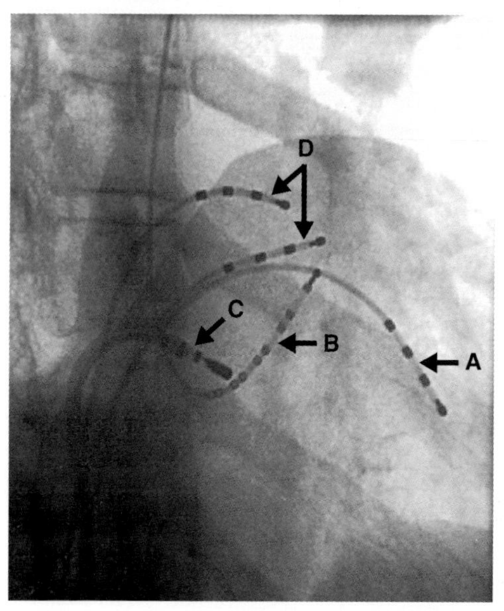

标注

- 电极导管有多个电极（黑色标记）以便标记心内电活动的传导
- 显示的电极导管有：右心室（A），冠状窦（B），希氏束（C）以及心房（D）

折返性心动过速再发，使患者得到治愈，不需再使用相关的抗心律失常药物。既往只能通过外科手术完成，如今可应用高频能量通过腔内消融导管对异常的折返旁路进行消融（烧灼）而实现。导管消融同样可用于治疗自律性增高或触发活动所致的心律失常。

腔内电图可用来识别心律失常的发生机制，同时有助于将消融导管放置在最佳位置。心腔其他类型的电活动、心房和心室电刺激以及药物诱发的心律失常，均可在电生理检查时记录到。通过实时分析腔内电图，可以帮助我们精确评估心房、心室内不同解剖部位相应时段的除极活动，同时提供除极活动传导过程的相关信息。异常或正常起源的电活动都能被检测，还可帮助我们找到导管消融的最佳位置。

腔内电图在导管消融中应用的病例如图 4.47 所示。腔内电图的走纸速度快于体表心电图，因此其每格代表的时间长短有所不同。图中显示了体表心电图Ⅰ、V_1 导联，腔内电图有多极电极导管置入冠状窦内，在其近端（CS-prox）和远端（CS-dist）进行记录（图 4.46）。冠状窦走行在左房室沟内，可同时记录心房（A）和心室（V）的电活动。其心房电活动来源于邻近房室交界区的心房组织，该组织在心房收缩后发生除极，因此冠状窦记录的心房电位紧随体表心电图 P 波之后。而图 4.47 中最后心电图是经消融导管而记录的（MAP）。该电极导管为单极，其作为标测导管用于寻找导管消融的最佳位置，同时也可作为消融导管进行消融。

图 4.47 的最初 3 个搏动起源于窦房结，通过体表心电图分析，可知其是通过左侧旁路预先激动心室：Ⅰ导联 delta 波呈负向，V_1 导联 delta 波呈正向，且冠状窦电极导管记录的心房波（A 波）和心室波（V 波）十分靠近。开始消融时体表心电图的预激波（delta 波）立刻消失，提示旁路前传被打断。同时冠状窦电极的心房波（A）和心室波（V）之间距离增宽，提示电激动沿正常的房室结径路下传以及房室旁路的传导已消失。体表心电图的 PR 间期增宽，由原来的不到 120 ms 增加至 180 ms，这些均提示房室旁路已成功消融。

导管消融的适应证

电生理和导管消融通常用于药物治疗无效的心律失常。以下心律失常是电生理和导管消融的适应证。

图 4.47

腔内电图：消融左侧旁路

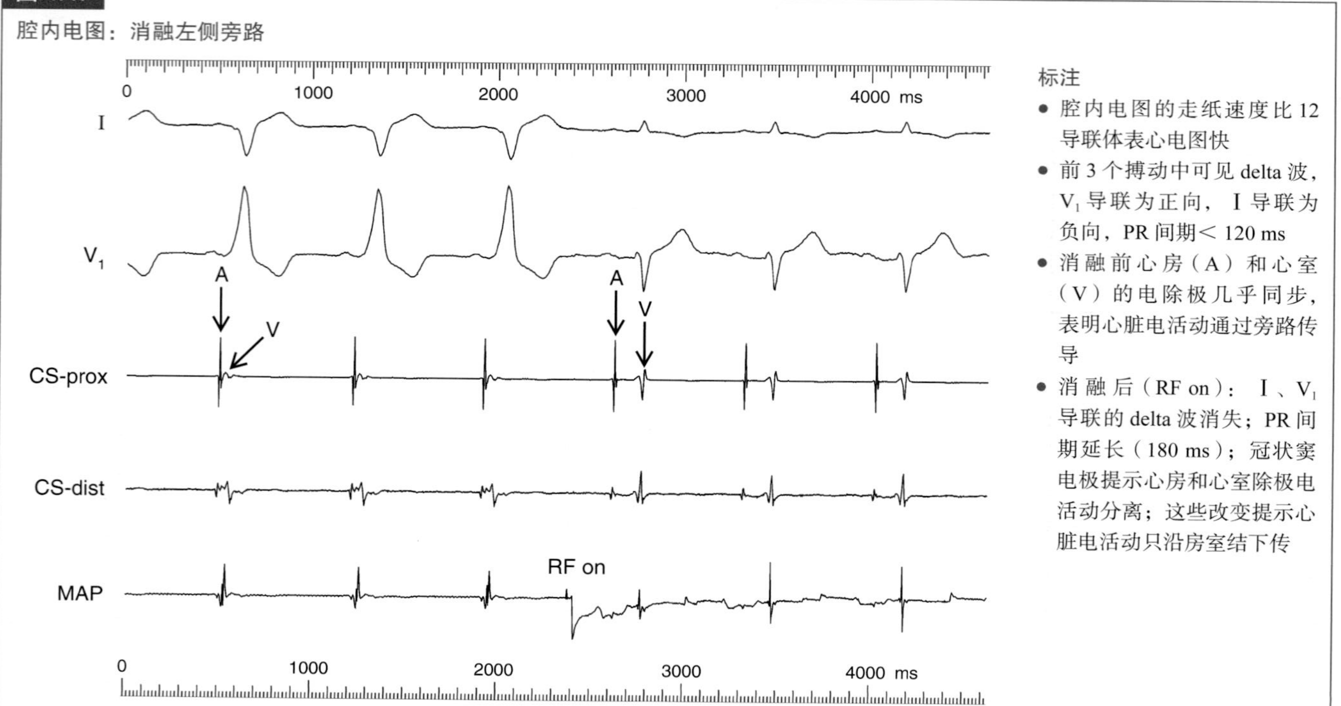

标注

- 腔内电图的走纸速度比 12 导联体表心电图快
- 前 3 个搏动中可见 delta 波，V_1 导联为正向，Ⅰ导联为负向，PR 间期< 120 ms
- 消融前心房（A）和心室（V）的电除极几乎同步，表明心脏电活动通过旁路传导
- 消融后（RF on）：Ⅰ、V_1 导联的 delta 波消失；PR 间期延长（180 ms）；冠状窦电极提示心房和心室除极电活动分离；这些改变提示心脏电活动只沿房室结下传

心房扑动（房扑）

典型的房扑是房内大折返所致，可通过消融右心房峡部，打断折返环而治愈该心律失常（图 4.48）。

心房颤动（房颤）

越来越多的研究证据显示，大部分房颤的发生是因心房组织自律性增高或肺静脉肌袖、延展到肺静脉前庭的心房组织以及肺静脉前庭周围心房组织的触发活动所致。导管消融治疗（图 4.49）可将心房组织与肺静脉进行电隔离，从而抑制阵发性房颤的触发活动，同时可降低永久性房颤复律后的复发。

房颤的导管消融治疗远比房扑困难，因为其必须通过房间隔，包括穿刺卵圆孔进入左心房，而且房颤的导管消融范围更大。房颤导管消融以左心房环肺静脉线性消融（WACA，图 4.49 中红点组成的环状）为基础，后续还需进行节段性导管消融，以消除部分持续传导部分，再通过冠状窦电极起搏验证，直至肺静

图 4.48

典型房扑消融

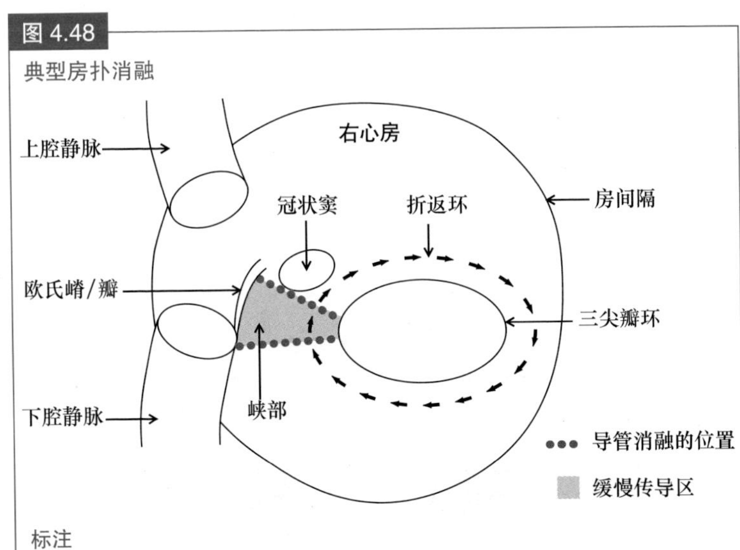

标注

- 心律失常的发生是围绕三尖瓣环顺时针或逆时针的折返活动所致
- 折返环均需通过由三尖瓣环、下腔静脉、冠状窦及欧氏嵴 / 瓣组成的缓慢传导区（灰色阴影区）
- 导管消融峡部可打断折返环

脉实现完全性电隔离。目前导管消融作为房颤的二线治疗，通常用于那些使用传统药物治疗后仍有症状的患者。尽管如此，其在房颤患者中广泛应用仍是目前研究的热点。

房室结消融

房性心动过速，尤其房颤患者（无论阵发性还是永久性），当药物不能有效控制时，应当考虑行房室结导管消融。其能人工造成完全性房室传导阻滞，因此需行永久性心脏起搏器植入以防止心动过缓可能带来的危害（消融术加起搏器植入术）。

旁路消融

房室折返性心动过速，如 WPW 综合征，可通过导管消融旁

图 4.49

房颤的导管消融

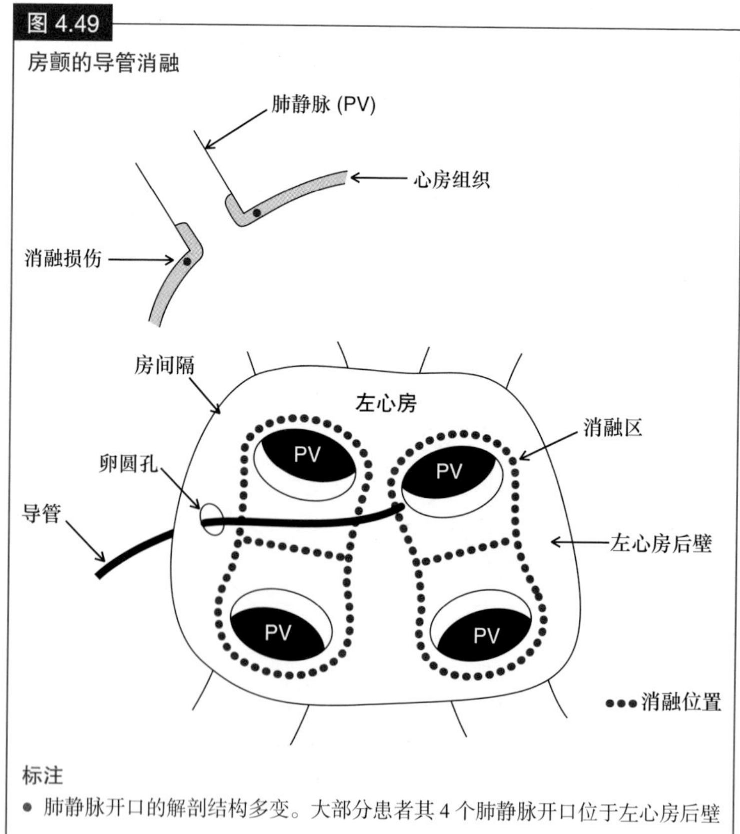

标注

- 肺静脉开口的解剖结构多变。大部分患者其 4 个肺静脉开口位于左心房后壁

路进行治疗。如前所述，通过导管消融旁路可打断折返环，消融心室的预激波，终止室上性心动过速的发生。房室结周围的旁路，包括 AVNRT 也可进行导管消融，其目标是改良慢径路，防止房室结折返性心动过速的发生，同时还不能损伤快径路。因为快径路的损伤可导致严重的房室传导阻滞，需行永久性心脏起搏器的植入。

室性心动过速

某些类型的室速可通过导管消融进行治疗，包括右心室流出道起源的室速，触发活动是其产生的主要原因，以及一些先天性心脏病外科矫正术后形成的折返性室速。因心肌梗死后室速形成的机制包括梗死后瘢痕组织内心肌自律性的增高以及折返环的形成，因此这种情况进行导管消融治疗具有挑战性。但是，随着众多先进心室标测导管的出现，使心肌缺血相关的室速导管消融治疗已成为可能。

电生理检查的适应证

心内电生理检查的适应证以及可能的并发症列于提示 4.6。

提示 4.6　电生理检查的适应证和可能的并发症

适应证

- 房室折返性心动过速，包括 WPW 综合征
- 房颤和房扑，无论是阵发性还是持续性，如经传统药物治疗后仍反复出现症状，以及药物治疗有禁忌或不能耐受的情况
- 经传统药物治疗后心室率仍难以控制的阵发性或持续性房性心动过速（尤其是房颤），考虑房室结消融术
- 症状明显且药物治疗不佳的 AVNRT 患者行房室结慢径路改良术
- 非缺血性心脏病相关的室速，包括先天性心脏病相关及右心室流出道起源的室速
- 症状性或频发室性期前收缩，尤其与心肌病相关的室性期前收缩

并发症

- 围术期卒中或发生短暂性脑缺血发作（TIA）（1%）
- 腹股沟血肿（7%）
- 心脏压塞（1%）
- 动静脉瘘（＜1%）
- 高度房室传导阻滞（见于旁路与房室结靠近的情况）
- 肺静脉狭窄（1%）（与肺静脉电隔离相关）
- 再次手术（对于复杂病例可能需再次手术）

心搏骤停

图 4.50 中的心电图来自一位急性下壁心肌梗死的患者，当其猝倒时心电图表现为心室颤动。复苏应该根据目前的指南进行（见 http://www.resus.org.uk/）。在非急性心肌梗死的情况下，出现室速或室颤且合并血流动力学紊乱，应考虑植入埋藏式心脏复律除颤器（ICD）（详见下面分析）。

埋藏式心脏复律除颤器（ICD）

埋藏式心脏复律除颤器（ICD）适用于发生过心室颤动或室性心律失常以及心脏性猝死风险增加的患者。其主要功能包括：

- 起搏功能
- 除颤功能
- 抗室性心动过速功能

起搏功能

ICD 具有传统起搏器所具有的功能（见第 5 章），其可以是单腔，也可以是双腔，甚至三腔（CRT-D）。对不需要起搏支持的患者，ICD 通常作为单腔起搏系统，程控为 VVI 模式，处于持续感知模式。

除颤功能

ICD 在胸部 X 线片上的表现与传统起搏器相似。但其具有除颤功能、体积更大，除颤的能量输出更强。其右心室电极导线包含两个除颤线圈电极，因此其比传统起搏器的电极导线更粗（图 4.51）。除了经静脉放置，也可以使用心脏外的皮下 ICD，其中除颤线圈和除颤器机壳作为电极，放置在环绕胸壁的皮下（图 4.52）。

除了具备普通起搏器的感知功能外，ICD 还能感知高频率的室性心动过速。如果心室自身频率超过预先设定的频率时，ICD 则通过右心室电极导线上的两个除颤线圈自动放电除颤，可转复威胁生命的室速（图 4.53）。如果首次能量转复室速不成功，ICD 将会以更高能量输出进行再次转复。

图 4.50
心室颤动

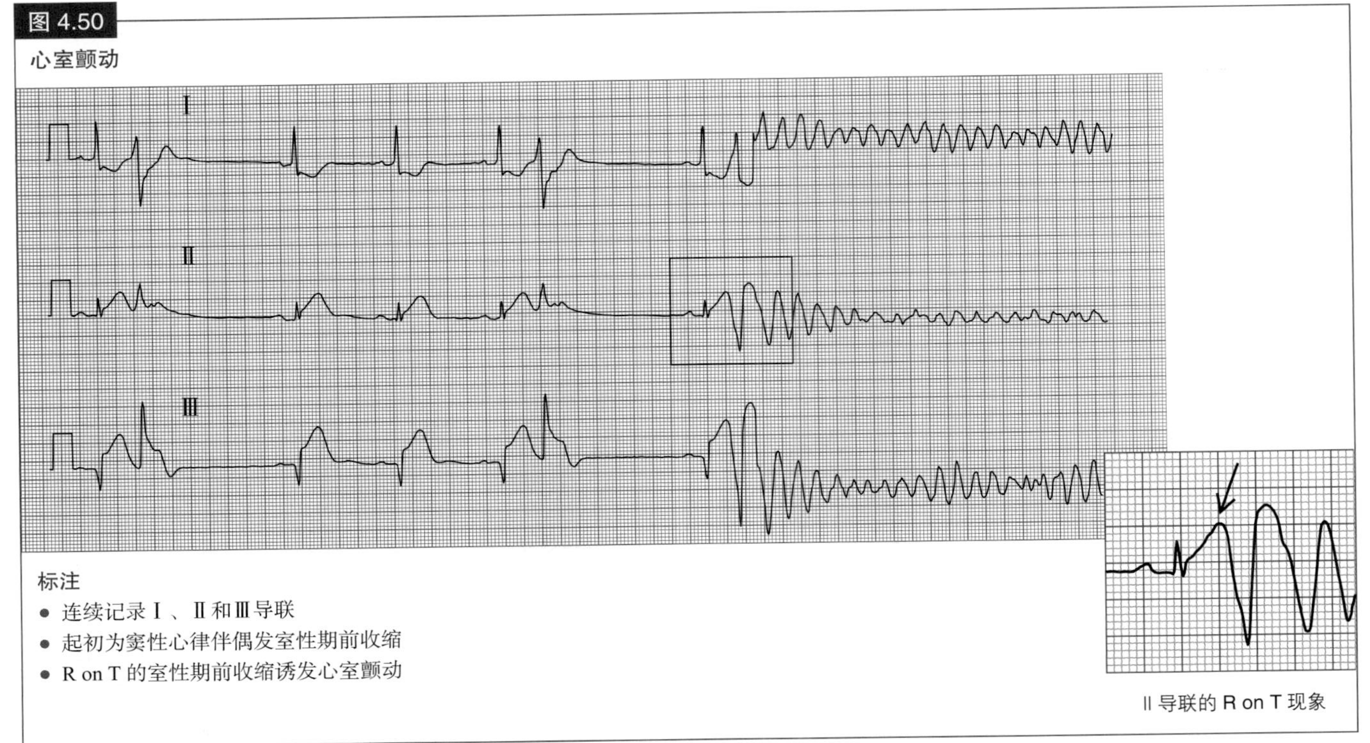

标注
- 连续记录Ⅰ、Ⅱ和Ⅲ导联
- 起初为窦性心律伴偶发室性期前收缩
- R on T 的室性期前收缩诱发心室颤动

Ⅱ导联的 R on T 现象

图 4.51 胸部 X 线显示单腔 ICD

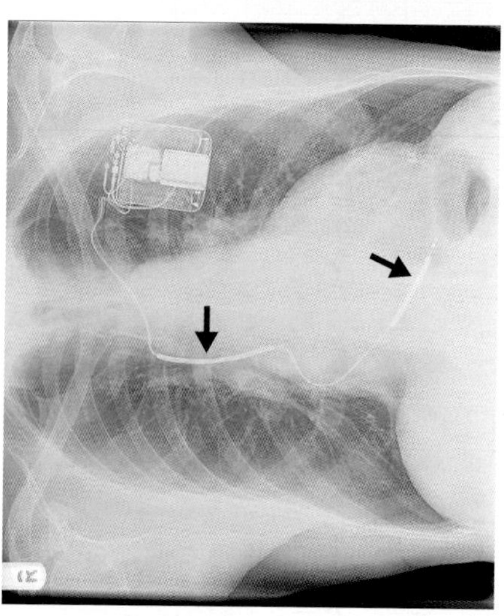

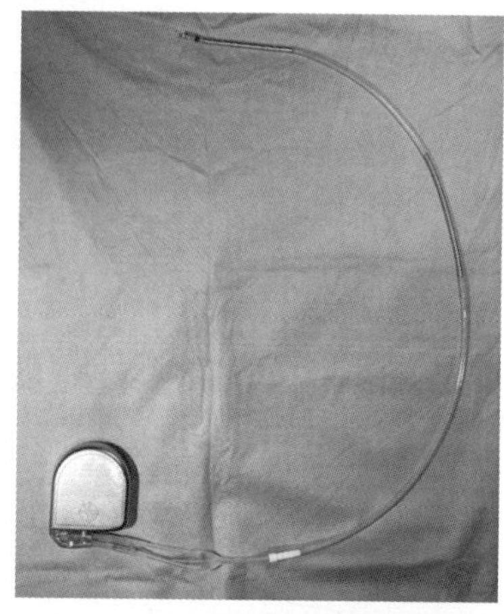

标注

- 右心室为单电极导线，较粗的部分是除颤线圈电极（箭头指示）

图 4.52
皮下 ICD

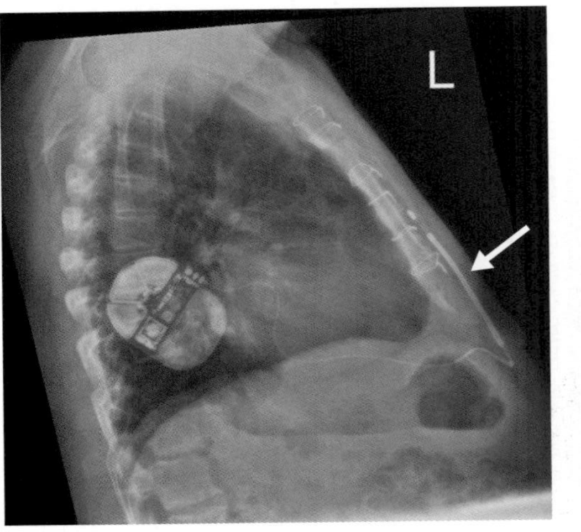

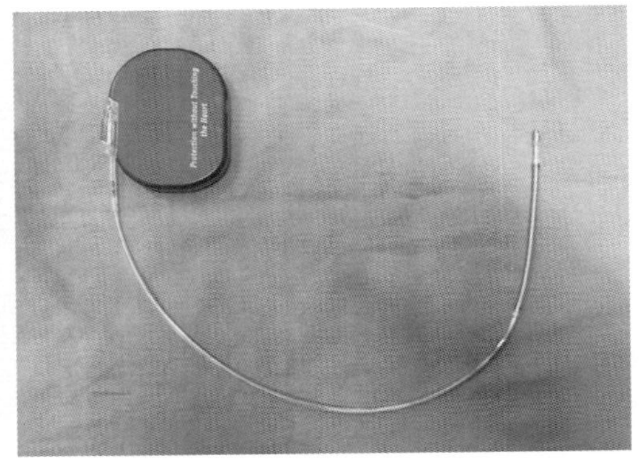

标注
- 电极置于皮下，因此除颤线圈（箭头所示）靠近胸骨
- ICD 的机壳作为除颤的另一极

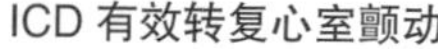
图 4.53

ICD 有效转复心室颤动

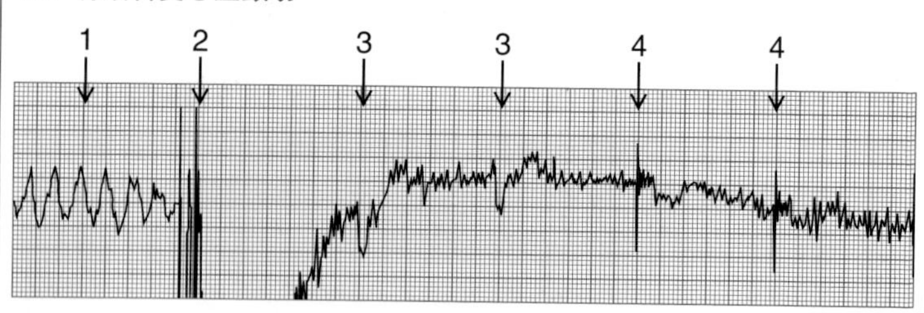

标注

- 心室颤动（1），随后 ICD 自动发放除颤电击脉冲（2）
- 自身 QRS 波（3）
- 心室起搏脉冲（4）

抗心动过速起搏功能

ICD 也能通过超速起搏终止室速。如果心室自身心率在一定范围内（通常明显超过心脏自身正常频率但又低于除颤频率），ICD 会发放超速抑制起搏，通过快速的心室起搏脉冲终止室速。新的心脏外除颤装置正在不断完善中，它可以通过植入的无导线起搏器进行无线传输，在完全无线的组合设备中实现抗心动过速起搏。如果经过数次抗心动过速起搏仍未能成功，ICD 将会默认进行除颤。

ICD 植入适应证

ICD 植入适应证见提示 4.7。

心电图表现

植入 ICD 患者，其心电图的表现与植入普通心脏起搏器的患者相同，但除外感知室性心律失常的情况。

ICD 功能异常

不论 ICD 的起搏功能，还是除颤功能，均可能出现异常。除颤功能异常可表现为对室性心律失常未能给予合理的治疗，也可以表现为不恰当放电。当发生这些情况时，需专业人员进行分析。对于频繁不恰当放电患者，可在严密监测情况下，使用磁铁

提示 4.7　ICD 植入适应证

一级预防

- 心力衰竭合并左心室射血分数＜ 35% 且 QRS 波时限＞ 120 ms
- 心力衰竭合并左心室射血分数＜ 35% 且 QRS 波时限＜ 120 ms，具有心脏性猝死的高危因素
- 其家族有心脏性猝死风险者，包括肥厚型心肌病、长 QT 综合征、Brugada 综合征及致心律失常型右心室心肌病患者
- 外科修复术后的先天性心脏病患者

二级预防

- 因心室颤动或室速引起心搏骤停患者
- 自发的持续性室速导致晕厥或血流动力学障碍
- 持续性室速且左心室射血分数＜ 35%（但 NYHA 分级不低于Ⅲ级）

提示：QRS 波显著增宽的患者可植入同时具备心脏再同步化治疗（CRT）及埋藏式心脏复律除颤器（ICD）的心脏再同步化复律除颤器（CRT-D）进行一级预防

探头使 ICD 功能暂时失效。

ICD 放电后，不管放电是否恰当，都应常规开启自动询问功能，以检测起搏器功能和电池寿命。起搏器或 ICD 的植入并不影响体外设备的除颤，但除颤电极板不能直接放在起搏器或 ICD 上部。

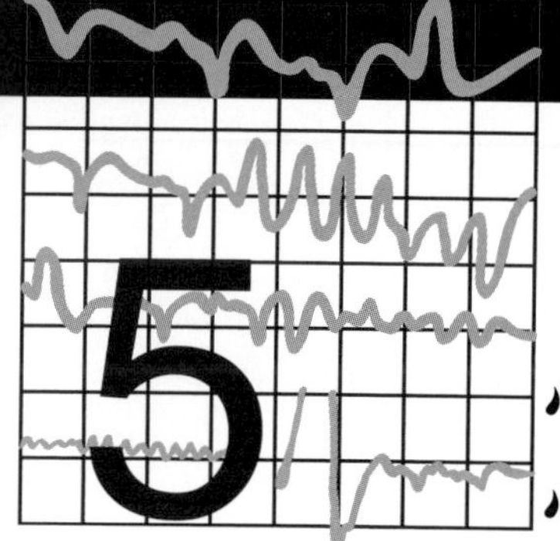

心动过缓患者的心电图

The ECG when the patient has a bradycardia

心动过缓的发生机制

临床心动过缓患者往往伴有不适症状，但患者很少能意识到其原因为自身心率的下降。显著的窦性心动过缓是运动员的特征性心律，同时也是血管迷走神经反射产生晕厥的原因，以及是心脏传导阻滞患者心排血量减少及晕厥发生的主要原因。严重的窦性心动过缓发生在急性下壁心肌梗死患者时，可导致低血压及心力衰竭的发生，同时也是心绞痛发生的主要原因之一。因此，临床对于脉搏缓慢、眩晕、晕厥及呼吸困难的患者，行心电图检查十分必要。

窦性心动过缓的常见病因见第 1 章（“窦性心动过缓”部分和提示 1.2），而逸搏心律已在第 2 章进行过讨论。发生这些心律时患者常无临床症状，但当逸搏心律的心率不足以保证足够的心排血量时，就产生相应的临床症状。心动过缓可导致晕厥的发生，其他晕厥的常见病因见提示 5.1。

窦房结病变——“病态窦房结综合征”

窦房结功能障碍可以是家族性或先天性的，也见于缺血性心肌病、风湿性心脏病、高血压以及浸润性心脏病，但大多数属于特发性病变。窦房结功能障碍，也可能与心脏传导系统病变有关。大部分窦房结病变的患者无症状，但是所有与心动过缓相关的症状，如头晕、晕厥和心力衰竭等均可发生。窦房结功能障碍往往伴发房性或交界区心动过速，此时可产生心悸不适。

病态窦房结综合征临床常见的心律失常类型见提示 5.2。

提示 5.1　晕厥的常见病因

心房颤动伴缓慢心室率
- 风湿性心脏病
- 缺血性心肌病
- 心肌病
- 药物
  - 地高辛
  - β 受体阻滞剂
  - 维拉帕米
  - 胺碘酮

窦房结病变
- 先天性
- 家族遗传性
- 特发性
- 缺血性心肌病
- 心肌病
- 淀粉样变性
- 胶原沉积病
- 心肌炎
- 药物，如锂

二度或三度房室传导阻滞
- 特发性（纤维性病变）
- 先天性
- 缺血性
- 主动脉瓣钙化
- 外科手术或创伤
- 希氏束肿瘤
- 药物
  - 地高辛
  - β 受体阻滞剂
  - 维拉帕米

提示 5.2　病态窦房结综合征常见的心律失常

- 不明原因或不适当的窦性心动过缓
- 窦性心律突然改变
- 窦性停搏（窦房结停搏或窦房传导阻滞）
- 心房静止
- 房室交界区逸搏心律
- 房性心动过速伴交界区逸搏心律（慢–快综合征）
- 交界区心动过速伴交界区逸搏
- 房颤伴缓慢心室率

图 5.1 和图 5.2 的心电图均来自同一年轻患者，当表现为相对较慢的窦性心率时，患者无明显症状，而突然转变为严重的窦性心动过缓时，患者感到头晕不适。

图 5.3 是一位年轻女性的心电监护心电图，患者主诉有短暂的头晕，头晕发作时的心电图为窦性停搏。

图 5.4 显示其他不同类型的窦性停搏。

图 5.5 显示的是“心房静止”的病例，此时心脏节律的维持依靠房室结区不规整的除极活动。

病态窦房结综合征患者出现心动过缓和心动过速共存现象有时称为“慢–快综合征”。图 5.6 是一份慢–快综合征的心电图，该心电图表现为缓慢的交界区逸搏心律时，患者无临床症状，而心电图表现为交界区心动过速时，患者诉心悸不适。

图 5.7 为一度房室传导阻滞伴右束支传导阻滞的心电图，此患者无症状。而患者发生晕厥时，动态心电图显示窦性停搏伴缓慢的交界区逸搏心律，心室率仅为 15 次 / 分（图 5.8）。这是一个传导系统病变合并窦房结病变的病例。

病态窦房结综合征的病因见提示 5.3。

心房颤动和心房扑动

房颤和房扑伴有缓慢心室率时，常是房室结和希氏束下传减慢的结果（图 5.9 和图 5.10）。出现这种情况时常因使用了减慢房室间传导的药物，如地高辛、β 受体阻滞剂或维拉帕米，但也可能是传导系统自身病变所致。

当房颤患者合并完全性房室传导阻滞时，心电图表现为规整的宽 QRS 波心律，其激动起源点为心室肌（图 5.11）。

图 5.1
窦性心动过缓

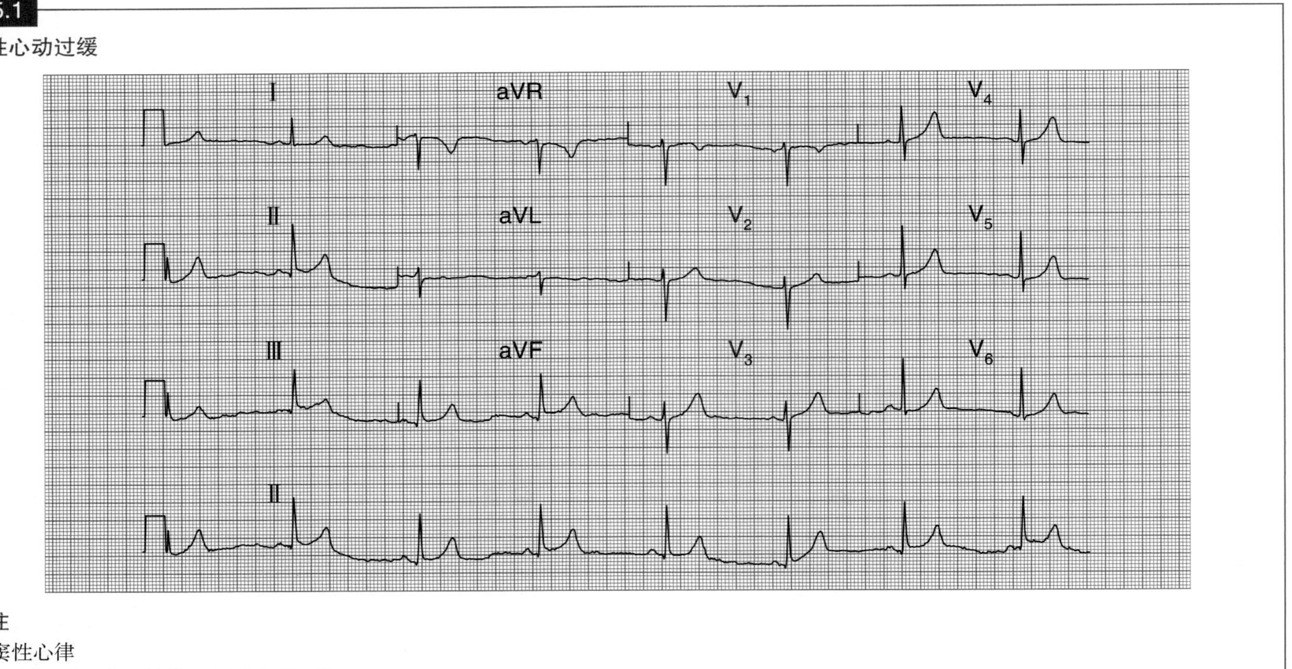

标注
- 窦性心律
- 心率 45 次 / 分，其他心电图表现正常

图 5.2

病态窦房结综合征：窦性心动过缓

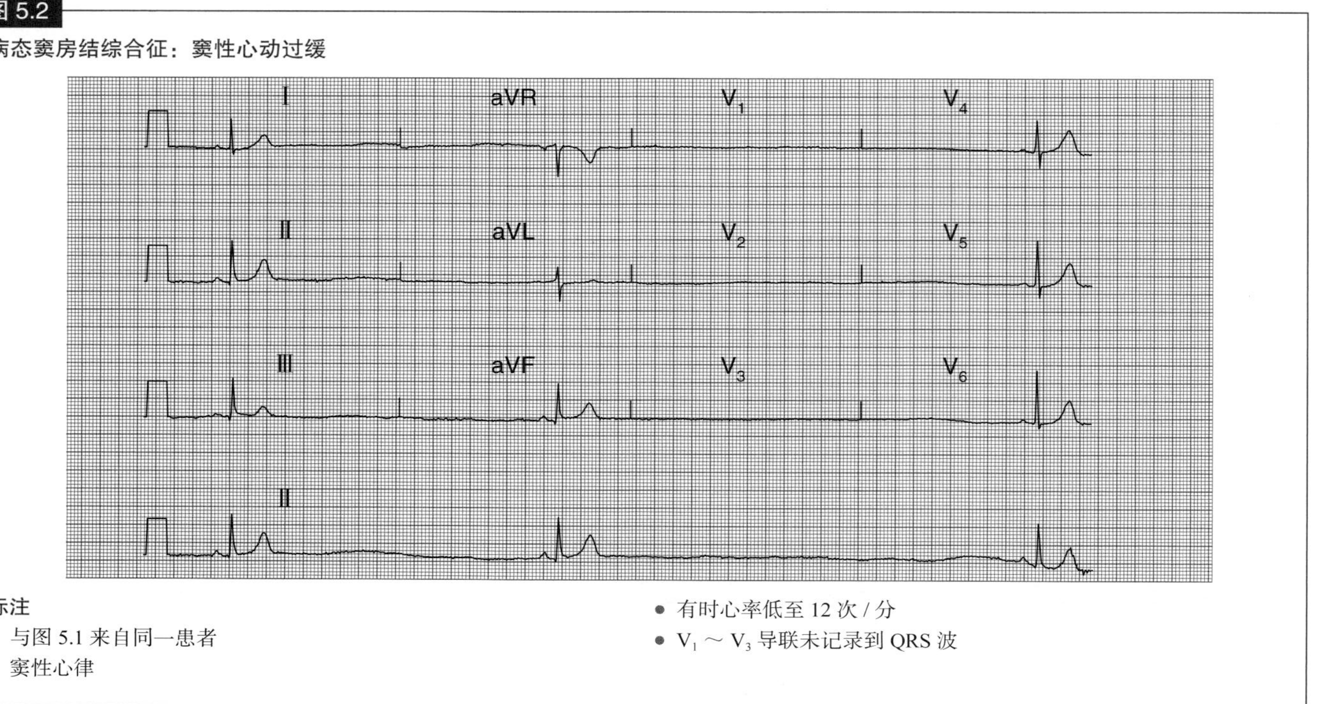

标注

- 与图 5.1 来自同一患者
- 窦性心律
- 有时心率低至 12 次 / 分
- V_1 ～ V_3 导联未记录到 QRS 波

图 5.3

窦性停搏

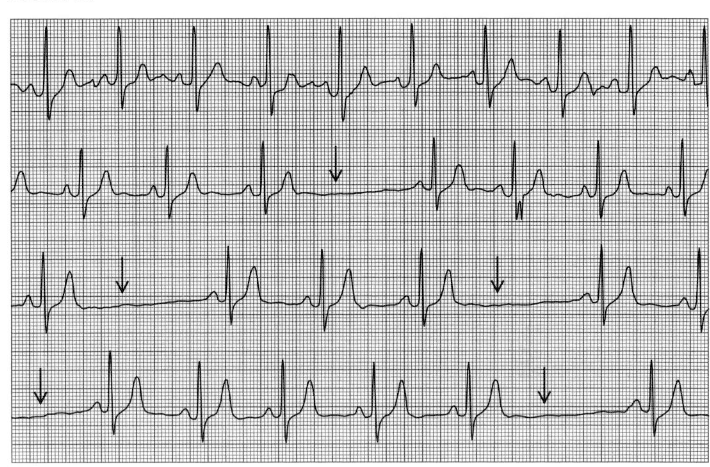

标注

- 动态心电图记录
- 整幅心电图均为窦性心律，发生症状时心电图表现为停搏（箭头指示）
- 停搏的长 PP 间期是基础 PP 间期的 2 倍，提示存在窦房传出阻滞

图 5.4

窦性停搏

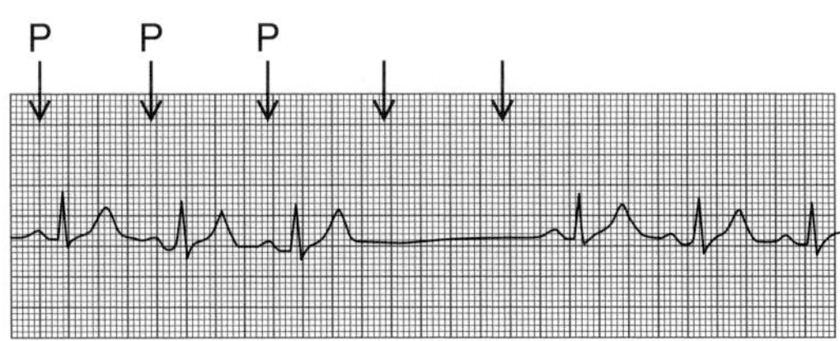

标注

- 窦性心率
- 3 个窦性搏动后 P 波消失，出现窦性停搏
- 箭头指示的是后 2 个 P 波应该出现的位置
- 随后恢复窦性心律，但窦性停搏反复出现

图 5.5

病态窦房结综合征：心房静止

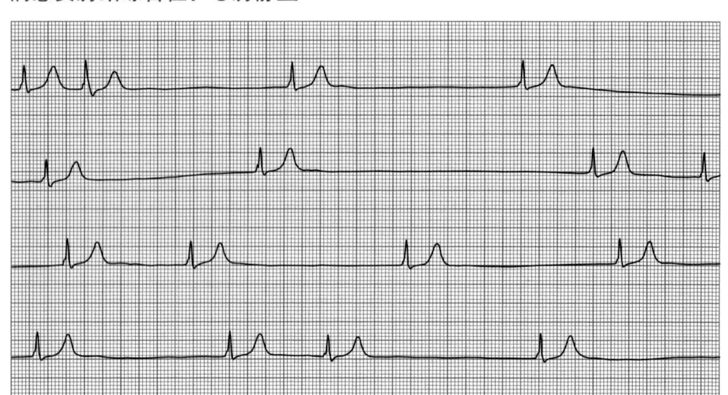

标注

- 动态心电图Ⅱ导联
- 不规整的窄 QRS 波心律
- 未见 P 波
- 结性逸搏心律，心率有时低至 16 次 / 分

图 5.6

病态窦房结综合征：慢–快综合征

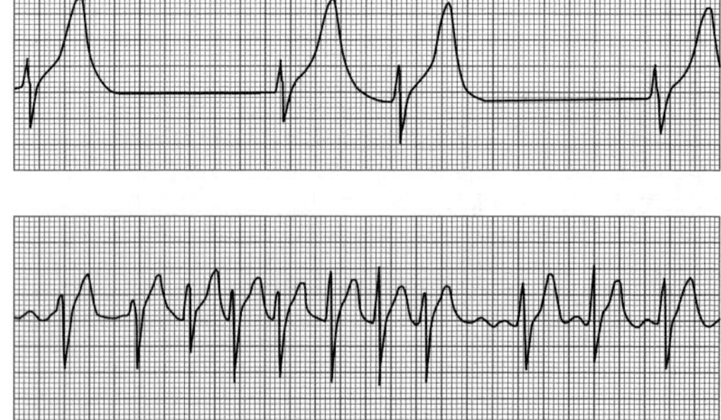

标注

- 上图，心房静止伴不规整的交界区逸搏心律
- 下图，窦性心律后出现交界区心动过速

图 5.7

一度房室传导阻滞伴右束支传导阻滞

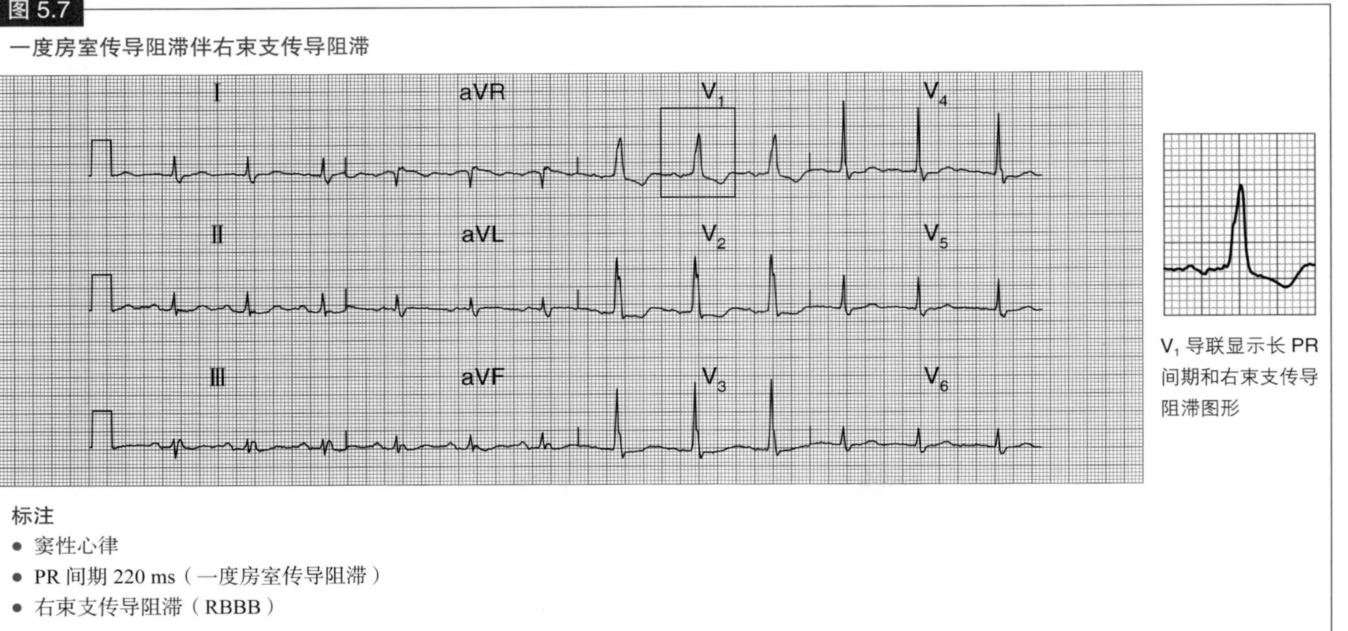

标注

- 窦性心律
- PR 间期 220 ms（一度房室传导阻滞）
- 右束支传导阻滞（RBBB）

图 5.8

窦性停搏伴房室结逸搏心律

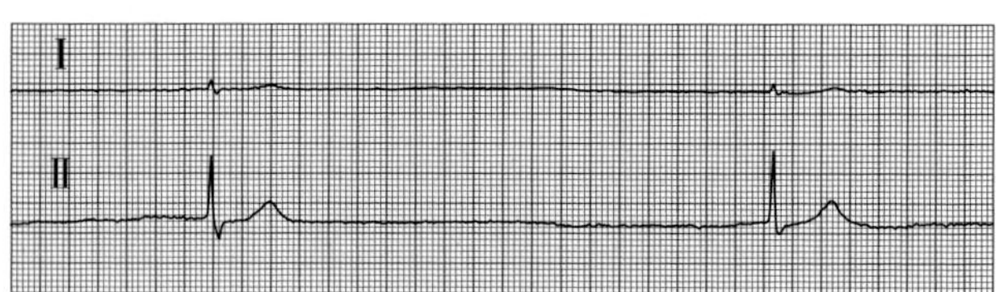

标注

- 与图 5.7 来自同一患者
- 动态记录
- 没有 P 波
- 窄 QRS 波心律
- 房室结（交界区）逸搏心律，心率仅 15 次 / 分

提示 5.3 病态窦房结综合征的病因

家族遗传性

- 孤立性
- 伴房室传导异常
- 伴 QT 间期延长
- 先天性

获得性

- 特发性
- 冠心病
- 心脏瓣膜疾病
- 心肌病
- 神经肌肉性疾病
  - Friedreich 共济失调
  - 腓骨肌萎缩症
  - Charcot-Marie-Tooth 病
- 浸润性
  - 淀粉样变性
  - 血色病
- 结缔组织病
  - 风湿病
  - 硬皮病
  - 系统性红斑狼疮
- 心肌炎
  - 病毒性
  - 白喉
- 药物
  - 锂离子
  - 伊伐布雷定
  - 雾化吸入剂

房室传导阻滞

一度房室传导阻滞、二度Ⅰ型（文氏）房室传导阻滞、二度Ⅱ型（莫氏）房室传导阻滞、左前分支阻滞及束支传导阻滞等患者通常无临床症状。

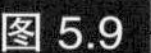

图 5.9

房扑伴房室传导阻滞

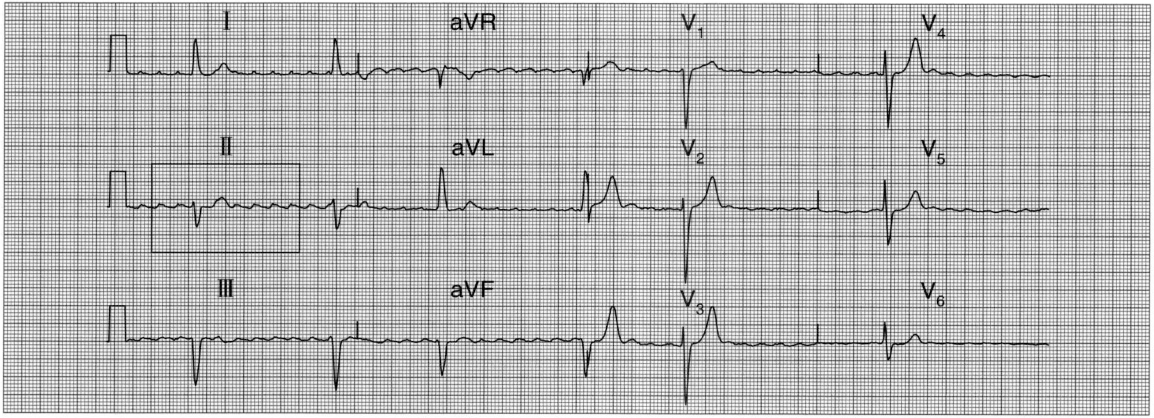

I aVR V_1 V_4

II aVL V_2 V_5

III aVF V_3 V_6

标注

- 不规整的心动过缓
- 所有导联显示心房扑动波，频率 300 次 / 分
- 室性频率多变，波动在 30 ～ 55 次 / 分
- QRS 波时限轻度延长（128 ms），提示不完全性右束支传导阻滞
- 因有不规整的 QRS 波，提示非完全性房室传导阻滞

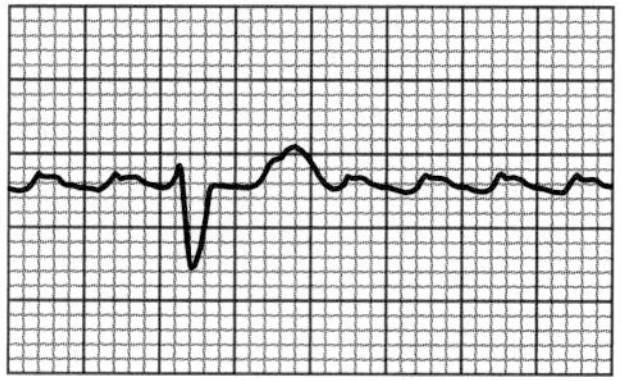

Ⅱ导联显示心房扑动波

图 5.10

房颤

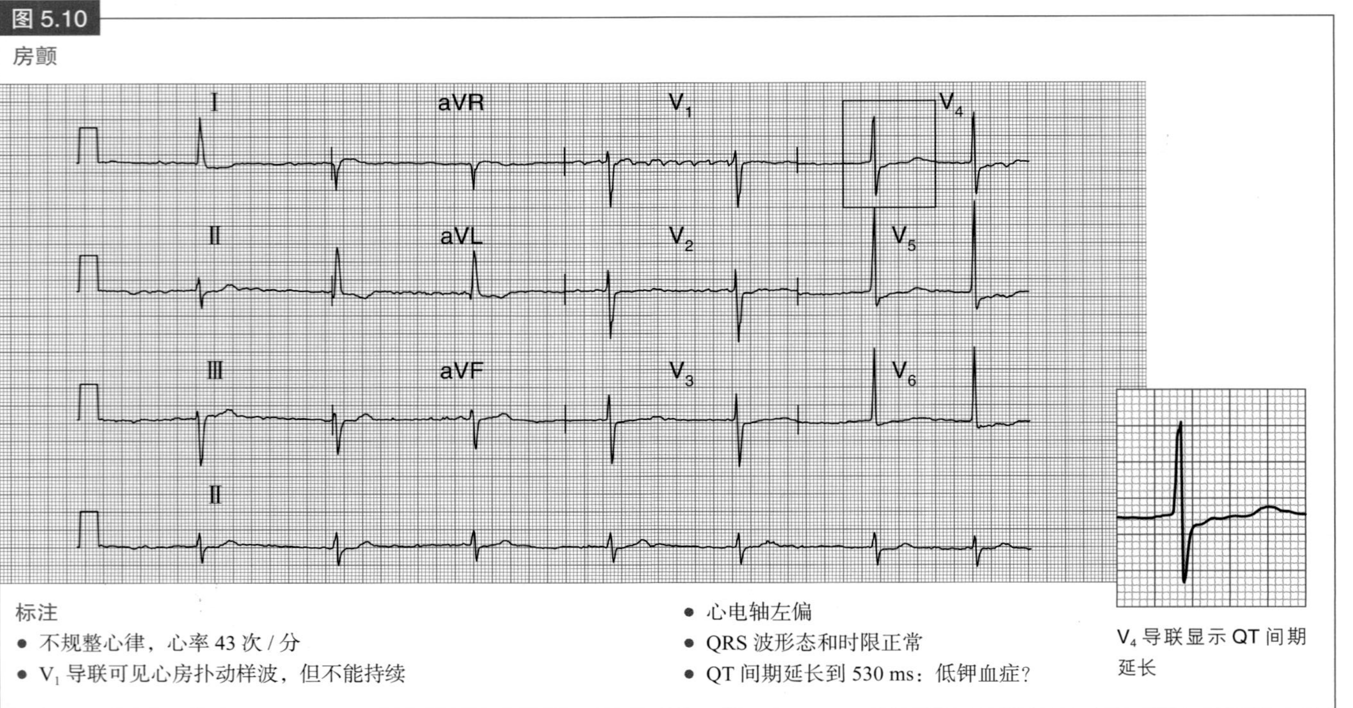

标注

- 不规整心律，心率 43 次 / 分
- V_1 导联可见心房扑动样波，但不能持续
- 心电轴左偏
- QRS 波形态和时限正常
- QT 间期延长到 530 ms：低钾血症？

V_4 导联显示 QT 间期延长

图 5.11

房颤伴完全性房室传导阻滞

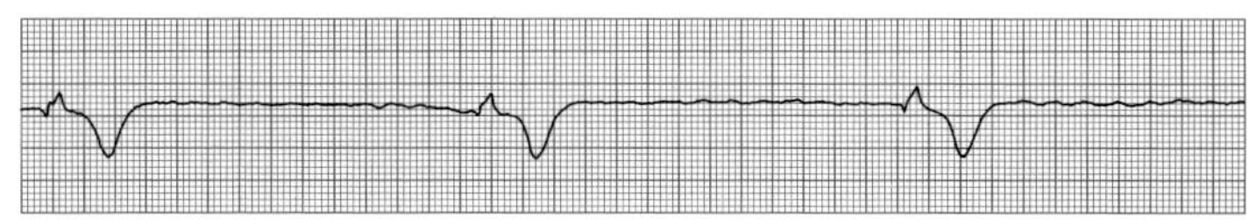

标注

- 基线不规整，提示房颤心律
- 规整的宽 QRS 波，频率 15 次 / 分
- T 波倒置

2∶1 或 3∶1 的二度房室传导阻滞，当心室率较慢时，可引发眩晕、气促等症状（图 5.12），而年轻患者对其的耐受性高于老年患者。

完全性（三度）房室传导阻滞的特征之一为缓慢的心室率，但患者有时仅表现为疲劳及心功能不全的相关症状。图 5.13 来自一位 60 岁的男性患者，其心室率仅 40 次 / 分，但临床无明显症状。

当患者心室率很慢时，有可能诱发“阿–斯综合征”，还可能引起癫痫样发作，甚至死亡。图 5.14 是一位患者的心电图，当表现为窦性心律伴一度房室传导阻滞及右束支传导阻滞时，患者无明显症状，而当心电图进展为完全性房室传导阻滞时，患者发生了“阿–斯综合征”（图 5.15）。

可能引起心脏传导阻滞的病因见提示 5.4。

房室传导阻滞的腔内电图

普通体表心电图能提供诊断房室传导阻滞的必需信息，而通过腔内电图，我们能更清楚地了解心脏电活动传导的过程。

腔内电图是通过静脉途径，将数根电极导管置入心腔内，同时记录心脏不同部位的心电活动，主要用于心脏电生理检查时。每个电极导管带有数个电极（图 4.46），可实时记录心脏的电除极活动（图 5.16）。希氏束是显示心脏电活动各部分最好波形的部位，心房除极产生 A 波（体表心电图的 P 波），紧随其后的是希氏束高尖的 H 波电位。正常的 AH 间期为 55 ～ 120 ms，大

图 5.12

二度房室传导阻滞（2：1）

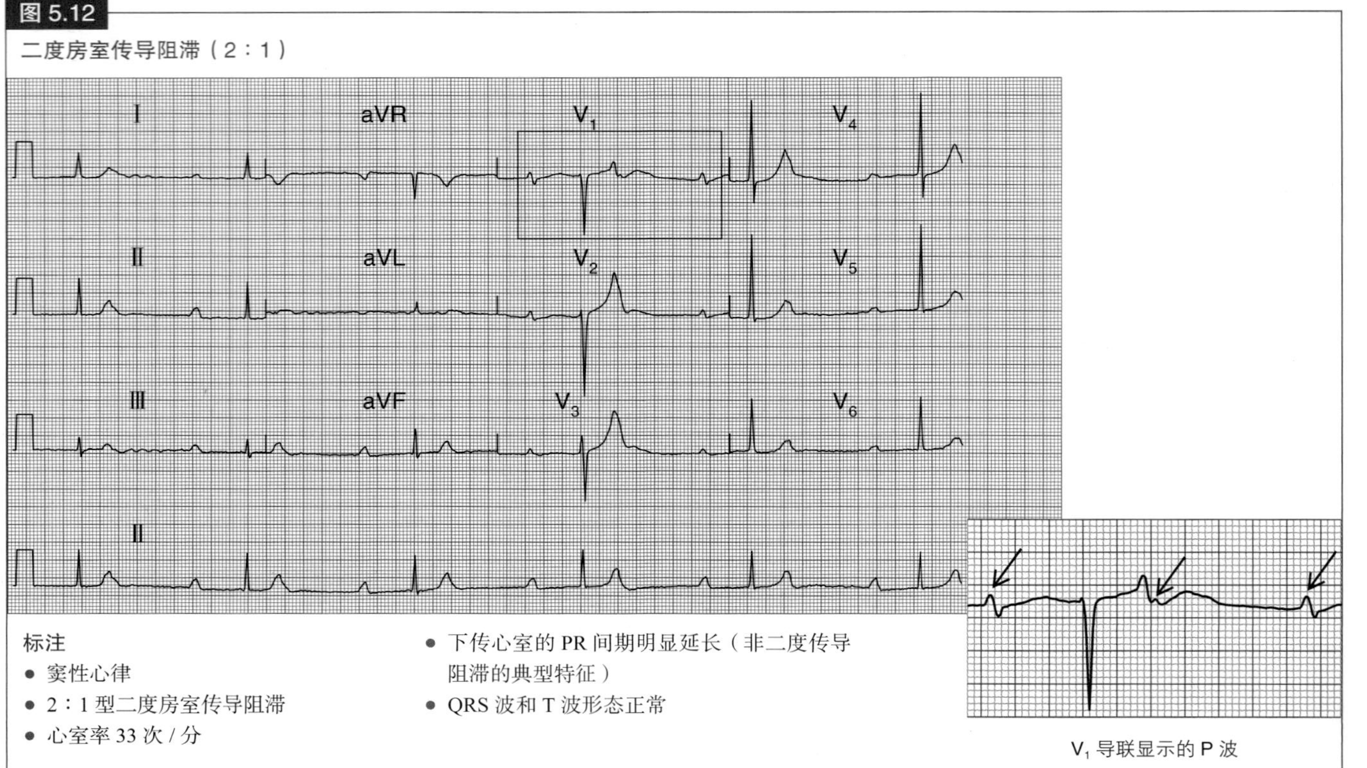

标注

- 窦性心律
- 2：1 型二度房室传导阻滞
- 心室率 33 次 / 分
- 下传心室的 PR 间期明显延长（非二度传导阻滞的典型特征）
- QRS 波和 T 波形态正常

V_1 导联显示的 P 波

图 5.13

完全性房室传导阻滞

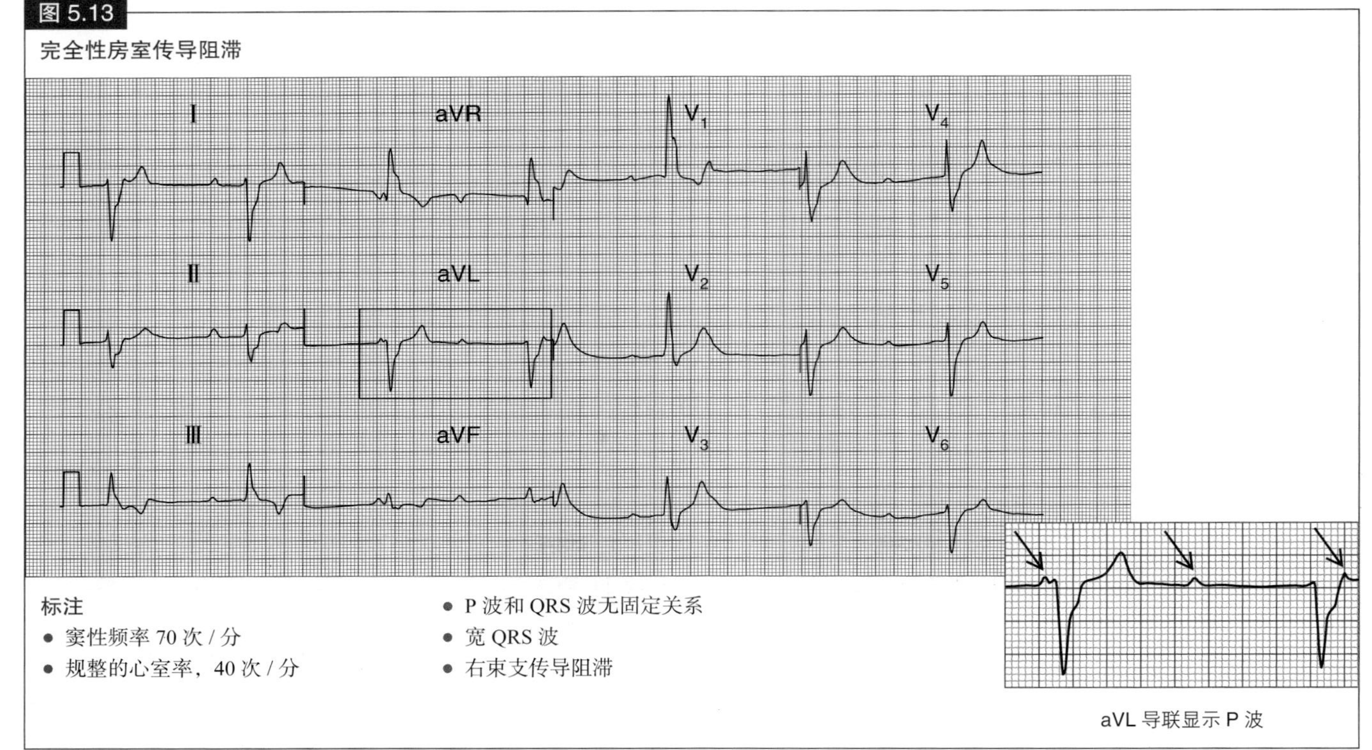

aVL 导联显示 P 波

标注

- 窦性频率 70 次 / 分
- 规整的心室率，40 次 / 分
- P 波和 QRS 波无固定关系
- 宽 QRS 波
- 右束支传导阻滞

图 5.14

一度房室传导阻滞伴右束支传导阻滞

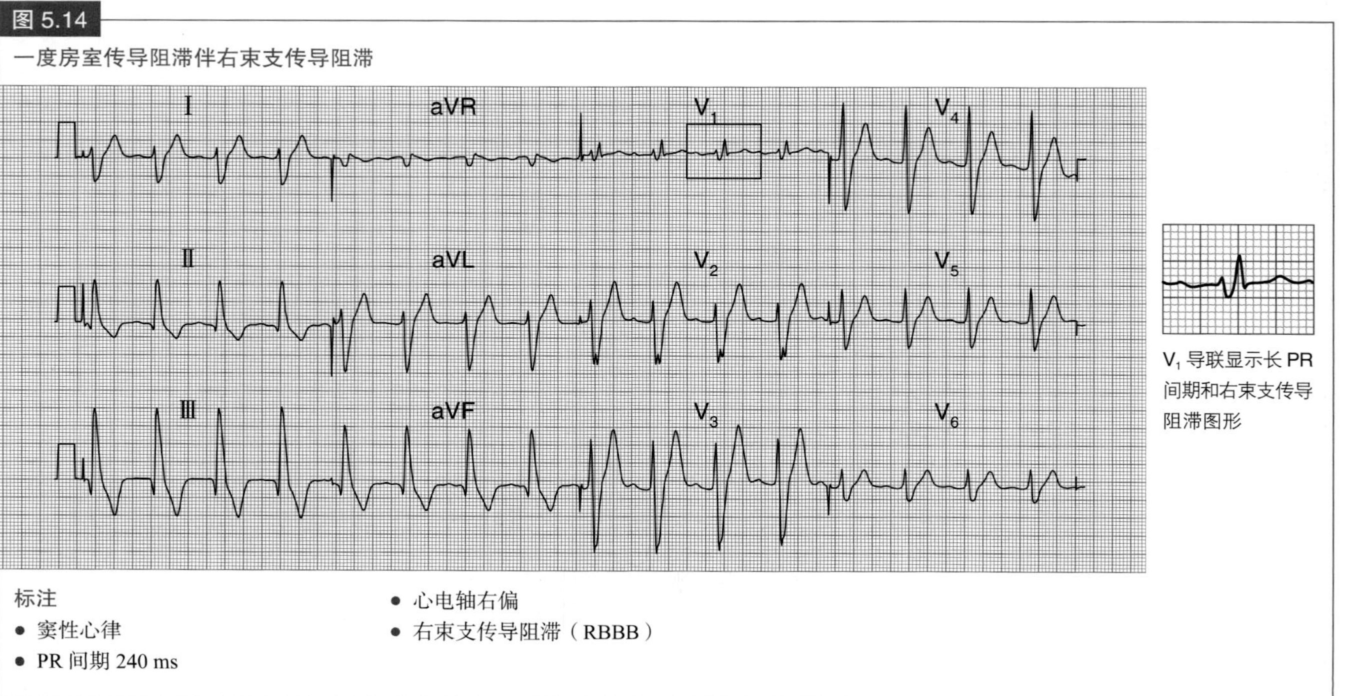

标注

- 窦性心律
- PR 间期 240 ms
- 心电轴右偏
- 右束支传导阻滞（RBBB）

图 5.15

完全性房室传导阻滞伴阿–斯综合征

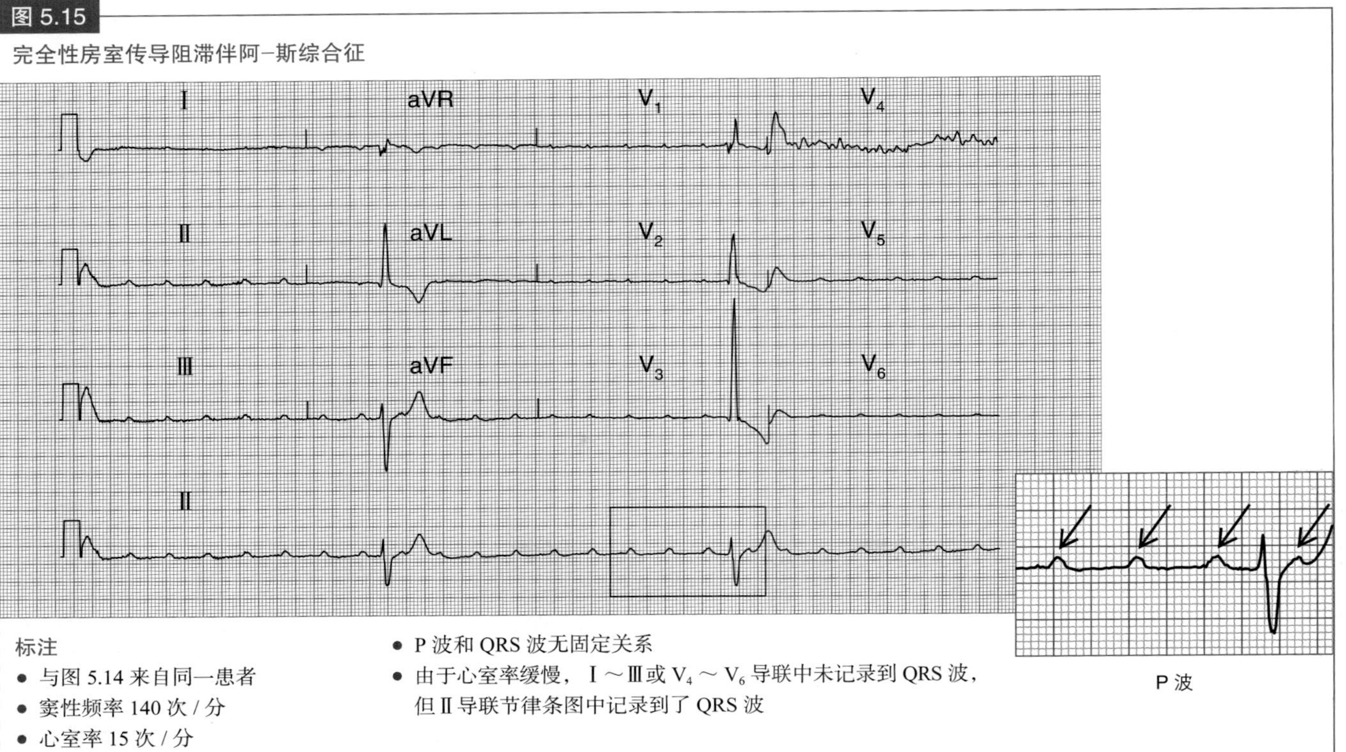

标注

- 与图 5.14 来自同一患者
- 窦性频率 140 次 / 分
- 心室率 15 次 / 分
- P 波和 QRS 波无固定关系
- 由于心室率缓慢，Ⅰ～Ⅲ或 V_4 ～ V_6 导联中未记录到 QRS 波，但Ⅱ导联节律条图中记录到了 QRS 波

提示 5.4　心脏传导阻滞的病因

一度和二度房室传导阻滞
- 正常变异
- 迷走反射增强
- 运动员
- 病态窦房结综合征
- 急性心肌炎
- 缺血性心脏病
- 低钾血症
- 莱姆病
- 地高辛中毒
- β 受体阻滞剂
- 钙通道阻滞剂

完全性房室传导阻滞
- 特发性（传导组织纤维化）
- 先天性
- 缺血性心脏病
- 主动脉瓣钙化相关
- 外科手术或创伤
- 地高辛中毒
- 肿瘤、寄生虫、脓肿、肉芽肿及外伤等侵犯了束支系统

图 5.16

正常的希氏束电图

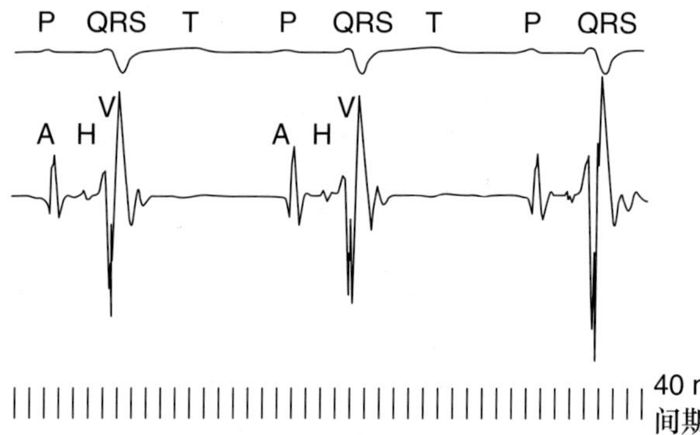

标注
- 上图显示普通的体表心电图
- 由于腔内电图的走纸速度比正常快，所以 P 波、QRS 波和 T 波显得宽大、平坦
- 下图是腔内记录的电图。A 波和 V 波分别对应 P 波和 QRS 波，但形态完全不同
- 希氏束除极电位为小而尖的“H”波

部分是电激动经房室结传导的时间。紧随 H 波后的是 V 波，代表心室除极（对应体表心电图的 QRS 波），HV 间期（正常为 33 ～ 55 ms）代表希氏束电位传导至心室的时间。

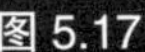

图 5.17

希氏束电图：一度房室传导阻滞

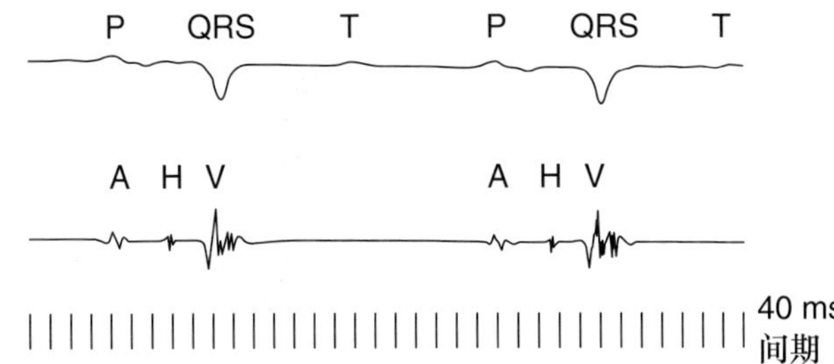

标注

- 上图记录的是体表心电图
- PR 间期 200 ms
- 下图是希氏束电图
- AH 间期延长（150 ms），而 HV 间期正常（70 ms）

图 5.17 是一位一度房室传导阻滞患者的腔内电图，由图看出其主要为 AH 间期延长。

希氏束的腔内电图也可为我们提供二度房室传导阻滞的阻滞部位。如 2∶1 房室传导阻滞的患者，其阻滞部位多位于希氏束而非房室结，因此其腔内电图上可看到 H 波，但其后无下传的 V 波（图 5.18 和图 5.19）。

图 5.18

二度房室传导阻滞（2∶1）

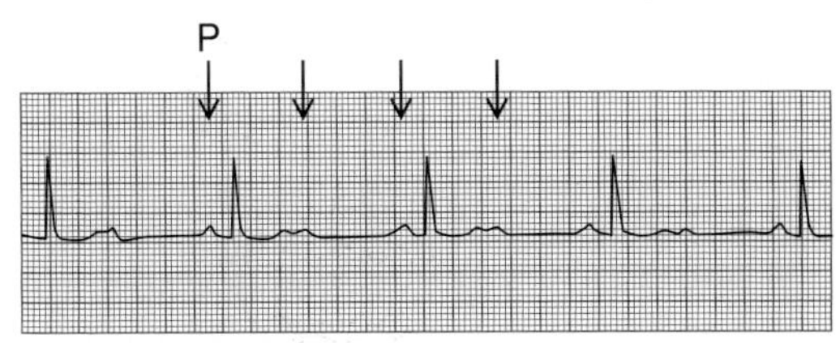

标注

- P 波下传时，PR 间期正常
- P 波未下传时，其后无相应的 QRS 波

图 5.19

希氏束电图：二度房室传导阻滞

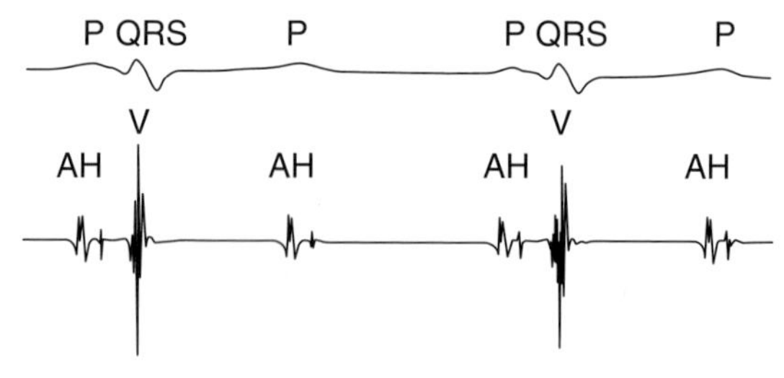

标注

- 上图为体表心电图
- 与其他希氏束电图一样，因走纸速度快，使 P-QRS-T 波显得平坦、宽大
- 下图第一组显示正常 A 波、H 波和 V 波，随后下组 A 波和 H 波后无 V 波
- 上述现象可重复出现

心动过缓的诊治

心动过缓引起低血压、外周血流灌注不足或者逸搏心律时，需要紧急处理。

急性心肌梗死患者的临时起搏治疗

急性心肌梗死，特别是急性下壁心肌梗死患者出现的心动过缓，通常很快自行恢复，多数不需要起搏治疗。当心动过缓严重，导致晕厥或心力衰竭时，则需要临时起搏。

永久起搏

起搏器和心脏其他电子装置临床应用越来越多，特别对老年患者。虽然这些心律电子装置都由专业人员植入及检测，但临床中常可遇到植入这些装置的患者。不同类型起搏器的特征，由其起搏电极植入的心腔决定。患者通常携带一张标有起搏器类型的卡片，但我们也能从患者胸部 X 线片上了解到。因此，对于起搏器功能的评估，胸部 X 线检查必不可少，因此本章列有很多胸部 X 线片。在解释心电图时，了解起搏器类型十分必要。

所有起搏器包含两种基本功能：起搏和感知功能。通过起搏心电图分析，可知患者起搏功能是正常还是异常，包括起搏或感知功能的判断。

起搏

起搏器脉冲的发放是经起搏导线的头端电极与近端电极（双极）或者起搏器本身（单极）组成的环路完成的。通过发放起搏脉冲使周围心肌除极，心肌动作电位从这个起搏刺激点向周围心肌传播，进而引起起搏心腔的心肌收缩。起搏器会以事先程控的心率重复该过程，而当感知自身心跳时，起搏器将抑制脉冲的发放（见下文）。

感知

起搏器通过起搏导线的头端电极持续监测心脏电活动。

当单腔起搏器感知自身电活动时，会在设定的间期内抑制一次起搏脉冲的发放，从而防止起搏器脉冲和心脏自身电活动同时发生而引起竞争性心律。

对于双腔起搏器，当感知自身电活动时，既能抑制相应心腔起搏脉冲的发放，同时亦能触发另一心腔电极导线发放脉冲。例如，当心室自身电活动被感知后，起搏器在一定时间内抑制一次起搏脉冲的发放，而当心房自身除极被感知后，如果在设置的 PR 间期内心室电极感知不到自身除极波，起搏器则会触发心室起搏。因此，对于房室传导阻滞患者，可植入双腔起搏器以保证房室顺序起搏。

监测

现代起搏器已有远程监测功能，可以附加一些心电图监测功能（类似于植入式循环记录器）。传统起搏器的程控是通过专用程控仪上的程控头放置在起搏器上方的皮肤上询问起搏器，然后与专用程控仪连接（图 5.20）上传并打印关键起搏参数（图 5.21 和图 5.22），这些参数包括电池寿命的基本测量值、评估导线功能的参数以及装置工作细节记录（如起搏和感知的比例）。现代

图 5.20

起搏器询问

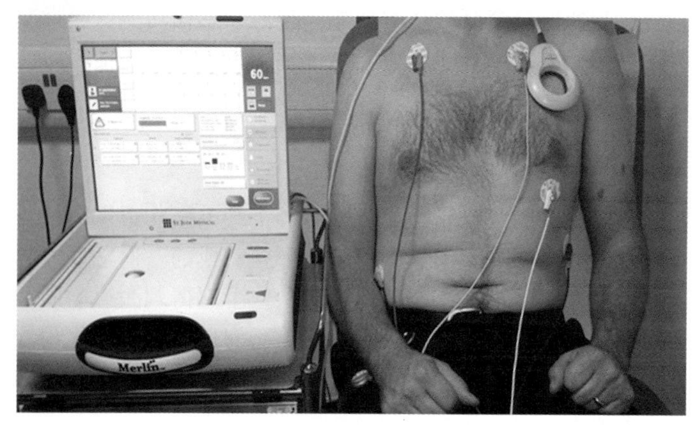

在起搏器设备上放置一个程控头（位于左肩），并将心电图导联连接到设备程控器（屏幕位于患者右侧），然后可以根据需要对设备进行询问和编程

起搏器可进行家庭监测，患者无须就诊就可通过无线连接将数据发送给医院。

起搏器的命名

大部分起搏器模式可使用 NBG 编码（NASPE/BPEG Generic，由北美起搏与电生理学会模式代码委员会和英国起搏与电生理学组开发）进行命名。

NBG 编码中各个字母代表含义如下：

A：心房　V：心室　D：双腔　O：无　I：抑制

在该编码中：

- 第一个字母代表起搏的心腔（心房、心室或者双腔）
- 第二个字母代表感知的心腔（心房、心室、双腔或者无）
- 第三个字母代表感知后的反应（抑制、触发或者无）
- 第四个字母（R）代表起搏器具有频率适应性功能。

最常用的起搏器类型见表 5.1。

右心室起搏（VVI）

右心室起搏时，将单极起搏电极导线植入右心室，通常置

图 5.21

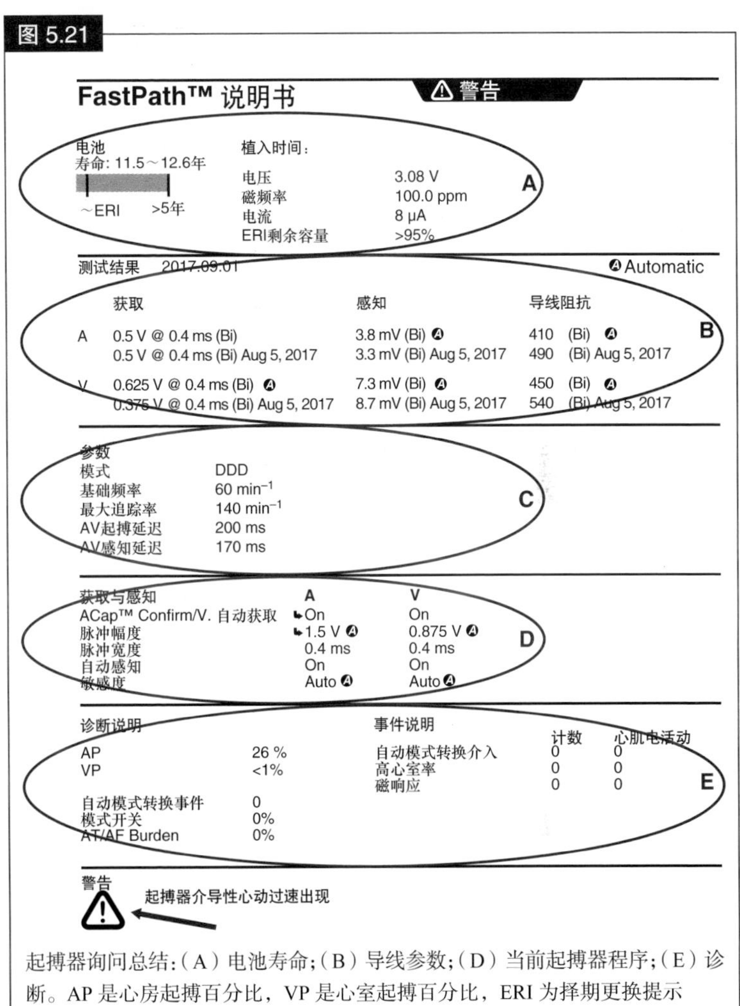

FastPath™ 说明书　⚠ 警告

电池
寿命: 11.5～12.6年
～ERI　>5年

植入时间:

电压	3.08 V
磁频率	100.0 ppm
电流	8 μA
ERI剩余容量	>95%

A

测试结果　2017.09.01　Automatic

	获取	感知	导线阻抗
A	0.5 V @ 0.4 ms (Bi)	3.8 mV (Bi)	410 (Bi)
	0.5 V @ 0.4 ms (Bi) Aug 5, 2017	3.3 mV (Bi) Aug 5, 2017	490 (Bi) Aug 5, 2017
V	0.625 V @ 0.4 ms (Bi)	7.3 mV (Bi)	450 (Bi)
	0.375 V @ 0.4 ms (Bi) Aug 5, 2017	8.7 mV (Bi) Aug 5, 2017	540 (Bi) Aug 5, 2017

B

参数

模式	DDD
基础频率	60 min^{-1}
最大追踪率	140 min^{-1}
AV起搏延迟	200 ms
AV感知延迟	170 ms

C

获取与感知	A	V
ACap™ Confirm/V. 自动获取	On	On
脉冲幅度	1.5 V	0.875 V
脉冲宽度	0.4 ms	0.4 ms
自动感知	On	On
敏感度	Auto	Auto

D

诊断说明

AP	26 %
VP	<1%
自动模式转换事件	0
模式开关	0%
AT/AF Burden	0%

事件说明	计数	心肌电活动
自动模式转换介入	0	0
高心室率	0	0
磁响应	0	0

E

警告
起搏器介导性心动过速出现

起搏器询问总结:（A）电池寿命;（B）导线参数;（D）当前起搏器程序;（E）诊断。AP 是心房起搏百分比，VP 是心室起搏百分比，ERI 为择期更换提示

于心尖部（图 5.23）或处于间隔位置（图 5.35 见心室电极导线植入位置），其为最常用的起搏模式。理论上室间隔位置在增强正常心室同步收缩方面具有优势。起搏电极导线能感知右心室自身电活动，如果在预先程控的间期内未能感知心室自身电活动，起搏器则发放起搏脉冲起搏心室。需注意，我们不能从胸部 X 线片上区分起搏器是单极还是双极。VVI 起搏器适应证见提示 5.5。

图 5.22

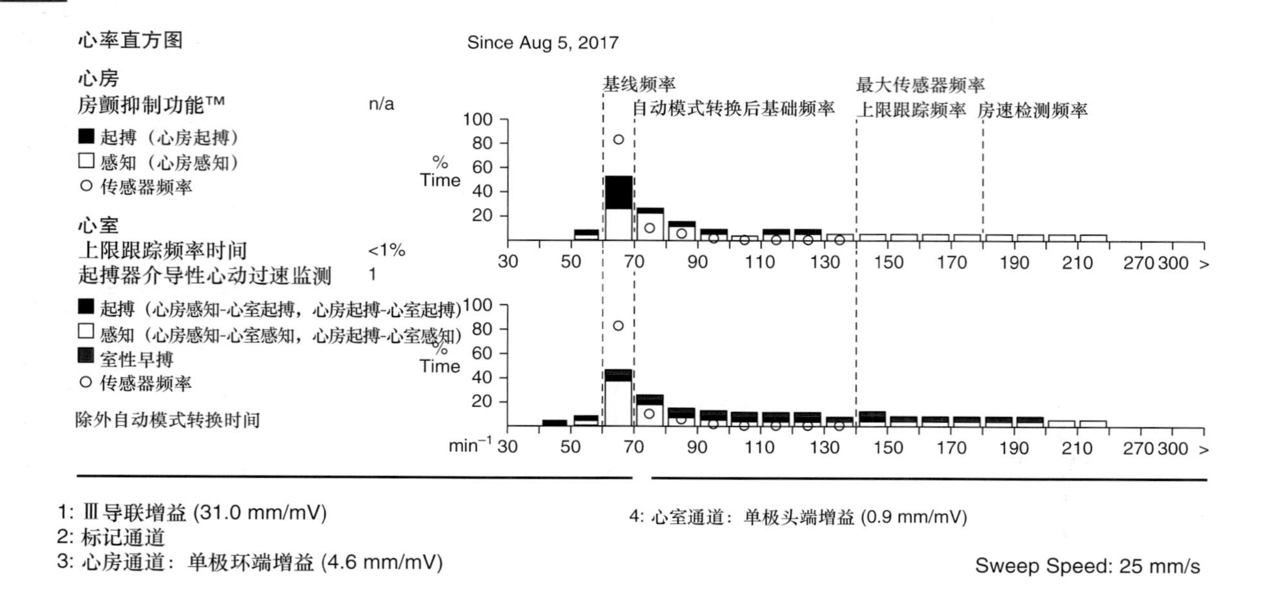
心率直方图
Since Aug 5, 2017
心房
房颤抑制功能™ n/a
起搏（心房起搏）
感知（心房感知）
传感器频率
心室
上限跟踪频率时间 <1%
起搏器介导性心动过速监测 1
起搏（心房感知-心室起搏，心房起搏-心室起搏）
感知（心房感知-心室感知，心房起搏-心室感知）
室性早搏
传感器频率
除外自动模式转换时间
基线频率
自动模式转换后基础频率
最大传感器频率
上限跟踪频率
房速检测频率
% Time
100
80
60
40
20
min^{-1}
30 50 70 90 110 130 150 170 190 210 270 300 >
1: Ⅲ导联增益 (31.0 mm/mV)
2: 标记通道
3: 心房通道：单极环端增益 (4.6 mm/mV)
4: 心室通道：单极头端增益 (0.9 mm/mV)
Sweep Speed: 25 mm/s

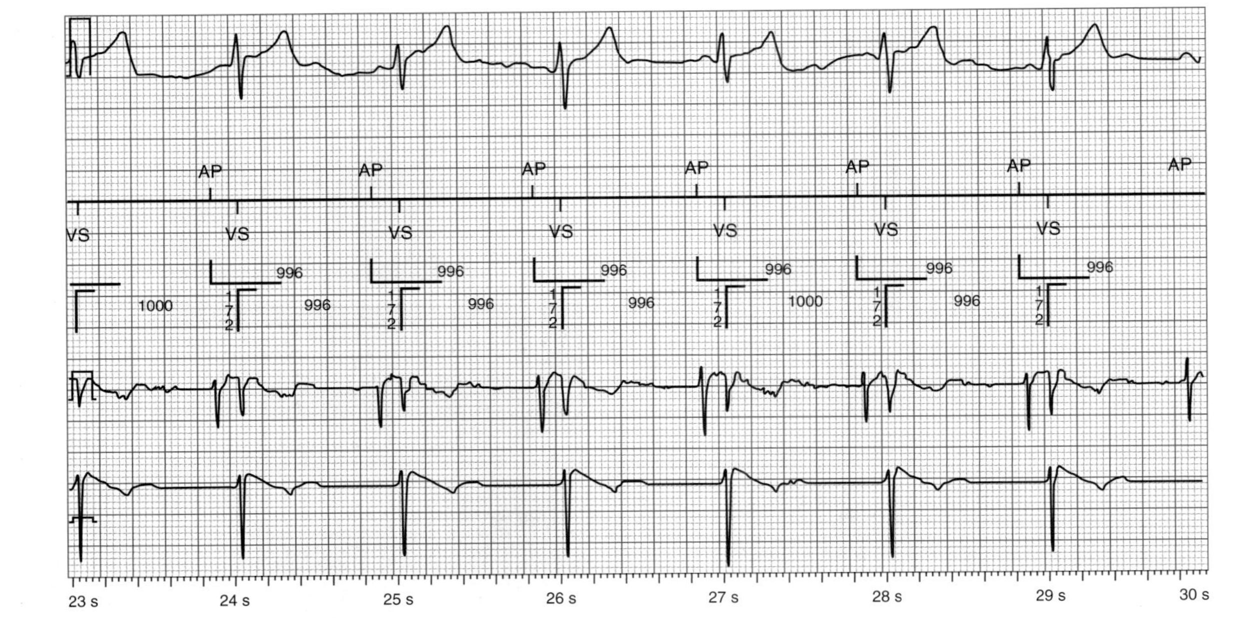

起搏器程控时可生成心率轮廓图（上幅）和电极导线顶端电极与脉冲发生器形成的心电图（下幅）。如此得以核查起搏器的自动感知功能以及得出有用的诊断

表 5.1　起搏器类型

起搏器命名	电极位置	起搏器功能
单腔		
VVI	右心室	右心室感知，右心室起搏，感知后抑制起搏脉冲发放
AAI	右心房	右心房感知，右心房起搏，感知后抑制起搏脉冲发放
VVI/ICD	右心室	右心室感知，右心室起搏，感知后抑制起搏脉冲发放，如果感知心室颤动，自动除颤
双腔		
DDD	右心房、右心室	右心房、右心室均具有感知和起搏功能，感知后抑制起搏脉冲发放
DDD/ICD	右心房-起搏电极 右心室-起搏和除颤电极	右心房、右心室均有感知和起搏功能，感知后抑制起搏脉冲发放。如果感知心室颤动，自动除颤

图 5.23

胸部 X 线片显示右心室起搏器

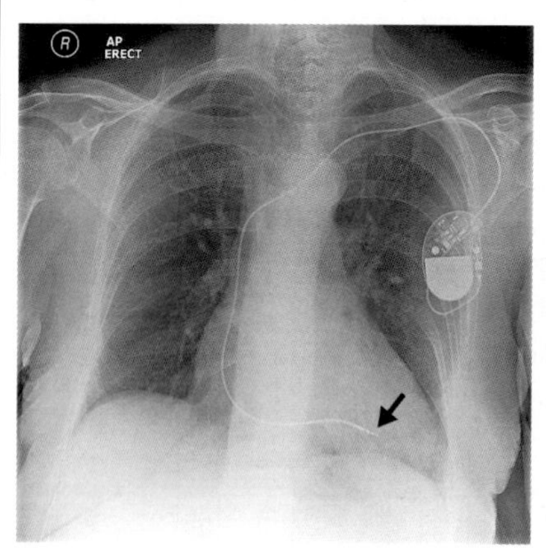

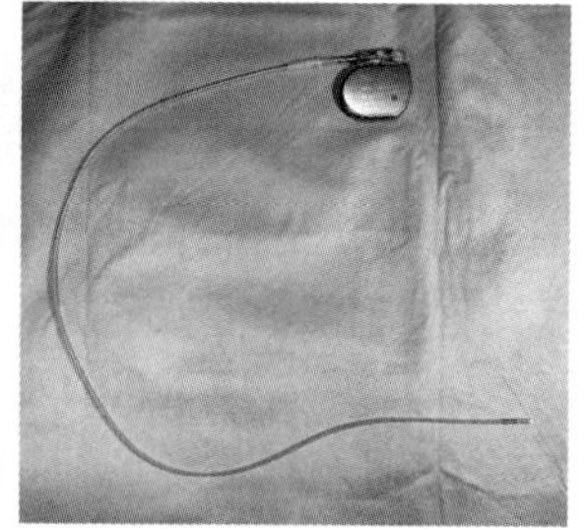

标注

- 植入前的右心室起搏器（右图）；胸部 X 线片显示植入位置（左图）
- 起搏器置于左肩下方的皮下囊袋内
- 起搏电极导线经过锁骨下静脉，头端植于传统的右心室心尖部（箭头指示）

提示 5.5　VVI 起搏适应证

- 房颤伴缓慢心室率或心脏停搏
- 病态窦房结综合征（慢–快型），患者伴有房性心动过速（如房颤），同时伴有心动过缓而影响抗心动过速药物的使用
- 起搏支持：对具有心脏自身心律，但因窦房结病变或房室传导阻滞而出现偶发心脏停搏的患者行起搏支持
- 采用更先进的起搏器也无法改善其心脏功能的超高龄患者

心电图表现

右心室单腔起搏器，如果为双极电极导线，心电图的起搏图形表现为：在起搏脉冲（钉样信号）后，紧随宽大畸形的 QRS 波，由于此时心脏除极从右心室开始，因此其 QRS 波表现为左束支传导阻滞的图形（图 5.24）。起搏钉样信号在不同患者、不同的心电图导联，其大小、形态不尽一致，而且不一定在所有导联都能看到。

如果起搏器电极导线为单极，由于患者是由头端电极和起搏器壳组成起搏回路，故起搏钉样信号较双极起搏（其起搏电极相互靠近）更宽大（图 5.25）。

如果起搏器感知到自身心律，则在预先程控的时间内抑制一次起搏脉冲的发放，此时心电图为间歇起搏，表现为心室起搏心律和心脏自身心律（图 5.26 和图 5.27）交替发生。

对于预防偶尔的心动过缓而进行起搏支持的患者，其自身心率如果高于起搏器程控的下限频率时，往往心电图上看不到起搏图形。

对有潜在房性心律失常患者，我们可从体表心电图进行识别，这对临床决策（如抗凝治疗）具有重要作用。植入 VVI 起搏器患者其心电图有时表现为窦性心律，有时为心房颤动或心房扑动（图 5.27），甚至为完全性房室传导阻滞（图 5.28）。

起搏器其他功能

频率适应性 VVI 起搏器（VVIR）具有心率跟踪功能，当患者因运动等因素导致机体代谢增强时，起搏器则以预先程控的更快跟踪频率快速起搏，满足患者活动时代谢增大的需求。

无导线起搏器

目前，新研发的无导线起搏器（图 5.29），可植入于患者右心室心尖部，产生的心电图与 VVI 起搏器相同。

图 5.24

VVI 双极起搏

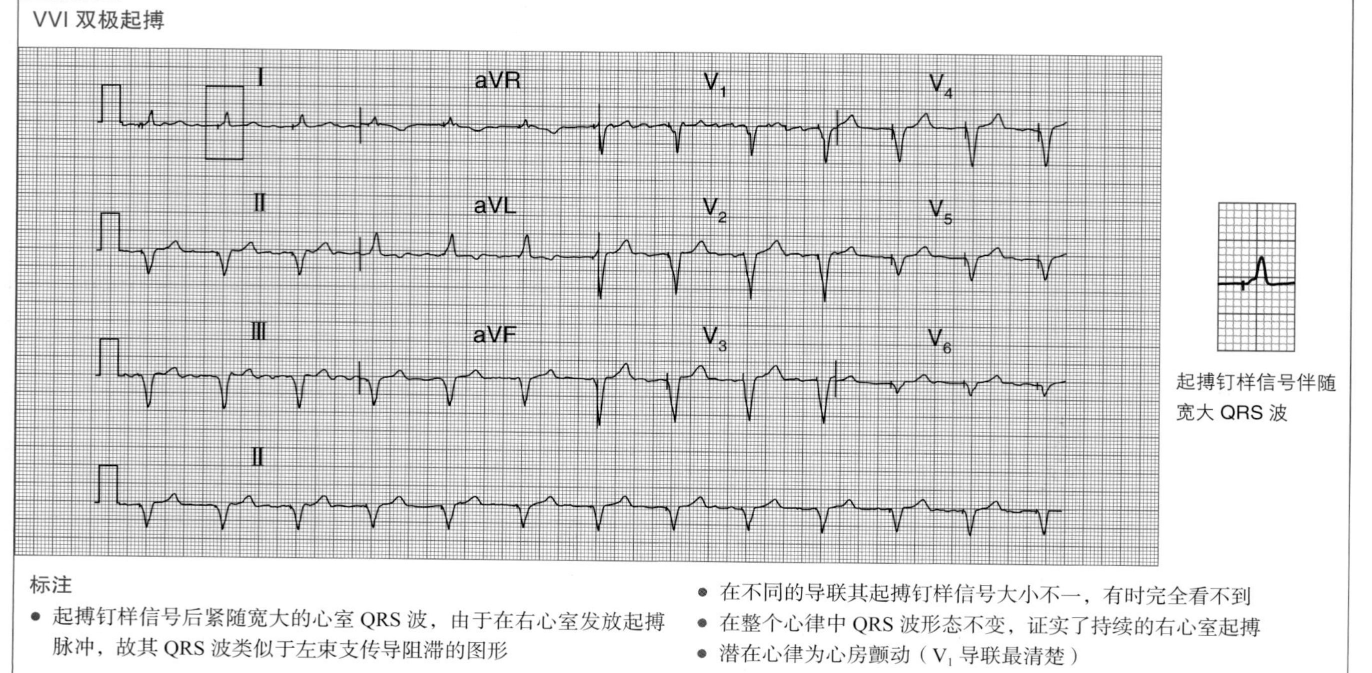

标注

- 起搏钉样信号后紧随宽大的心室 QRS 波，由于在右心室发放起搏脉冲，故其 QRS 波类似于左束支传导阻滞的图形
- 在不同的导联其起搏钉样信号大小不一，有时完全看不到
- 在整个心律中 QRS 波形态不变，证实了持续的右心室起搏
- 潜在心律为心房颤动（V_1 导联最清楚）

图 5.25

VVI 单极起搏

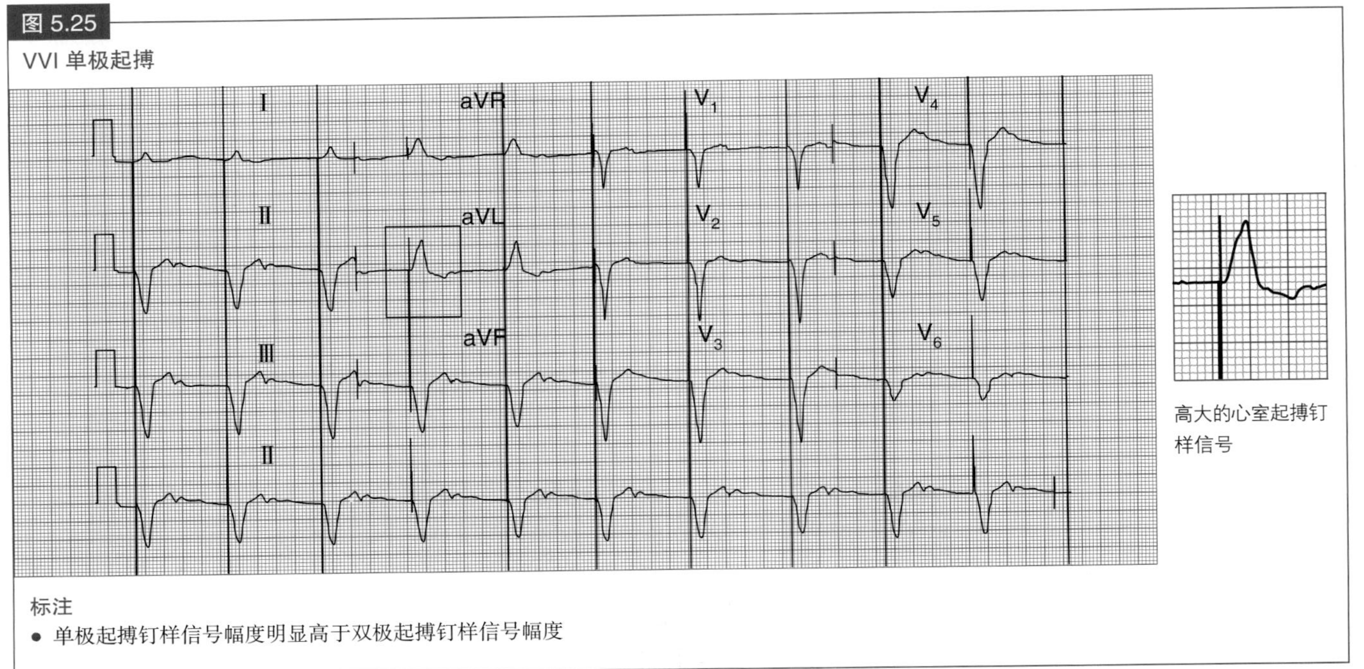

标注

- 单极起搏钉样信号幅度明显高于双极起搏钉样信号幅度

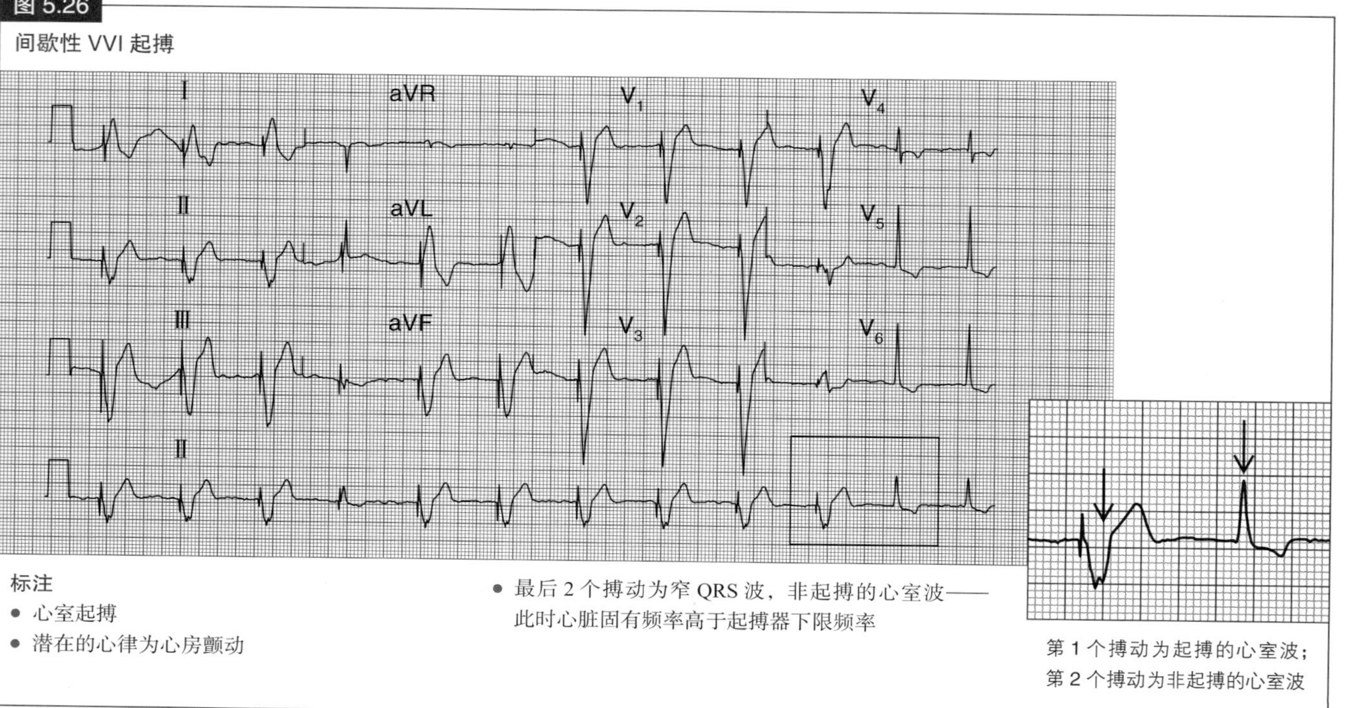
图 5.26
间歇性 VVI 起搏
I
aVR
V_1
V_4
II
aVL
V_2
V_5
III
aVF
V_3
V_6
II
标注
• 心室起搏
• 潜在的心律为心房颤动
• 最后 2 个搏动为窄 QRS 波，非起搏的心室波——
此时心脏固有频率高于起搏器下限频率
第 1 个搏动为起搏的心室波；
第 2 个搏动为非起搏的心室波

图 5.27

心房扑动伴间歇性 VVI 起搏

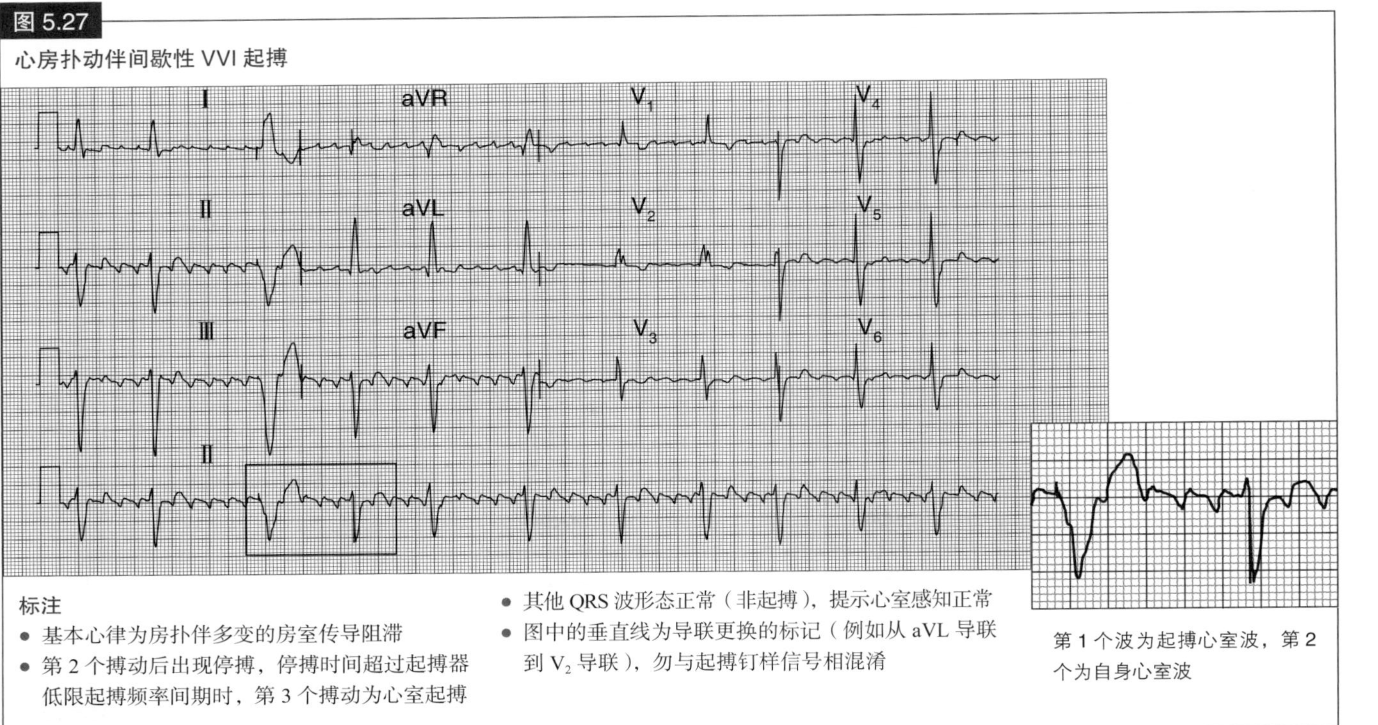

第 1 个波为起搏心室波，第 2 个为自身心室波

标注

- 基本心律为房扑伴多变的房室传导阻滞
- 第 2 个搏动后出现停搏，停搏时间超过起搏器低限起搏频率间期时，第 3 个搏动为心室起搏
- 其他 QRS 波形态正常（非起搏），提示心室感知正常
- 图中的垂直线为导联更换的标记（例如从 aVL 导联到 V_2 导联），勿与起搏钉样信号相混淆

图 5.28

VVI 起搏：完全性房室传导阻滞

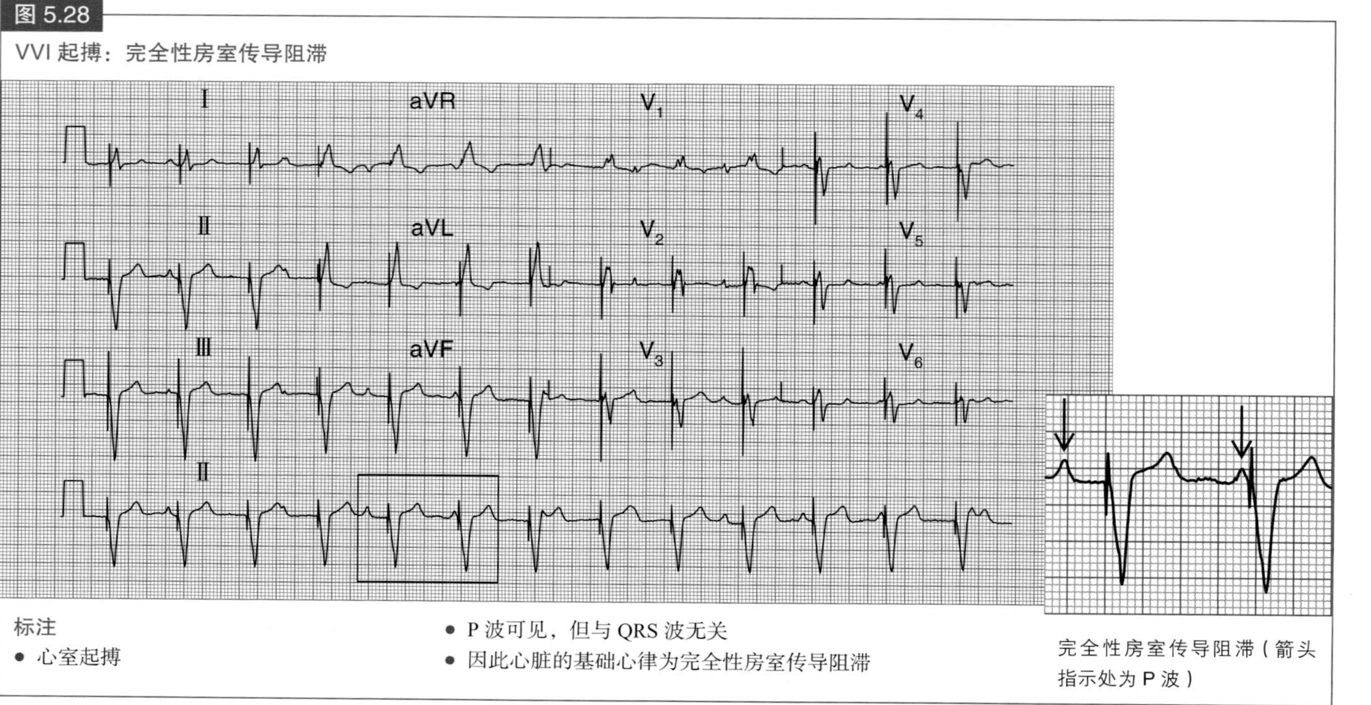

标注

- 心室起搏
- P 波可见，但与 QRS 波无关
- 因此心脏的基础心律为完全性房室传导阻滞

完全性房室传导阻滞（箭头指示处为 P 波）

图 5.29

无导线起搏器

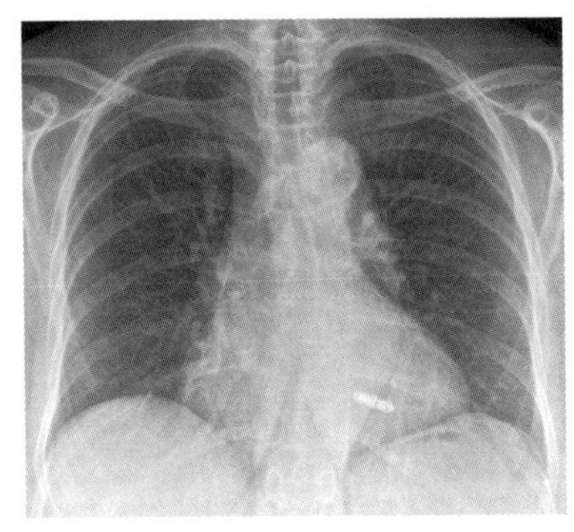

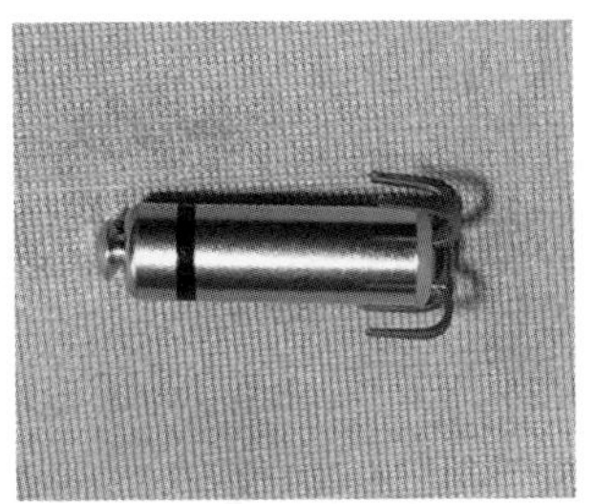

标注

- 植入前的无导线起搏器（右图）
- 胸部 X 线片显示植入后的位置（左图）

希氏束起搏器

右心室心尖部起搏由于去极化和收缩不同步导致心脏收缩效率内在降低，希氏束起搏器起搏点位于间隔处，通过直接起搏左心室传导装置来减少心律失常，可改善这种情况（图 5.30 至图 5.32）。

图 5.30

希氏束起搏器

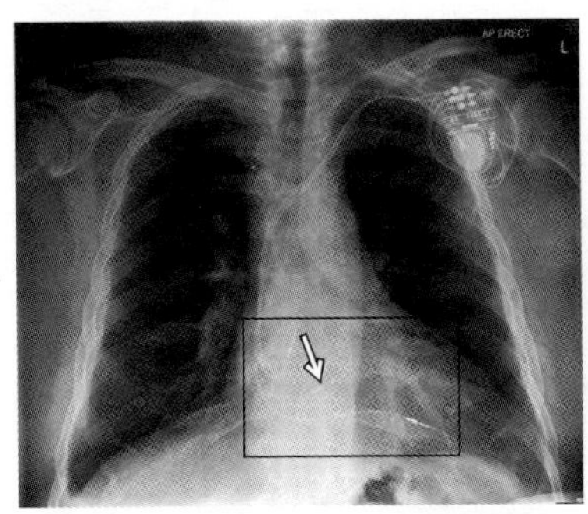

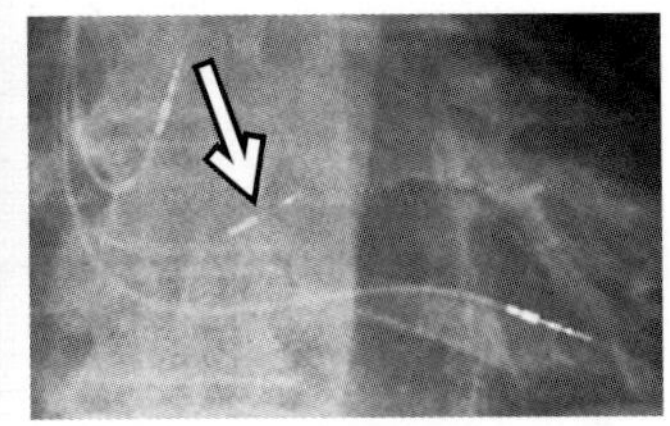

标注

- 胸部 X 线片显示右心室起搏导线和右心房导线（双腔起搏器，见图 5.35），白色箭头显示希氏束起搏导线植入希氏束位置

图 5.31

希氏束起搏

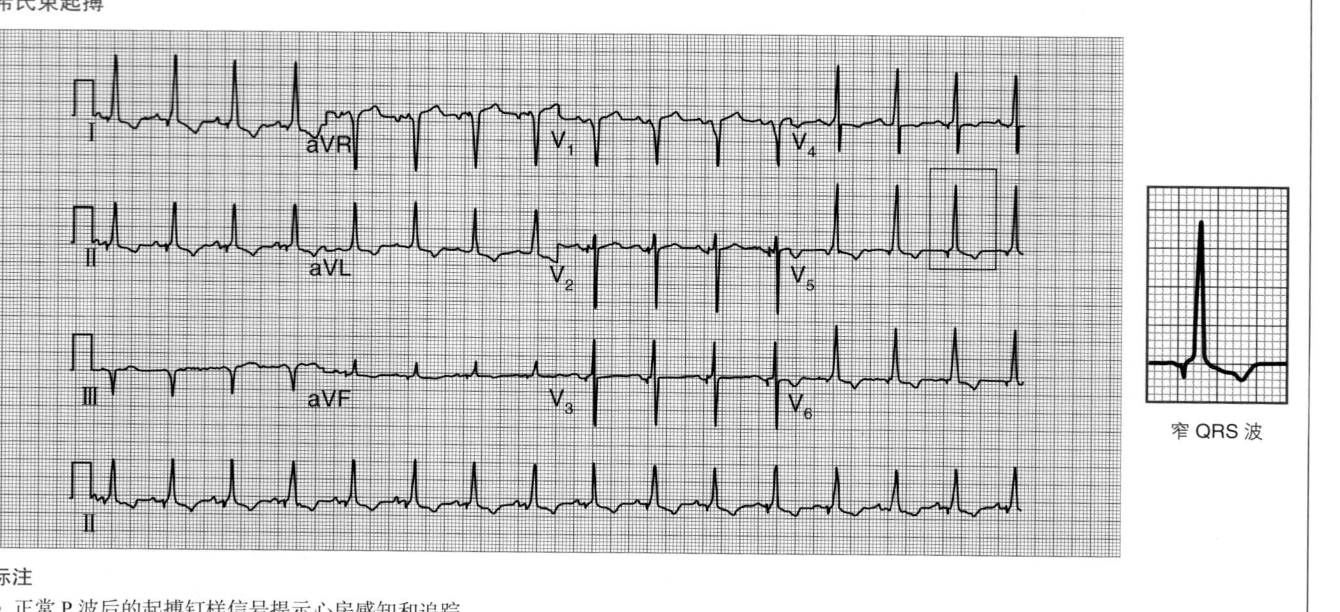

标注

- 正常 P 波后的起搏钉样信号提示心房感知和追踪
- 直接起搏希氏束-浦肯野心室传导系统导致小起搏钉样信号后的窄 QRS 波

图 5.32
右心室心尖部起搏

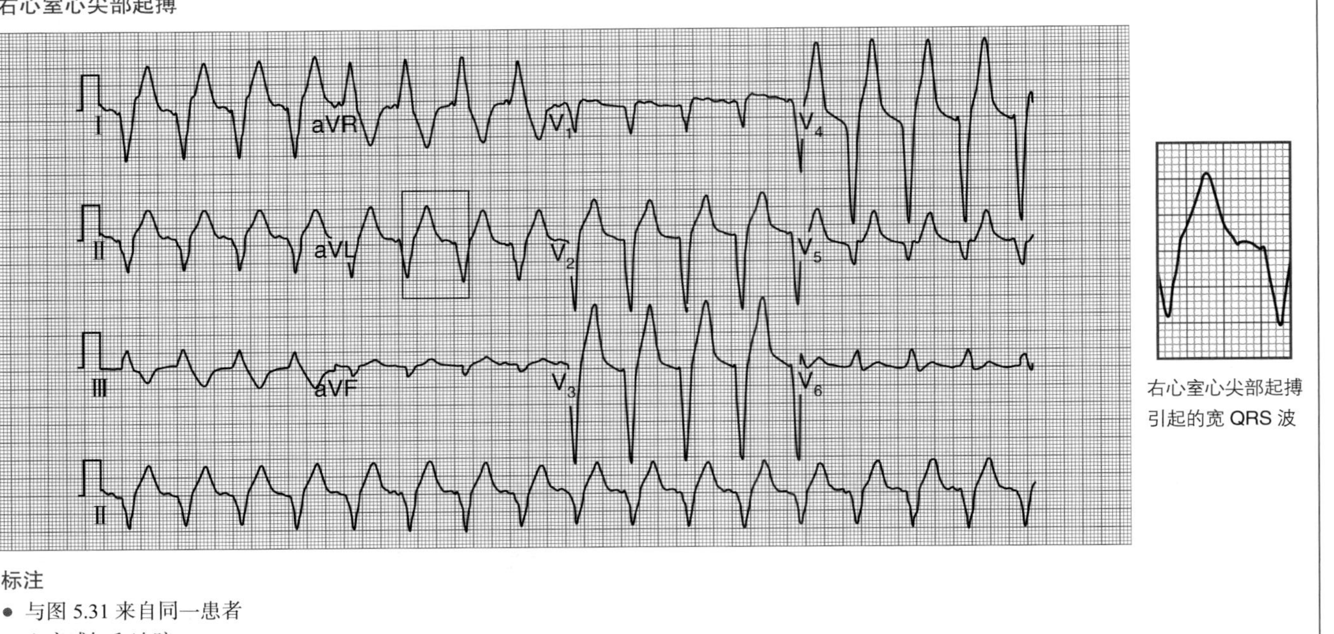

标注
- 与图 5.31 来自同一患者
- 心房感知和追踪
- 右心室心尖部起搏引起的超宽 QRS 波

右心房起搏（AAI）

AAI 起搏模式目前临床也常用，其将电极导线置于右心房，通常置于右心耳部（图 5.33）。该起搏模式能感知心房的电活动，当窦性 P 波的频率低于起搏器程控的下限频率时，起搏器将发放起搏脉冲起搏心房。

AAI 起搏器适应证列于提示 5.6。

心电图表现

心房起搏心电图表现为起搏钉样信号后紧随心房 P 波，其 PR 间期和 QRS 波形态通常正常，这反映出房室结无病变（图 5.34）。

图 5.33

右心房起搏器

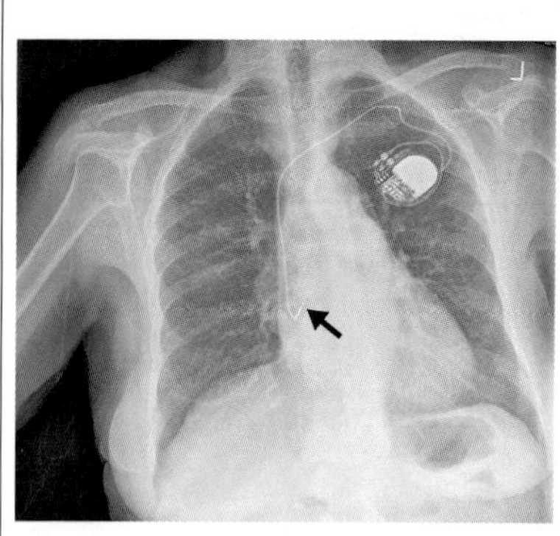

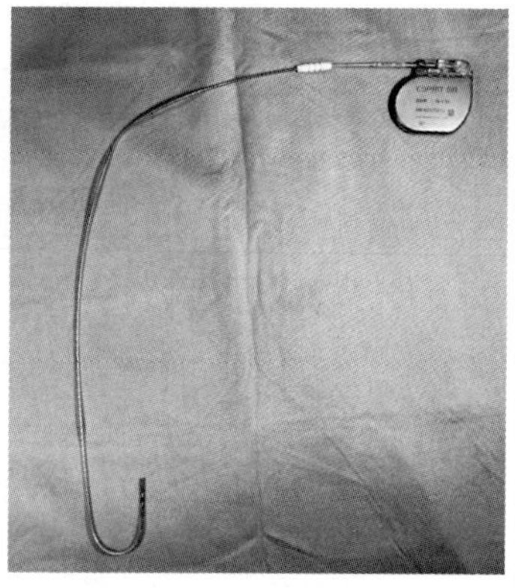

标注

- 植入前的右心房起搏器（右图）；胸部 X 线片显示右心房起搏器植入位置（左图）
- 起搏器植入左前胸
- 单根心房电极导线经上腔静脉植于右心耳（箭头指示）

提示 5.6　AAI 起搏器适应证

- 无房室结病变的窦房结疾病
- 伴有症状的窦性停搏的年轻患者

图 5.34
AAI 起搏

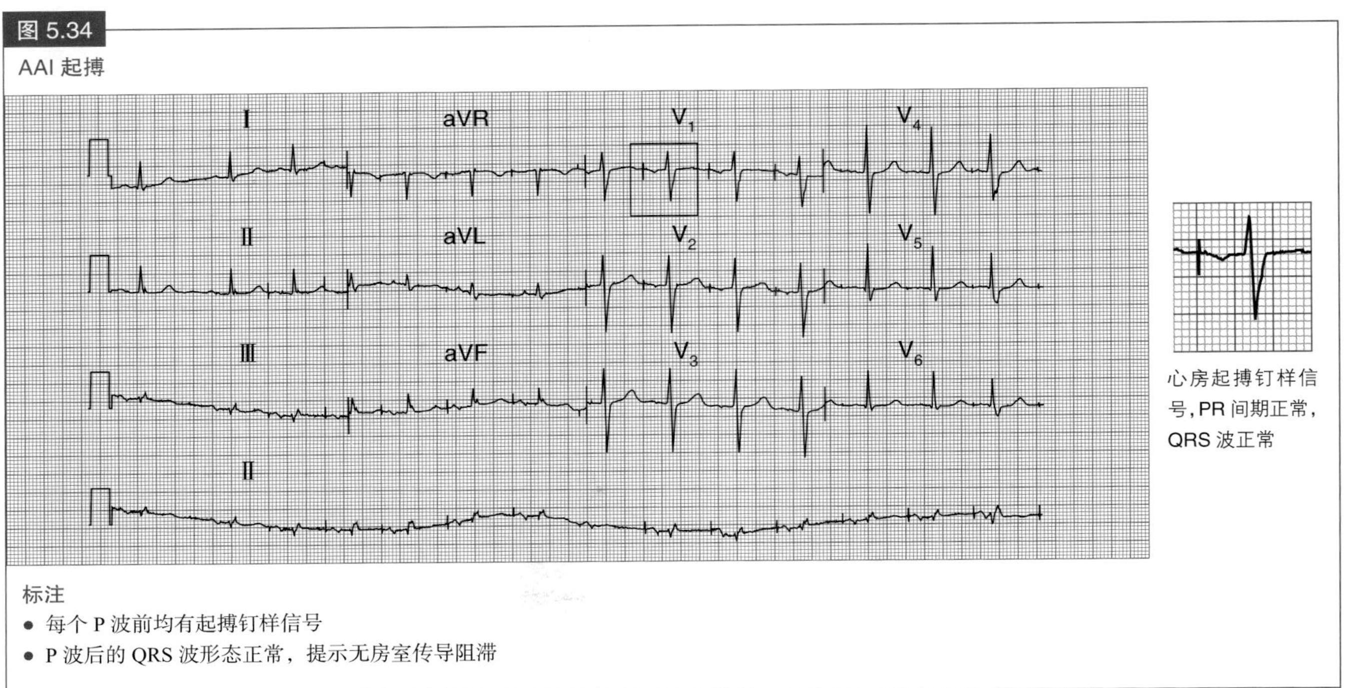

标注

- 每个 P 波前均有起搏钉样信号
- P 波后的 QRS 波形态正常，提示无房室传导阻滞当起搏器感知到心房自身电活动时，将在预先程控的时间内抑制一次脉冲发放，此时心电图则表现为间歇性心房起搏。有些患者植入 AAI 模式的起搏器是为预防偶尔出现的窦性停搏，因此心电图大部分为正常，没有起搏心电图的出现。

其他功能

频率适应性 AAI 起搏器（AAIR）允许患者的起搏频率在预先程控的范围内（最大跟踪频率）随着机体活动的增强而增加，可以满足患者运动时代谢率增高的需求。

心率下降反应功能可在患者自身心率突然下降时，起搏器启动高速起搏。该设计是为应对患者发生神经心源性反射时防止晕厥的起搏模式。

双腔起搏（DDD）

DDD 起搏模式是临床最常用的起搏模式，其有两根电极导线，一根植在右心房，另一根植在右心室（图 5.35）。

右心房和右心室均有感知功能。当在预先程控的间期内感知不到心房自身电活动时，心房电极导线则发放心房起搏脉冲起搏心房。最长的 PR 间期也会事先程控，如果在程控的 PR 间期内（不论是自身 P 波或是起搏 P 波后），起搏器未感知到心室自身电活动，将发放一次心室起搏脉冲起搏心室。

双腔起搏器植入的适应证如提示 5.7。

心电图表现

当心房和心室均起搏时，其心电图表现为：心房起搏钉样信号后紧随起搏的 P 波，然后是心室起搏钉样信号后紧随起搏的 QRS 波（图 5.36）。

当心房自身频率高于起搏器程控的下限频率时，起搏器将抑制心房起搏脉冲的发放，即心房感知功能在起作用。但如果随后的 PR 间期长于起搏器设定的 AV 间期，起搏器将发放心室起搏脉冲起搏心室，此时心电图表现为，自身 P 波和起搏的 QRS 波（图 5.37）。

理论上存在心房起搏并下传起搏心室的情况，但临床相对少

图 5.35

双腔起搏器

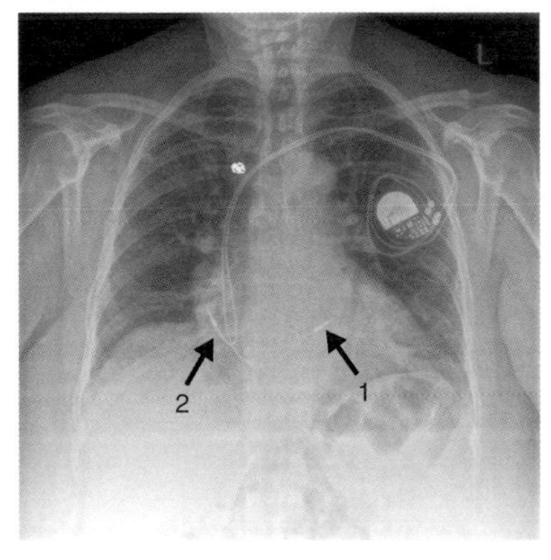

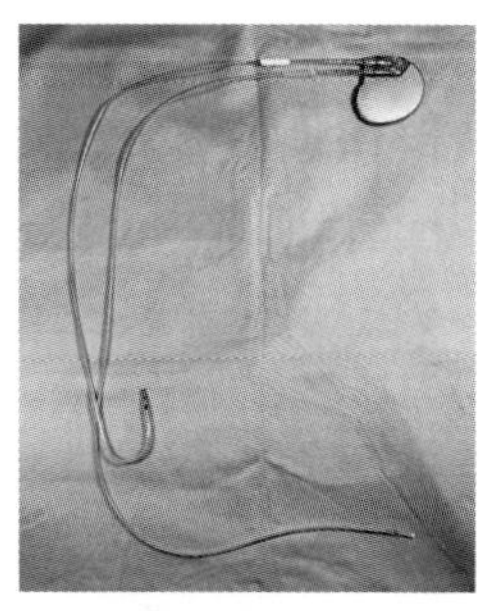

标注

- 植入前的双腔起搏器（右图）；胸部 X 线片显示双腔起搏器植入部位（左图）
- 起搏器植于左前胸壁
- 心室电极导线植于右心室心尖部（箭头 1 指示）
- 心房电极导线植于右心耳（箭头 2 指示）

提示 5.7　双腔起搏器植入适应证

- 莫氏Ⅱ型房室传导阻滞
- 三度房室传导阻滞
- 慢–快综合征

见。当心房自身频率低于起搏器设定的下限频率时，且心脏自身的 PR 间期短于起搏器设定的 AV 间期时，将出现上述情况。心电图表现为心房起搏钉样信号后紧随着起搏 P 波和自身下传的 QRS 波。

间歇性起搏时起搏器均能感知到心房和心室的自身电活动，抑制相应心腔起搏脉冲的发放。如果心脏内在 PR 间期小于起搏器设定的 AV 间期时，感知的心房 P 波会下传心室产生 QRS 波，此时心电图表现为心脏自身心律和间歇起搏心律（图 5.38）。

图 5.36
DDD 起搏：心房和心室起搏

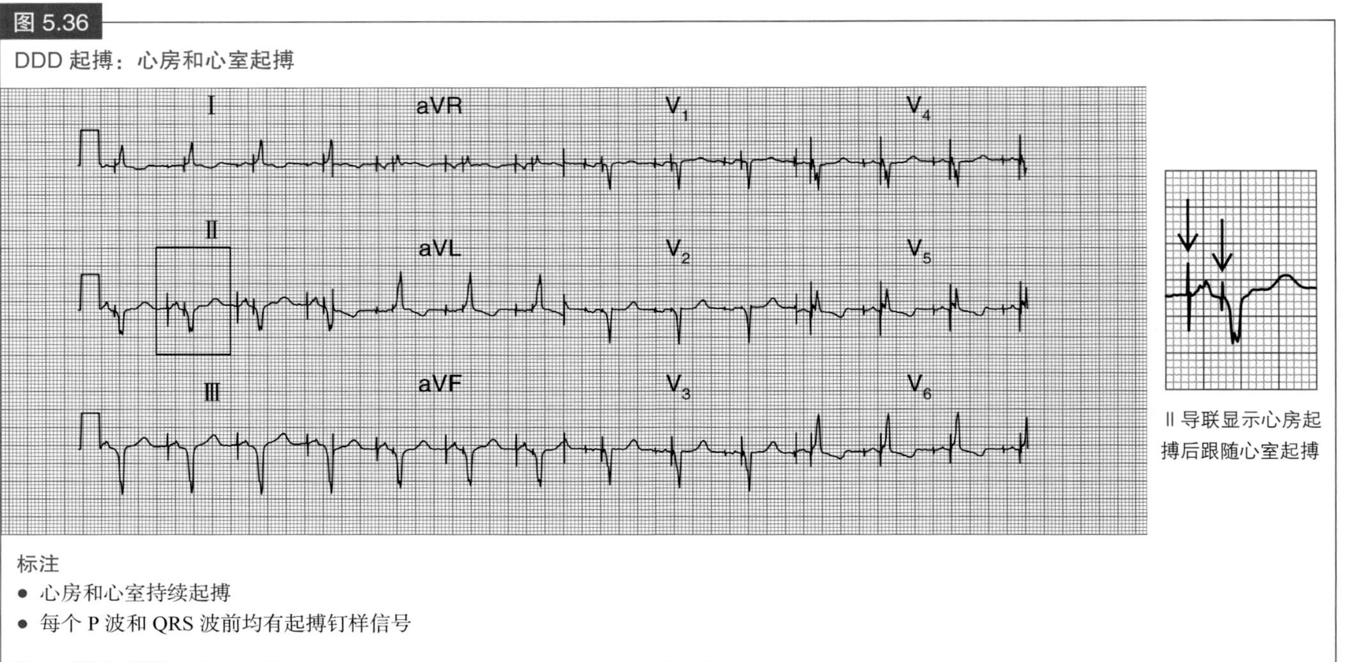

标注

- 心房和心室持续起搏
- 每个 P 波和 QRS 波前均有起搏钉样信号

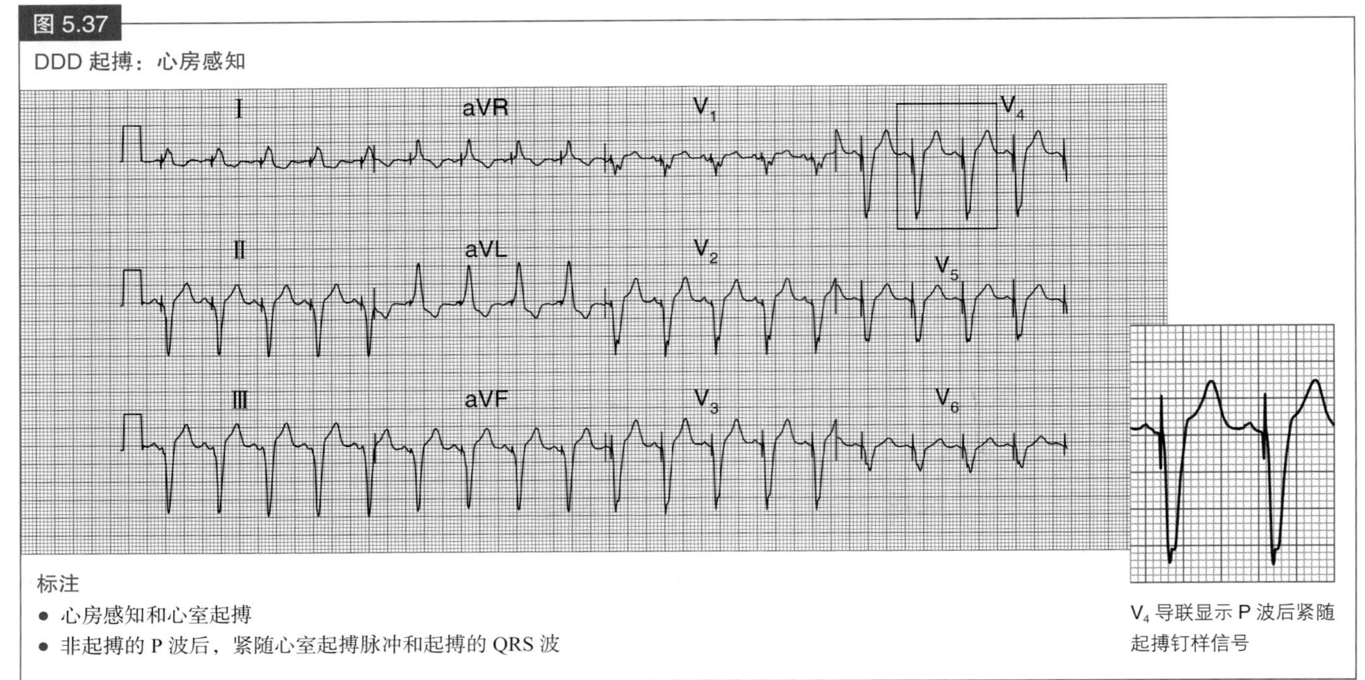

图 5.37

DDD 起搏：心房感知

标注

- 心房感知和心室起搏
- 非起搏的 P 波后，紧随心室起搏脉冲和起搏的 QRS 波

V_4 导联显示 P 波后紧随起搏钉样信号

图 5.38
DDD 起搏：间歇性起搏

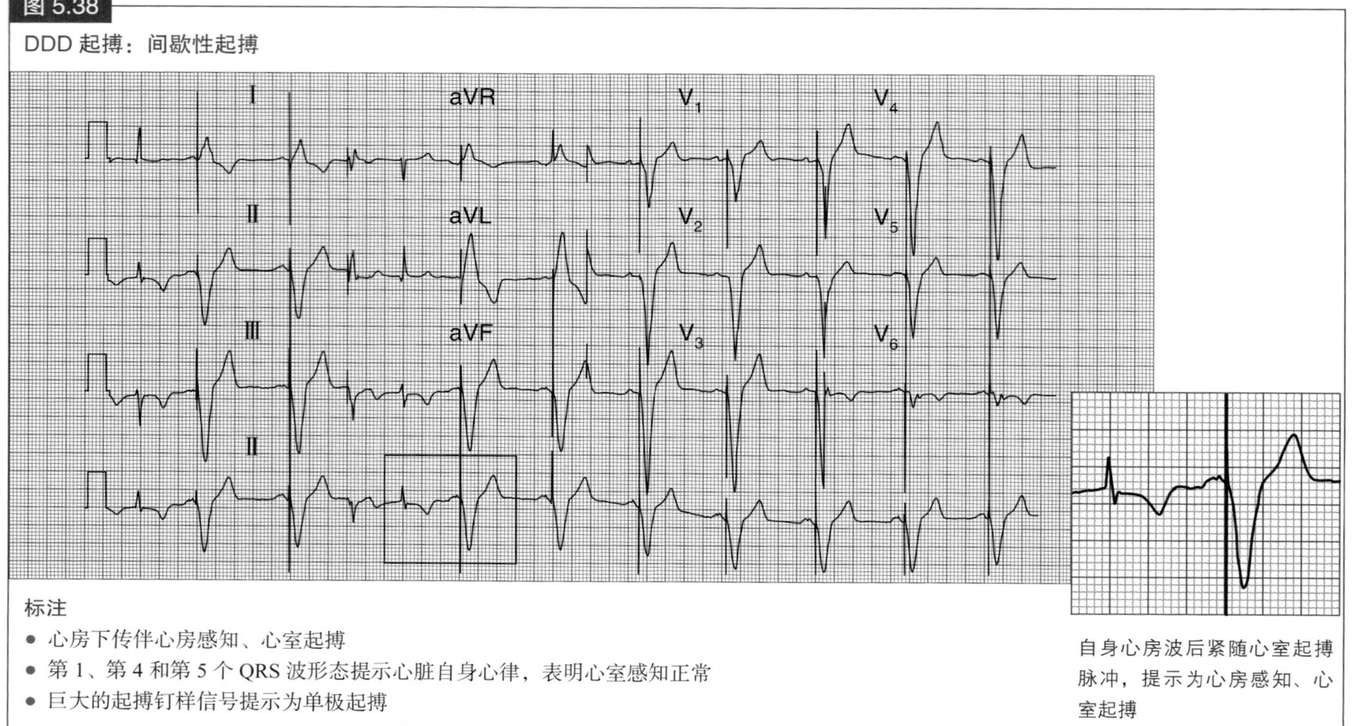

标注

- 心房下传伴心房感知、心室起搏
- 第 1、第 4 和第 5 个 QRS 波形态提示心脏自身心律，表明心室感知正常
- 巨大的起搏钉样信号提示为单极起搏

自身心房波后紧随心室起搏脉冲，提示为心房感知、心室起搏

特殊功能

具有频率应答功能的起搏器（DDDR）可在患者活动量增加时，以最大跟踪频率进行快速起搏，以保证患者代谢率升高时的需求。

抗心房颤动功能是指心房感知到自身较高频率（提示出现房性心律失常）时，起搏器就发放起搏脉冲，目的是将心房自身频率控制在较低水平。在永久性心房颤动的情况下，DDD 起搏器将转换为 VVI 起搏器模式。

起搏功能异常

单独的起搏失败与故障临床相对少见，大部分为起搏功能和（或）感知功能均异常所致。起搏异常的诊断需行程控检查，通过置于起搏器表面的询问器与程控设备连接后进行检查。通过程控检测可了解起搏器工作模式，同时能评估电极导线和起搏器功能。导致起搏器失夺获的潜在原因有多种，植入的早期可能是电极导线脱位（图 5.39），罕见的原因有电极导线绝缘失效和电极

图 5.39

胸部 X 线片显示右心房和右心室的电极脱位

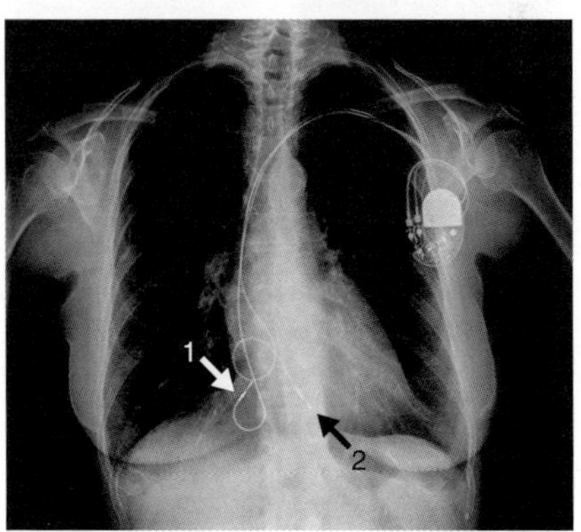

标注

- 与图 5.35 比较
- 右心房电极导线脱离右心耳，脱落至右心房下部（箭头 1 指示）
- 右心室电极导线脱离心尖部，并在心房内环绕成圈（箭头 2 指示）
- 该患者心房和心室的感知及起搏功能均消失

导线断裂（图 5.40）。由于定期会对患者进行起搏器功能检测，因此起搏器电池耗竭导致起搏失夺获的情况很罕见。

起搏器功能异常需要专业人员并经特殊检查设备进行检测，常规 12 导联心电图对查找起搏器功能异常的原因很有帮助。

失夺获

当起搏器电压输出不足无法夺获时，将导致失夺获的发生，心电图表现为起搏钉样信号后无相应的心房或心室除极波跟随（图 5.41 和图 5.42）。

感知不良

感知不良是指起搏器感知不到心脏正常的自身电活动。当自身电活动出现时，起搏器不能抑制起搏脉冲的发放，心电图表现为起搏波和心脏自身除极波在程控间期内同时出现（图 5.43

图 5.40

胸部 X 线片显示起搏器电极导线断裂

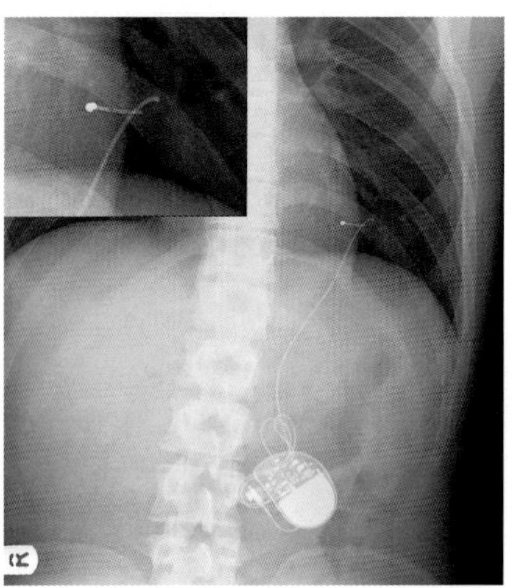

标注

- 起搏器植于腹部（儿童患者）
- 电极导线植入心脏外膜，而不是心腔内（心内膜）
- 电极导线断裂位置与电极头端接近（放大图像）

图 5.41

起搏失夺获

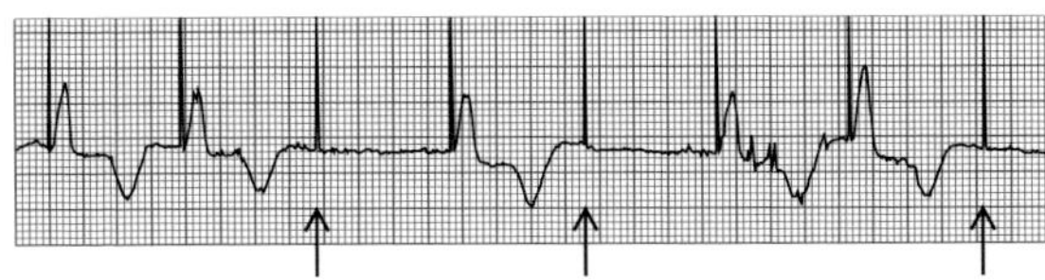

标注

- 间断发生右心室起搏脉冲失夺获——起搏钉样信号（箭头指示）后无起搏的 QRS 波（VVI 模式；无心室自身节律）

图 5.42

起搏失夺获

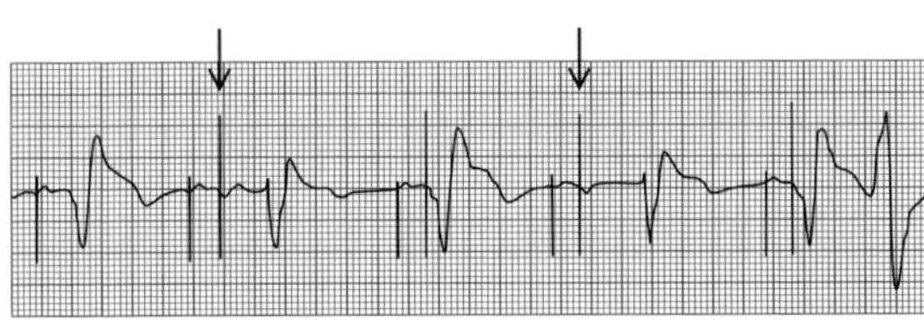

标注

- 间歇性右心室起搏失夺获（箭头指示）
- 心室感知和心房起搏功能正常（DDD 起搏器）（经美敦力公司许可后重新绘制）

图 5.43

起搏器感知不良

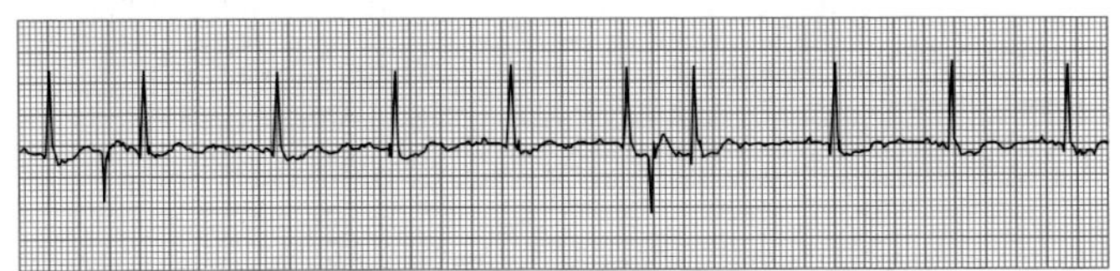

标注

- 心房感知不良（AAI 起搏器）
- 尽管有适当频率的自身心房电活动，起搏器仍不适当地发放起搏脉冲并下传心室——证实心房感知不良和图 5.44）。

感知过度和远场感知

感知过度是指心脏无自身电活动时，起搏器仍因感知而抑制了一次起搏脉冲的发放，心电图表现为长 RR 间期内无应预期出现的起搏脉冲（图 5.45）。

图 5.44

起搏器感知不良

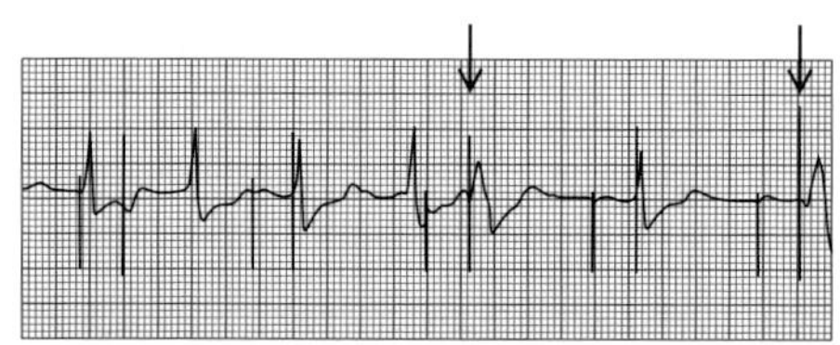

标注

- 心室感知不良（DDD 起搏器）
- 虽然存在心脏自身心律，但心房和心室电极导线仍发放起搏脉冲——提示起搏器感知不良
- 第 3 个和第 5 个心室起搏脉冲正常传导（箭头指示），并与心室自身 QRS 波融合，形成了“心室融合波”（经美敦力公司允许重新绘制）

图 5.45

起搏器感知过度

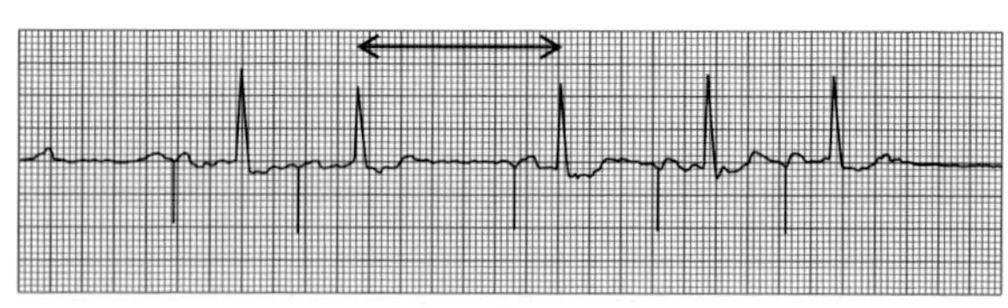

标注

- 下传的 QRS 波和心房起搏脉冲间的间期异常（箭头指示），原因为心房或心室感知过度。该例患者为心室电极出现问题（经美敦力公司许可后重新绘制）

起搏器介导性心动过速

心室起搏的心室 QRS 波发生逆传引起心房除极波并被感知时，继而在短时间内触发一次新的心室起搏，其在临床相对少见（图 5.46）。起搏器设有一个心室后心房不应期（PVARP），用于防止这类事件的发生。该不应期设定在心室起搏后，该期间出现的心房波将不被感知。起搏器发生不恰当的快速心室起搏时，需要专业人员进行检测。

磁铁频率

将起搏器检测专用磁铁放在起搏器囊袋正上方时，可以对起搏器进行简单的检测，此时起搏器将以固定频率起搏，该频率称为磁铁频率，简称为磁频（图 5.47）。虽然此时心脏仍存在自身节律，但起搏器以固定频率起搏并夺获心室，当心室起搏和自身心室波同时发生时，将出现室性融合波。而将磁铁移除时，起搏器功能马上恢复。

起搏器植入的适应证

表 5.2 总结了永久性心脏起搏器植入的适应证。

图 5.46

起搏器介导性心动过速

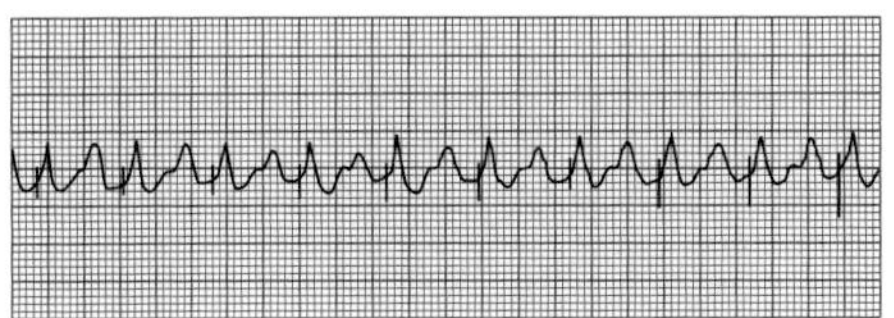

标注

- 心动过速，每个 QRS 波前均有起搏脉冲

图 5.47 磁铁试验——DDD 起搏器

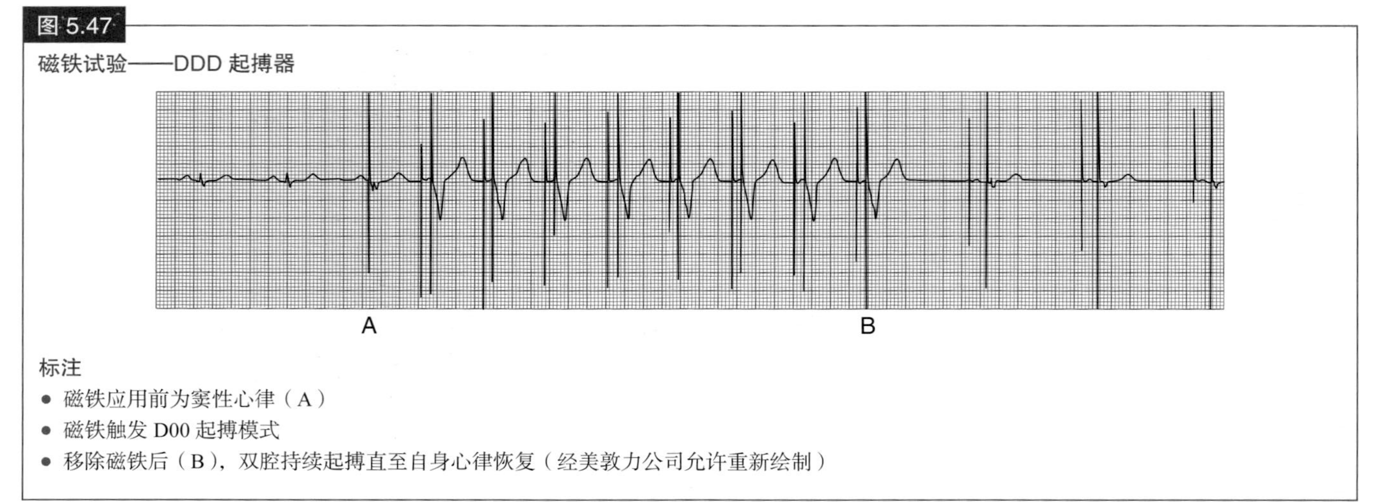

标注

- 磁铁应用前为窦性心律（A）
- 磁铁触发 D00 起搏模式
- 移除磁铁后（B），双腔持续起搏直至自身心律恢复（经美敦力公司允许重新绘制）

表 5.2　起搏器类型和临床植入适应证

起搏器功能	电极植入的心腔	植入适应证
单腔起搏器		
VVI	右心室	房颤伴缓慢心室率，或房颤患者因窦房结病变或房室传导阻滞导致心脏停搏 慢-快综合征 极高龄患者
AAI	右心房	不伴房室传导阻滞的窦房结病变患者 颈动脉窦过敏晕厥患者
VVI/ICD	右心室	**一级预防** • 左心室射血分数＜ 35%，QRS 波＞ 120 ms，伴有心力衰竭症状的患者 • 左心室射血分数＜ 35%，QRS 波＜ 120 ms，伴有心力衰竭症状的心脏性猝死高危患者 • 具有猝死家族史的患者［如肥厚型心肌病、长 QT 综合征、Brugada 综合征、AVRD（致心律失常型右心室心肌病）患者］ • 先天性心脏病外科修补术后 **二级预防** • 因心室颤动或室速而发生过心搏骤停患者 • 自发持续性室速导致晕厥或血流动力学障碍患者 • 持续性室速患者，其左心室射血分数＜ 35%，NYHA 分级不高于Ⅲ级患者
双腔起搏器		
DDD	右心室、右心房	房室传导阻滞，通常是三度或者莫氏Ⅱ型二度房室传导阻滞 慢-快综合征
DDD/ICD	右心室-除颤电极 右心房-起搏电极	有 VVI/ICD 植入适应证且需要 DDD 起搏的患者

续表

起搏器功能	电极植入的心腔	植入适应证
双心室起搏		
CRT	右心室 通过冠状窦植入左心室 ± 右心房	NYHA 分级Ⅲ级或Ⅳ级 * 的心力衰竭患者，其左心室射血分数＜ 35%，且心电图为左束支传导阻滞伴 QRS 波时限＞ 150 ms，或 QRS 波宽度 120 ～ 150 ms 且超声心动图证实心室收缩不同步
CRTD	右心室-除颤电极 冠状窦-左心室起搏电极 ± 右心房起搏电极	具有 CRT 和 ICD 植入指征的患者 能从联合治疗中获益的患者尚无明确定义

* 纽约心功能分级，Ⅲ / Ⅳ级代表中度 / 重度心力衰竭

注意：CRT ＋ ICD（CRTD）适用于 QRS 波时限明显延长时的一级预防

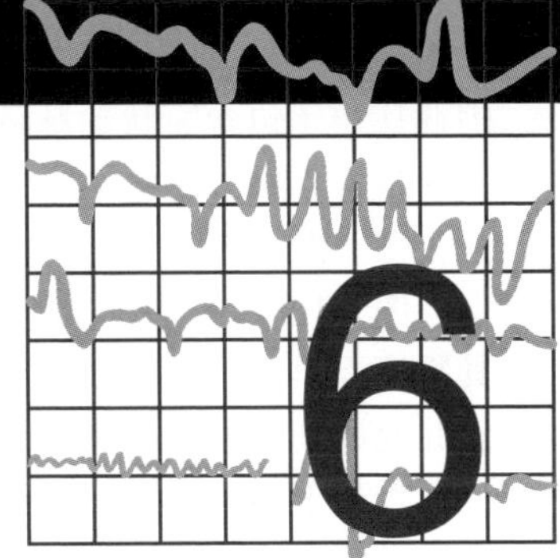

胸痛患者的心电图

The ECG in patients with chest pain

病史和查体

导致胸痛的原因很多。非心源性因素所致的胸痛可能与心肌梗死所致胸痛相似，因此心电图在胸痛的诊断中起到非常重要的作用。然而由于心电图的解读必须与其相应的临床情况相结合，因此病史（包含冠状动脉危险因素的评估），最低限度的体格检查和包含心肌坏死生物标志物的其他检查是精确诊断与危险分层的关键。提示 6.1 列举了胸痛的部分病因。

图 6.1 的心电图来自一名曾到急诊科就诊的 44 岁男性患者，其胸痛不典型，而接诊医生根据其正常的心电图考虑为病毒性疾病并允许其回家，但该患者于当天晚些时候死亡。事后尸检显示该患者死于心肌梗死，而心肌梗死发病时间已经数小时，与其在急诊科就诊的情况相吻合。

急性胸痛

提示 6.2 总结了不同原因所致急性胸痛的特点。

对胸痛患者进行体格检查或许仅能发现与疼痛相关的体征（如焦虑、窦性心动过速、不安或皮肤湿冷），但仍值得寻找如下特异性征象：

- 左心室衰竭表明有心肌梗死的可能
- 颈静脉压力增高提示有心肌梗死或肺栓塞的可能
- 胸膜摩擦音提示有肺栓塞或感染
- 伴心包摩擦音提示心包炎（病毒？继发于心肌梗死后？）或有主动脉夹层
- 伴主动脉反流提示主动脉夹层
- 伴上臂脉搏或血压不等提示主动脉夹层
- 有骨压痛提示肌肉骨骼疼痛

提示 6.1　**胸痛原因**

急性胸痛
- 急性心肌梗死
- 肺栓塞
- 气胸
- 胸膜炎性疼痛的其他原因
- 心包炎
- 主动脉夹层
- 食管破裂
- 食管炎
- 椎骨塌陷
- 带状疱疹

慢性或反复发作的胸痛
- 心绞痛
- 神经根痛
- 肌痛
- 食管反流
- 非特异性胸痛

图 6.1

非特异性 ST 段 /T 波改变

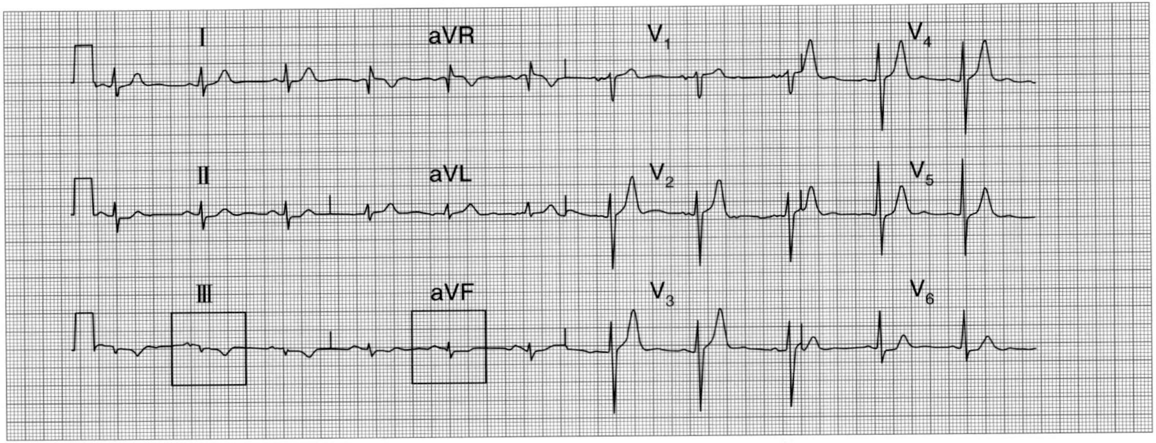

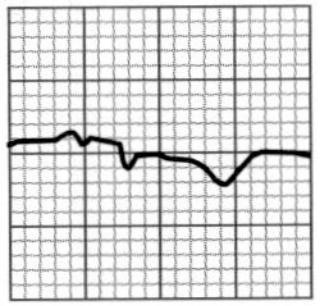

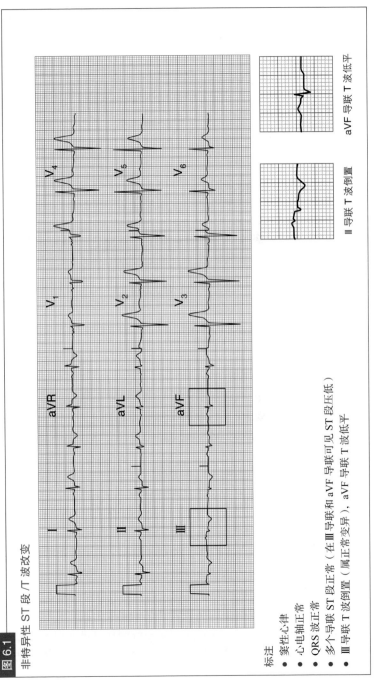

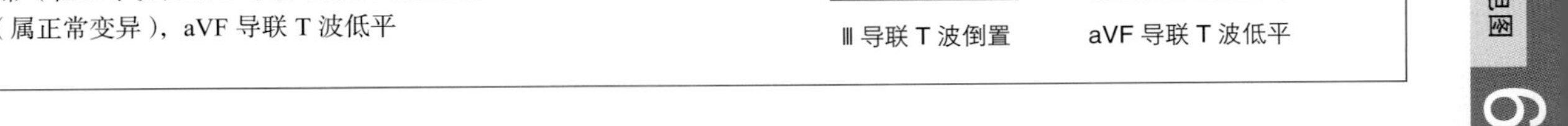

Ⅲ 导联 T 波倒置

aVF 导联 T 波低平

标注

- 窦性心律
- 心电轴正常
- QRS 波正常
- 多个导联 ST 段正常（在Ⅲ导联和 aVF 导联可见 ST 段压低）
- Ⅲ导联 T 波倒置（属正常变异），aVF 导联 T 波低平

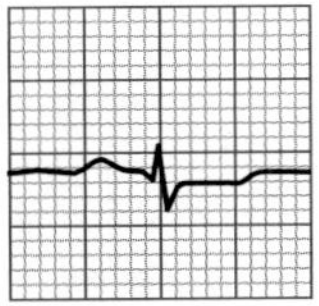

提示 6.2 急性胸痛的特点

急性心肌梗死
- 心前区（胸部正中）
- 放射到颈部、下颌、牙齿、手臂或背部
- 严重
- 伴随恶心、呕吐和出汗
- 不是所有的患者都有典型的疼痛，甚至可以没有胸痛

肺栓塞
- 中央型肺栓塞疼痛类似心肌梗死
- 外周型肺栓塞为胸膜炎性疼痛
- 呼吸困难或咯血
- 可引起血流动力学紊乱

其他肺部疾病，如感染或气胸
- 胸膜炎
  - 呼吸时加重
  - 通常伴有咳嗽

心包性疼痛
- 既可以像心肌缺血样疼痛，又可以像胸膜炎性疼痛
- 坐位、身体前倾时症状可缓解的特征有助于鉴别诊断

主动脉夹层
- 通常会导致撕裂样疼痛（相对于心肌梗死的压榨感而言）
- 通常放射至背部

食管破裂
- 伴随呕吐

脊椎疼痛
- 受到姿势的影响
- 疼痛沿神经根分布

带状疱疹
- 出现皮疹后方能诊断
- 皮肤触痛可能是一个线索

急性胸痛的心电图特征

请记住，心肌梗死的早期阶段心电图可以正常。

- 异常心电图不是确诊心肌梗死所必需的
- 心绞痛患者胸痛发作时记录的心电图常常（但不总是）提示心肌缺血
- 肺栓塞可能有典型心电图变化，但少见
- 心包炎的心电图改变不具有特异性

心肌缺血患者的心电图

心肌梗死可理解为由缺血导致的心肌细胞死亡。其组织学及心电图的改变，常需数小时才显现，而至瘢痕愈合则需5～6周。因此心电图的动态观察是胸痛患者评估的重要手段。心肌损伤导致生物标志物如肌钙蛋白T或I和肌酸激酶释放进入血液。应当尽快（立即）抽血检查合适的生物标志物，通常检测高敏肌钙蛋

白。但必须记住，血浆生物标志物水平的升高需要一定的时间，而排除冠状动脉事件的最佳测量时间取决于所使用的化验方法（由当地实验室条件决定）。

虽然肌钙蛋白的释放可以反映心肌细胞的坏死，但它也发生在其他非冠状动脉阻塞情况（提示 6.3）。因此，仅依靠血液中的肌钙蛋白水平升高来支持心肌梗死的诊断显然是不够的。“心肌梗死全球统一定义”，既要求心肌缺血的临床证据，又包含血肌钙蛋白水平的升高和（或）下降。提示 6.4 为欧洲心脏病学会（ESC）/ 美国心脏病学会基金会（ACCF）/ 美国心脏协会（AHA）/ 世界心脏病联盟（WHF）工作组提出的全球统一定义的心肌梗死类型 *。

急性冠脉综合征根据 ST 段有无抬高分为 ST 段抬高型心肌梗死（STEMI）和非 ST 段抬高型心肌梗死（NSTEMI）。有时也称

提示 6.3　除心肌梗死以外，可以导致血浆肌钙蛋白升高的原因

- 过度消耗
- 创伤
- 充血性心力衰竭（急性或慢性）
- 主动脉夹层
- 主动脉瓣疾病
- 肥厚型心肌病
- 心律失常，包括传导阻滞
- 心尖球形综合征
- 横纹肌溶解伴随心脏损伤
- 肺栓塞
- 肾衰竭
- 卒中，蛛网膜下腔出血
- 渗出性疾病（如淀粉样变性、肉状瘤）
- 炎性疾病——心肌炎和心包炎
- 药物毒性
- 危重患者呼吸衰竭或脓毒症
- 烧伤

---

* Thygesen，K.，Alpert，J.S.，Jaffe，A.S.，et al；ESC Scientific Document Group，Fourth Universal Definition of Myocardial Infarction. Eur Heart J（2019），40，237-269.

提示 6.4 **心肌梗死定义（诊断标准）**

急性心肌梗死

- 有心肌损伤生物标志物（首选肌钙蛋白）的上升＞99% 参考值上限和心肌缺血的证据，以及至少下列之一：
  - 缺血的症状
  - 心电图 ST 段和 T 波出现新的变化，或新发左束支传导阻滞
  - 病理性 Q 波形成
  - 影像学证据提示新发节段性室壁运动异常或存活心肌丢失
- 突发心源性意外死亡，常发生在获取血标本或心肌损伤生物标志物升高之前。该疾病通常伴有心肌缺血的症状以及缺血性心电图改变；或者尸检证实新发冠状动脉血栓形成
- PCI（经皮冠状动脉介入治疗）相关心肌梗死——肌钙蛋白超过正常上限的 5 倍，同时伴有新发缺血症状，新发心电图改变或者影像学证实心肌活性丧失
- CABG（冠状动脉旁路移植术）相关的心肌梗死——心脏标志物水平超过正常值上限的 10 倍，同时合并下述一项：心电图改变，影像学证实心肌活性丧失；冠状动脉造影证实桥血管闭塞
- 与急性动脉粥样硬化血栓形成无关的心肌氧供需不平衡的证据

陈旧性心肌梗死

满足以下任何一项标准均可诊断为陈旧性心肌梗死：

- 病理性 Q 波（无论有无症状）
- 影像学证实心肌活性丧失
- 病理发现已经愈合或正在愈合的心肌梗死

为 ST 段抬高型 ACS（STE-ACS）和非 ST 段抬高型 ACS（NSTE-ACS）。大多数 STEMI 和部分 NSTEMI 患者出现肌钙蛋白升高，通过极早期干预可以阻止其进展。肌钙蛋白保持正常的 NSTEMI 患者被归为不稳定型心绞痛。为尽可能简洁，并避免在本书中混淆，我们在本书中只描述 STEMI 或 NSTEMI 的相关心电图。

“稳定型心绞痛”的诊断是指间断性胸痛（常常在劳力后发作）伴一过性心电图变化，如未能确诊，“不明原因胸痛”是最好的诊断名称。

ST 段抬高型心肌梗死的心电图改变

所有 STEMI 患者都应考虑进行直接血管成形术或在不能及时行经皮冠状动脉介入治疗的情况下进行紧急再灌注治疗，并应采用指南推荐的药物治疗。

ST 段抬高型心肌梗死的心电图演变特点

- 正常心电图
- ST 段抬高
- Q 波的形成
- ST 段返回基线
- T 波倒置

ST 段抬高型心肌梗死的全球统一定义是相邻 2 个导联新出现 J 点（S 波与 ST 段交接处）ST 段的抬高，V_2 ～ V_3 导联男性 > 0.2 mV，女性抬高 > 0.15 mV，其他导联 > 0.1 mV。出现典型心肌梗死表现的心电图导联与心脏受累部位相对应。

下壁心肌梗死

图 6.2 至图 6.4 追踪了一名典型心肌梗死病史的患者入院时、3 h 及 2 天后的心电图变化。主要改变在下壁导联：Ⅱ、Ⅲ、aVF。最初为 ST 段抬高，然后 Q 波出现以及 T 波倒置。图 6.2 的冠状动脉造影和心脏 MRI 显示右冠状动脉闭塞所致下壁心肌梗死。

前壁和侧壁梗死

前壁梗死的心电图变化常在 V_2 ～ V_5 导联。V_1 导联，因其位于右心室，很少受到影响（图 6.5 可见相应的冠状动脉造影和心脏 MRI 影像）。

当左冠状动脉回旋支闭塞引起左心室侧壁损伤时，Ⅰ、aVL 及 V_6 导联将呈梗死变化。图 6.6 可见急性侧壁心肌梗死的心电图改变及对应的冠状动脉造影和心脏 MRI 影像。图 6.7 可见侧壁梗死 3 天后在Ⅰ、aVL 和 V_6 导联出现 Q 波和倒置的 T 波。

图 6.8 为急性前壁及侧壁心肌梗死的心电图。

图 6.9 为前壁和侧壁心肌梗死数周后的心电图。尽管Ⅰ和 aVL 导联的心电图为陈旧性心肌梗死改变，其 ST 段位于等电位线水平，但 V_3 ～ V_5 导联 ST 段仍抬高。如果该患者此时再因胸痛就诊，该心电图仍将提示急性心肌梗死，但其胸痛史至少已超过 1 个月。前壁心肌梗死后持续 ST 段抬高很常见：其有时提示室壁瘤形成，但心电图并非诊断左心室室壁瘤的可靠依据。

图 6.2 急性下壁心肌梗死

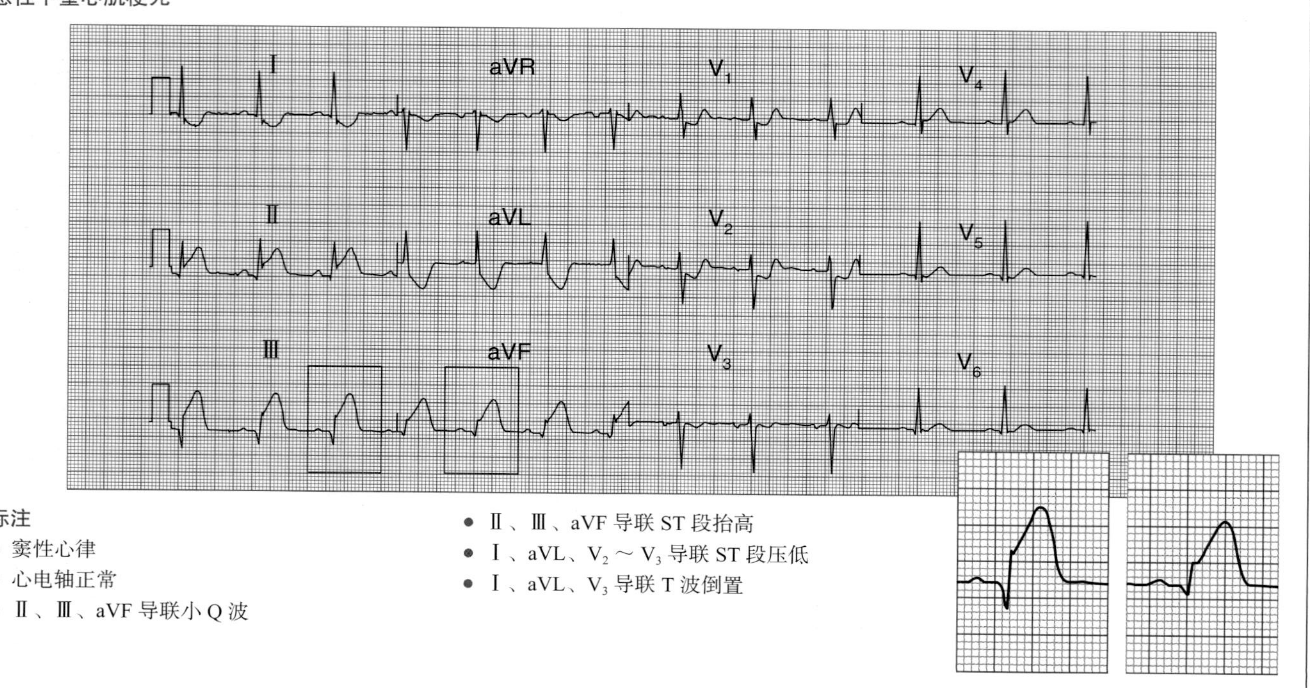

标注

- 窦性心律
- 心电轴正常
- Ⅱ、Ⅲ、aVF 导联小 Q 波
- Ⅱ、Ⅲ、aVF 导联 ST 段抬高
- Ⅰ、aVL、V_2～V_3 导联 ST 段压低
- Ⅰ、aVL、V_3 导联 T 波倒置

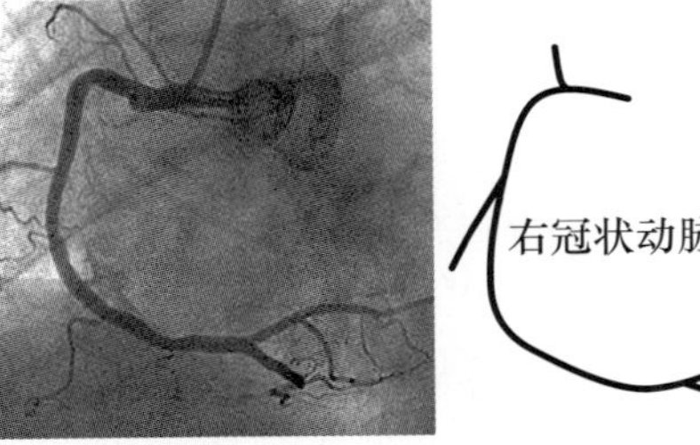

血管造影显示正常的右冠状动脉

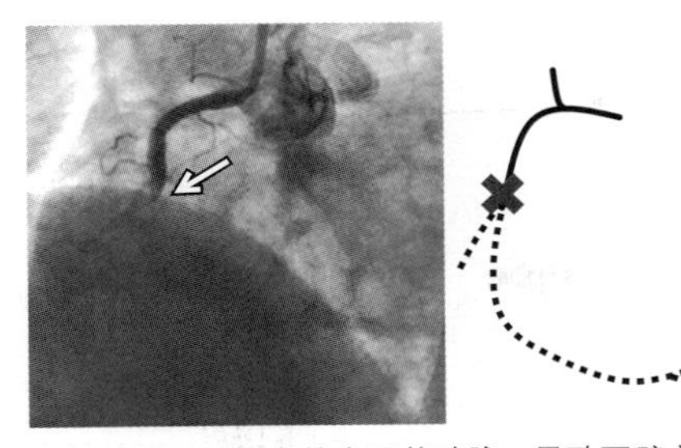

血管造影显示闭塞的右冠状动脉，导致下壁心肌梗死

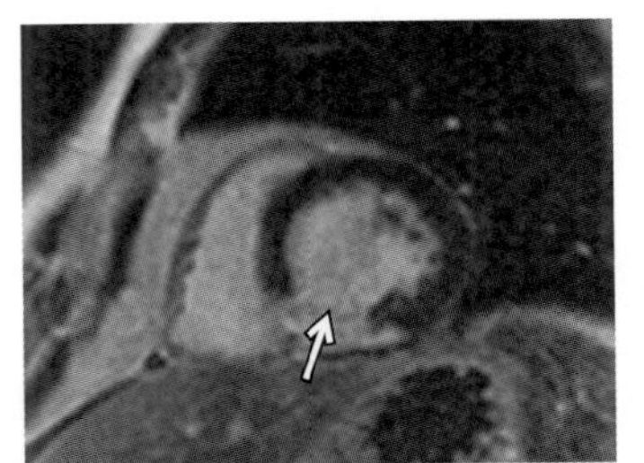

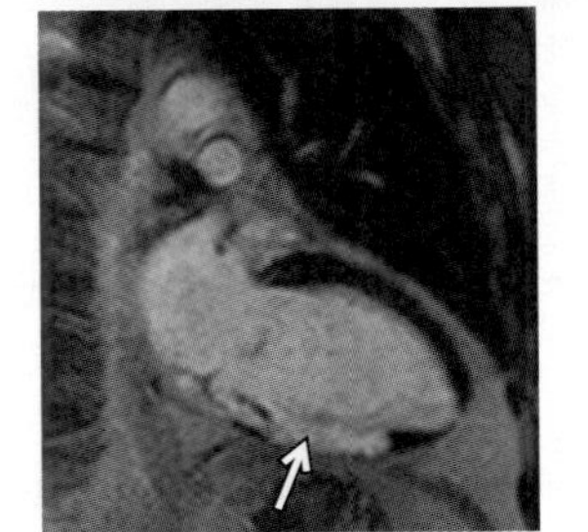

MRI 证实下壁心肌梗死（白色区域-箭头）

图 6.3

下壁心肌梗死的进展

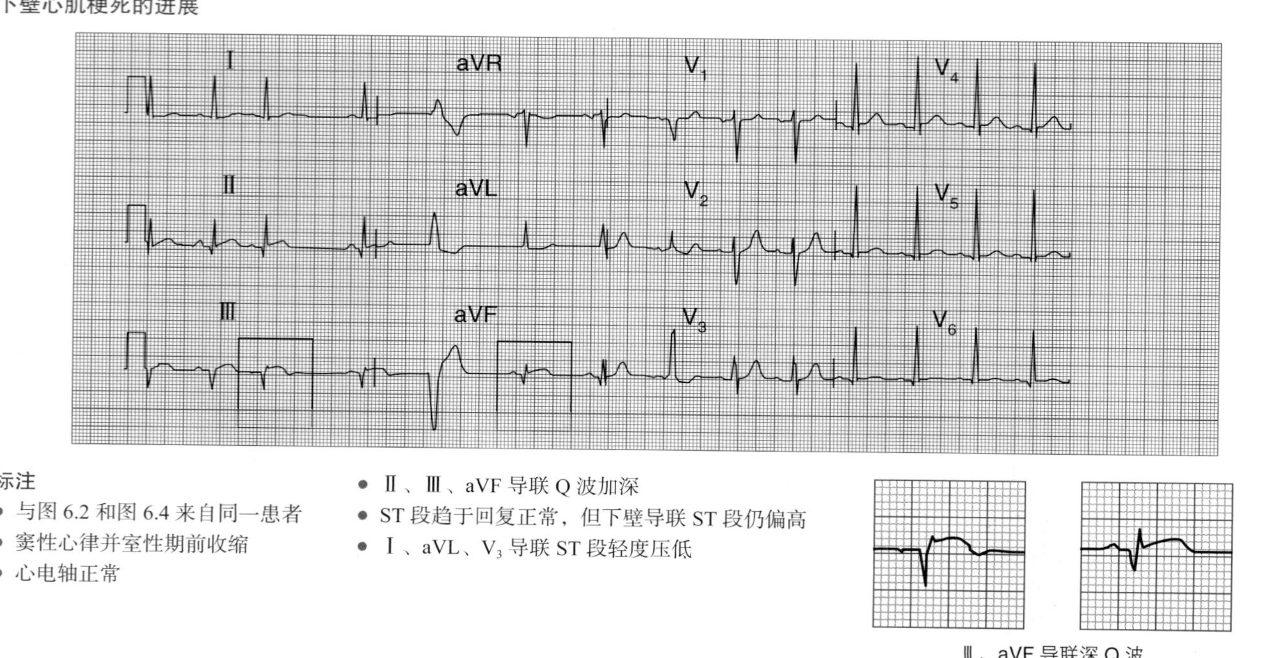

标注

- 与图 6.2 和图 6.4 来自同一患者
- 窦性心律并室性期前收缩
- 心电轴正常
- Ⅱ、Ⅲ、aVF 导联 Q 波加深
- ST 段趋于回复正常，但下壁导联 ST 段仍偏高
- Ⅰ、aVL、V_3 导联 ST 段轻度压低

Ⅲ、aVF 导联深 Q 波

图 6.4

下壁心肌梗死的进展

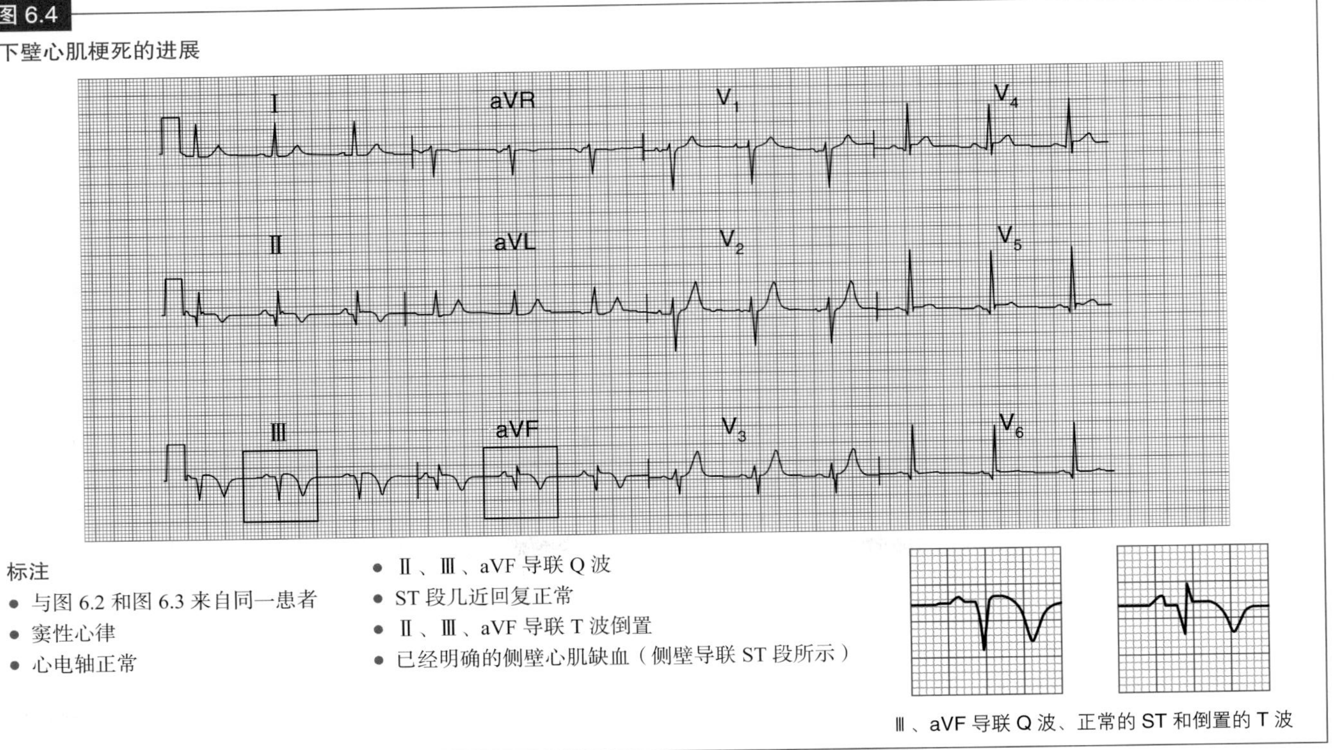

标注

- 与图 6.2 和图 6.3 来自同一患者
- 窦性心律
- 心电轴正常
- Ⅱ、Ⅲ、aVF 导联 Q 波
- ST 段几近回复正常
- Ⅱ、Ⅲ、aVF 导联 T 波倒置
- 已经明确的侧壁心肌缺血（侧壁导联 ST 段所示）

Ⅲ、aVF 导联 Q 波、正常的 ST 和倒置的 T 波

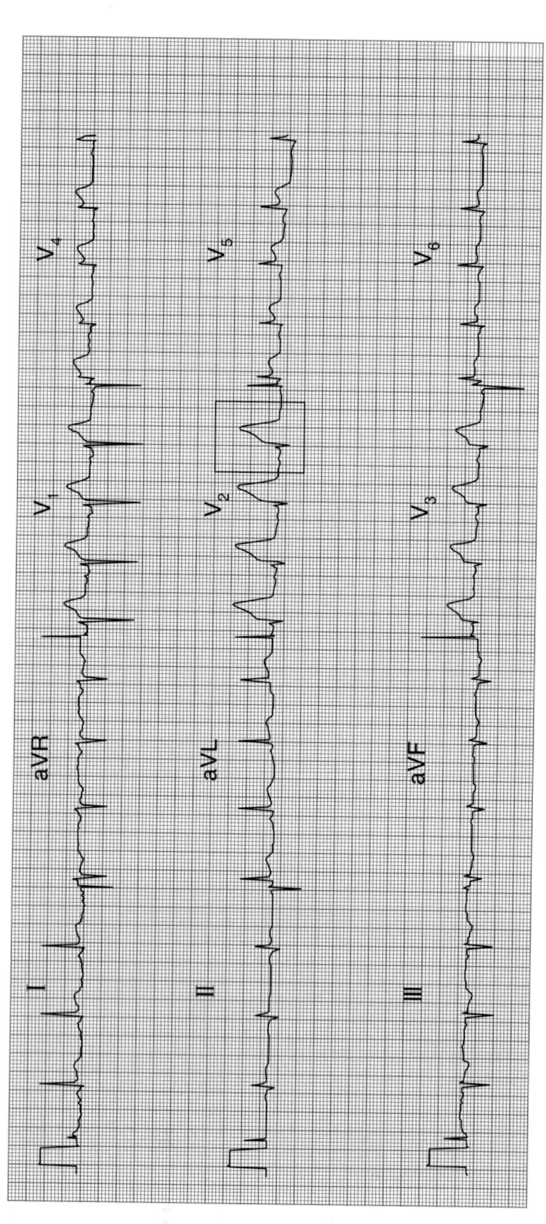

图 6.5 前壁心肌梗死

标注

- 窦性心律
- 心电轴正常
- V_2 ～ V_5 导联 ST 段抬高

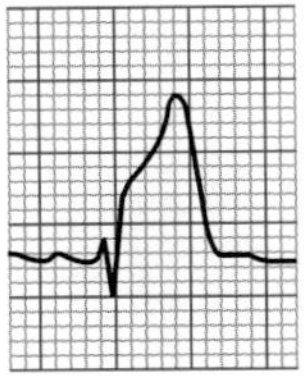

V_2 导联 ST 段抬高

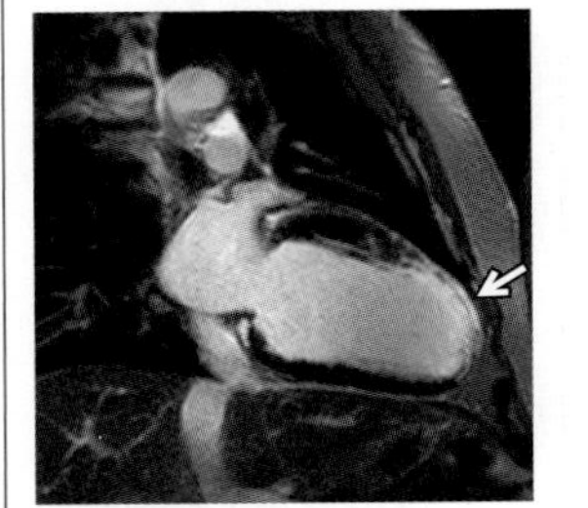

MRI 证实前壁心尖部心肌梗死（白色区域–箭头）

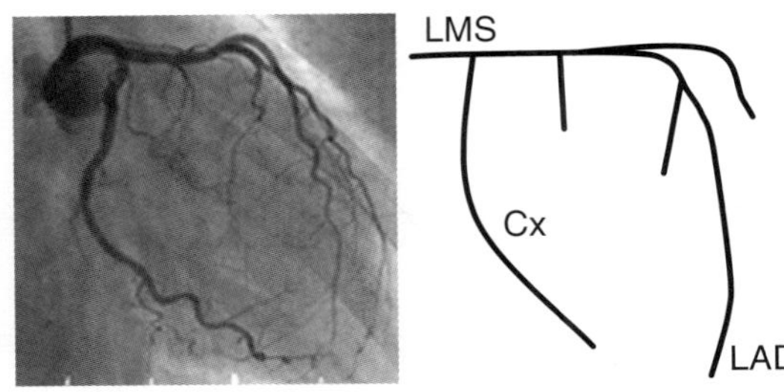

血管造影示正常的冠状动脉。LMS，左冠状动脉主干；Cx，回旋支；LAD，左前降支

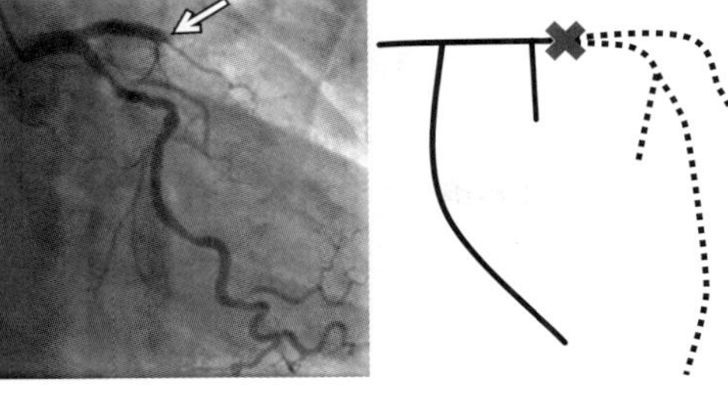

血管造影显示闭塞的左前降支导致前壁心肌梗死

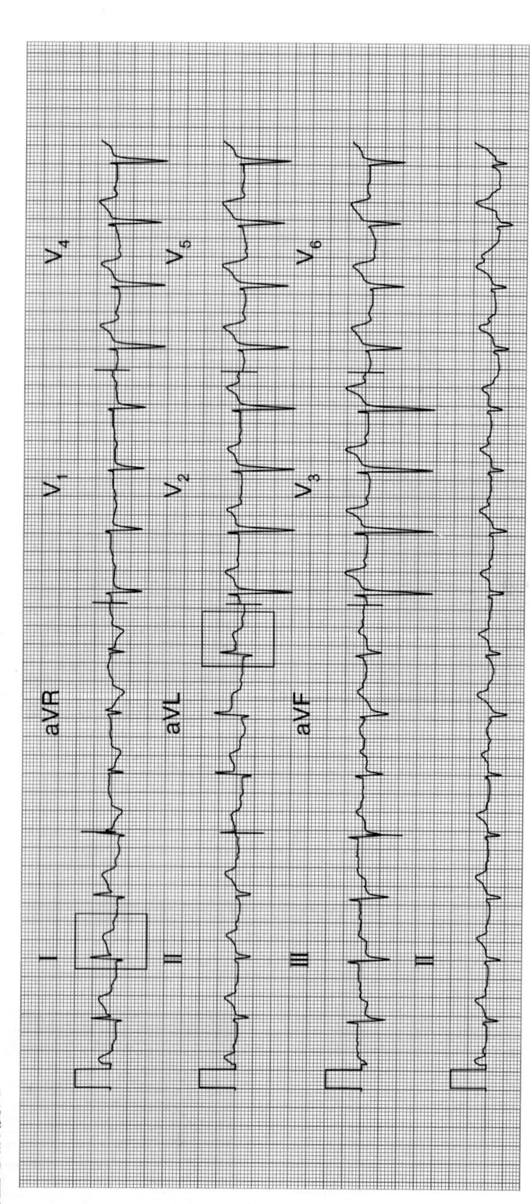

图 6.6 急性侧壁心肌梗死

标注

- 窦性心律
- 一度房室传导阻滞
- 心电轴正常
- Ⅰ、aVL 导联 Q 波
- Ⅰ、aVL、V_5 ～ V_6 导联 ST 段抬高

Ⅰ、aVL 导联 ST 段抬高

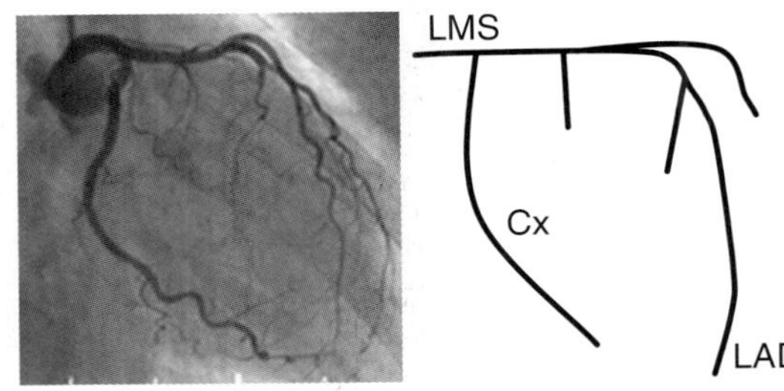

血管造影显示正常左冠状动脉。LMS，左冠状动脉主干；Cx，回旋支；LAD，左前降支

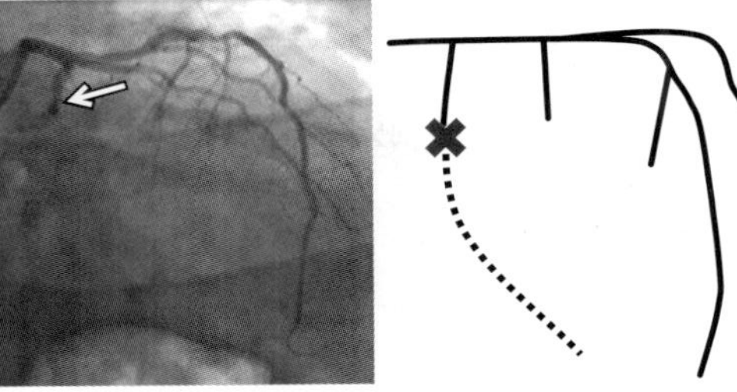

血管造影显示回旋支闭塞导致侧壁导联 ST 段抬高型心肌梗死

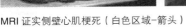

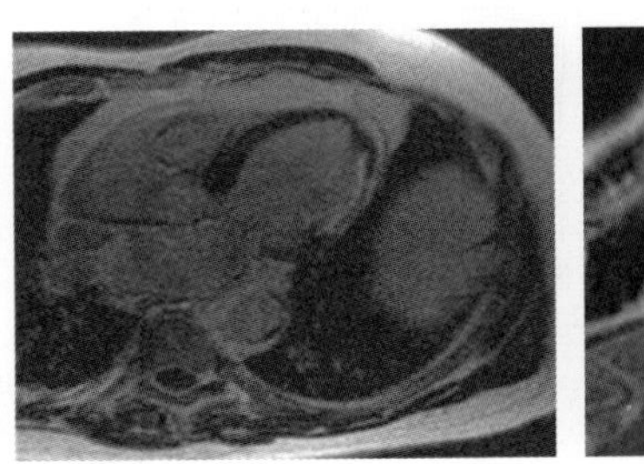

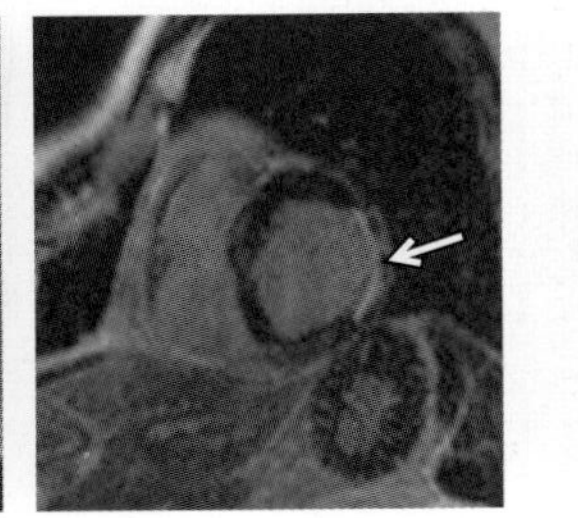

MRI 证实侧壁心肌梗死（白色区域-箭头）

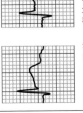

图 6.7

侧壁心肌梗死（3 天后）

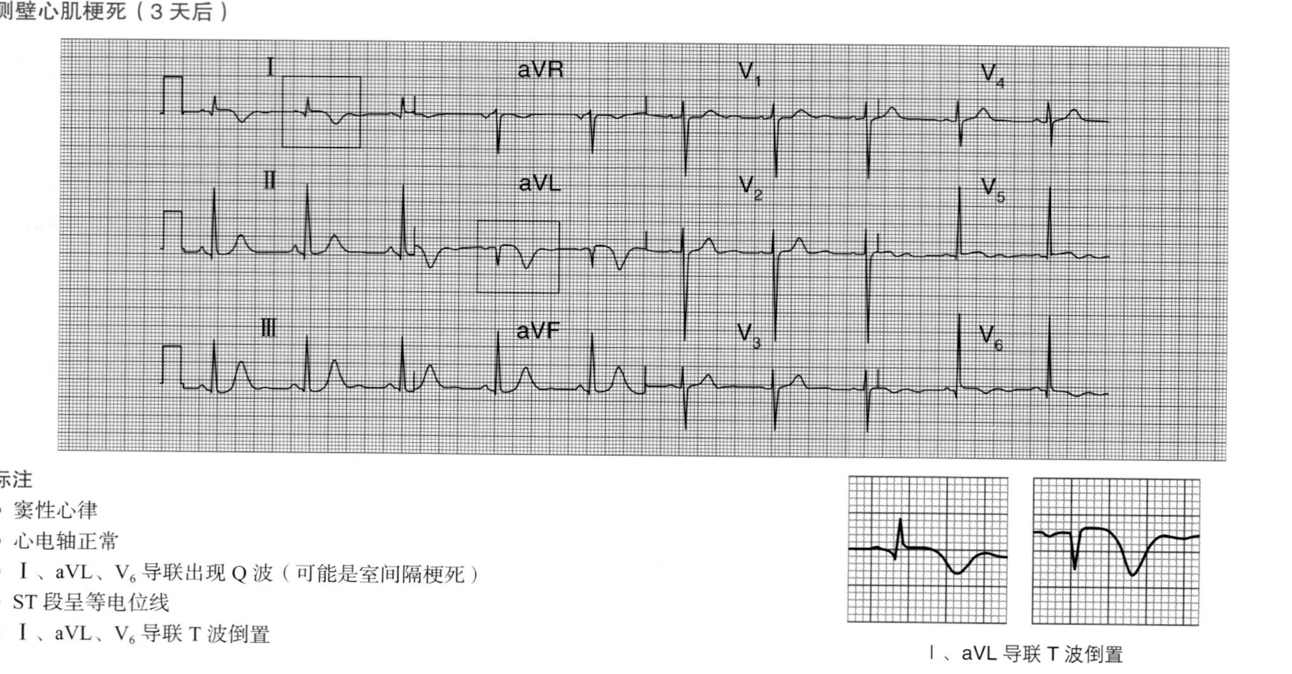

标注

- 窦性心律
- 心电轴正常
- I、aVL、V_6 导联出现 Q 波（可能是室间隔梗死）
- ST 段呈等电位线
- I、aVL、V_6 导联 T 波倒置

图 6.8

急性前侧壁心肌梗死合并心电轴左偏

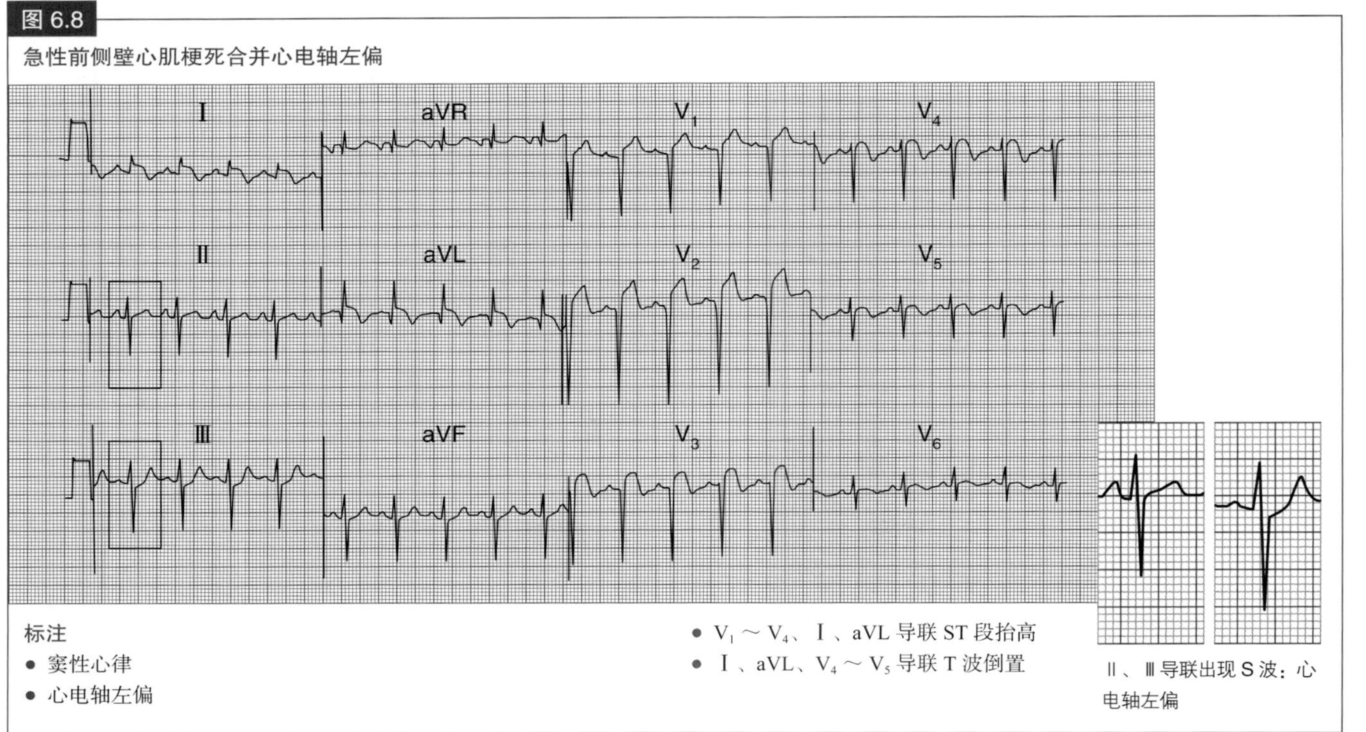

标注

- 窦性心律
- 心电轴左偏
- V_1～V_4、I、aVL 导联 ST 段抬高
- I、aVL、V_4～V_5 导联 T 波倒置

II、III 导联出现 S 波：心电轴左偏

图 6.9

前侧壁心肌梗死，年龄未知

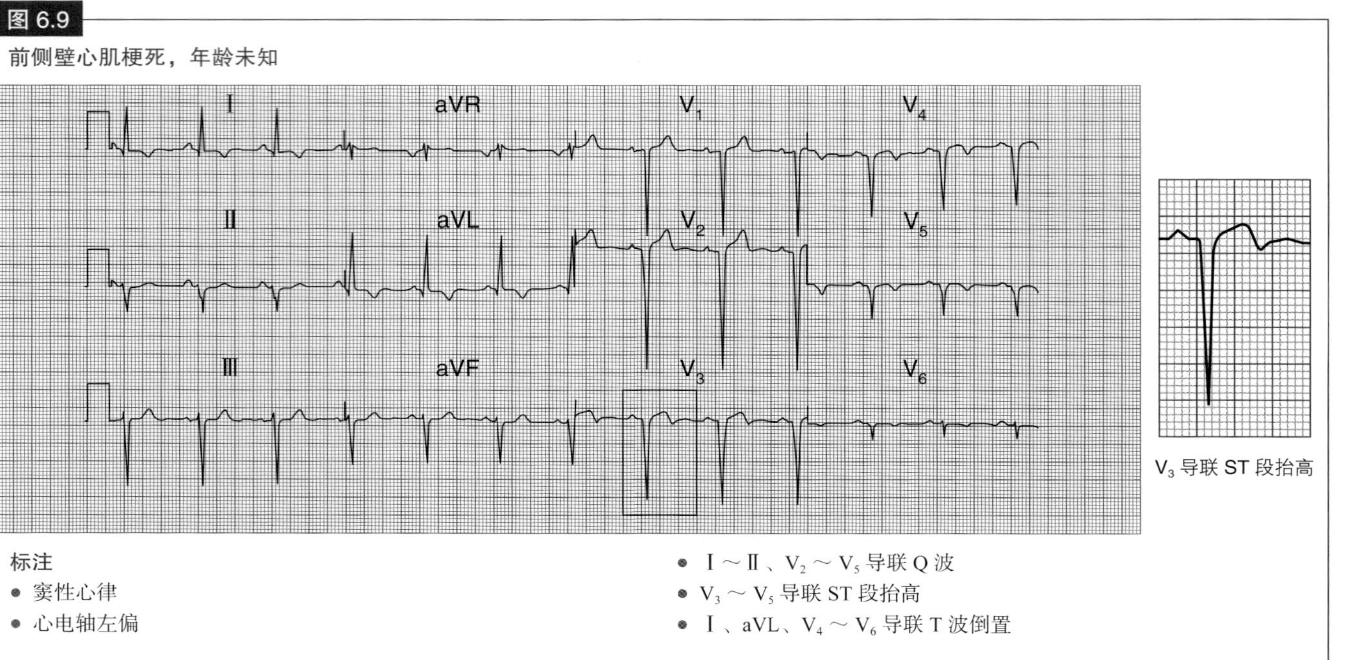

标注

- 窦性心律
- 心电轴左偏
- Ⅰ～Ⅱ、V_2～V_5 导联 Q 波
- V_3～V_5 导联 ST 段抬高
- Ⅰ、aVL、V_4～V_6 导联 T 波倒置

陈旧性前壁心肌梗死心电图上通常只表现为“R 波递增不良”。图 6.10 为一个几年前罹患前壁心肌梗死患者的心电图表现。正常心电图 V_1 至 V_5 或 V_6 导联的 R 波振幅连续递增，而此患者 R 波振幅在 V_3 和 V_4 导联仍极小，但在 V_5 导联则变为正常。这种 R 波递增消失提示陈旧性梗死。

采集不同时间点心肌梗死的心电图可获得多种多样的心电图改变，且根据单份心电图并不能准确判断何时发生心肌梗死，基于心电图判断心肌梗死准确时间的唯一方法是通过连续心电图记录来揭示其动态演变。

后壁梗死

将胸前导联置于左胸后可了解心脏后壁的情况，但此法并不常使用，因为其既不方便操作且记录到的电信号也较弱。

当常规 12 导联心电图在 V_1 导联出现明显的 R 波，常提示后壁心肌梗死的可能。因为正常左心室心肌较右心室厚，对心电图影响更大，此效应在心电图上表现为 V_1 导联 QRS 波主波向下。当后壁心肌梗死时，向后的心电向量消失，导致 V_1 导联表现为反映右心室的前向除极占优势，记录到主波向上直立的 QRS 波。

图 6.11 为某急性胸痛患者的首份心电图。V_1 导联可见明显的 R 波及 V_2 ～ V_4 导联呈缺血性 ST 段压低。当胸前电极移到 V_7 ～ V_9 位置，所有和 V_5 在同一平面的导联——腋后线 V_7 导联，脊柱旁线 V_9 导联以及处于两者之间、肩胛中线 V_8 导联，均可记录到典型急性心肌梗死的 ST 段抬高及病理性 Q 波。

右心室梗死

下壁心肌梗死有时合并右心室梗死。临床上，当下壁心肌梗死患者肺野清晰、颈静脉压力增高时应该怀疑右心室心肌梗死可能。心电图可记录到右心对应导联的 ST 段抬高。右心导联位置和左心导联位置相对应：V_{1R} 导联在正常 V_2 导联位置；V_{2R} 导联在正常 V_1 导联位置；V_{3R} 导联与左胸的 V_3 导联相对应。图 6.12 为急性右心梗死心电图表现。

图 6.10

陈旧性前壁心肌梗死

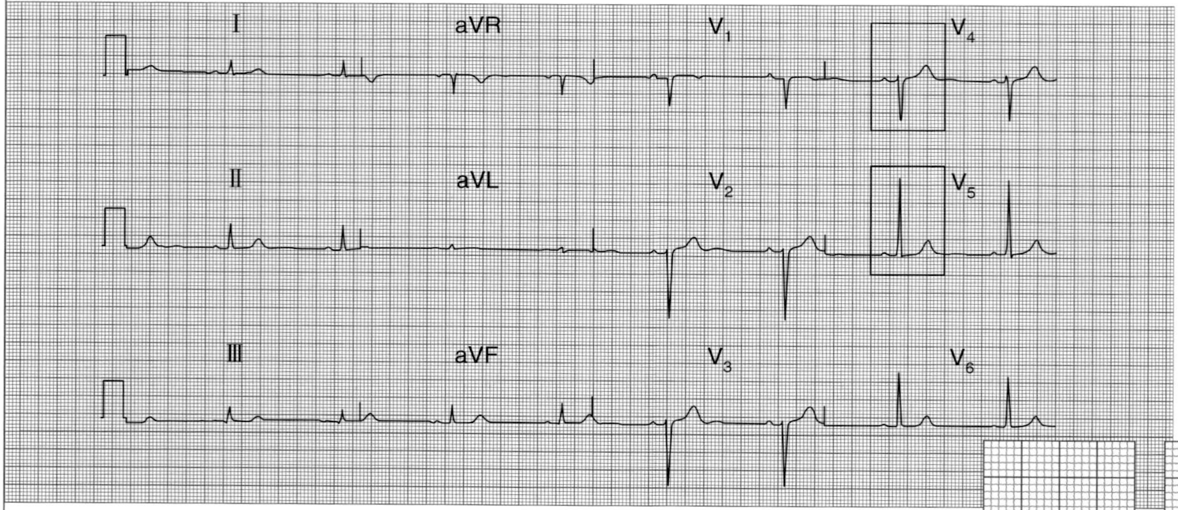

I aVR V_1 V_4

II aVL V_2 V_5

III aVF V_3 V_6

V_4 导联小 R 波

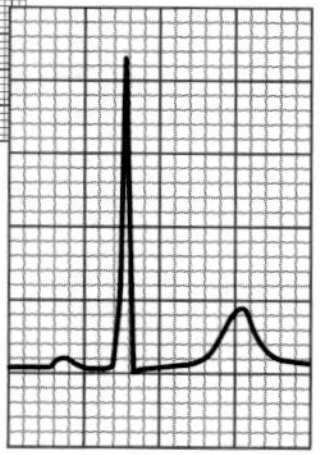

V_5 导联高 R 波

标注

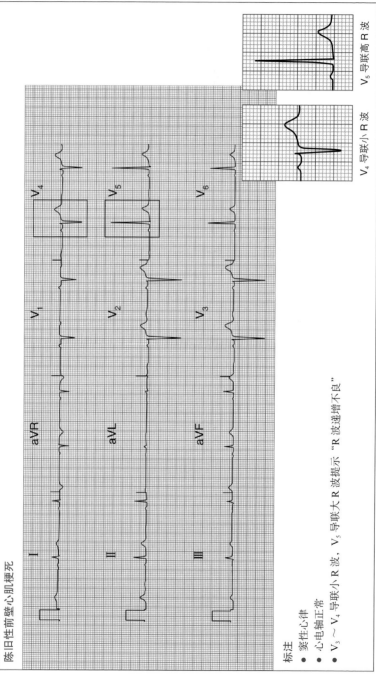

- 窦性心律
- 心电轴正常
- V_3 ～ V_4 导联小 R 波，V_5 导联大 R 波提示“R 波递增不良”

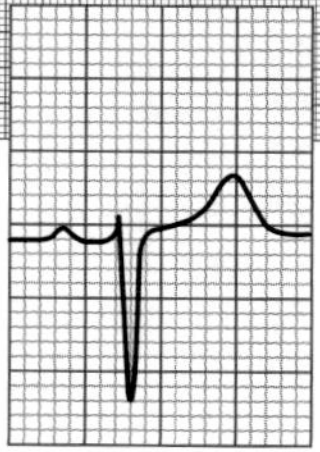

图 6.11

后壁心肌梗死

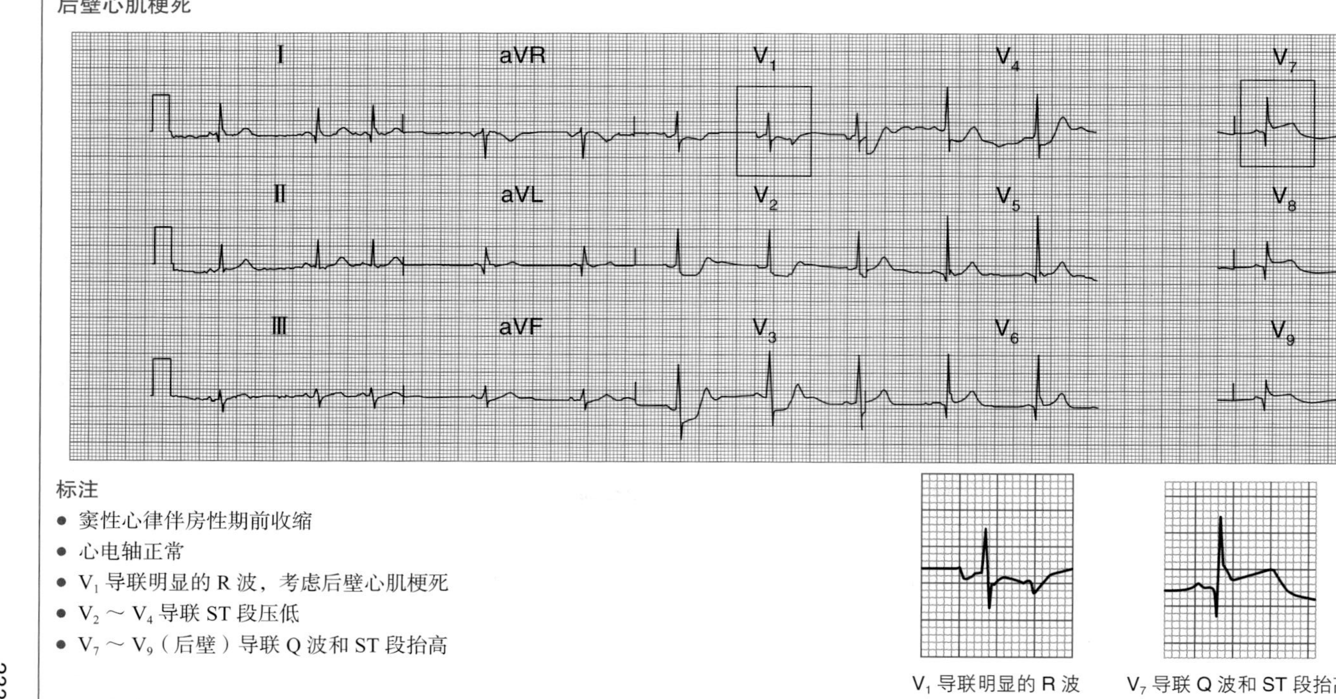

标注

- 窦性心律伴房性期前收缩
- 心电轴正常
- V_1 导联明显的 R 波，考虑后壁心肌梗死
- V_2 ～ V_4 导联 ST 段压低
- V_7 ～ V_9（后壁）导联 Q 波和 ST 段抬高

图 6.12

下壁和右心室梗死

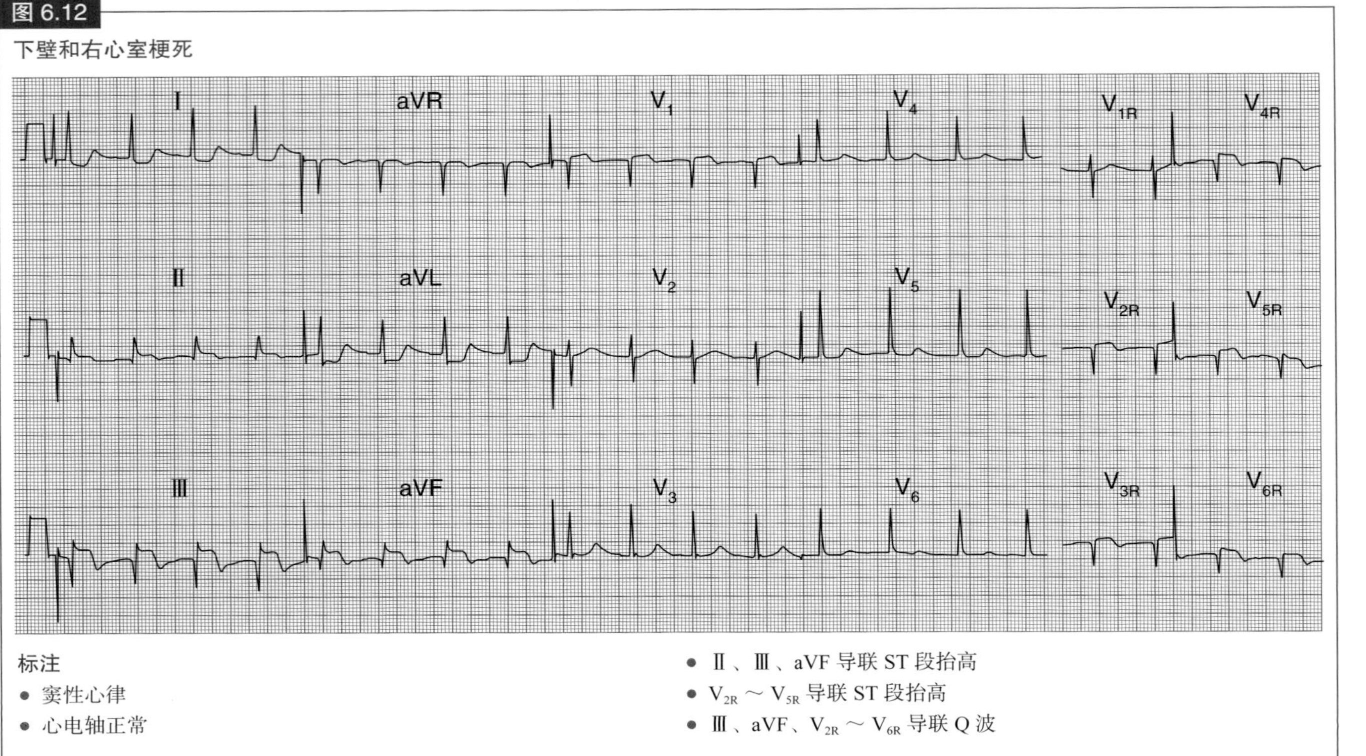

标注

- 窦性心律
- 心电轴正常
- Ⅱ、Ⅲ、aVF 导联 ST 段抬高
- V_{2R} ～ V_{5R} 导联 ST 段抬高
- Ⅲ、aVF、V_{2R} ～ V_{6R} 导联 Q 波

多部位梗死

左心室多部位梗死导致不同的心电图改变。这通常意味着存在多个主要冠状动脉病变。图 6.13 中的心电图显示急性下壁心肌梗死和明显的前壁导联 ST 段压低。冠状动脉造影提示严重的左主干狭窄。

图 6.14 为急性下壁心肌梗死患者心电图改变。V_2 ～ V_4 导联 R 递增不良提示其合并陈旧性前壁心肌梗死。

图 6.15 心电图提示急性下壁 ST 段抬高型心肌梗死以及未确定时限的前壁非 ST 段抬高型心肌梗死所致的 T 波倒置。

图 6.16 为急性前壁心肌梗死心电图。Ⅲ、aVF 导联深倒的 Q 波提示陈旧性下壁心肌梗死。

束支传导阻滞和心肌梗死

左束支传导阻滞　健康人极少见到左束支传导阻滞（LBBB）心电图改变，但它可与多种心脏疾病相关联（提示 6.5）。

左束支传导阻滞将引起左心室传导异常，缓慢传导及复极异常，容易掩盖心肌梗死心电图征象（图 6.17），但这并不意味着可以完全摒弃心电图。如果患者因缺血引起胸痛且心电图提示新发的左束支传导阻滞，可认为急性心肌梗死并给予适当的治疗。

右束支传导阻滞　右束支传导阻滞（RBBB）不太会掩盖下壁心肌梗死的心电图表现（图 6.18）。

RBBB 对前壁心肌梗死的诊断会造成一定困难，但它不会影响 ST 段，当一名临床考虑心肌梗死的患者 ST 段抬高时，可看到明显的心电图改变（图 6.19）。

ST 段压低合并右束支传导阻滞提示心肌缺血（图 6.20）。但由于右束支传导阻滞本身存在胸前导联 T 波倒置，故前壁导联 T 波倒置的解读会受到一定影响（图 6.21）。

非 ST 段抬高型心肌梗死的心电图改变

所有除 ST 段抬高和 LBBB 外的心肌梗死相关心电图表现均归入本类。梗死引起的心肌复极异常可致 T 波倒置，这一现象在前壁和侧壁导联最为常见（图 6.22）。

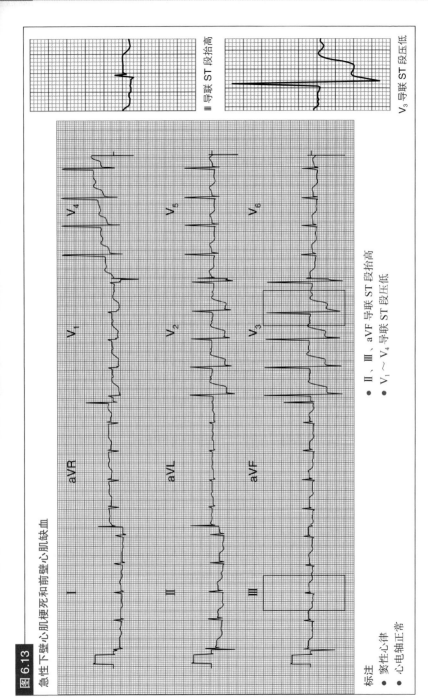

图 6.13

急性下壁心肌梗死和前壁心肌缺血

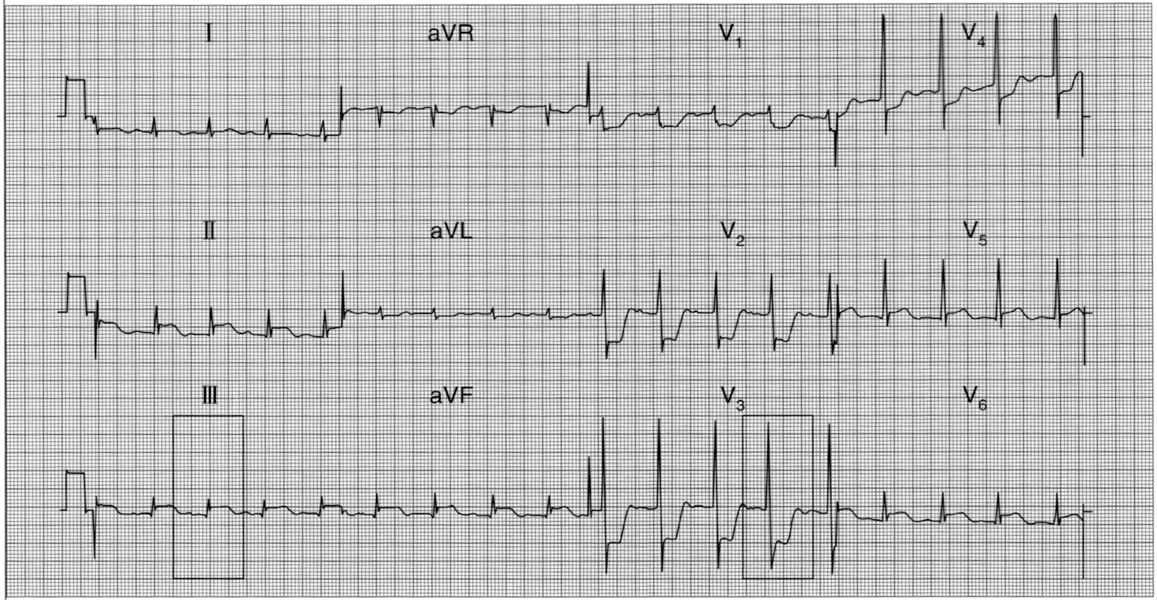

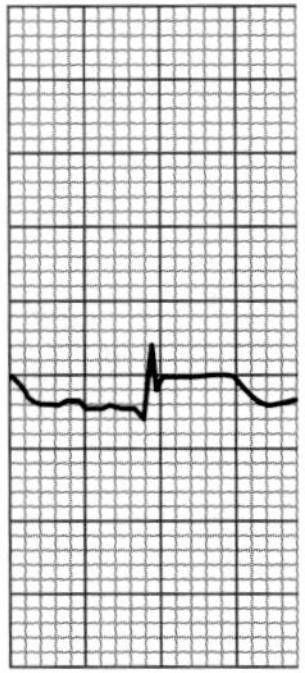

Ⅲ 导联 ST 段抬高

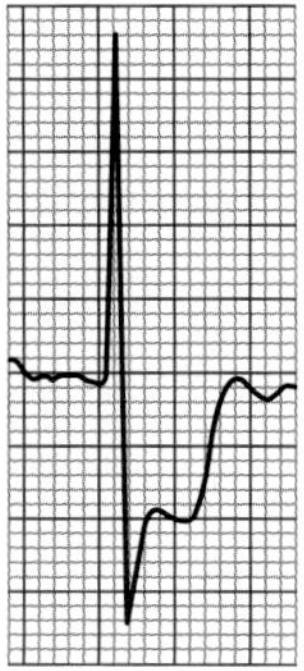

V_3 导联 ST 段压低

标注
- 窦性心律
- 心电轴正常

- Ⅱ、Ⅲ、aVF 导联 ST 段抬高
- V_1～V_4 导联 ST 段压低

图 6.14

急性下壁心肌梗死和陈旧性前壁心肌梗死

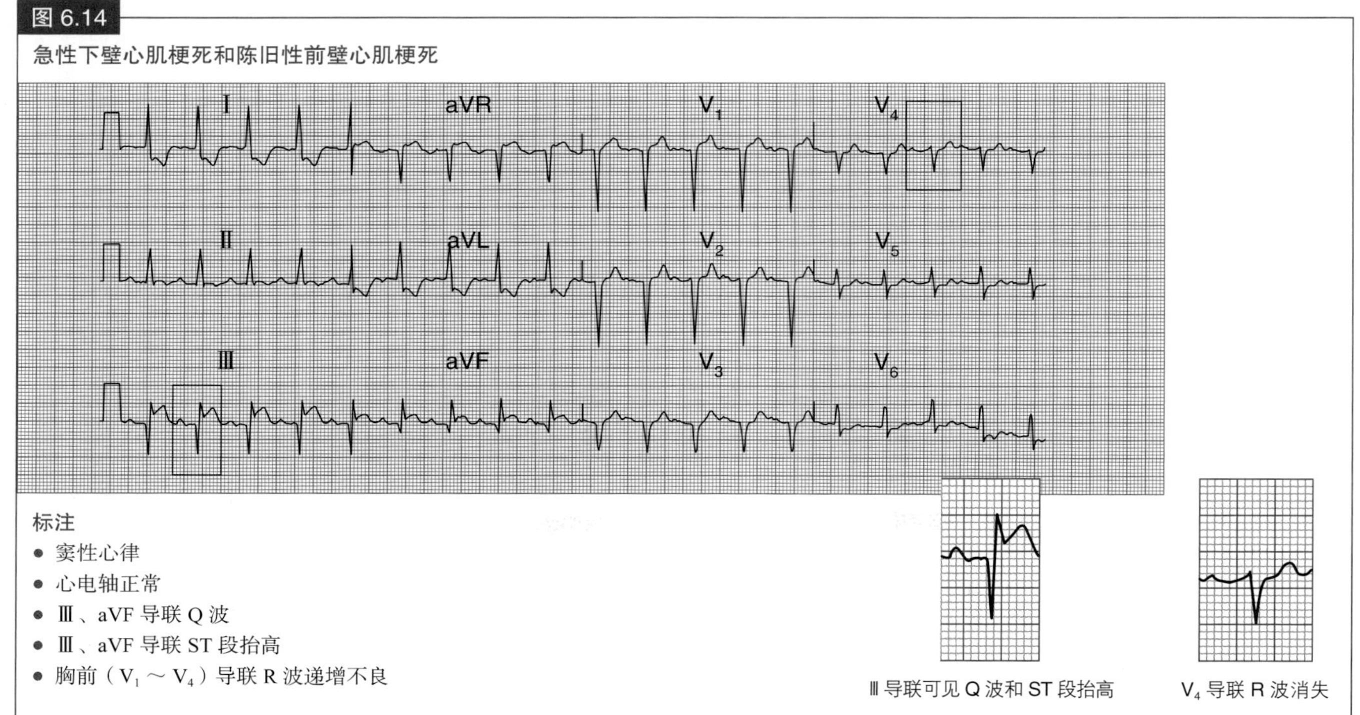

标注

- 窦性心律
- 心电轴正常
- Ⅲ、aVF 导联 Q 波
- Ⅲ、aVF 导联 ST 段抬高
- 胸前（V_1 ～ V_4）导联 R 波递增不良

Ⅲ 导联可见 Q 波和 ST 段抬高

V_4 导联 R 波消失

图 6.15 急性下壁 ST 段抬高型心肌梗死（STEMI）和前壁非 ST 段抬高型心肌梗死（NSTEMI）

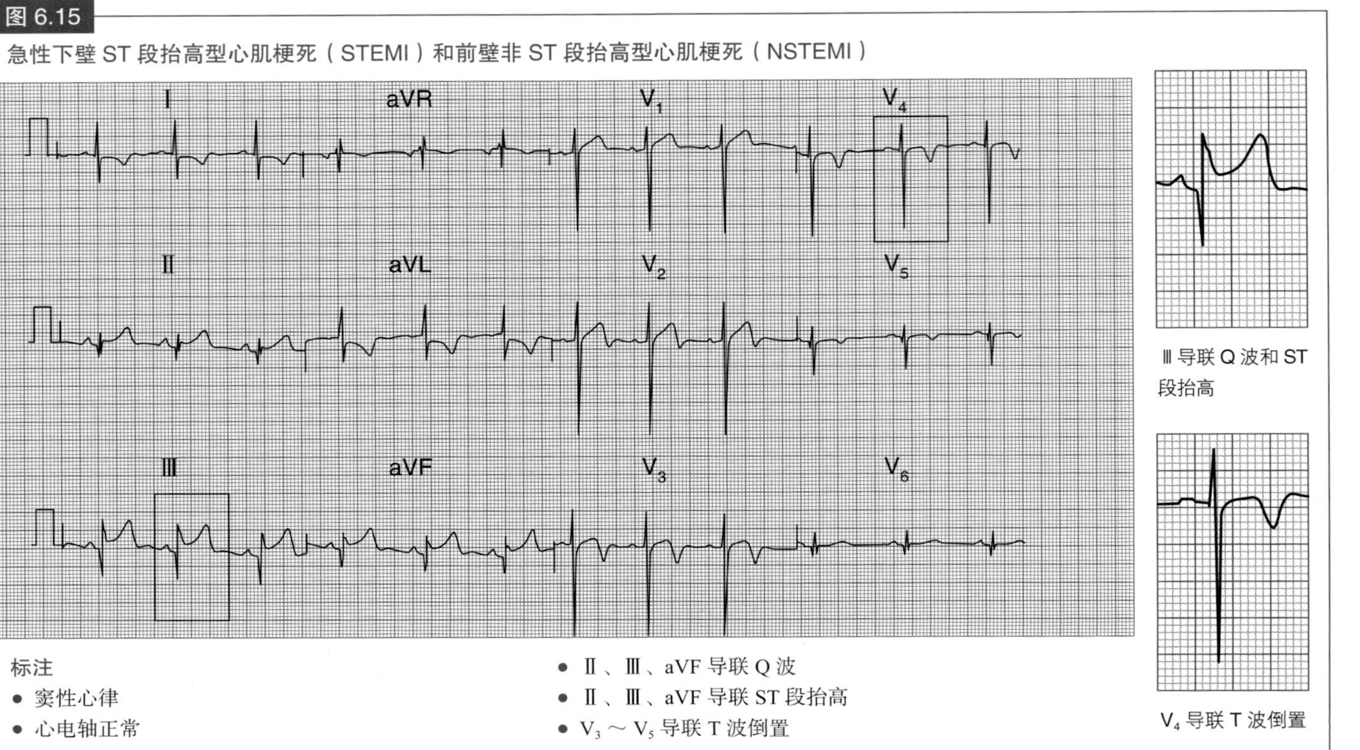

标注

- 窦性心律
- 心电轴正常
- Ⅱ、Ⅲ、aVF 导联 Q 波
- Ⅱ、Ⅲ、aVF 导联 ST 段抬高
- V$_3$ ～ V$_5$ 导联 T 波倒置

图 6.16

急性前壁心肌梗死和陈旧性下壁心肌梗死

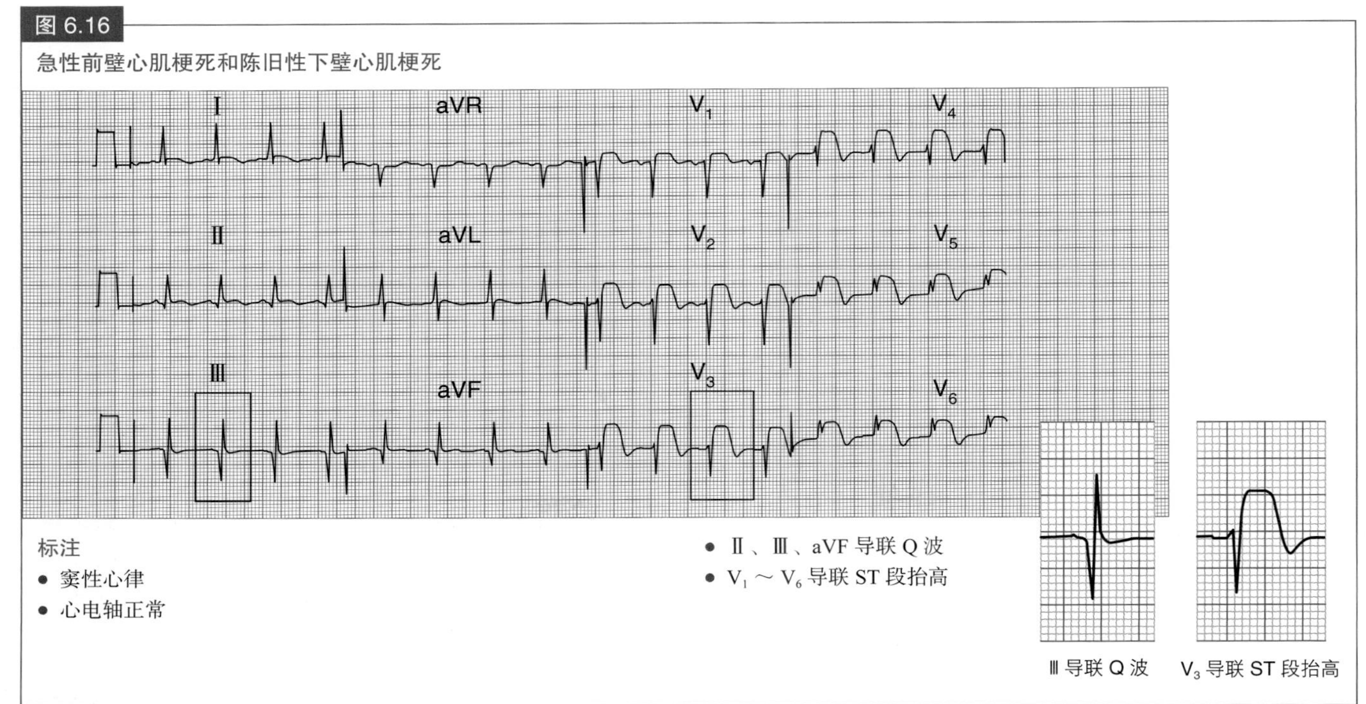

标注

- 窦性心律
- 心电轴正常
- Ⅱ、Ⅲ、aVF 导联 Q 波
- V_1 ～ V_6 导联 ST 段抬高

提示 6.5 导致左束支传导阻滞的原因

- 心肌缺血
- 高血压
- 心肌病
- 心肌炎
- 心脏离子通道病
- 心脏肿瘤
- 结节病
- Chagas 病
- 先天性心脏病（手术或非手术）

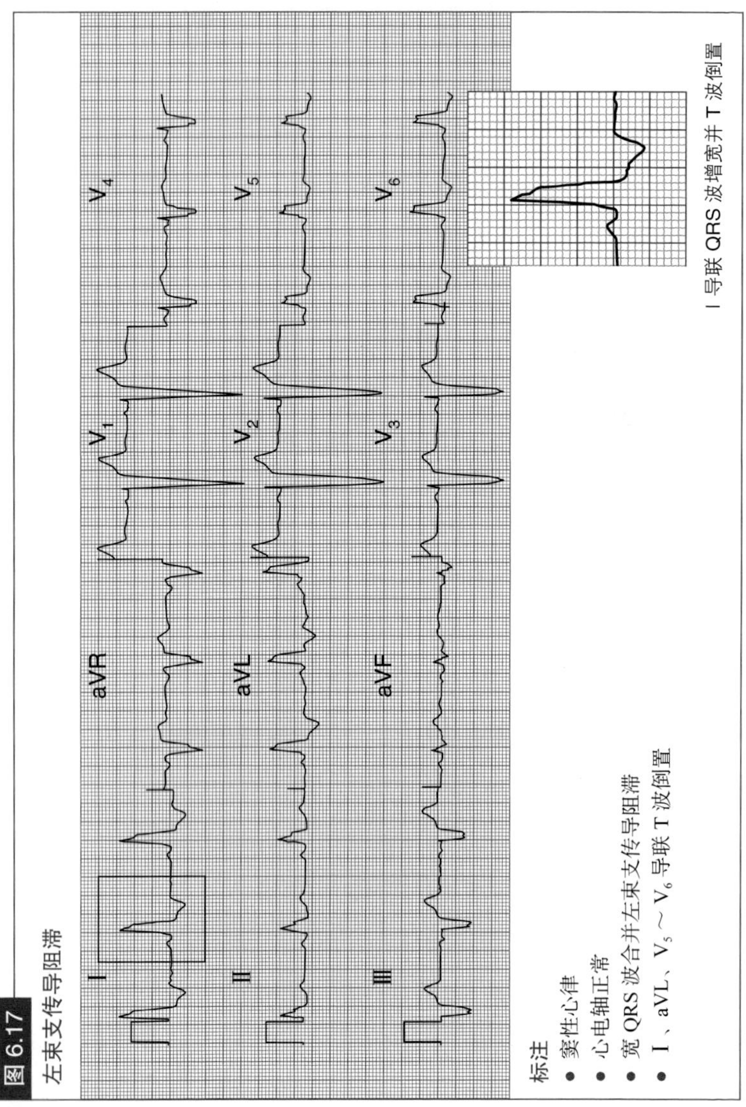

图 6.17 左束支传导阻滞

图 6.18

右束支传导阻滞并急性下壁心肌梗死

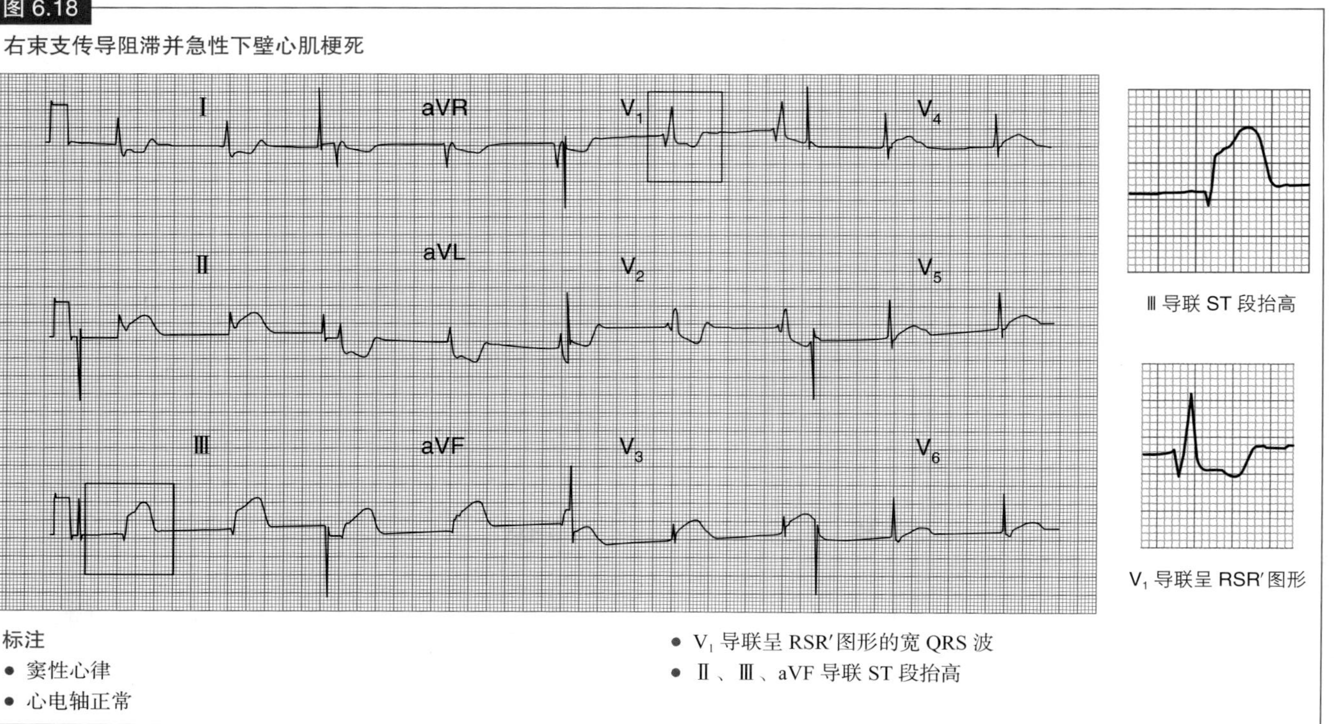

标注

- 窦性心律
- 心电轴正常
- V_1 导联呈 RSR′ 图形的宽 QRS 波
- Ⅱ、Ⅲ、aVF 导联 ST 段抬高

图 6.19

右束支传导阻滞并前壁心肌梗死

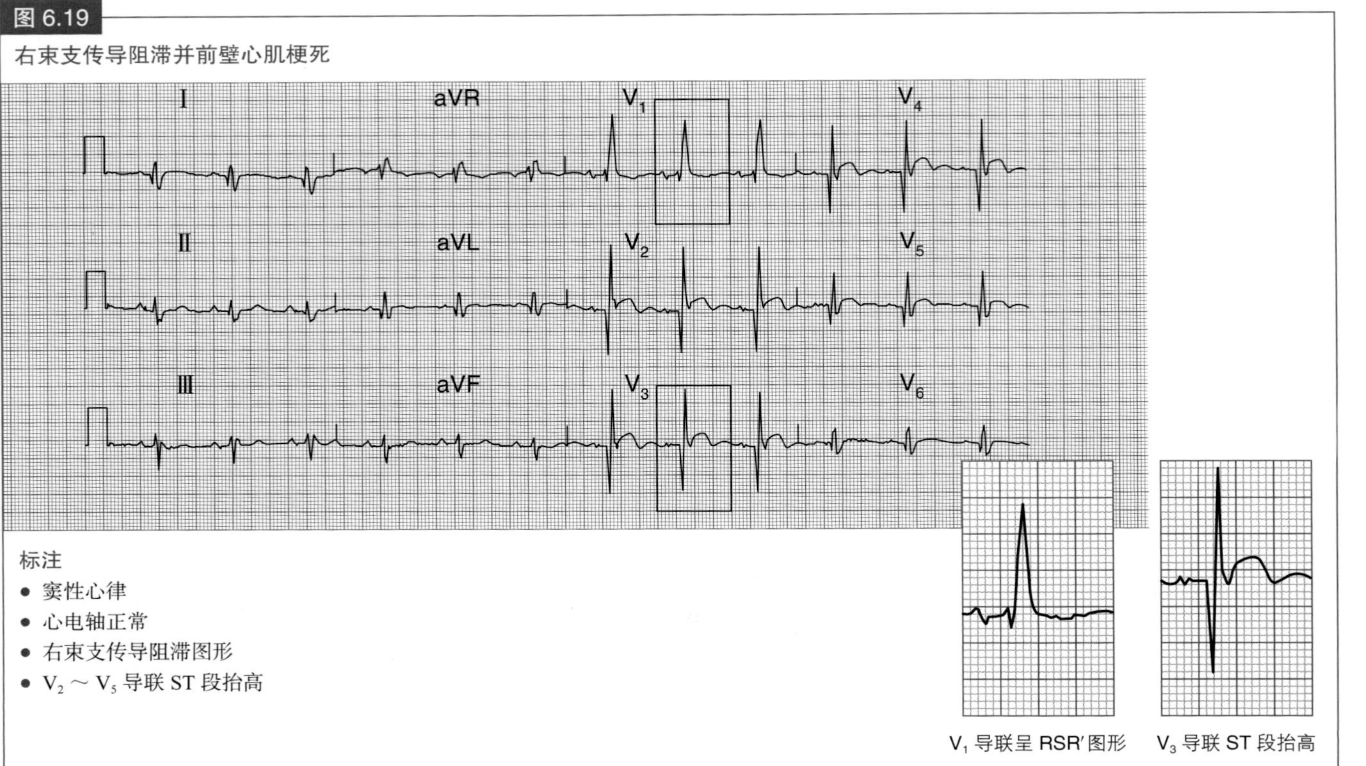

标注

- 窦性心律
- 心电轴正常
- 右束支传导阻滞图形
- V_2 ～ V_5 导联 ST 段抬高

图 6.20 右束支传导阻滞并前壁心肌缺血

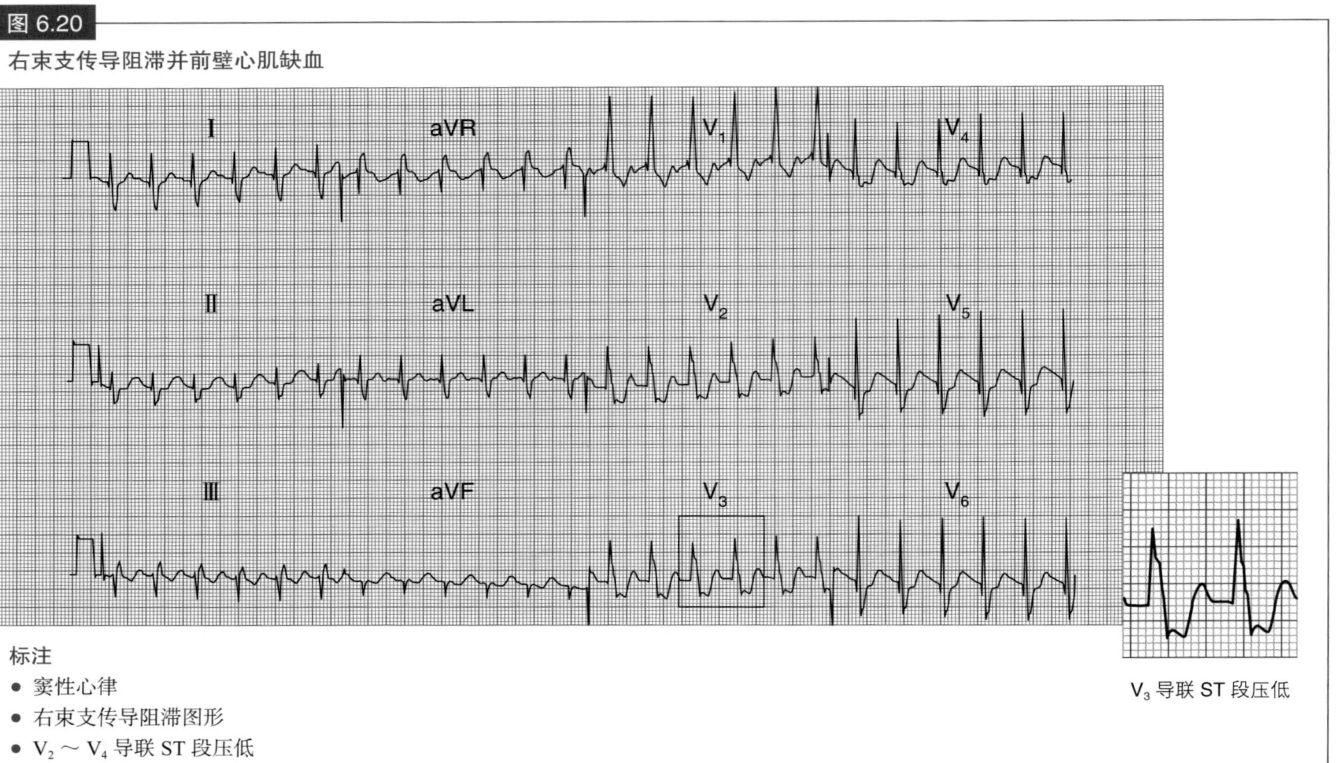

标注

- 窦性心律
- 右束支传导阻滞图形
- $V_2 \sim V_4$ 导联 ST 段压低

图 6.21

下壁心肌梗死，右束支传导阻滞，前壁心肌缺血

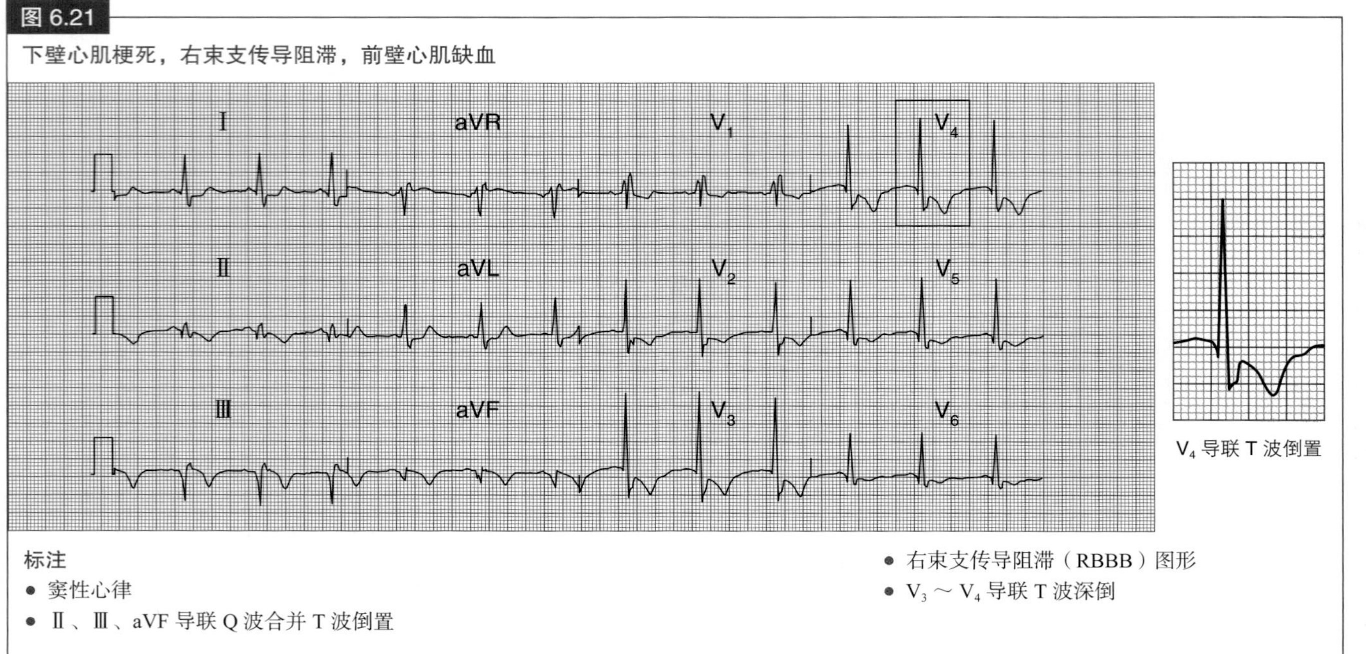

标注

- 窦性心律
- Ⅱ、Ⅲ、aVF 导联 Q 波合并 T 波倒置
- 右束支传导阻滞（RBBB）图形
- V_3 ～ V_4 导联 T 波深倒

图 6.22 前壁非 ST 段抬高型急性冠脉综合征（非 ST 段抬高型心肌梗死）

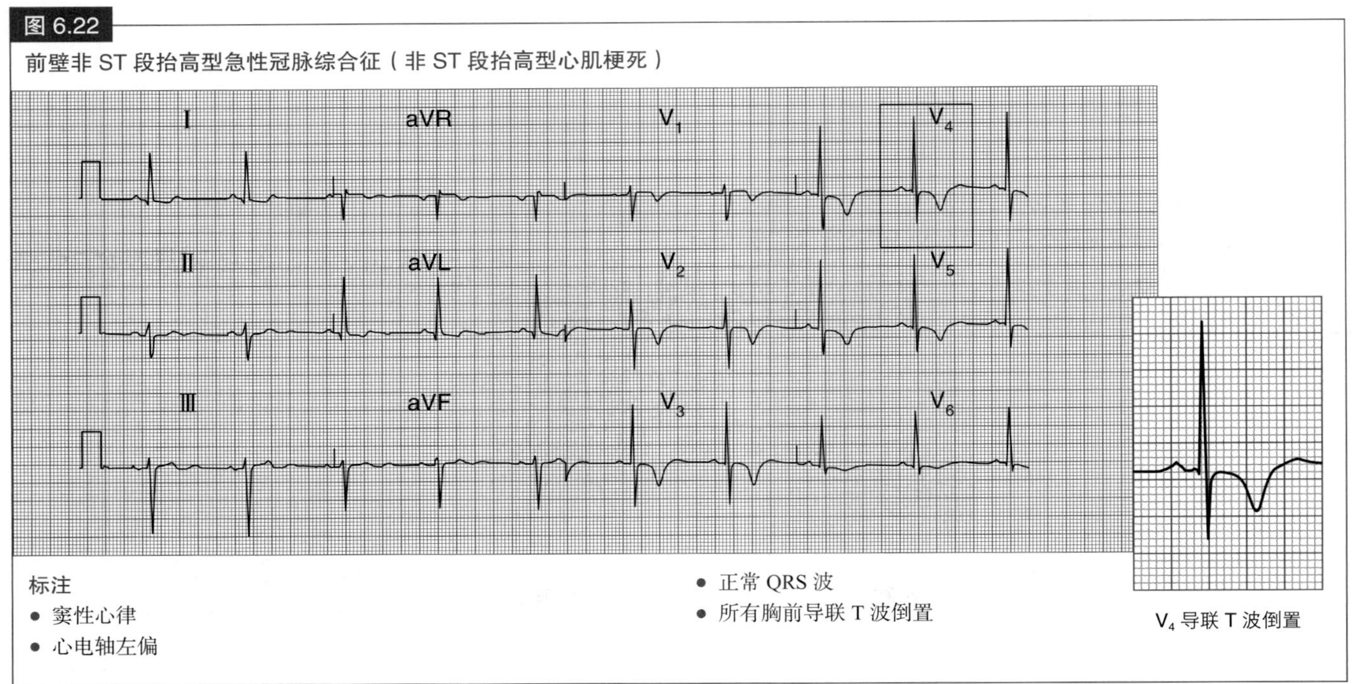

标注

- 窦性心律
- 心电轴左偏
- 正常 QRS 波
- 所有胸前导联 T 波倒置

过去曾将急性非 ST 段抬高型心肌梗死称为心内膜下心肌梗死，然而病理检查却发现心肌梗死后梗死范围并非可精确界定其局限于内膜下或透壁心肌。急性非 ST 段抬高型心肌梗死通常伴随着肌钙蛋白水平的增高，与 ST 段抬高型心肌梗死患者相比，非 ST 段抬高型心肌梗死患者的即刻病死率较低，但随后长期的风险却相对较高，这可能反映了该组人群中血管病变总体负荷较高。所有 NSTEMI 患者都应考虑住院行血管造影术，以实现血运重建，并根据目前的指南进行最佳的药物治疗。

不伴心肌梗死的心肌缺血

心肌缺血时心电图的变化是可变的。典型的心肌缺血导致水平型 ST 段压低，但心肌缺血的诊断必须有相邻两个导联 ST 段水平或下斜型压低＞ 0.05 mV 和（或）T 波倒置＞ 0.1 mV。该心电图表现伴随心绞痛的发作而出现、伴随其缓解而消失。持续的胸痛及 ST 段压低（图 6.23）可以不伴有肌钙蛋白水平升高，这种情况在检测最新高敏肌钙蛋白的当代尽管罕见但仍存在。

如果患者持续胸痛时间很长才住院，并且心电图显示 ST 段压低，这属于高危情况（图 6.24 和图 6.25）。这些患者通常需要急诊行冠状动脉造影并进行血运重建。

心律失常可导致心肌缺血，控制心率或纠正心律失常后可缓解。图 6.26 心电图显示快速性心房颤动引起心肌缺血（未应用地高辛），图 6.27 为心室率＞ 200 次 / 分的房室结折返性心动过速时缺血性 ST 段压低。

变异型心绞痛

冠状动脉痉挛可导致静息性心绞痛发生，ST 段表现为抬高而非压低，此心电图改变与急性心肌梗死相似，但胸痛缓解后 ST 段可恢复正常（图 6.28）并且冠状动脉造影正常。Prinzmetal 首次报道这一心电图特征，它有时称为“变异型心绞痛”。罕见情况下，某些药物包括吸食可卡因可诱发冠状动脉痉挛。

图 6.23

前壁心肌缺血合并可能的陈旧性下壁心肌梗死

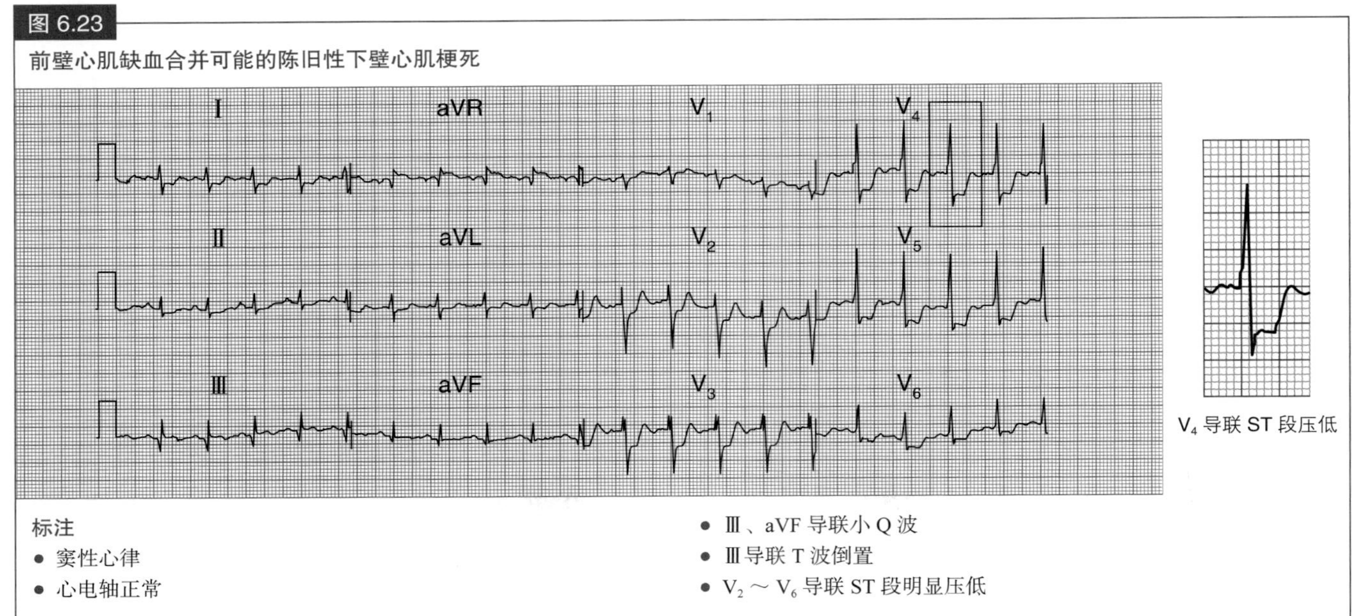

标注
- 窦性心律
- 心电轴正常
- Ⅲ、aVF 导联小 Q 波
- Ⅲ导联 T 波倒置
- V_2～V_6 导联 ST 段明显压低

图 6.24

前壁心肌缺血

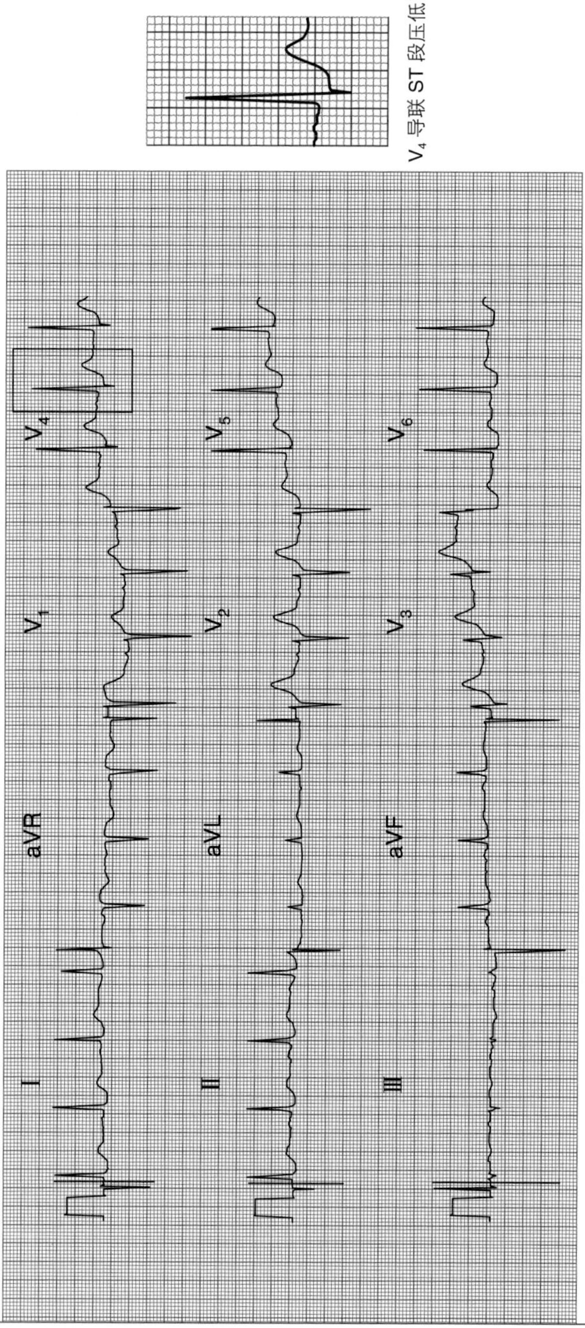

V_4 导联 ST 段压低

标注

- 窦性心律
- 心电轴正常
- 正常 QRS 波
- V_4 ～ V_6 导联 ST 段压低

图 6.25
前侧壁心肌缺血

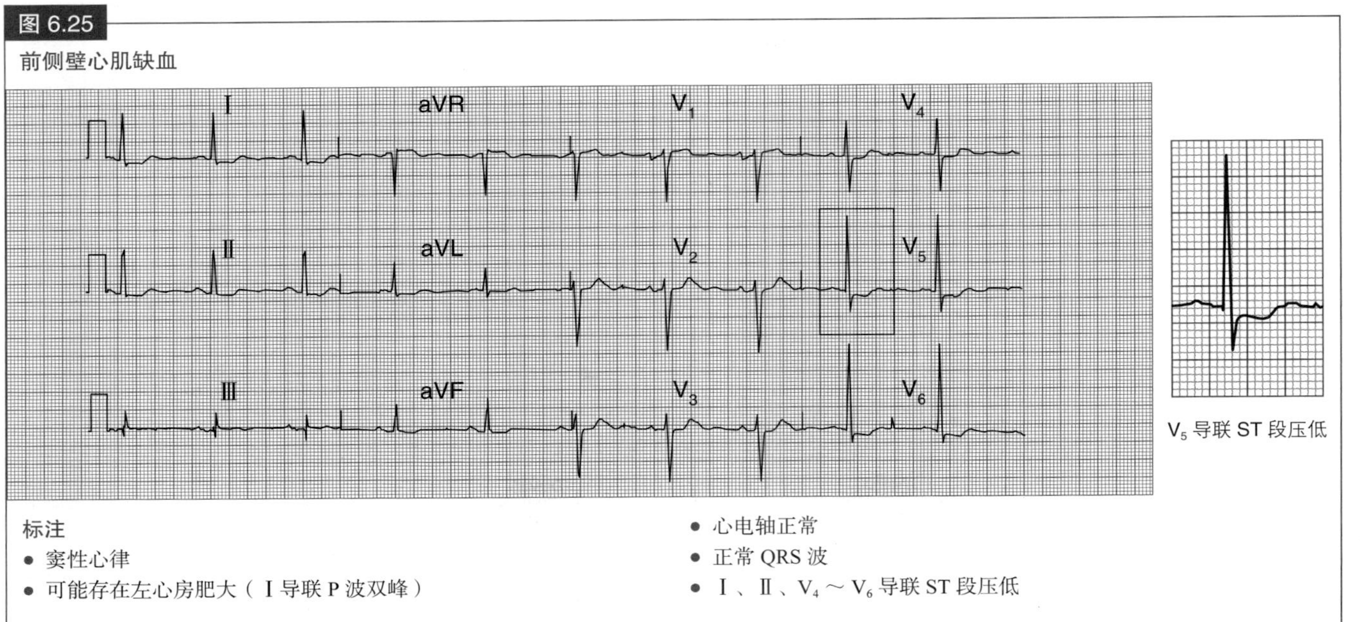

标注
- 窦性心律
- 可能存在左心房肥大（Ⅰ导联 P 波双峰）
- 心电轴正常
- 正常 QRS 波
- Ⅰ、Ⅱ、V_4～V_6 导联 ST 段压低

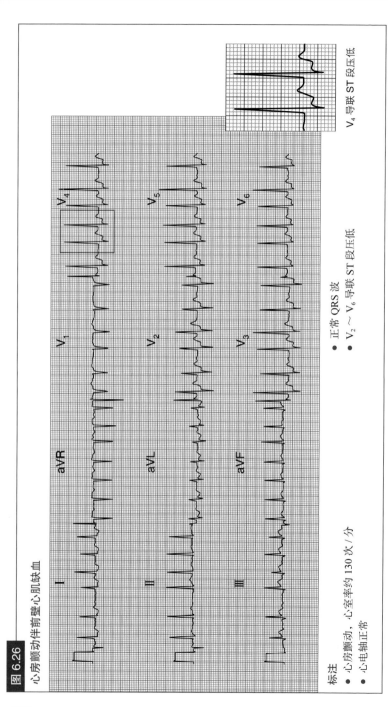

图 6.26

心房颤动伴前壁心肌缺血

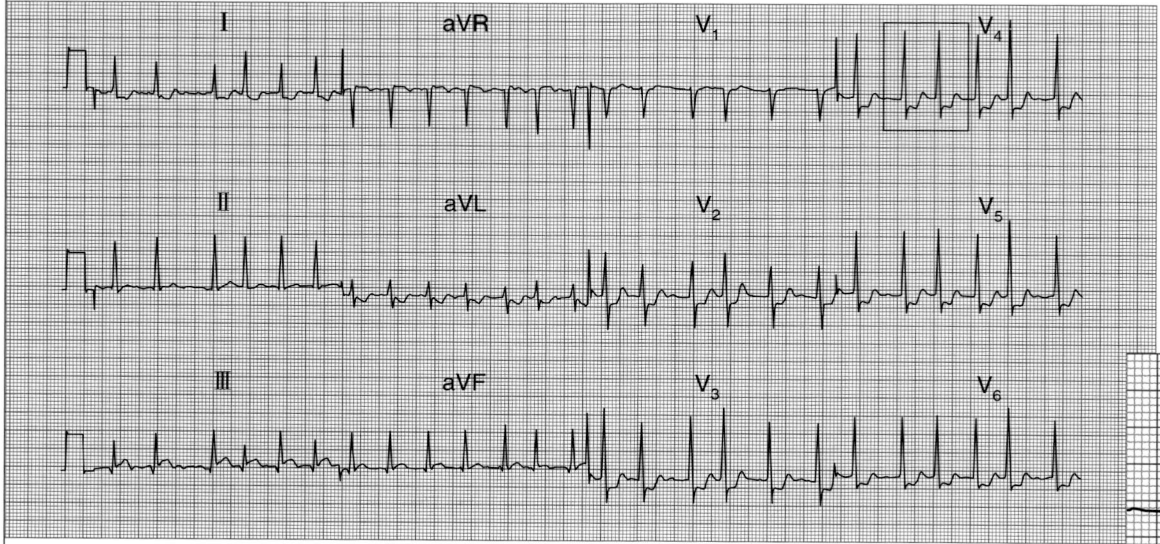

I aVR V_1 V_4

II aVL V_2 V_5

III aVF V_3 V_6

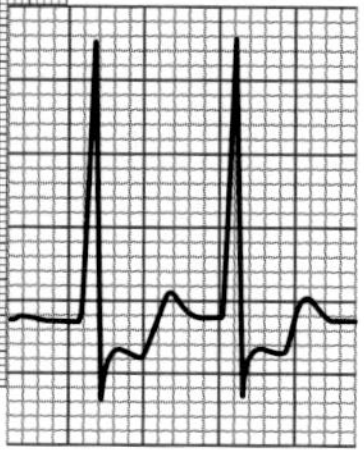

V_4 导联 ST 段压低

标注

- 心房颤动，心室率约 130 次 / 分
- 心电轴正常
- 正常 QRS 波
- V_2 ～ V_6 导联 ST 段压低

图 6.27

房室结折返性心动过速伴前壁心肌缺血

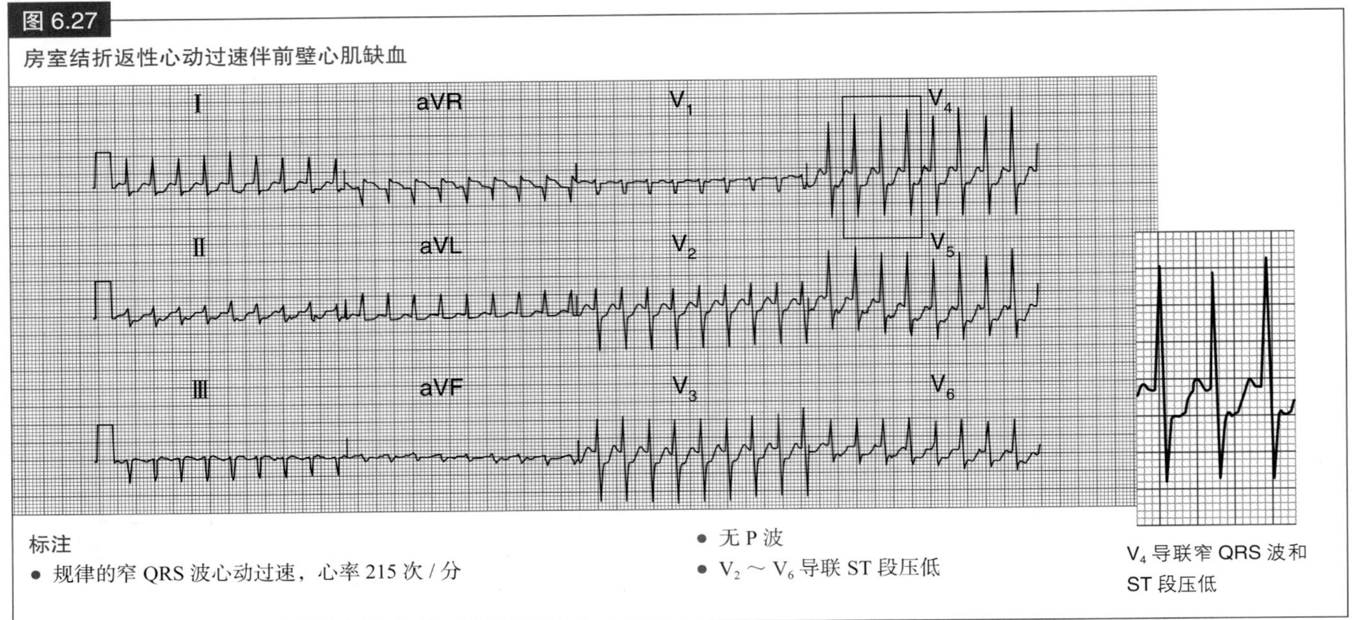

V4 导联窄 QRS 波和 ST 段压低

标注

- 规律的窄 QRS 波心动过速，心率 215 次 / 分
- 无 P 波
- V_2～V_6 导联 ST 段压低

图 6.28

变异型心绞痛

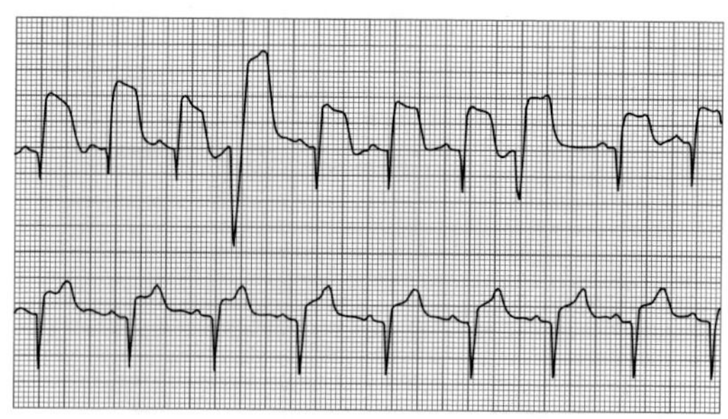

标注

- 连续记录
- 患者胸痛时 ST 段抬高
- 第 4 个心搏很可能是一次室性期前收缩
- 患者胸痛缓解后，ST 段恢复正常

肺栓塞的心电图表现

大多数肺栓塞患者表现为窦性心动过速或者正常心电图。只有当肺栓塞累及右心室时可观察到心电图异常改变：

- P 波高尖
- 心电轴右偏
- V_1 导联明显的 R 波
- V_1 ～ V_3 导联 T 波倒置，有时波及 V_4 导联
- 右束支传导阻滞（RBBB）图形
- 胸前导联移行区常由 V_3 ～ V_4 导联移至 V_5 ～ V_6 导联，导致 V_6 导联出现持续深大的 S 波
- Ⅲ导联 Q 波和 T 波倒置

常合并室上性心律失常，尤其是心房颤动，但心律失常发作的类型没有特定的顺序，可以组合的形式出现。当长期持续存在的肺栓塞导致肺动脉高压时，可观察到典型的右心室肥大心电图表现（心电轴右偏，V_1 导联 R 波直立，V_1 ～ V_4 导联 T 波倒置，V_6 导联可出现 S 波）。

图 6.29 至图 6.32 分别为 4 名肺栓塞患者的不同心电图，但请记住，大多数肺栓塞患者的心电图表现为正常或仅有窦性心动过速。

图 6.29

肺栓塞

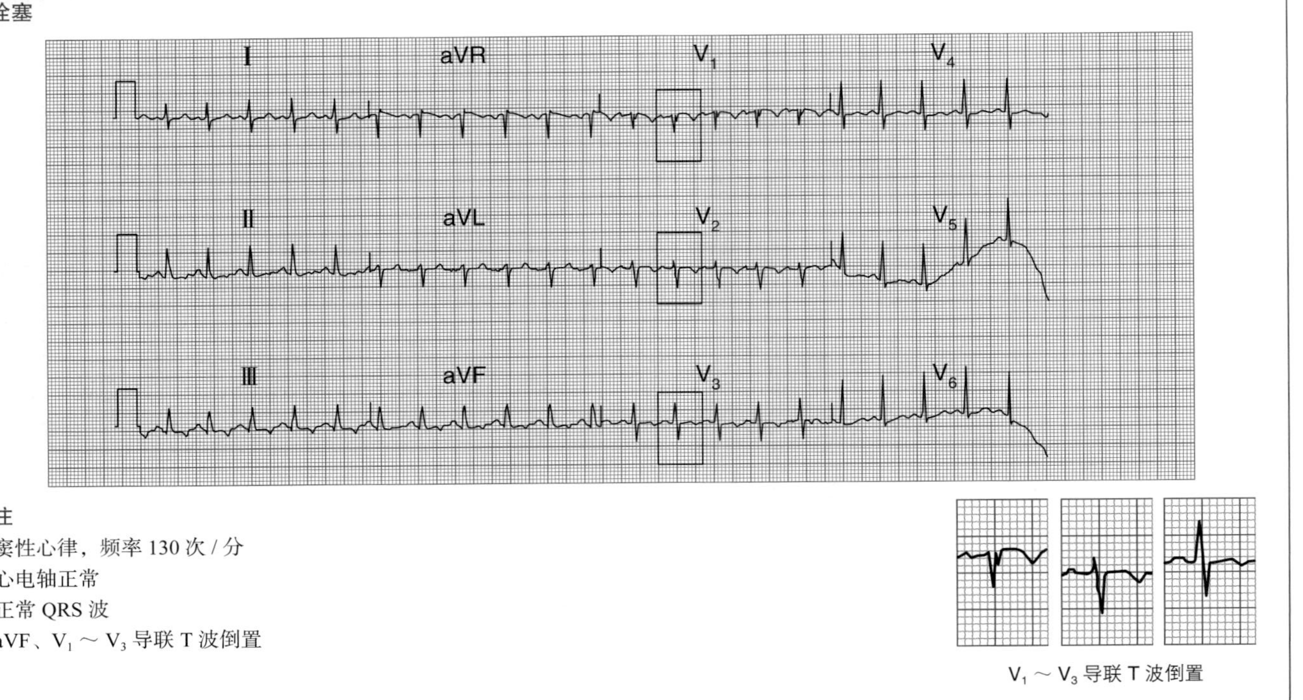

标注

- 窦性心律，频率 130 次 / 分
- 心电轴正常
- 正常 QRS 波
- aVF、V_1 ～ V_3 导联 T 波倒置

图 6.30

肺栓塞

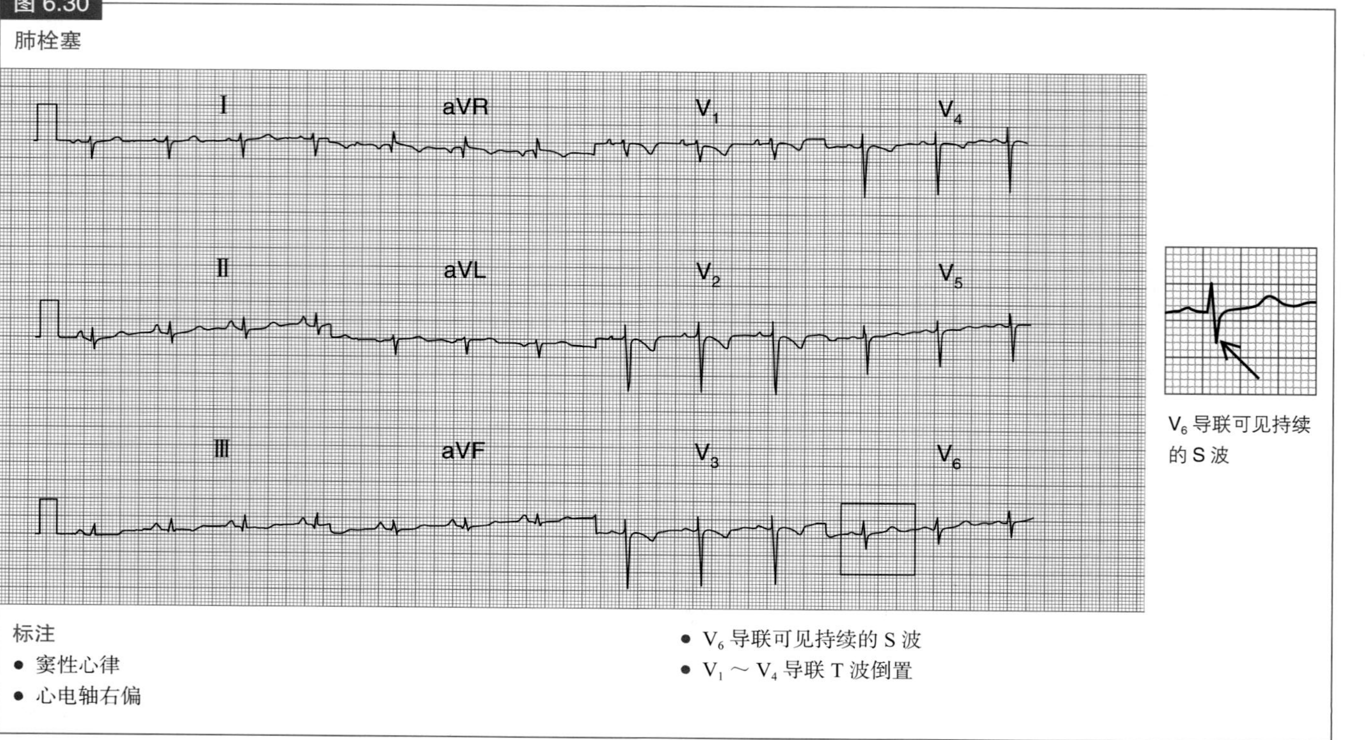

标注
- 窦性心律
- 心电轴右偏
- V_6 导联可见持续的 S 波
- V_1 ～ V_4 导联 T 波倒置

图 6.31

肺栓塞

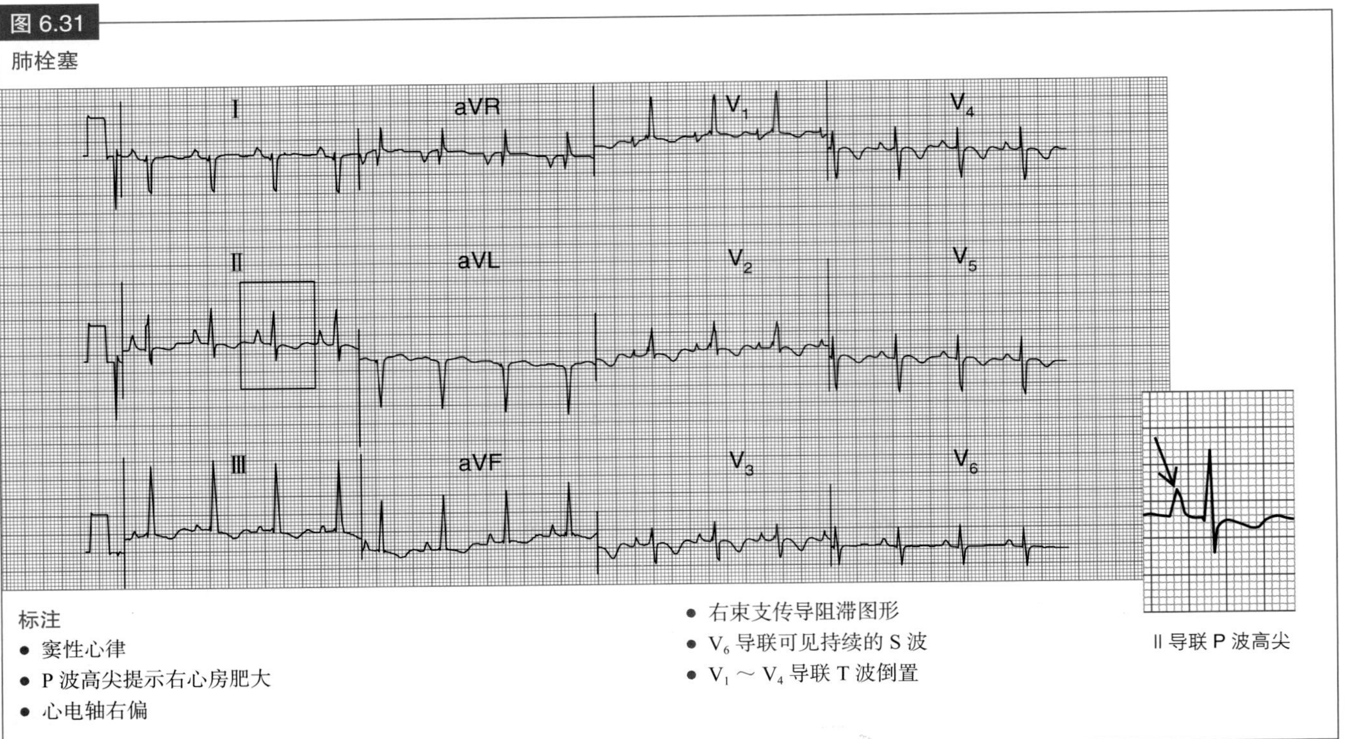

标注

- 窦性心律
- P 波高尖提示右心房肥大
- 心电轴右偏
- 右束支传导阻滞图形
- V_6 导联可见持续的 S 波
- V_1 ～ V_4 导联 T 波倒置

图 6.32 肺栓塞

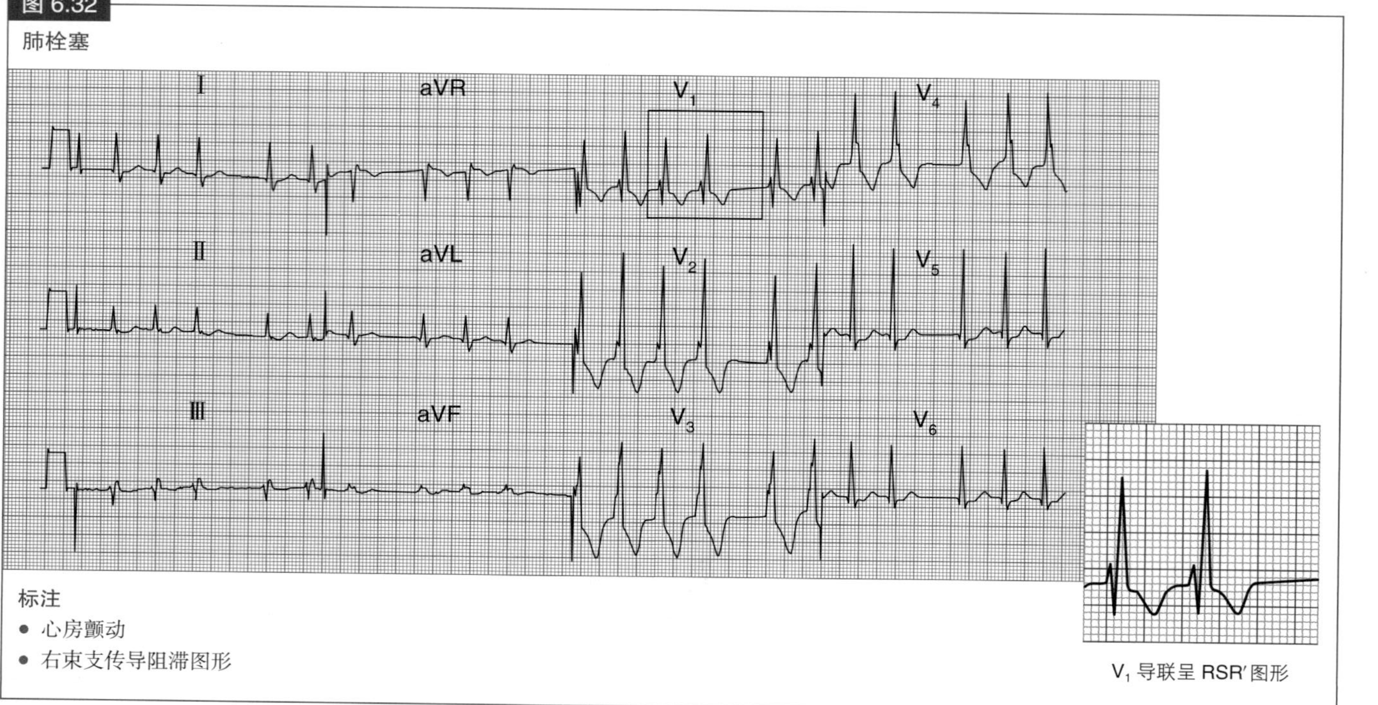
I
aVR
V_1
V_4
II
aVL
V_2
V_5
III
aVF
V_3
V_6
标注
• 心房颤动
• 右束支传导阻滞图形
V_1 导联呈 RSR' 图形

其他原因所致胸痛的心电图表现

心包炎

心包炎经典心电图改变表现为普遍导联 ST 段的弓背向下抬高，有时伴有 PR 段的压低（图 6.33）。这可能提示急性广泛的心肌梗死，但心包炎所致的 ST 段持续性抬高并不伴有 Q 波形成。上述典型心电图改变临床少见，大多数心包炎患者表现为正常心电图，或仅为非特异性的 ST 段、T 波变化。

主动脉瓣狭窄

主动脉瓣狭窄是心绞痛的一个重要病因。心电图可见左心室肥大（图 6.34），但心电图对左心室肥大诊断并不可靠且心肌肥大及心肌缺血难以从心电图上进行鉴别，本书将在第 7 章讨论上述内容。

胸痛的心电图诊断陷阱

第 1 章中已经描述了心电图的正常变异。可能混淆心肌缺血诊断的心电图特征如下：

- 间隔 Q 波（主要在Ⅱ、aVL 导联及 V_6 导联）
- Ⅲ导联 Q 波但 aVF 导联无 Q 波
- 前壁导联 T 波倒置（V_2 导联少见，黑人常见 V_2、V_3 导联，有时为 V_4 导联 T 波倒置）
- ST 段高起点（high take-off）抬高

ST 段抬高

某些异常的心电图表现可能导致胸痛患者诊断困难。表 6.1 归纳了常见胸痛患者的心电图诊断陷阱，心电图诊断 STEMI “假阳性”的原因包括早期复极化、左束支传导阻滞、Brugada 综合征、心肌心包炎和肺栓塞。心电图“假阴性”可见于陈旧性心肌梗死后持续的 ST 段抬高，植入永久性心脏起搏器或左束支传导阻滞的患者，提示 6.6 列举了心肌梗死出现假阳性和假阴性的心电图诊断陷阱。

图 6.33 心包炎

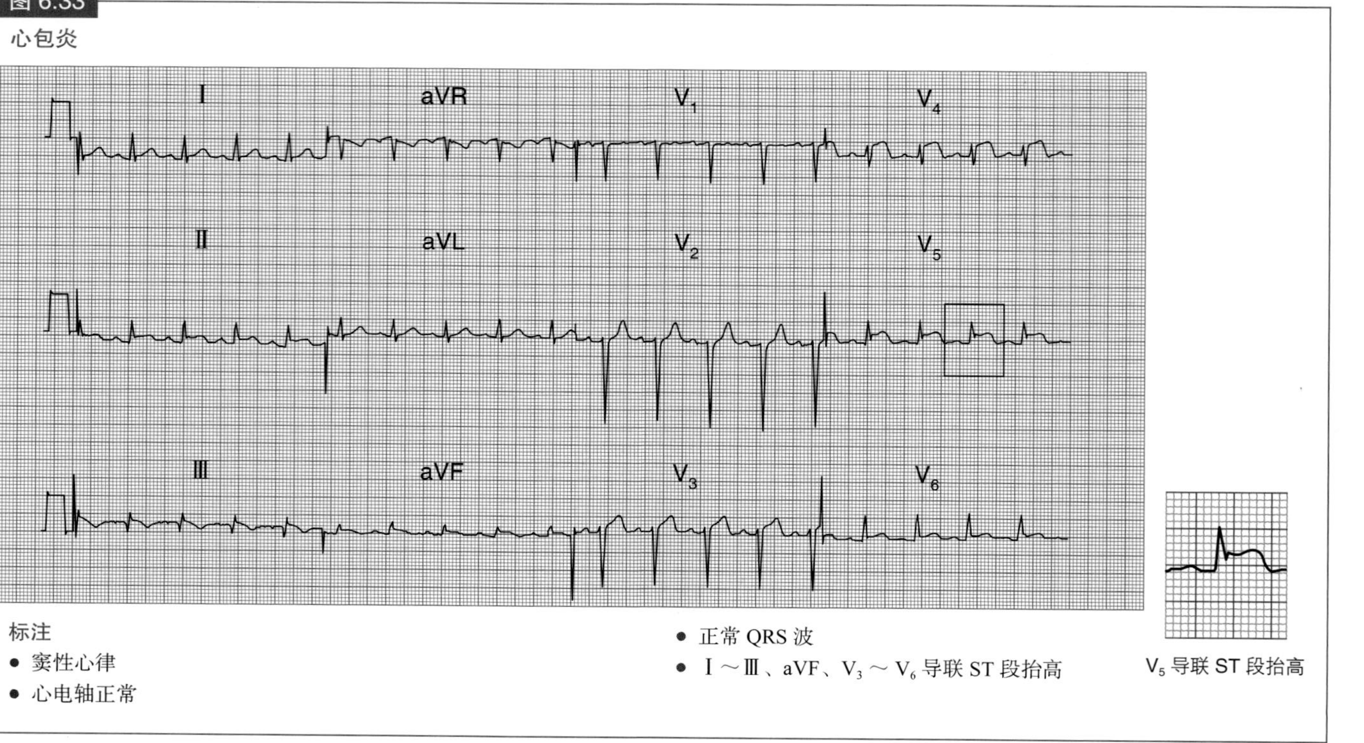
I
aVR
V1
V4
II
aVL
V2
V5
III
aVF
V3
V6
标注
● 窦性心律
● 心电轴正常
● 正常 QRS 波
● Ⅰ～Ⅲ、aVF、V3～V6 导联 ST 段抬高
V5 导联 ST 段抬高

图 6.34

左心室肥大

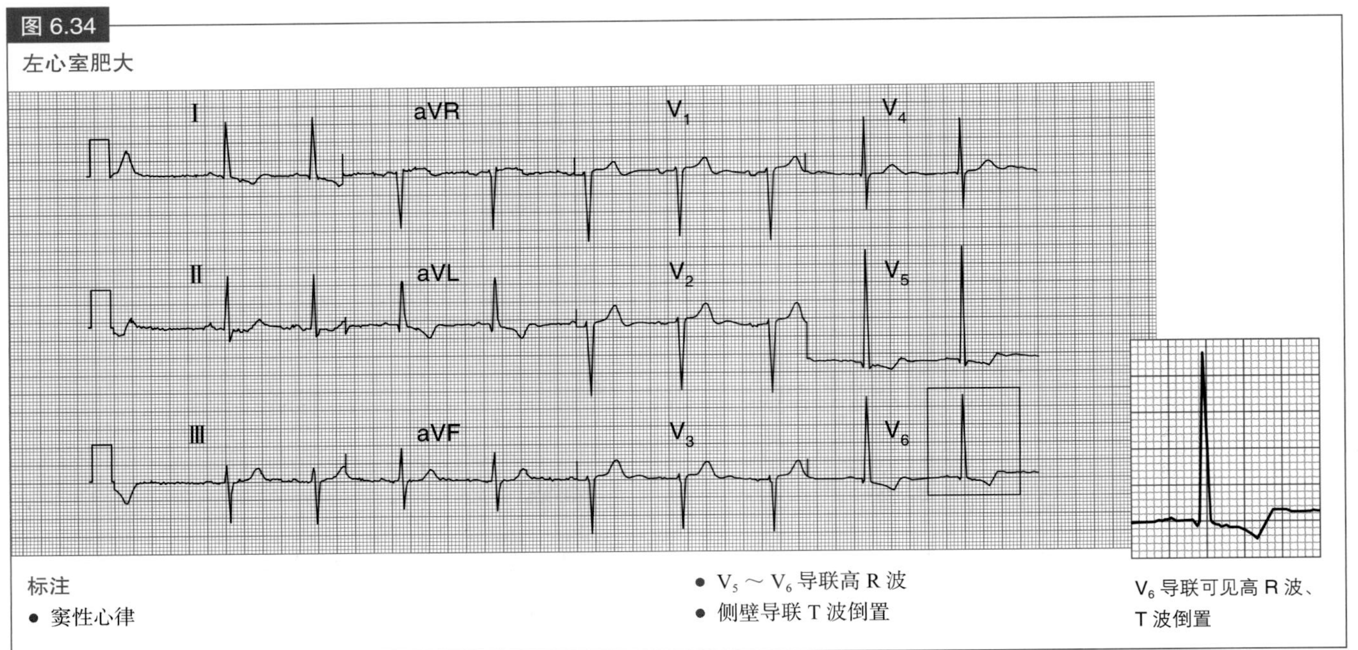

标注

- 窦性心律
- V_5～V_6 导联高 R 波
- 侧壁导联 T 波倒置

V_6 导联可见高 R 波、T 波倒置

表 6.1　常见胸痛患者的心电图诊断陷阱

临床情况	心电图	可能混淆的疾病
正常心电图	Ⅲ导联而不是 aVF 导联 Q 波，V_1 ～ V_3 导联 T 波倒置（特别是黑人）	下壁心肌梗死 前壁心肌梗死
左心室肥大	侧壁导联 T 波倒置	心肌缺血
右心室肥大	V_1 导联 R 波明显 V_1 ～ V_3 导联 T 波倒置	后壁心肌梗死 前壁心肌梗死
Wolff-Parkinson-White 综合征	V_2 ～ V_5 导联 T 波倒置	前壁心肌梗死
肥厚型心肌病	V_2 ～ V_5 导联 T 波倒置	前壁心肌梗死
蛛网膜下腔出血	任何导联 T 波倒置	心肌缺血
地高辛作用	ST 段下斜型压低并 T 波倒置，特别是在 V_5 ～ V_6 导联	心肌缺血

提示 6.6　心肌梗死的心电图诊断陷阱

假阳性

- 早期复极化
- 左束支传导阻滞
- 心室预激
- J 点抬高综合征，如 Brugada 综合征
- 心包炎，心肌炎
- 肺栓塞
- 蛛网膜下腔出血
- 代谢障碍，例如高钾血症
- 心肌病
- 导联错放
- 胆囊炎
- 心前区心电图电极位置不正确
- 三环类抗抑郁药或吩噻嗪类

假阴性

- 陈旧性心肌梗死的 Q 波和（或）持续性 ST 段抬高
- 右心室起搏
- 左束支传导阻滞

R 波改变

图 6.35 心电图可见显著直立的 R 波，可能由于右心室肥大或后壁心肌梗死所致。偶然情况下为正常变异的表现。本图心电轴正常与右心室肥大相悖，对比患者既往心电图后，考虑 V_1 导联明显的 R 波为后壁心肌梗死所致。

图 6.36 心电图中 V_1 导联亦见显著直立 R 波。对于胸痛患者，该心电图不能除外后壁心肌梗死，但其 PR 间期缩短并可见 delta 波，提示为 Wolff-Parkinson-White（WPW）综合征。

图 6.35

陈旧性下壁、后壁心肌梗死

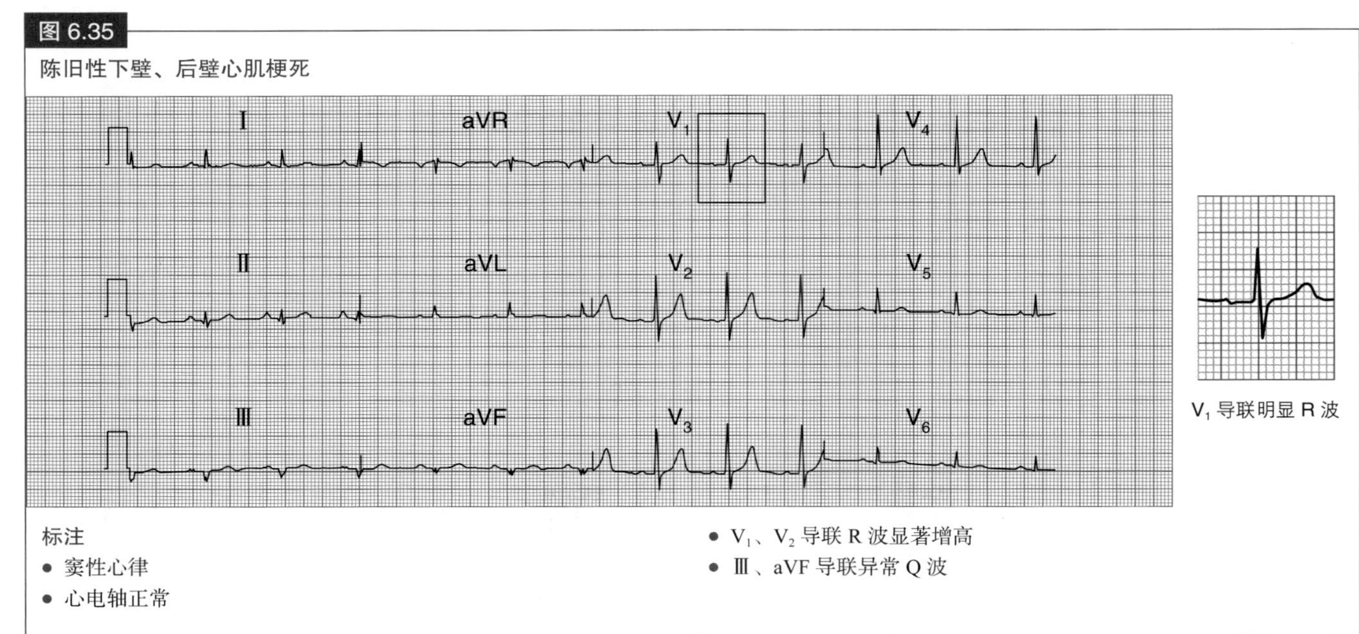

标注

- 窦性心律
- 心电轴正常
- V_1、V_2 导联 R 波显著增高
- Ⅲ、aVF 导联异常 Q 波

图 6.36

A 型 Wolff-Parkinson-White 综合征

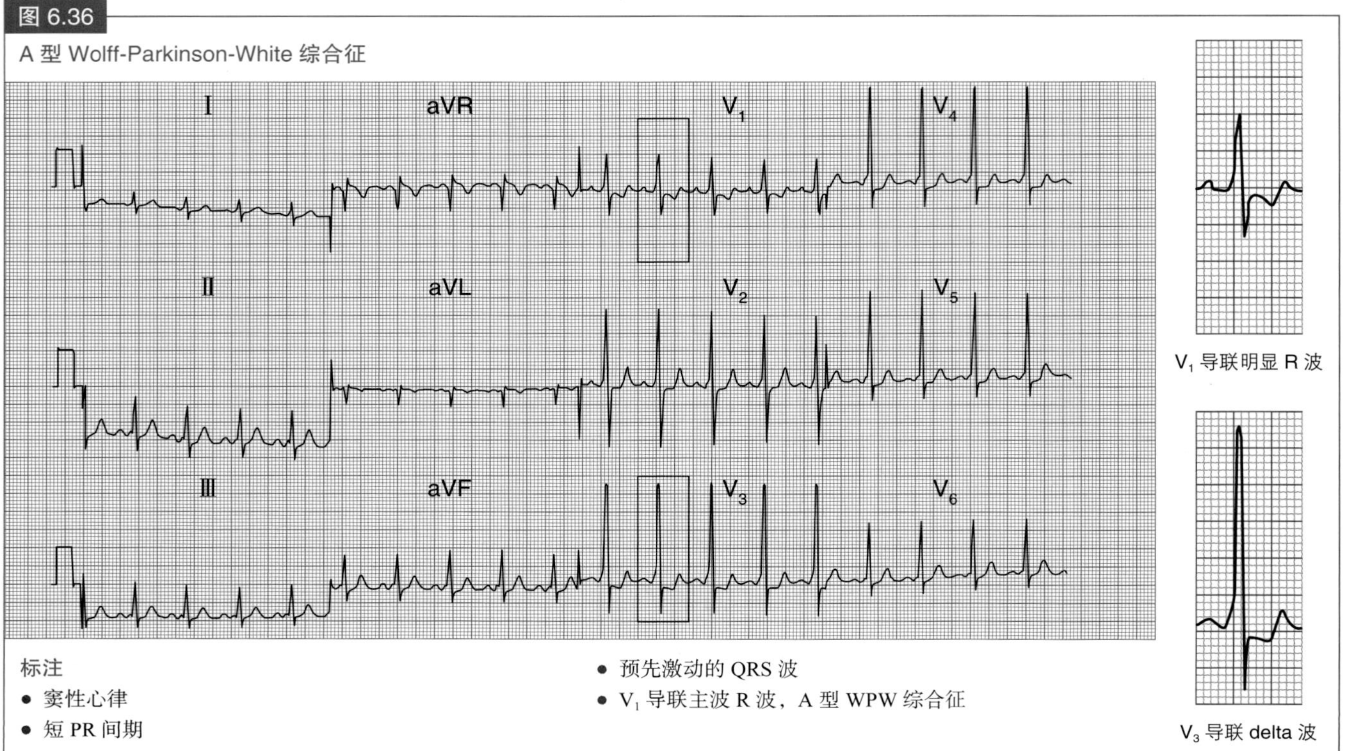

标注

- 窦性心律
- 短 PR 间期
- 预先激动的 QRS 波
- V_1 导联主波 R 波，A 型 WPW 综合征

ST 段和 T 波改变

复极化（T 波）改变可提示很多问题。图 6.37 侧壁导联 T 波倒置可能提示心肌缺血，但该心电图为 WPW 综合征患者，复极异常在 WPW 综合征中很常见。

图 6.38 前壁以及侧壁导联 T 波倒置提示非 ST 段抬高型心肌梗死或肥厚型心肌病可能，但该心电图为无胸闷症状的白人患者，无心律失常或心脏疾病的家族史，其超声心动图没有心肌病的证据、冠状动脉造影正常。运动后其心电图恢复正常，故其心电图 T 波倒置和 QT 间期延长原因不明。

心电图极难鉴别侧壁心肌缺血和左心室肥大。图 6.39 可见侧壁导联 T 波倒置，Ⅲ和 aVF 导联小 Q 波（提示陈旧性下壁心肌梗死可能）且胸前导联 QRS 波振幅无显著增高。然而实际上，该患者侧壁导联 T 波倒置由左心室肥大所致。

图 6.40 为有轻度高血压病史患者的心电图，可见 QRS 波振幅较高（见第 7 章），侧壁导联 T 波倒置，上述改变提示左心室肥大，但左心室肥大很少见 V_3 和 V_4 导联出现倒置的 T 波，实际上该患者有严重的左主干狭窄性病变。

图 6.41 可见侧壁导联下斜型 ST 段压低及 T 波倒置，这多由地高辛治疗引起（见第 8 章）。该图为一名心房颤动患者经地高辛控制心室率的心电图，本例心电图中 V_3 和 V_4 导联的 T 波倒置倾向于考虑心肌缺血所致。

心电图上“非特异性 T 波低平”极其常见（图 6.42）。它对于健康成人或无临床心脏病患者来说不重要，但对于心源性胸痛患者而言，非特异性的 ST 段及 T 波改变可能提示心肌缺血。

慢性胸痛

慢性胸痛的主要鉴别诊断是心绞痛和非心源性胸痛。其中一部分疼痛是肌肉骨骼来源的，但在大多数情况下，最好的诊断名称是“不明原因的胸痛”。这表明以后可能需要重新评估。

提示心绞痛的胸痛的重要病史特征是：

- 胸痛是可以预测的
- 胸痛通常发生在连续一定量的运动后
- 胸痛在寒冷或刮风的天气更容易加重

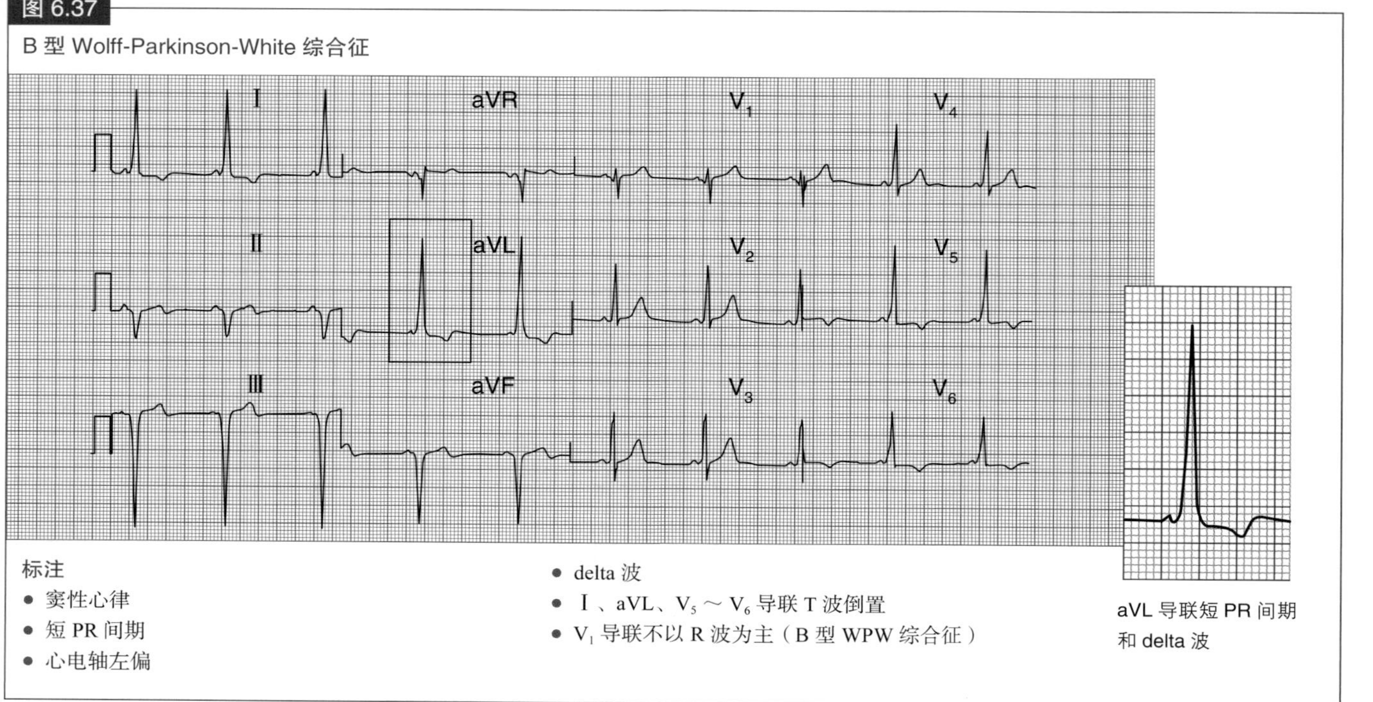

图 6.37

B 型 Wolff-Parkinson-White 综合征

标注

- 窦性心律
- 短 PR 间期
- 心电轴左偏
- delta 波
- Ⅰ、aVL、V_5～V_6 导联 T 波倒置
- V_1 导联不以 R 波为主（B 型 WPW 综合征）

图 6.38

原因不明的 T 波异常

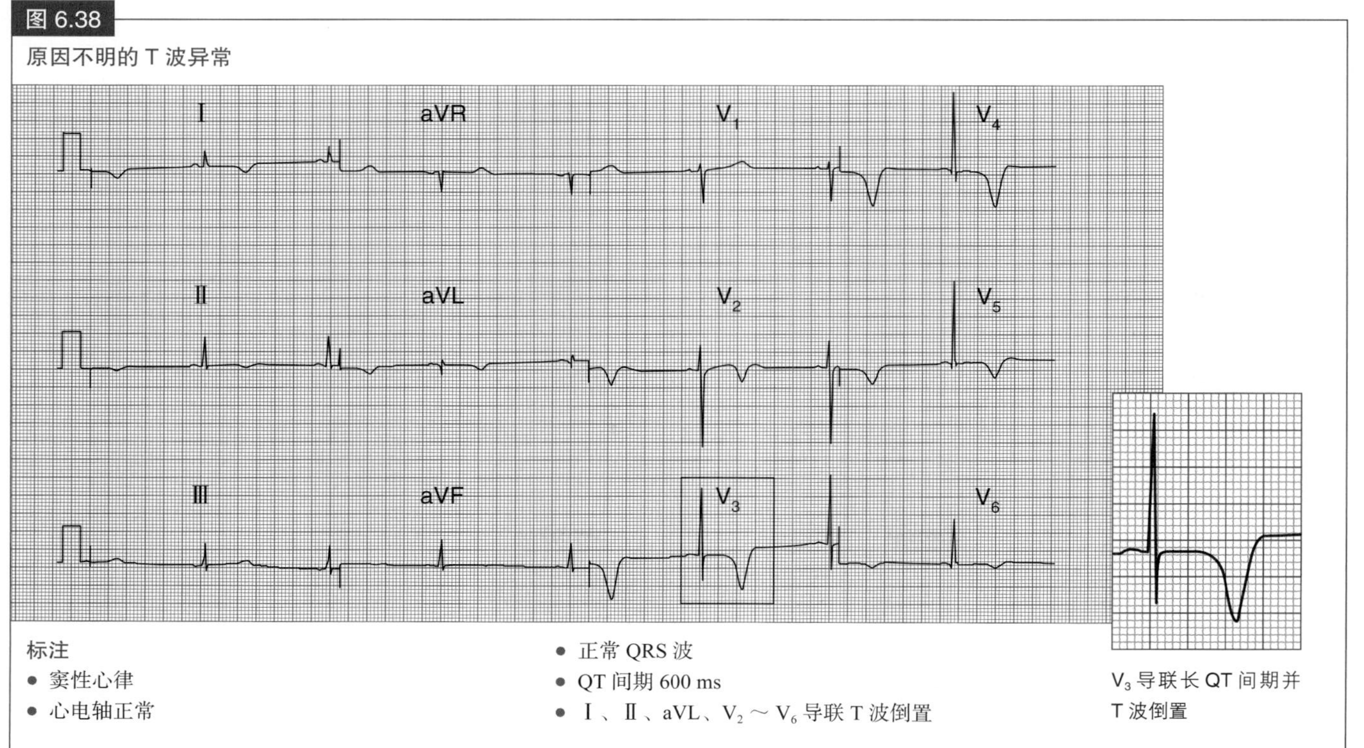

标注

- 窦性心律
- 心电轴正常
- 正常 QRS 波
- QT 间期 600 ms
- Ⅰ、Ⅱ、aVL、V$_2$ ～ V$_6$ 导联 T 波倒置

V$_3$ 导联长 QT 间期并 T 波倒置

图 6.39

左心室肥大

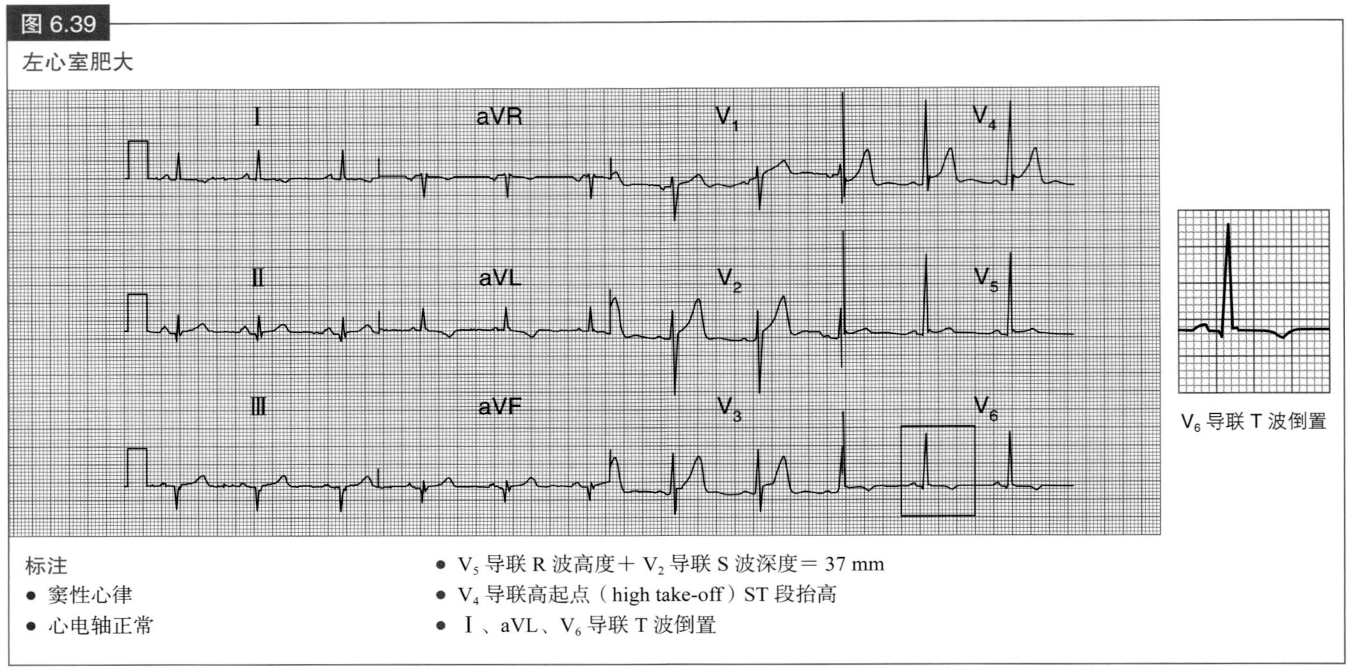

标注
- 窦性心律
- 心电轴正常
- V_5 导联 R 波高度 + V_2 导联 S 波深度 = 37 mm
- V_4 导联高起点（high take-off）ST 段抬高
- Ⅰ、aVL、V_6 导联 T 波倒置

图 6.40

陈旧性前侧壁非 ST 段抬高型心肌梗死

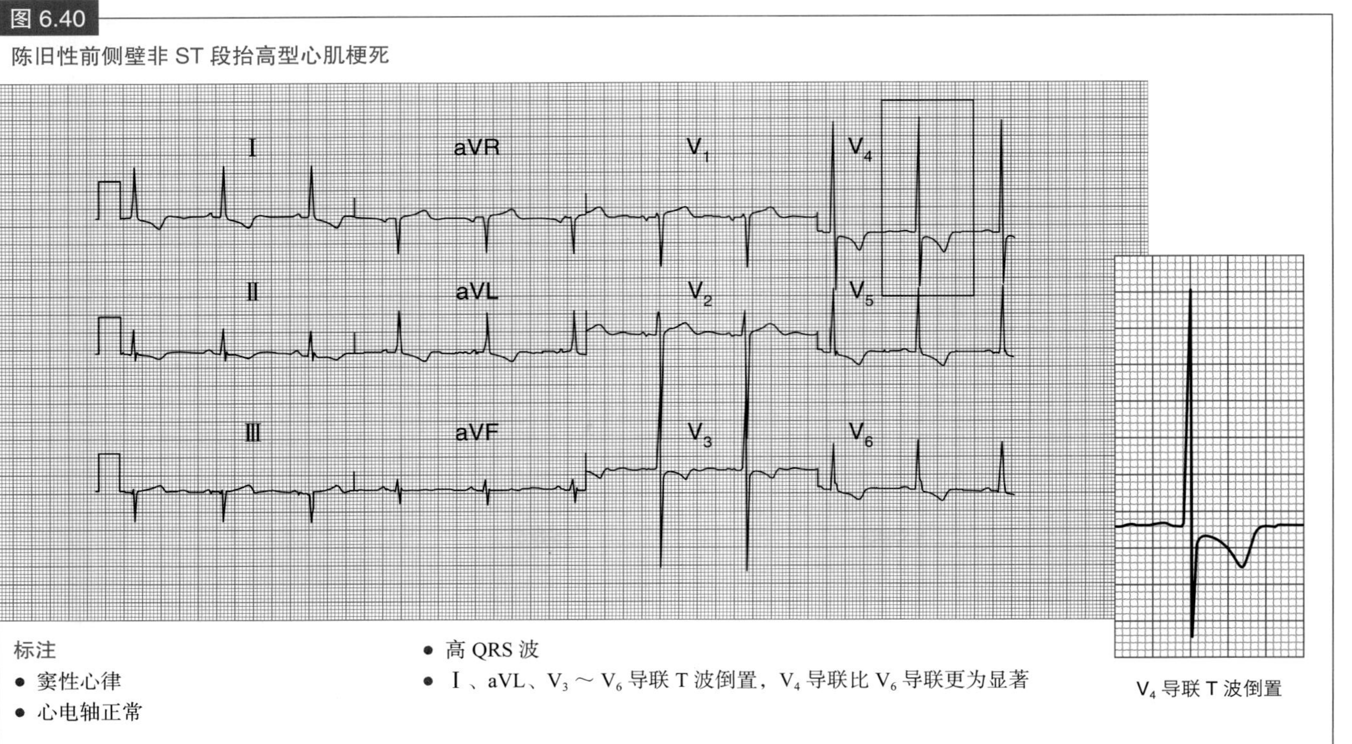

标注

- 窦性心律
- 心电轴正常
- 高 QRS 波
- I 、aVL、V_3 ～ V_6 导联 T 波倒置，V_4 导联比 V_6 导联更为显著

图 6.41

地高辛效应和心肌缺血

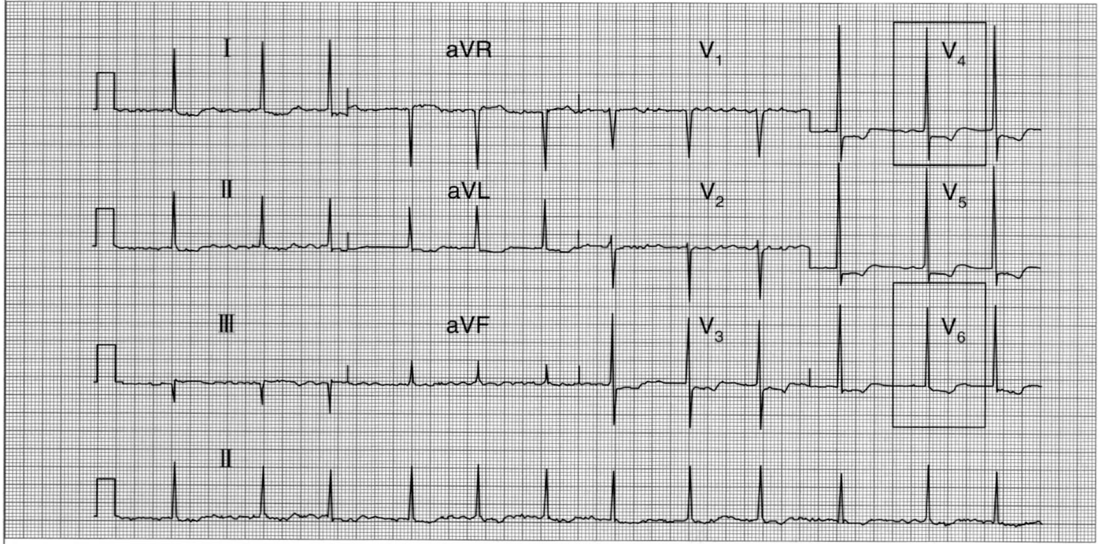

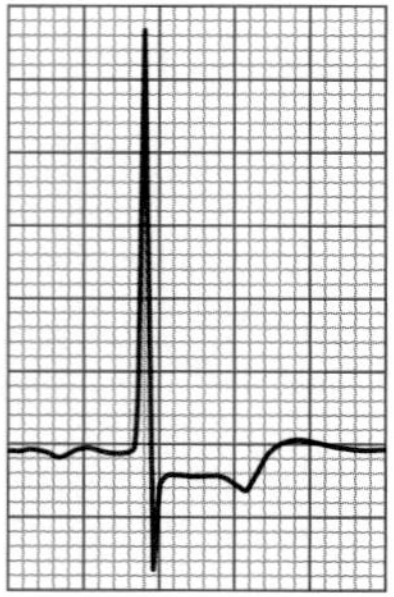

V$_4$ 导联 ST 段水平型压低

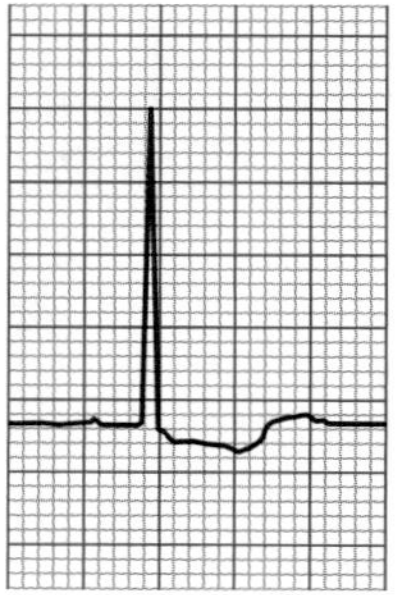

V$_6$ 导联 ST 段下斜型压低

标注

- 心房颤动
- 心电轴左偏
- 正常 QRS 波
- V$_4$ 导联 ST 段水平型压低
- V$_6$ 导联 ST 段下斜型压低
- V$_3$ ～ V$_4$ 导联 T 波倒置

图 6.42

非特异性 T 波低平

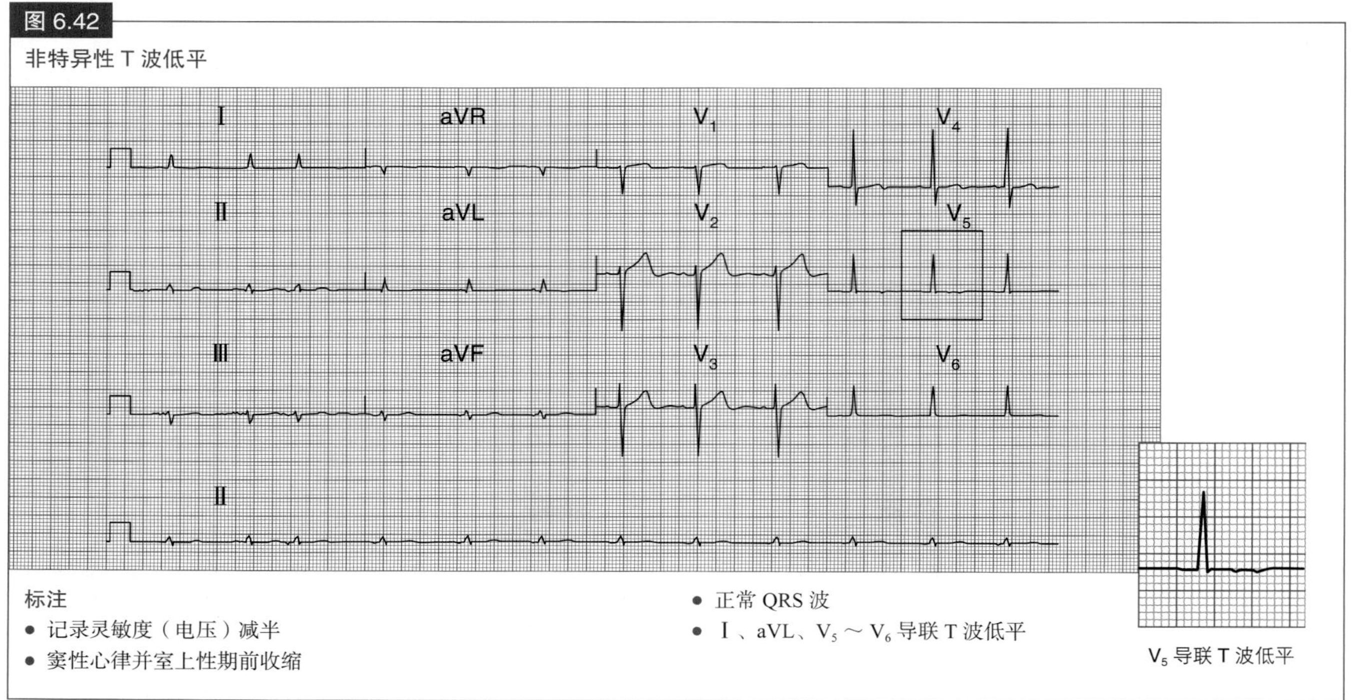

标注
- 记录灵敏度（电压）减半
- 窦性心律并室上性期前收缩

- 正常 QRS 波
- Ⅰ、aVL、V_5～V_6 导联 T 波低平

- 情绪紧张可以诱发胸痛
- 性行为可以诱发胸痛
- 休息可缓解，短效硝酸盐可迅速缓解胸痛

需要注意的体征有：

- 危险因素的证据（高血压、胆固醇沉积、吸烟迹象）
- 任何心脏疾病的体征（主动脉瓣狭窄、心脏扩大、心力衰竭体征）
- 贫血（会加重心肌缺血）
- 周围血管疾病的体征（这表明并存冠状动脉疾病）

慢性胸痛的检查

运动试验的低敏感性和特异性大大减少了它作为慢性胸痛主要诊断试验的使用。根据当前的指南，影像学检查如计算机断层成像（CT）冠状动脉造影［包括 CT-FFR（基于冠状动脉 CT 的血流储备分数）——一种评估 CT 定义下的冠状动脉狭窄功能学意义的检查］，心脏负荷 MRI 和心肌灌注显像，正越来越多地被使用。然而，运动试验在不便进行影像学检查的中心仍在使用。

运动试验的开展

可重复的运动试验应当采用踏车或跑步机进行。无论哪种情况，运动试验应该从较低水平开始，待患者适应，逐步增加运动负荷。如果是采用踏车试验，踏板速度应保持不变，逐级增加 25 W 的运动负荷。如果采用跑步机进行运动试验，坡度和速度都是可以调整的，而 Bruce 运动试验方案（表 6.2）是最常用的一种。

有时使用代谢当量（METs）来表示患者在运动试验中达到的负荷量。静息状态下一个普通人耗氧率为 1 MET，等于 3.5 ml/（kg · min）。然而，仅有少数人耗氧率是均衡的，大多数人的耗氧率取决于体重、年龄和性别等因素，所以 METs 的应用并不普遍。提示 6.7 为估算的各种活动相对应的负荷量，可以通过患者日常活动耐量推断患者在跑步机上能够达到的运动负荷量。

每个运动周期的终末都应该记录 12 导联心电图、心率和血压。鉴于身体素质可以影响最大运动耐量，在运动试验时，最大心率和血压某种意义上比最大负荷量更重要。然而，当基线心电

表 6.2　用跑步机进行的 Bruce 运动试验方案，每个阶段 3 min

阶段	速度		斜率		METs（代谢当量）
	英里每小时	千米每小时	坡度（%）	倾斜度	
低水平试验					
01	1.7	2.7	0	0	2.9
02	1.7	2.7	5	2.9	3.7
标准 Bruce 试验					
1	1.7	2.7	10	5.7	5.0
2	2.5	4.0	12	6.8	7.0
3	3.4	5.5	14	8.0	9.5
4	4.2	6.8	16	9.1	13.5
5	5.0	8.0	18	10.2	17.0

提示 6.7　各种活动相对应的平均负荷量，以代谢当量（METs）表示

活动	METs
清洁地板	4.0
园艺	4.0
性生活	5.0
铺床	5.0 ～ 6.0
携带一个中等的手提箱	7.0

图异常或患者正在服用降低心率的药物时，解读运动试验中记录的心电图是困难的，应考虑改换其他检查。这包括以下情况：

- 束支传导阻滞
- 心室肥大
- WPW 综合征
- 地高辛治疗
- β 受体阻滞剂治疗

终止运动试验原因

1. 患者因为疼痛、呼吸困难、疲劳或头晕请求终止。
2. 如果血压开始下降应该终止试验。通常，收缩压随着运动

量增加逐渐上升，但任何患者都存在一个拐点，即收缩压达到一个平台期后开始下降。收缩压下降 10 mmHg 提示心脏泵血效率下降，此时试验应该停止——如果持续，患者会出现头晕并可能晕倒。对于健康受试者，只有在高负荷量时收缩压才出现下降，但对于严重心脏病患者而言，收缩压可能无法随运动负荷量增加而上升。达到出现血压下降的运动负荷量的大小是预测心脏病严重程度的有效预测因子。

3. 如果心率增加到与年龄相对应的最大心率预测值的 80%，可以停止试验。最大心率预测值可以通过 220 减去患者年龄（岁）得到。严重心脏病患者通常无法达到最大心率预测值的 80%，此外最大心率是另一个有用的评价患者心脏状态的指标。当然，该项指标需要考虑患者已经接受的治疗方案，因为 β 受体阻滞剂等药物会阻止心率的正常上升。

4. 如果发生心律失常，应立即停止运动试验。许多患者在运动时会出现室性期前收缩。多数情况下不需要因室性期前收缩停止运动试验，除非室性期前收缩的发生频率开始增加。

5. 如果心电图上任何导联的 ST 段压低大于 4 mm 应该停止运动试验。

任何导联 ST 段水平型压低 2 mm 通常作为心肌缺血的诊断标准（“阳性”结果）。如果试验的目的是证实患者有无心绞痛，若已经得到阳性结果，就应该停止试验。如果试验的目的是评估患者的运动耐量，只要患者症状不严重，就不需要终止试验。

运动试验结果判读

运动试验的最终报告应该显示运动持续的时间，达到的负荷量、最大心率、收缩压，停止试验的原因以及任何心律失常或 ST 段变化。

运动试验阳性指运动期间 ST 段下斜型或水平型压低大于 2 mm，停止运动后 ST 段回升。通常是测量相对于基线（T 波和 P 波间），J 点（S 波和 ST 段交界处）后 60 ～ 80 ms 的 ST 段是否压低。如果伴随心绞痛的发生和缓解心电图出现动态变化，几乎可以肯定为心肌缺血。图 6.43 和图 6.44 显示患者静息时心电图正常，但在运动中出现明确心肌缺血改变。提示 6.8 列出了运动试验中的正常心电图变异，提示 6.9 为高度提示冠状动脉疾病

图 6.43

可能正常结果

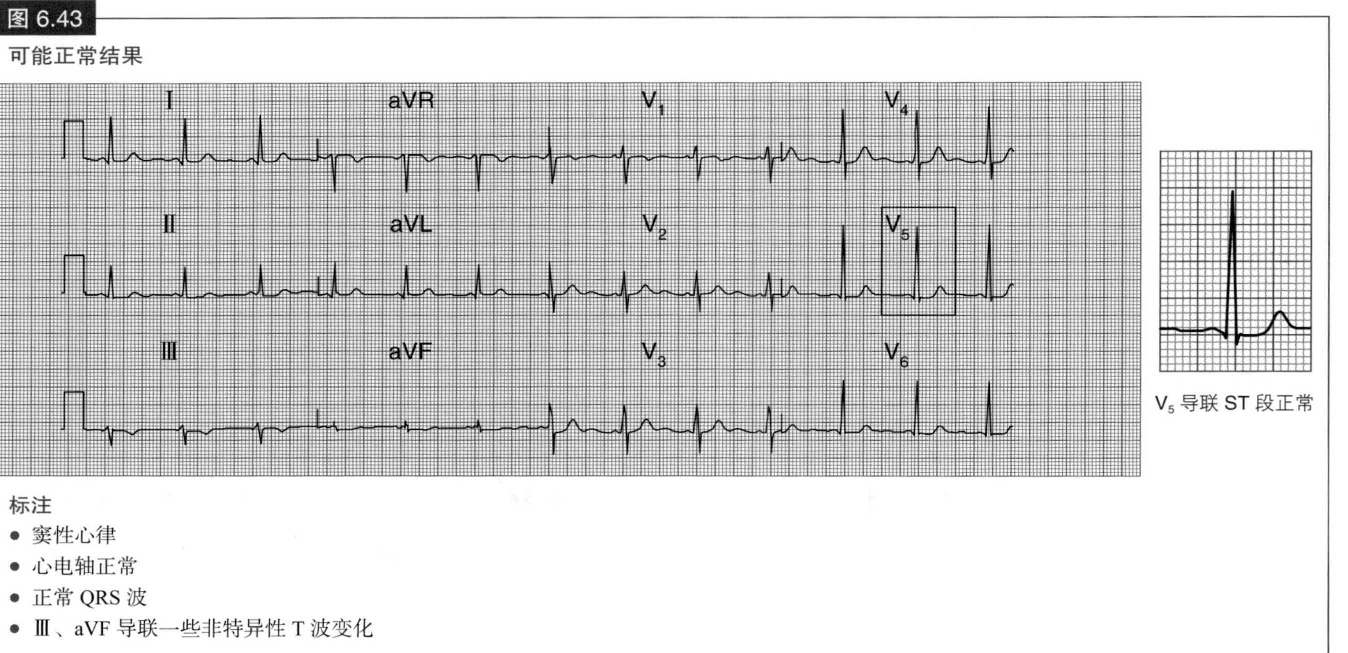

标注

- 窦性心律
- 心电轴正常
- 正常 QRS 波
- Ⅲ、aVF 导联一些非特异性 T 波变化

图 6.44
运动诱发心肌缺血

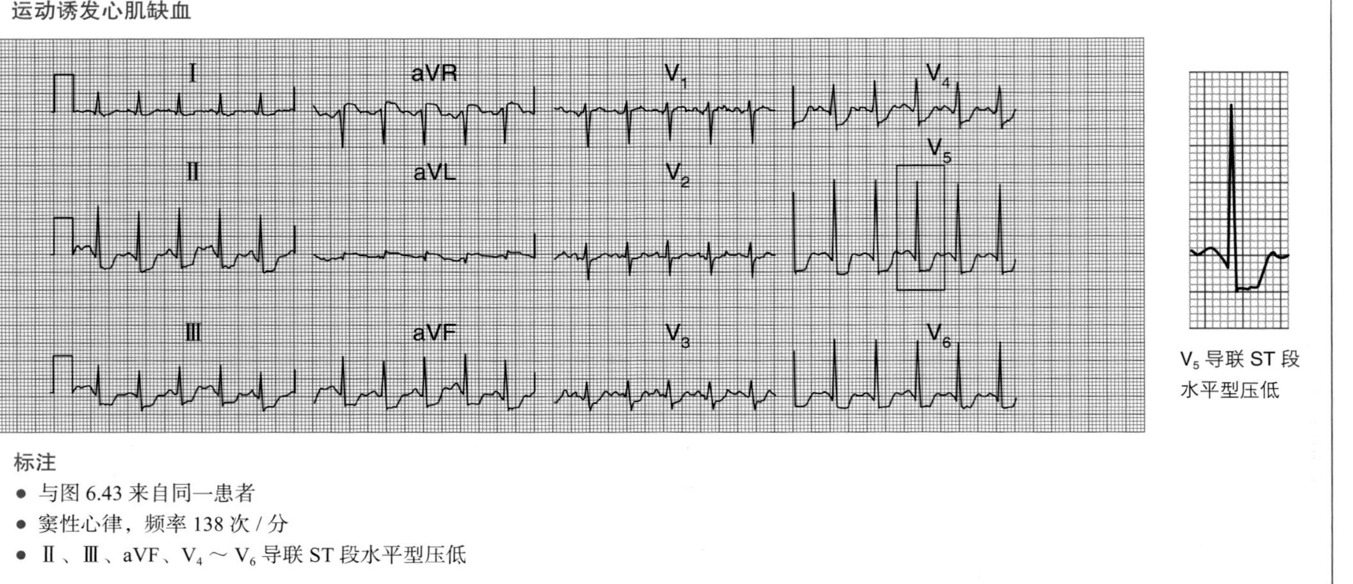

标注

- 与图 6.43 来自同一患者
- 窦性心律，频率 138 次 / 分
- Ⅱ、Ⅲ、aVF、V_4 ～ V_6 导联 ST 段水平型压低

提示 6.8　**运动试验中的正常心电图变异**

- P 波的高度增加
- R 波高度下降
- J 点下降
- ST 段上斜型
- QT 间期缩短
- T 波高度下降

提示 6.9　**运动试验中高度提示冠状动脉疾病的心电图改变**

心电图改变	其他改变
• ST 段水平型压低＞ 2 mm • ST 段下斜型压低 • 6 min 内出现阳性反应（例如 ST 段变化） • 持续 ST 段压低到恢复正常超过 6 min • 在 5 个或更多导联出现 ST 段压低	• 劳累性低血压

的心电图改变。

当 J 点和 ST 段在运动时压低，而且 ST 段呈上斜型压低时不代表心肌缺血（图 6.45 和图 6.46）。有时区分 ST 段呈上斜型压低或者水平型压低是比较困难的。

对于疑似冠心病患者，运动试验的敏感性为 68%，特异性为 77%。所有检测都有可能出现假阳性和假阴性的结果，反映出不同的特异性和敏感性。假阳性结果在中年妇女中尤为常见。对于无症状的 / 罹患冠心病可能性较低的患者而言，运动试验得到假阳性结果的可能性会高于真阳性结果。而患者罹患冠状动脉疾病的可能性越大，就越有可能得到一个真阳性的结果。统计学（Baves 的定理）看似复杂，但重要的是谨记运动试验结果不是绝对正确的。

运动试验的风险

运动试验中导致室性心动过速或心室颤动的概率为 1/5000。发生心肌梗死或死亡的概率为 1/10 000 人次。还有因患者摔倒或从跑步机上跌落导致受伤的风险。提示 6.10 列出了一些运动试验禁忌证。

图 6.47 至图 6.49 的心电图来自一位患者，静息心电图正常，

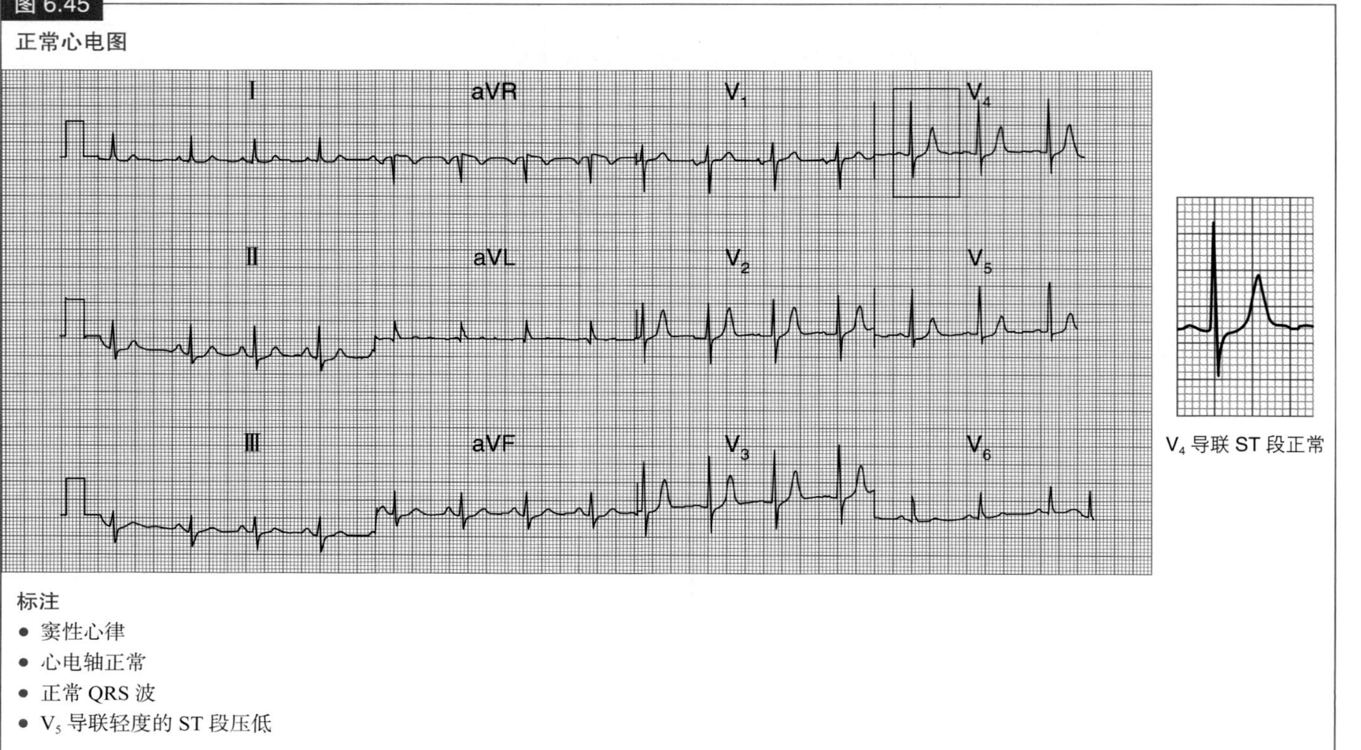

图 6.45 正常心电图

标注

- 窦性心律
- 心电轴正常
- 正常 QRS 波
- V_5 导联轻度的 ST 段压低

图 6.46

运动诱发 ST 段压低

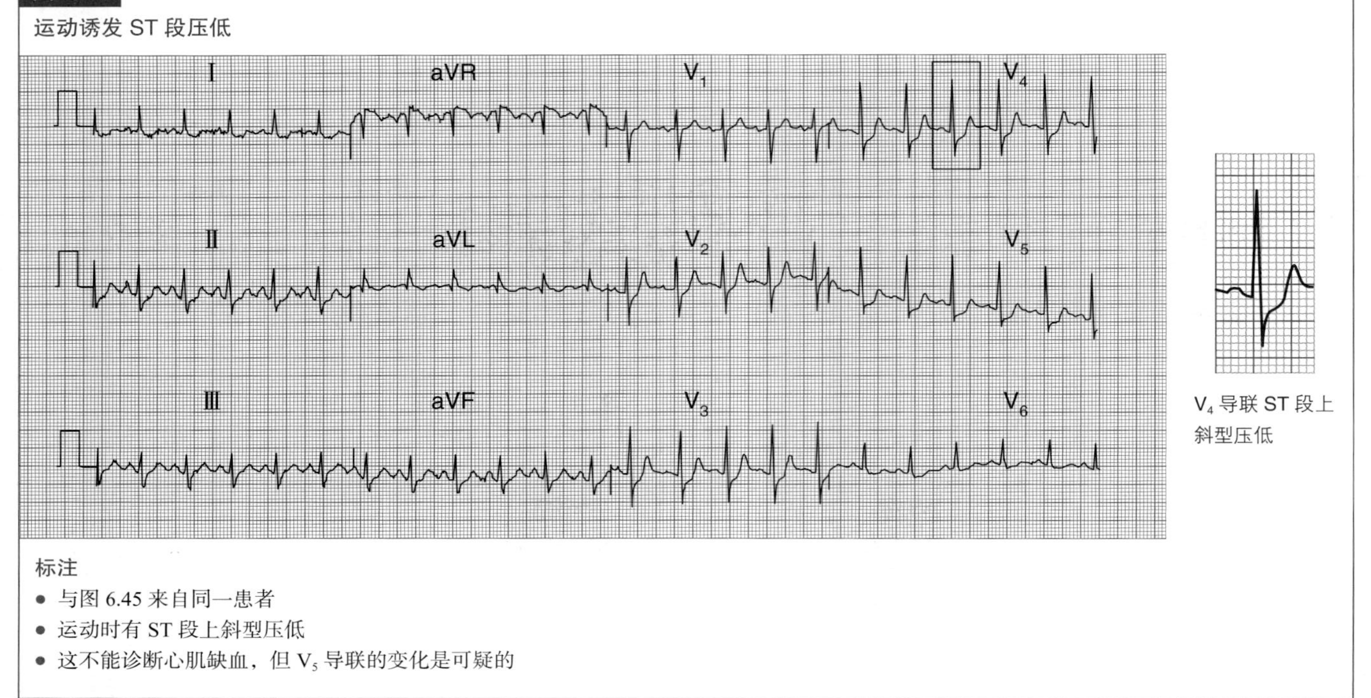

标注

- 与图 6.45 来自同一患者
- 运动时有 ST 段上斜型压低
- 这不能诊断心肌缺血，但 V_5 导联的变化是可疑的

提示 6.10 运动试验禁忌证

- 4～6 天内急性心肌梗死
- 不稳定型心绞痛
- 未控制的心力衰竭
- 急性心肌炎和心包炎
- 深静脉血栓形成
- 尚未控制的高血压（收缩压＞ 220 mmHg，舒张压＞ 120 mmHg）
- 严重主动脉瓣狭窄
- 严重肥厚型心肌病
- 尚未治疗的危及生命的心律失常

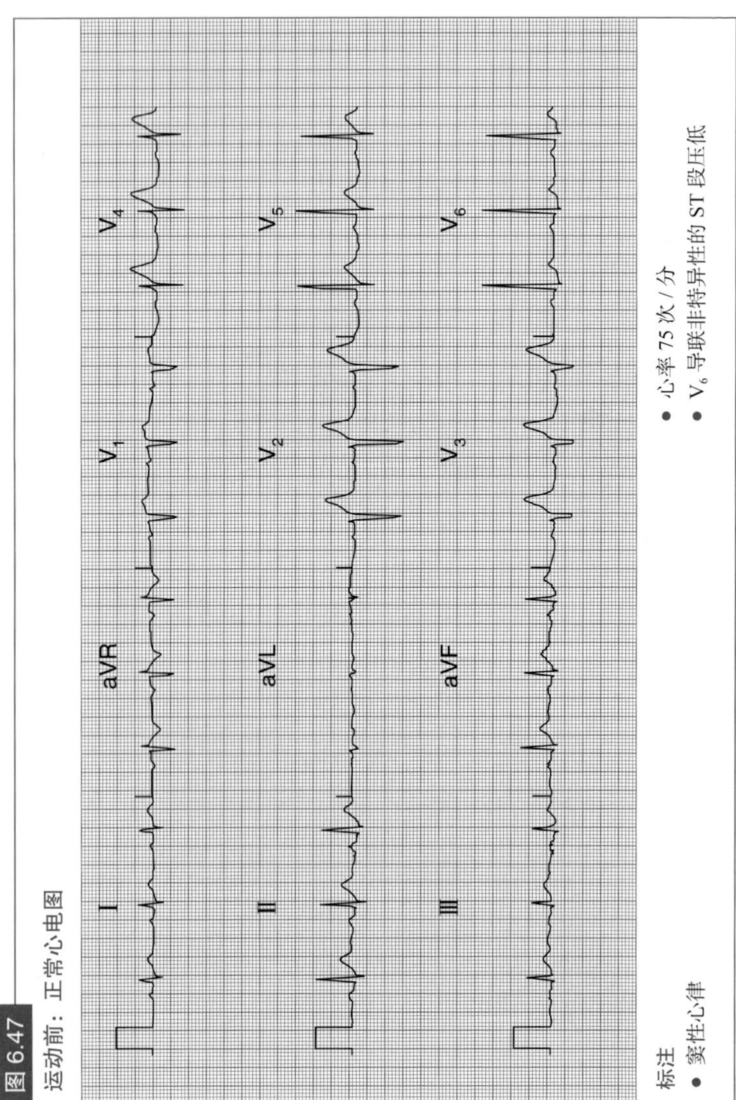

图 6.47 运动前：正常心电图

标注
- 窦性心律
- 心率 75 次 / 分
- V_6 导联非特异性的 ST 段压低

图 6.48

运动诱发室性期前收缩

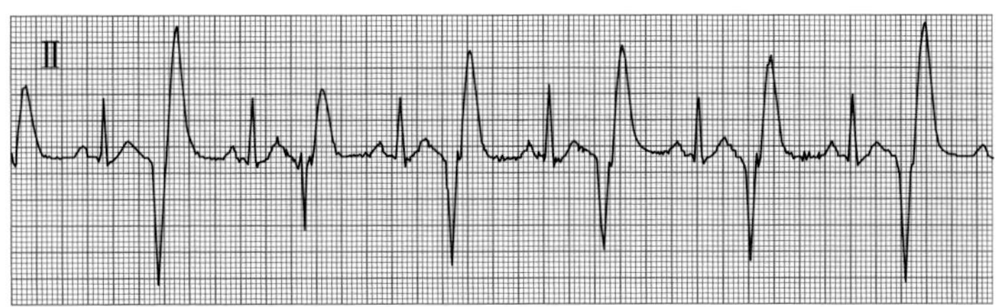

标注

- 与图 6.47 来自同一患者
- 窦性心律伴室性期前收缩二联律

图 6.49

运动诱发心室颤动

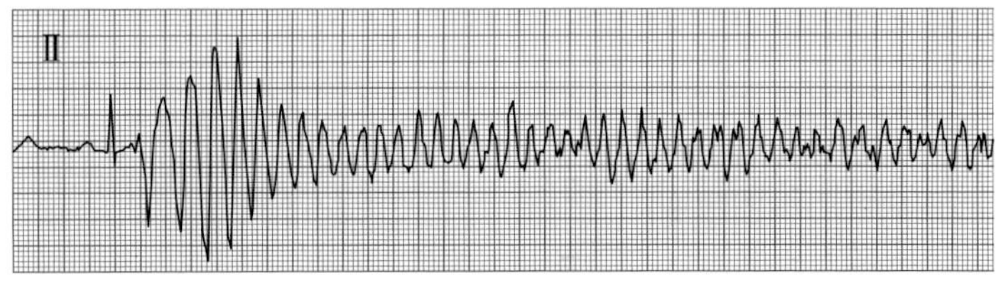

标注

- 与图 6.47 和图 6.48 来自同一患者
- 一个窦性节律后紧随一个室性期前收缩以及 R on T 现象
- 几次室性心动过速后演变为心室颤动

但随着检查的进行，他开始出现室性早搏，随后突然发展为心室颤动。这说明在进行运动试验的过程中需要配备完备的复苏设施。

胸痛的处理

对于缺血性或其他原因所致胸痛的急慢性管理细节，读者可以参考同期的国际指南。

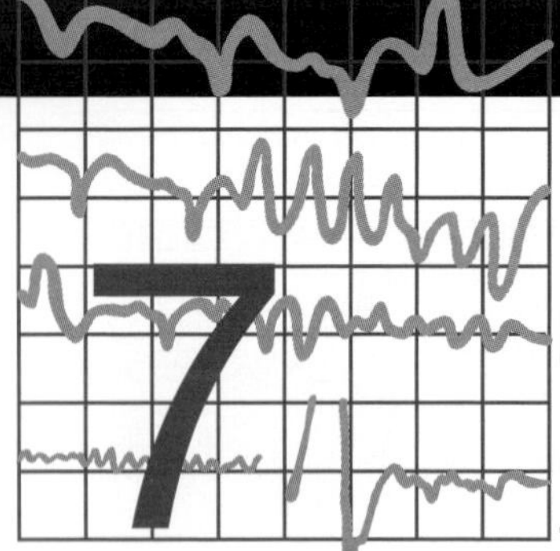

呼吸困难患者的心电图

The ECG in patients with breathlessness

病史和查体

呼吸困难病因很多（见提示 7.1），每个人都会不时感到呼吸困难，但身体不适或体重超重的人会比其他人自我感觉更严重。焦虑也可导致呼吸困难，但是当呼吸困难是由身体疾病所致时，多数原因是贫血、心脏和肺部疾病，且多种原因并存最为常见。除心肌缺血外（见第 6 章），心脏瓣膜疾病、心肌病、心肌炎（包括急性风湿热）均可导致呼吸困难。提示 7.2 总结了上述疾病的心电图特点。病史最重要的作用是帮助确定患者是否罹患

提示 7.1 呼吸困难的原因

生理和心理
- 缺乏锻炼
- 肥胖
- 妊娠
- 运动性疾病（包括强直性脊柱炎和神经系统疾病）
- 焦虑

心脏病——左心衰竭
- 缺血
- 二尖瓣反流
- 主动脉瓣狭窄
- 主动脉瓣反流
- 先天性疾病
- 心肌病
- 心肌炎
- 心律失常

心脏病——高左心房压
- 二尖瓣狭窄
- 心房黏液瘤

肺部疾病
- 慢性阻塞性肺疾病
- 任何间质性肺疾病（如感染、肿瘤、浸润）
- 肺栓塞
- 胸腔积液
- 气胸

心包疾病
- 缩窄性心包炎

贫血
- 失血

提示 7.2 瓣膜疾病的心电图改变

二尖瓣狭窄
- 心房颤动
- 窦性心律下的左心房肥大
- 右心室肥大

二尖瓣关闭不全
- 心房颤动
- 窦性心律下的左心房肥大
- 左心室肥大

主动脉瓣狭窄
- 左心室肥大
- 不完全左束支传导阻滞（V_5～V_6 导联 Q 波消失）
- 左束支传导阻滞

主动脉瓣关闭不全
- 左心室肥大
- V_6 导联明显而窄的 Q 波
- 左前分支阻滞
- 偶为左束支传导阻滞

二尖瓣脱垂
- 窦性心律或各种心律失常
- Ⅱ～Ⅲ、aVF 导联 T 波倒置
- 胸前导联 T 波倒置
- ST 段压低
- 运动诱发室性心律失常

注意：心电图异常在个体之间有很大的差异，尽管具有提示性，但如果没有确切的临床和影像学发现，任何类型的发现都不能被认为是可确定的诊断

躯体疾病并判断所累及系统。

心脏病引起的呼吸困难由肺淤血导致顺应性下降或肺水肿所致。左心房压力增高将引起肺淤血，临床常见疾病为二尖瓣狭

窄或左心室衰竭，当左心房压力进行性升高超过血浆胶体渗透压时，进展为肺水肿。

充血性心力衰竭（继发于左心衰竭的右心衰竭）很难与肺源性心脏病（肺部疾病所致右心衰竭）鉴别。二者均有呼吸困难，且二者均会出现肺部啰音，左心衰竭时为肺水肿所致，肺源性心脏病时由肺部病变所致。此外，二者都会有端坐呼吸［左心衰竭多由下肢回流的血液增加有效循环血量而导致端坐呼吸，胸部疾病（特别是慢性阻塞性气道疾病）患者因为需要借助膈肌辅助呼吸而导致端坐呼吸］。肺淤血和肺部疾病均可引起两肺满布哮鸣音，因此对呼吸困难的正确诊断取决于正确判断心脏或肺部疾病的阳性病史及阳性体征。

心电图对呼吸困难患者的主要价值在于判断是否存在心脏病，以及左、右心是否受影响。心电图是识别心律失常（可能导致左心室损害并引起呼吸困难）以及累及左心室的疾病（特别是心肌缺血）的最好手段。心电图完全正常的患者不太可能有左心衰竭，当然也有例外。肺部疾病最终影响右心，当肺部疾病引起心电图改变时通常表明病情严重。

节律问题

突发心律失常是导致呼吸困难的一种常见原因，甚至导致严重的肺水肿。心律失常可为阵发性，故检查时可能仍为窦性节律，当患者突发呼吸困难时，也可能不会意识到是心律失常所致。当突发呼吸困难合并心悸时，区别孰先孰后是非常重要的——呼吸困难后出现心悸可能是由于焦虑所致的窦性心动过速。图 7.1 为未控制的快速性心房颤动引起肺水肿的心电图表现。

无论是快速性心律失常还是缓慢性心律失常，即使不严重也可以导致呼吸困难，特别是在运动时更加明显。图 7.2 来自一位心房颤动患者的心电图，表现为运动时呼吸困难——部分原因是室早二联律（每个窄 QRS 波后出现室性早搏）导致有效心率减半，进而使心排血量显著下降。

图 7.1

未控制的心房颤动

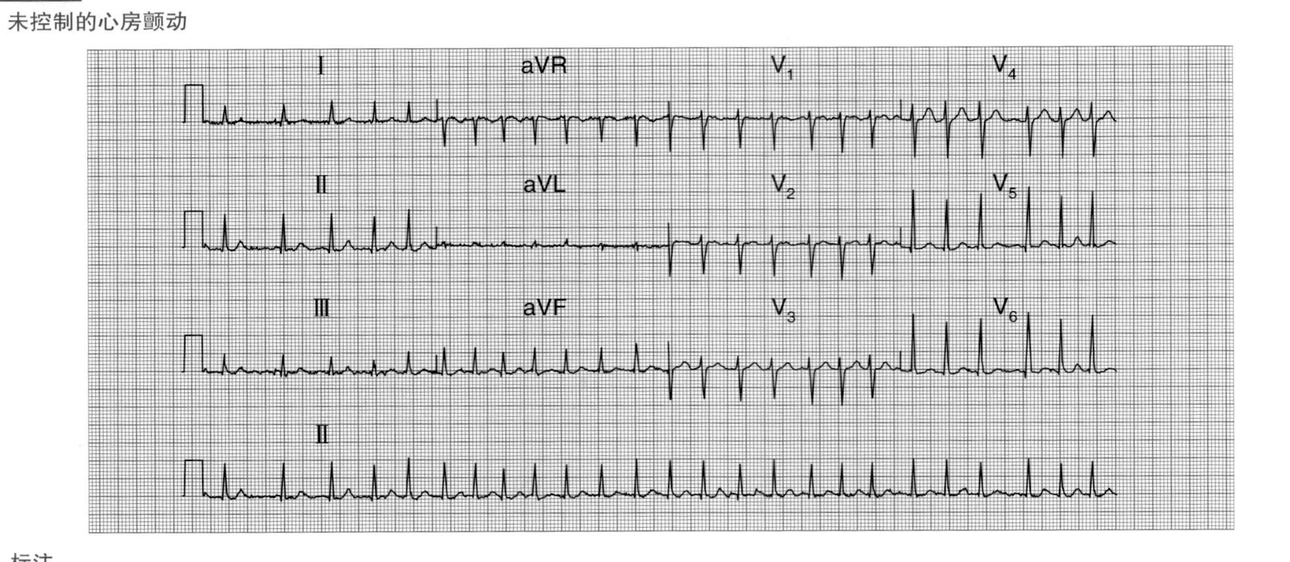

标注

- 心室率为 170 次 / 分的心房颤动
- 没有其他异常
- 无洋地黄效应的依据

图 7.2

心房颤动与成对室性期前收缩

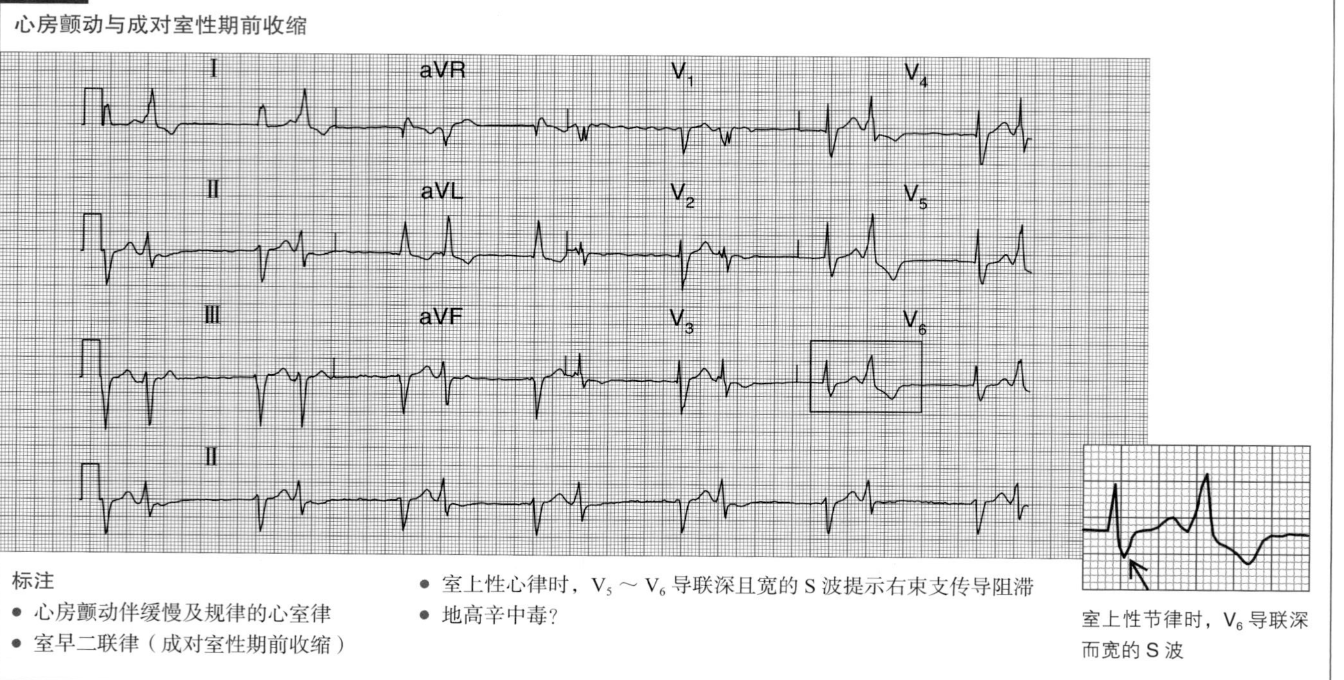

标注

- 心房颤动伴缓慢及规律的心室律
- 室早二联律（成对室性期前收缩）
- 室上性心律时，V_5 ～ V_6 导联深且宽的 S 波提示右束支传导阻滞
- 地高辛中毒？

室上性节律时，V_6 导联深而宽的 S 波

左心疾病的心电图改变

左心房肥大心电图

左心房肥大引起 P 波双峰，二尖瓣狭窄通常引起左心房肥大但不伴左心室肥大。因此，有时将有切迹的 P 波称为“二尖瓣 P 波”，这种说法可能存在误导，因为大多数具有上述 P 波特点的心电图患者可能实际存在左心室肥大，只是心电图上不明显，或者正常心脏的心电图也可出现 P 波双峰（第 1 章，图 1.13），且后者可能更为常见。因此，P 波双峰对诊断左心房肥大并不可靠。

图 7.3 中可见 P 波双峰，提示左心房肥大。超声心动图证实了这一点，但同时也发现因高血压所致的左心室肥大。

严重二尖瓣狭窄通常会导致心房颤动，心电图上无 P 波（当然随之 P 波双峰等表现也消失）。还有一些特殊情况，如图 7.4 所示，已进展为肺动脉高压但仍保持窦性心律，Ⅱ导联可见 P 波双峰，心电轴右偏，提示右心室肥大，这种情况下即可确诊为严重的二尖瓣狭窄。

左心室肥大心电图

左心室肥大可由高血压、主动脉瓣狭窄或关闭不全以及二尖瓣关闭不全所致。

左心室肥大的心电图特点是：

- QRS 波振幅的增加
- 面向左心室的Ⅰ、aVL、V_5 ～ V_6 导联 T 波倒置

心电轴左偏并不少见，但多数原因是由左前分支纤维化而非左心室肥大所致。

左心室肥大心电图很容易识别。图 7.5 是一位未经治疗的严重高血压患者的心电图。该图显示了左心室高电压以及侧壁导联 T 波倒置，该心电图征象或许有意义。在这种情况下，侧壁导联的孤立小 Q 波并不表明存在陈旧性心肌梗死的可能。值得注意的是，V_6 导联 T 波倒置最显著，V_5 和 V_4 导联倒置渐轻。这种现象曾被称为“左心室劳损”，目前这一说法已经弃用。

主动脉瓣疾病是导致严重左心室肥大的重要原因：当主动脉瓣狭窄或关闭不全导致左心室肥大时，必须采取主动脉瓣置换术治疗。主动脉瓣疾病常伴有左束支传导阻滞（LBBB）（图 7.6），

图 7.3

左心房、左心室肥大

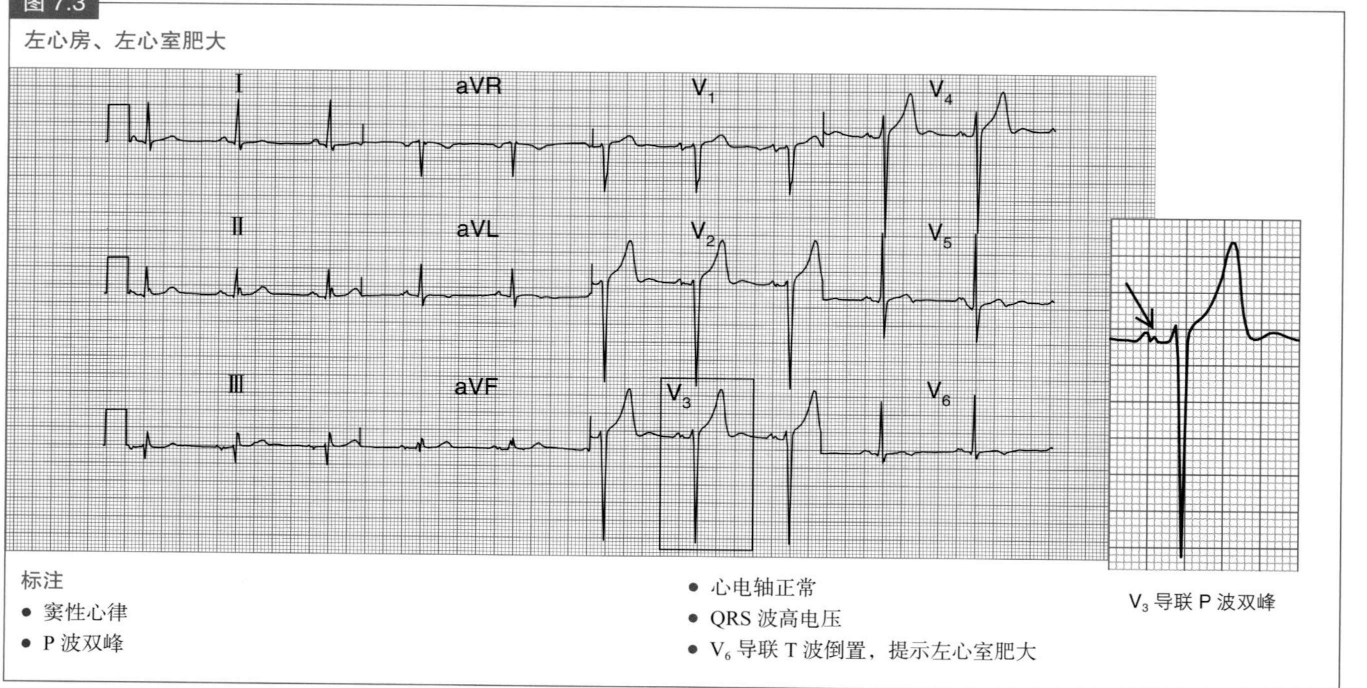

标注

- 窦性心律
- P 波双峰
- 心电轴正常
- QRS 波高电压
- V_6 导联 T 波倒置，提示左心室肥大

V_3 导联 P 波双峰

图 7.4

二尖瓣狭窄和肺动脉高压

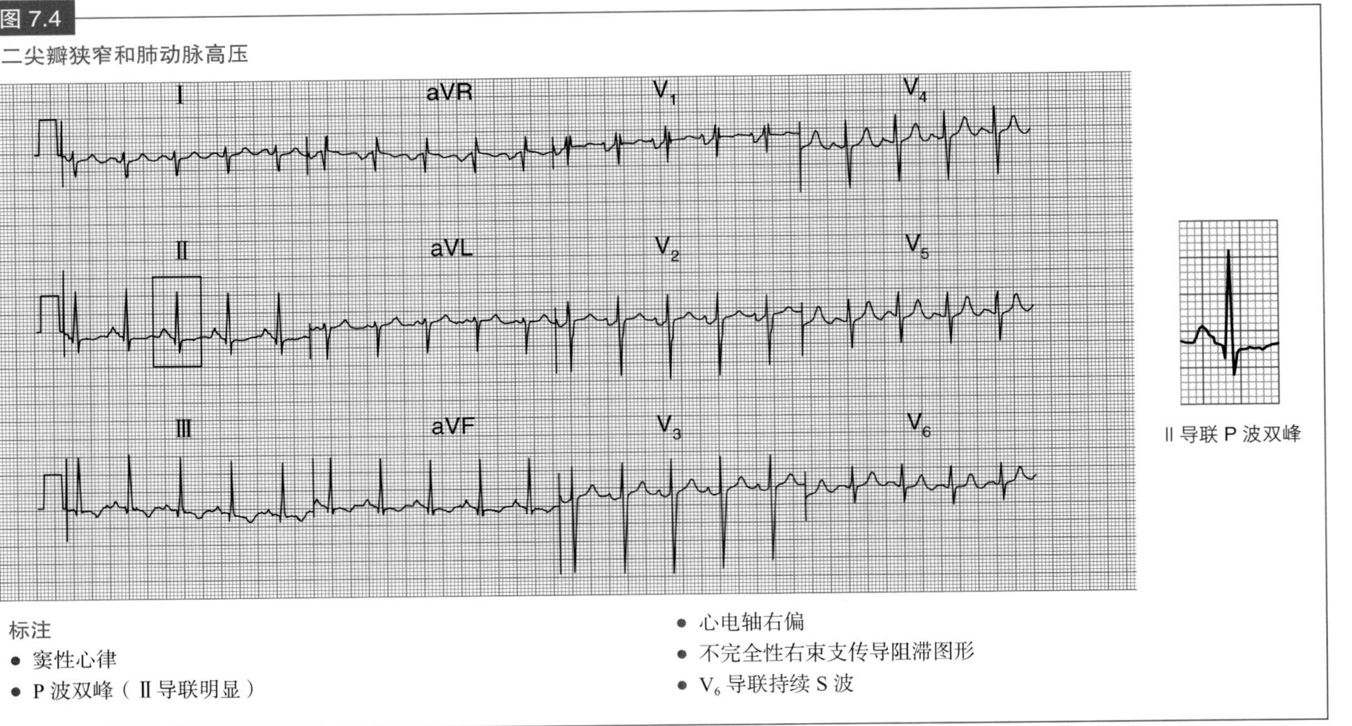

标注

- 窦性心律
- P 波双峰（II 导联明显）
- 心电轴右偏
- 不完全性右束支传导阻滞图形
- V_6 导联持续 S 波

图 7.5

左心室肥大

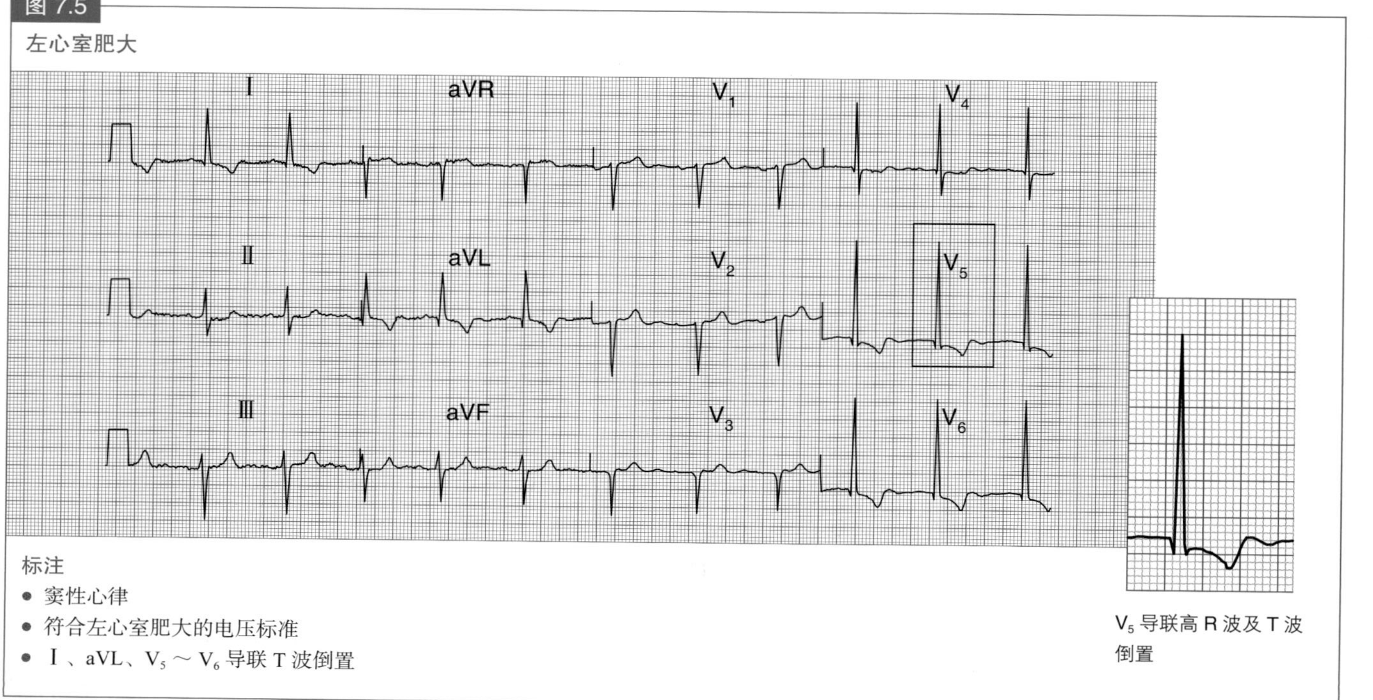

标注

- 窦性心律
- 符合左心室肥大的电压标准
- Ⅰ、aVL、V_5～V_6 导联 T 波倒置

V_5 导联高 R 波及 T 波倒置

图 7.6

主动脉瓣狭窄的左束支传导阻滞图形

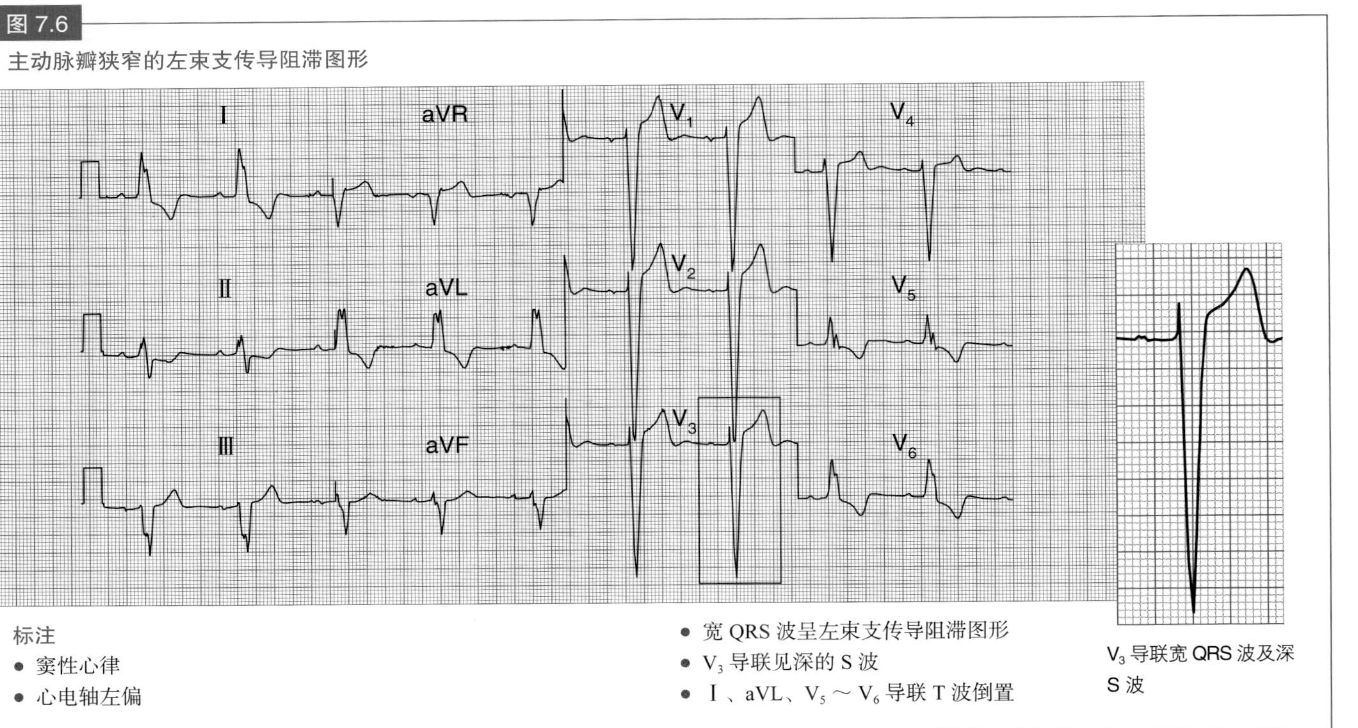

标注

- 窦性心律
- 心电轴左偏
- 宽 QRS 波呈左束支传导阻滞图形
- V_3 导联见深的 S 波
- Ⅰ、aVL、V_5～V_6 导联 T 波倒置

V_3 导联宽 QRS 波及深 S 波

掩盖了左心室肥大的证据。如果患者气促、胸痛或头晕并伴有主动脉瓣疾病的体征，心电图提示左束支传导阻滞时，需紧急进行进一步检查。重要的是要记住心电图不能用于评估或监测心脏瓣膜疾病的进展，通常通过超声心动图来评价。

因此，心电图变化的严重程度与左心室肥大的相关性差，并不能可靠反映潜在心脏疾病的严重程度。图 7.7 中显示一位中度主动脉瓣狭窄（主动脉瓣跨瓣压 60 mmHg）患者心电图，图中可见侧壁导联 T 波倒置，但未达到左心室肥大的“高电压标准”。

相比之下，图 7.8 是一位严重主动脉瓣狭窄（主动脉瓣跨瓣压＞ 120 mmHg）患者的心电图，但它几乎没有左心室肥大的任何心电图表现。

类似左心室肥大的心电图

第 6 章讨论了侧壁导联 T 波倒置的原因是左心室肥大还是心肌缺血的问题。病史采集及体格检查尤其重要，心电图需结合临床综合判断。图 7.9 是一位符合心绞痛心电图改变的胸痛患者的心电图，体格检查提示轻度主动脉瓣狭窄，图中可见 V_4、V_5 导联比 V_6 导联更明显的 T 波倒置，甚至 V_3 导联亦出现了 T 波倒置，Ⅰ和 aVL 导联 T 波直立。这些变化更提示心肌缺血而非左心室肥大，该患者的心肌缺血最终被证实。

图 7.10 是一名高血压并呼吸困难患者的心电图。该患者有左心室肥大和冠状动脉疾病，但本心电图改变可能是单纯由左心室肥大所致。

当一个呼吸困难患者心电图提示显著的侧壁导联 T 波改变时（图 7.11），很可能是肥厚型心肌病。

侧壁导联 T 波改变及左前分支阻滞常伴左心室肥大。然而图 7.12 患者的超声心动图并未发现左心室肥大的证据。该患者的心电图变化可能是心脏传导系统疾病所致。

另一个易被误认为是左心室肥大的例子是 Wolff-Parkinson-White（WPW）综合征。图 7.13 是一例患 B 型 WPW 综合征青年男性的心电图，该图电压符合左心室肥大诊断标准，并伴有侧壁导联 T 波倒置，但根据其短 PR 间期以及 delta 波，诊断为 WPW 综合征。在这种情况下，即使存在 QRS 波的高振幅及 T 波倒置也不提示左心室肥大。

图 7.7

左心室肥大

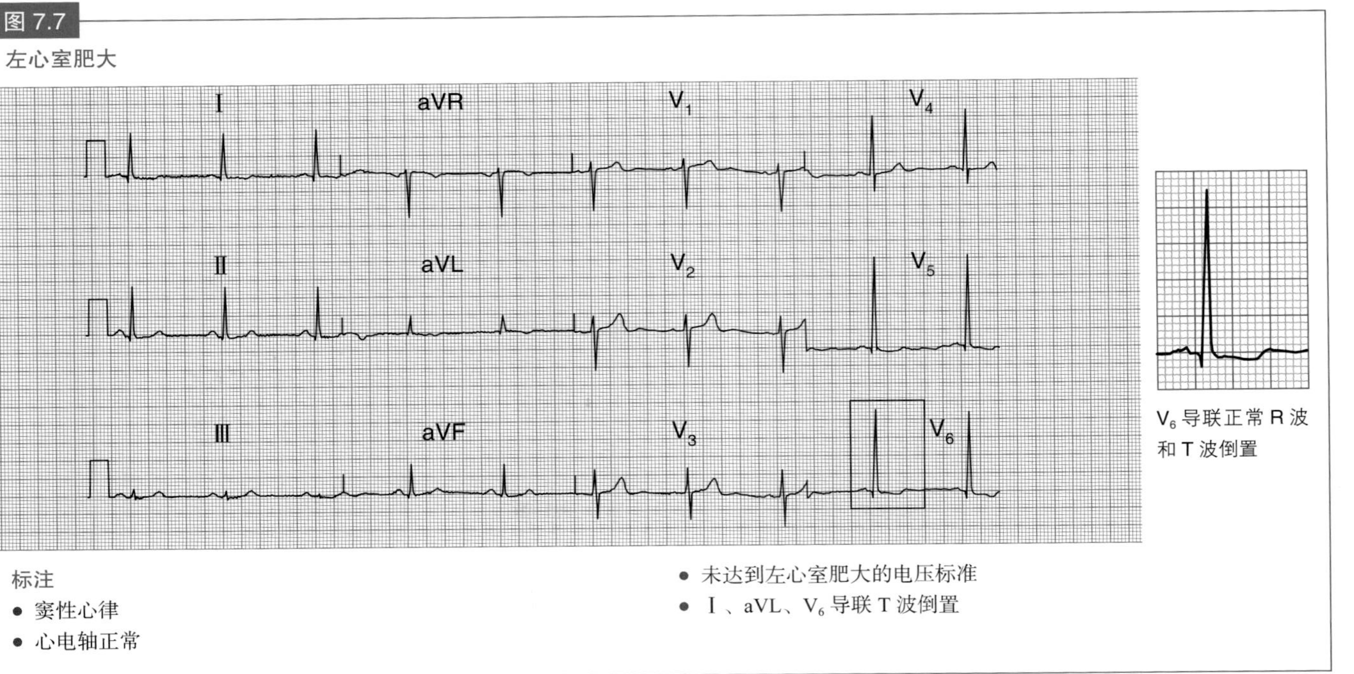
I
aVR
V$_1$
V$_4$
II
aVL
V$_2$
V$_5$
III
aVF
V$_3$
V$_6$
V$_6$ 导联正常 R 波和 T 波倒置
标注
• 窦性心律
• 心电轴正常
• 未达到左心室肥大的电压标准
• I、aVL、V$_6$ 导联 T 波倒置

图 7.8

重度主动脉瓣狭窄所致左心室肥大

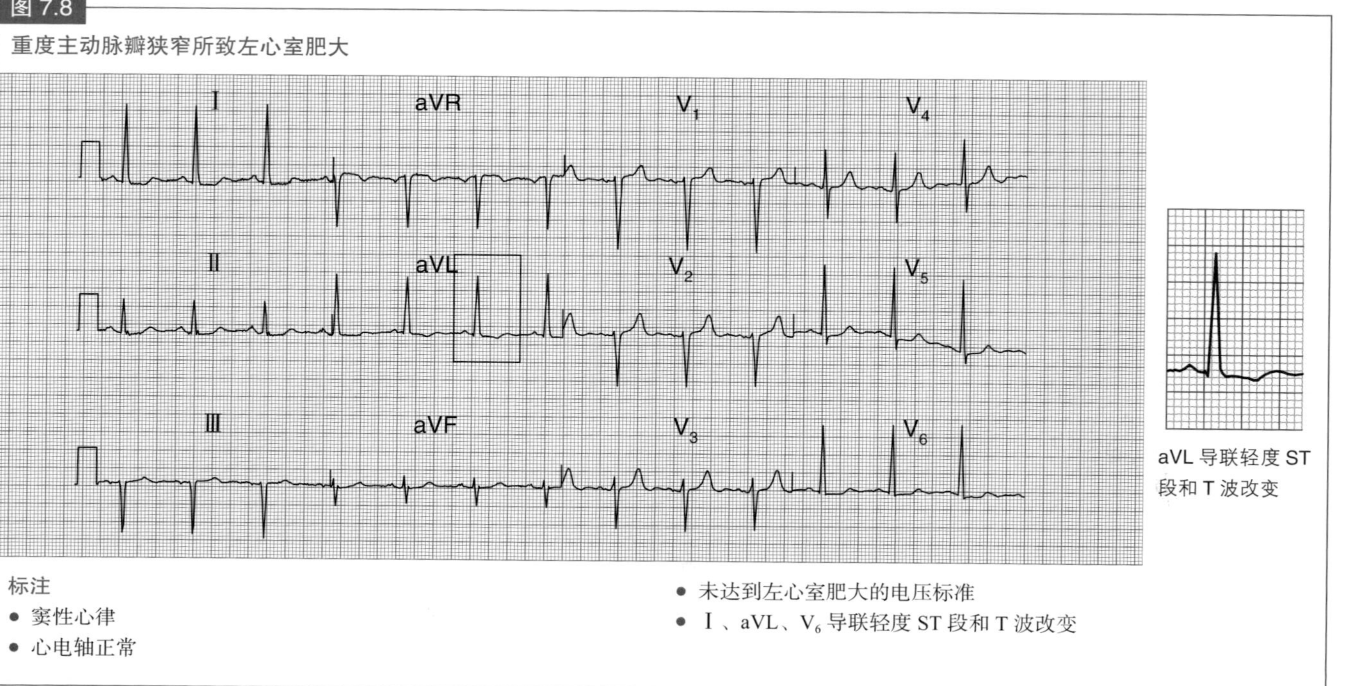

标注

- 窦性心律
- 心电轴正常
- 未达到左心室肥大的电压标准
- Ⅰ、aVL、V_6 导联轻度 ST 段和 T 波改变

图 7.9

可能的心肌缺血

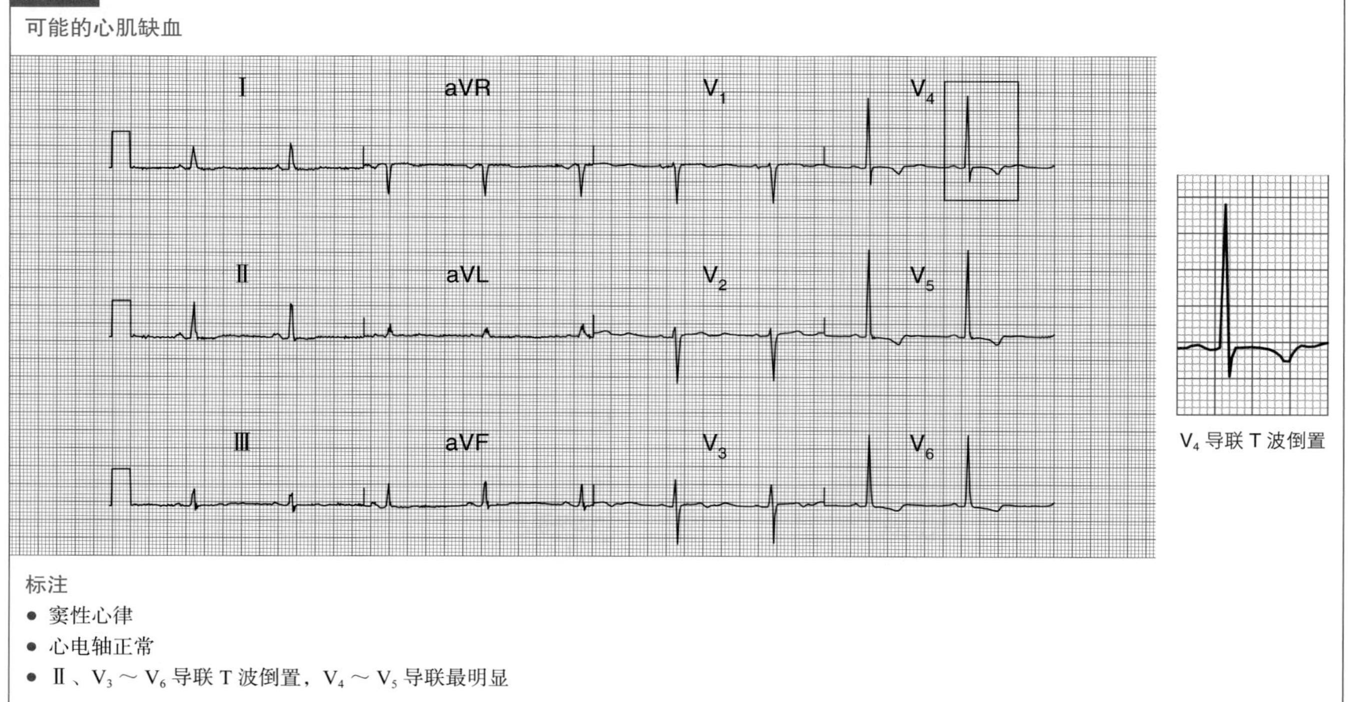

标注

- 窦性心律
- 心电轴正常
- Ⅱ、V_3 ～ V_6 导联 T 波倒置，V_4 ～ V_5 导联最明显

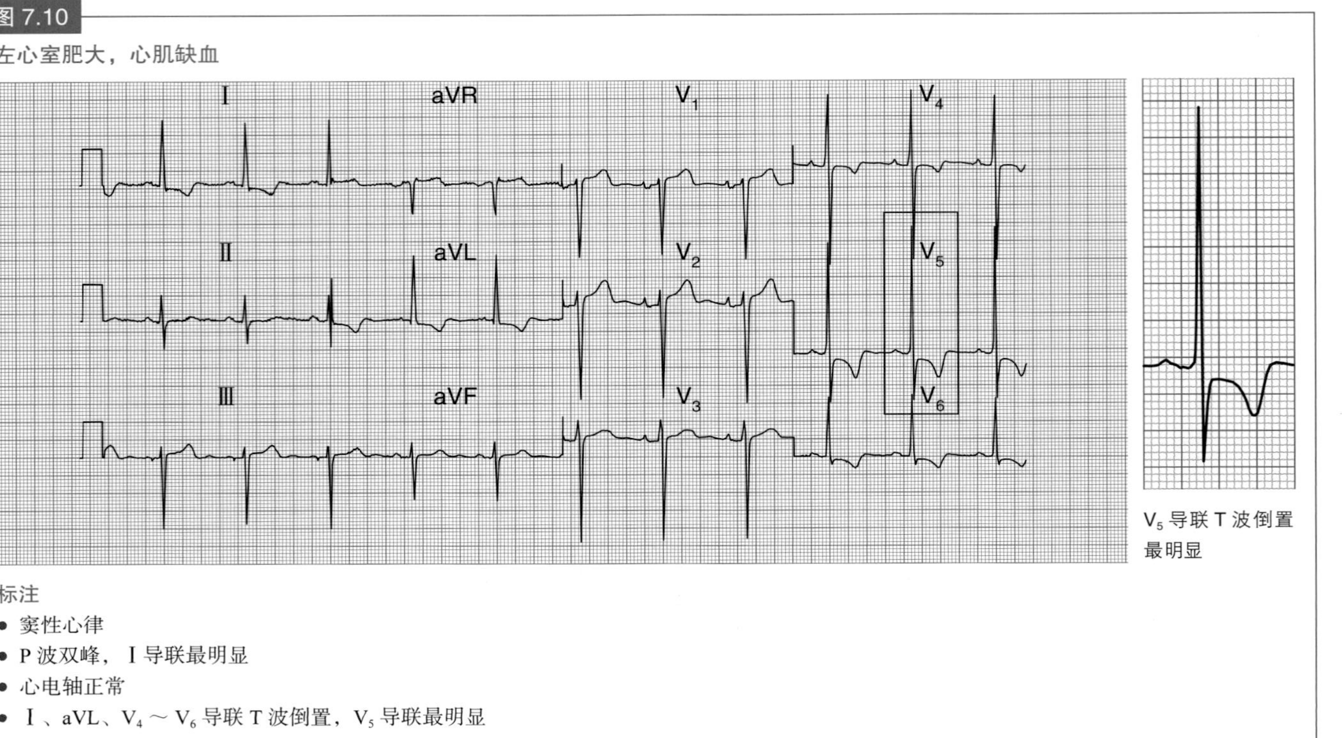
图 7.10
左心室肥大，心肌缺血
Ⅰ
aVR
V_1
V_4
Ⅱ
aVL
V_2
V_5
Ⅲ
aVF
V_3
V_6
V_5 导联 T 波倒置最明显
标注
• 窦性心律
• P 波双峰，Ⅰ导联最明显
• 心电轴正常
• Ⅰ、aVL、V_4 ～ V_6 导联 T 波倒置，V_5 导联最明显

图 7.11

肥厚型心肌病

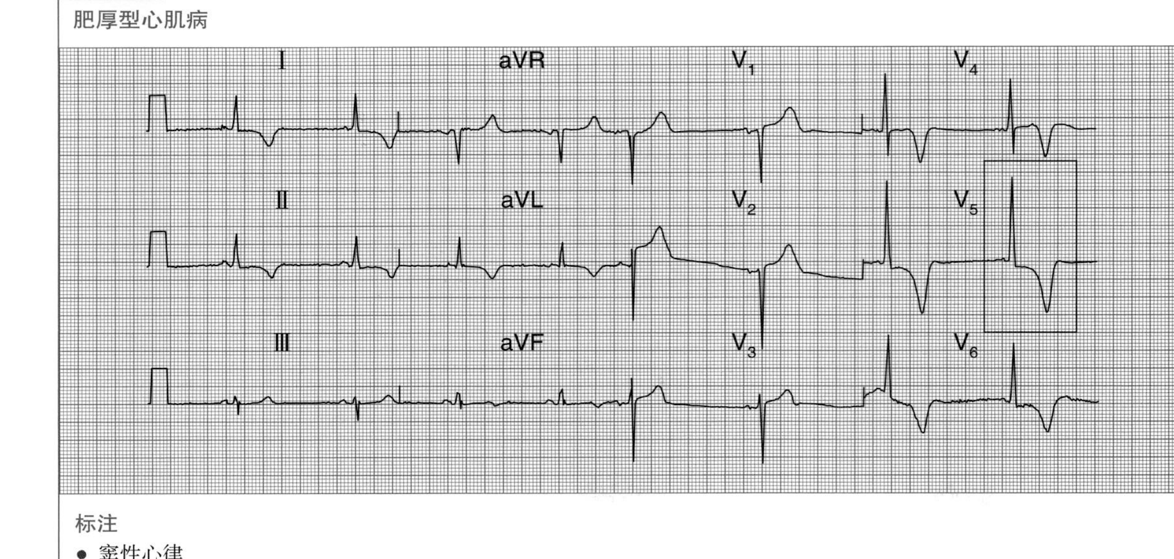

V_5 导联正常的 R 波和显著倒置的 T 波

标注

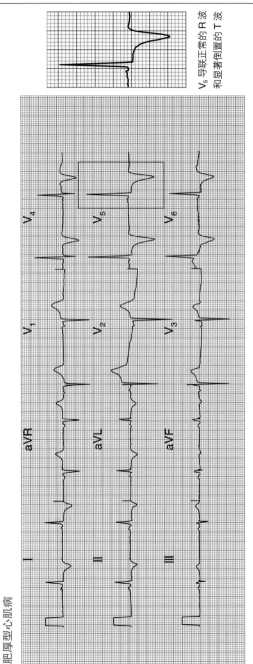

- 窦性心律
- P 波双峰，V_4 导联最明显
- 未达到左心室肥大的电压标准
- V_4 ～ V_6 导联明显的 T 波倒置

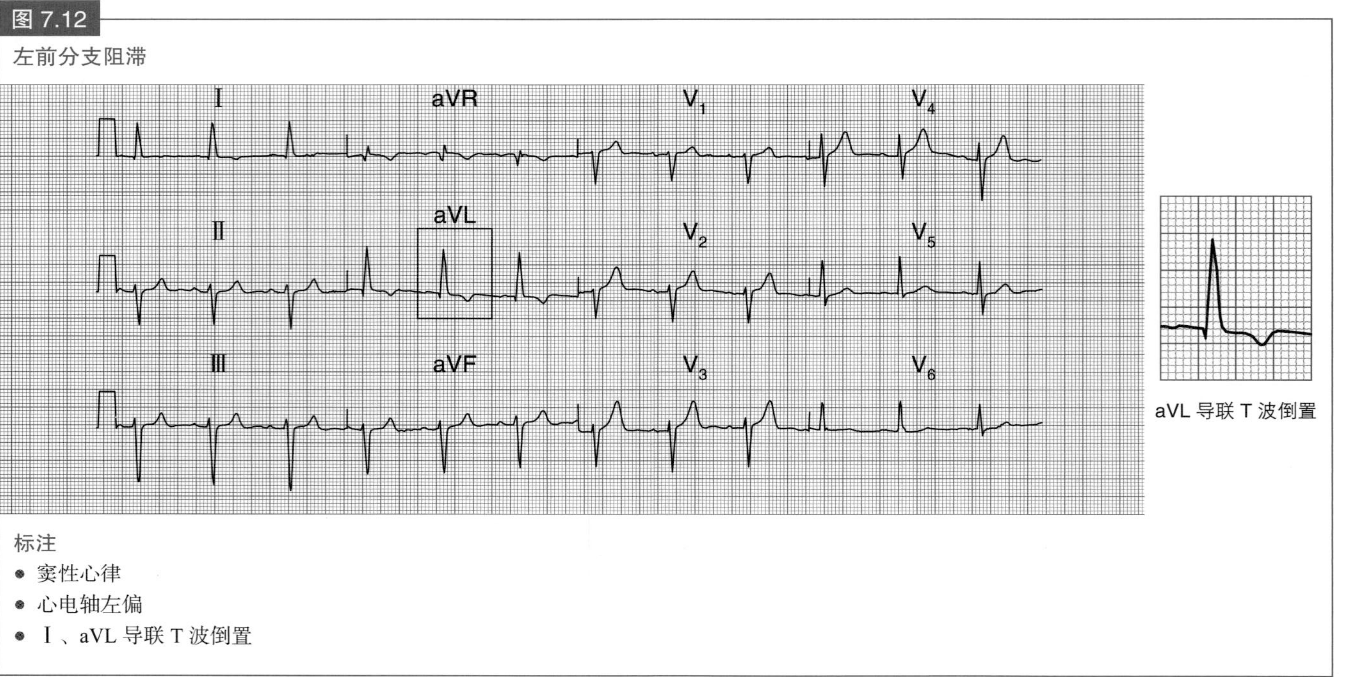

图 7.12 左前分支阻滞

标注
- 窦性心律
- 心电轴左偏
- Ⅰ、aVL 导联 T 波倒置

图 7.13

Wolff-Parkinson-White 综合征（无左心室肥大）

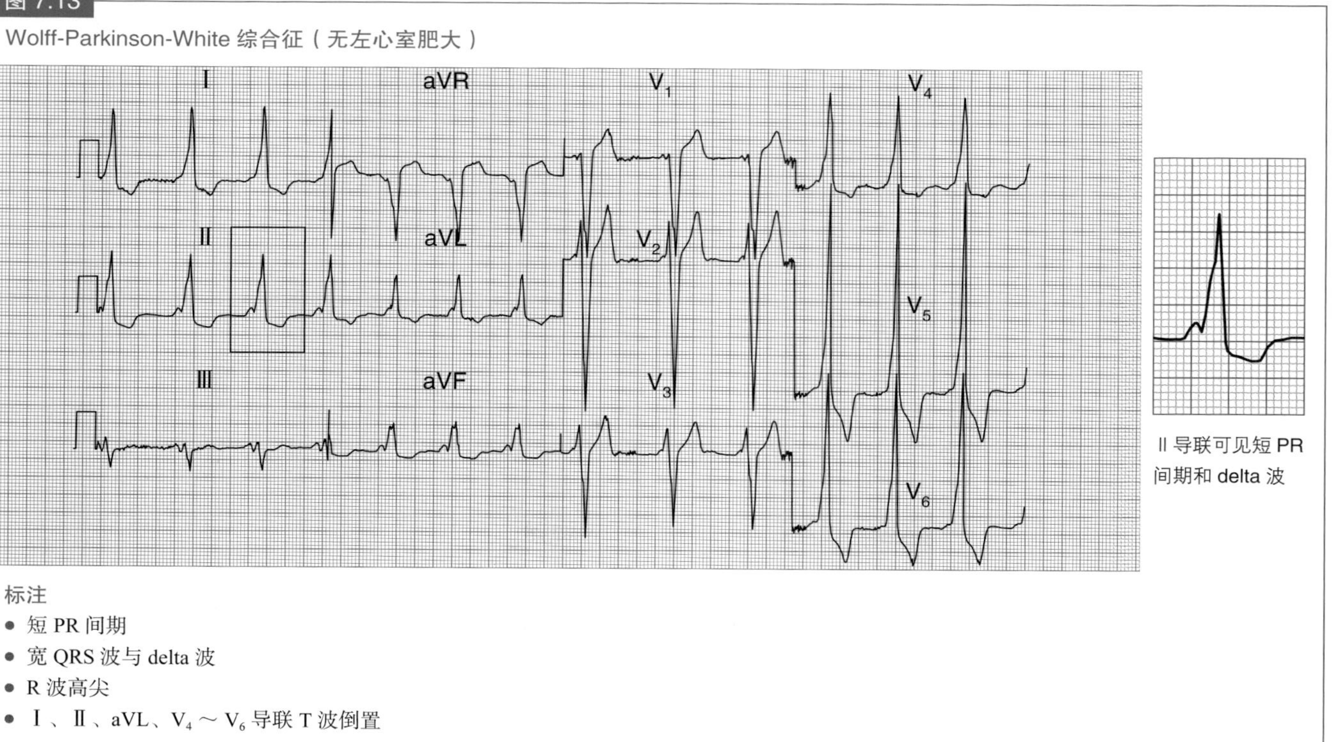

标注

- 短 PR 间期
- 宽 QRS 波与 delta 波
- R 波高尖
- Ⅰ、Ⅱ、aVL、V_4 ～ V_6 导联 T 波倒置

右心疾病的心电图改变

右心疾病可继发于慢性肺部疾病（如慢性阻塞性气道疾病、支气管扩张）、肺栓塞（尤其是反复发作血栓栓塞导致肺动脉高压；也可见第 6 章）、特发性肺动脉高压以及先天性心脏病。上述疾病均可导致右心室肥大，但可无特异性的心电图改变（见提示 7.3 和提示 7.4）。

右心房肥大心电图

"肺性 P 波"是指右心房肥大所致的高尖 P 波，然而正常范围内的 P 波变异很难对右心房肥大做出诊断。当心电图表现为高尖 P 波与右心室肥大同时存在时，可以推断存在右心房肥大，而不伴有右心室肥大的右心房肥大通常仅见于三尖瓣狭窄（图 7.14）。

图 7.15 为严重的慢性阻塞性肺疾病所致右心房、右心室均肥大的心电图表现。

右心室肥大心电图

提示右心室肥大的心电图改变有：

提示 7.3　**肺栓塞的心电图**

- 窦性心动过速
- 房性心律失常
- 右心房肥大
- 右心室肥大
- 心电轴右偏
- 顺钟向转位伴 V_6 导联持续 S 波
- 右束支传导阻滞
- Ⅰ导联出现 S 波、Ⅲ导联出现 Q 波和 T 波倒置

提示 7.4　**慢性阻塞性肺疾病的心电图**

低矮的 QRS 波
右心房肥大（肺性 P 波）
心电轴右偏
右心室肥大
顺钟向转位及 V_6 导联持续、深 S 波
右束支传导阻滞

- 心电轴右偏
- V_1 导联 R 波显著
- 顺钟向转位：间隔部转至侧壁，正常 $V_2 \sim V_4$ 导联 QRS 移行波向左移至 $V_4 \sim V_6$ 导联，导致从不出现 S 波的 V_6

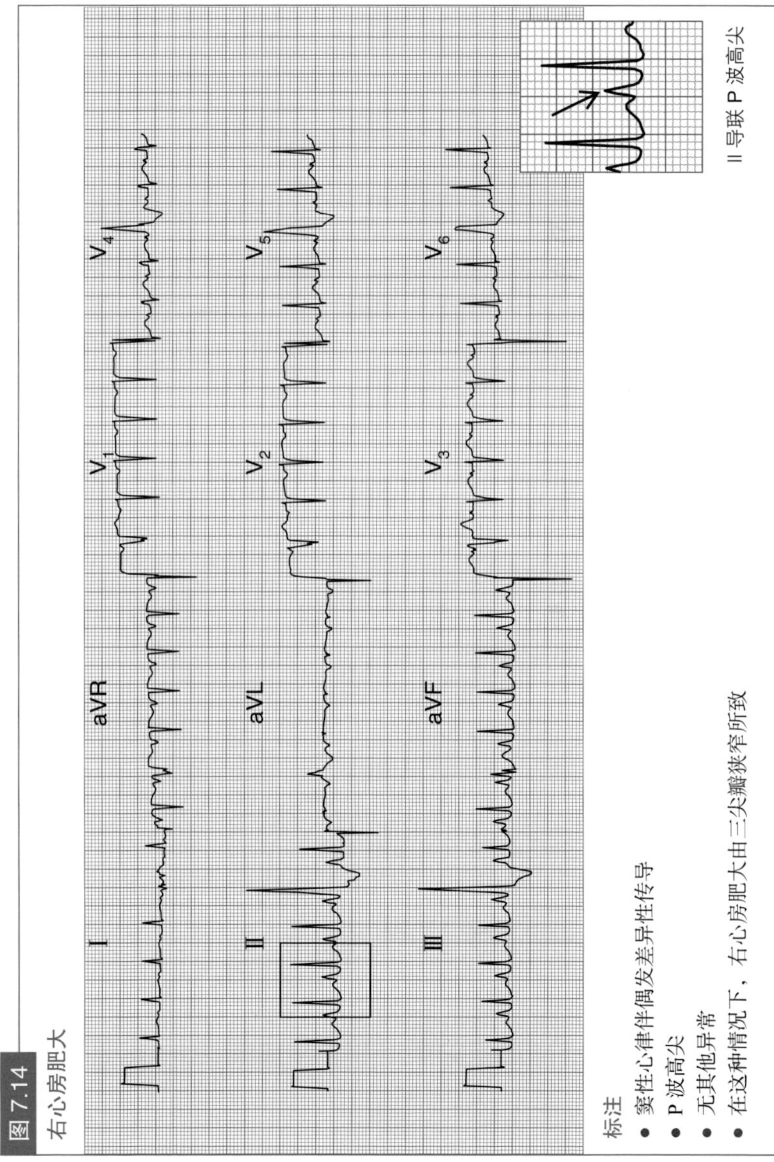

图 7.14
右心房肥大

标注
- 窦性心律伴偶发差异性传导
- P 波高尖
- 无其他异常
- 在这种情况下，右心房肥大由三尖瓣狭窄所致

图 7.15

右心房和右心室肥大

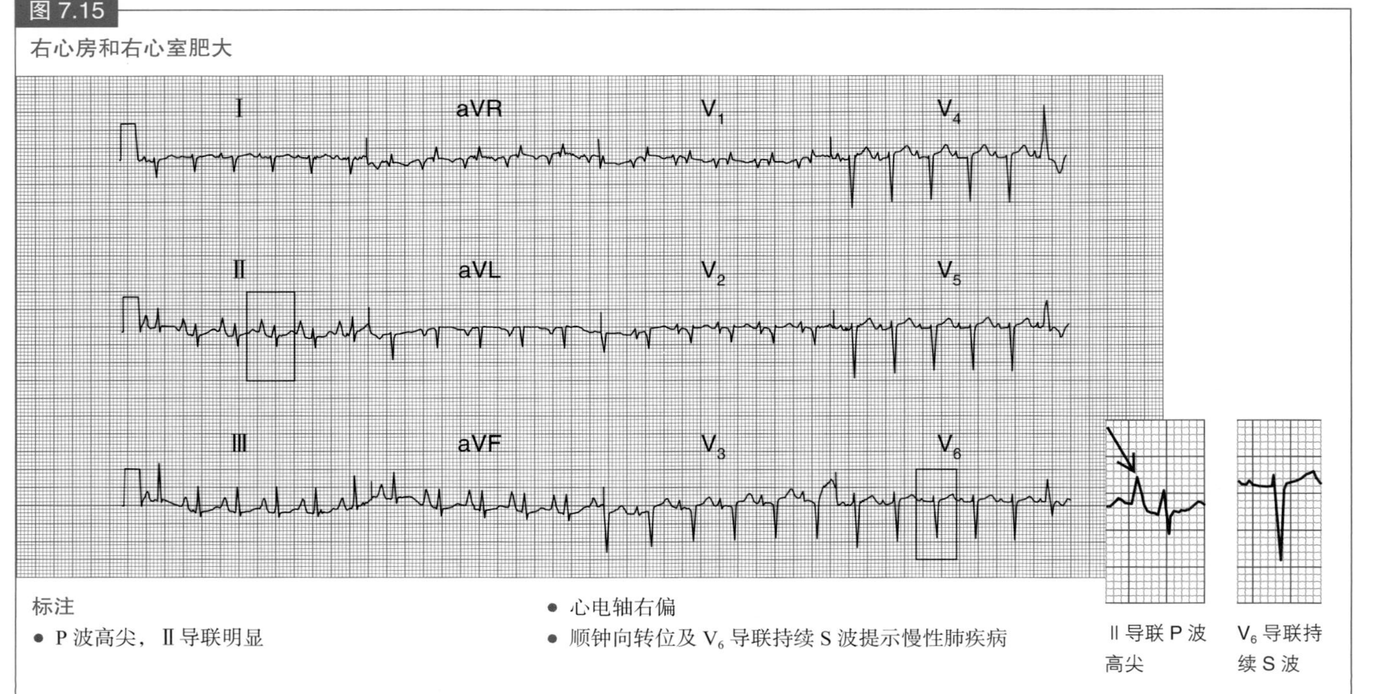

标注

- P 波高尖，II 导联明显
- 心电轴右偏
- 顺钟向转位及 V$_6$ 导联持续 S 波提示慢性肺疾病

导联出现持续的 S 波

- 面向右心室的 V_1、V_2 导联，偶尔 V_3 导联出现 T 波倒置

在一些极端的例子中，右心室肥大的心电图诊断十分容易。图 7.16 为一位肺动脉高压导致呼吸困难患者的心电图。

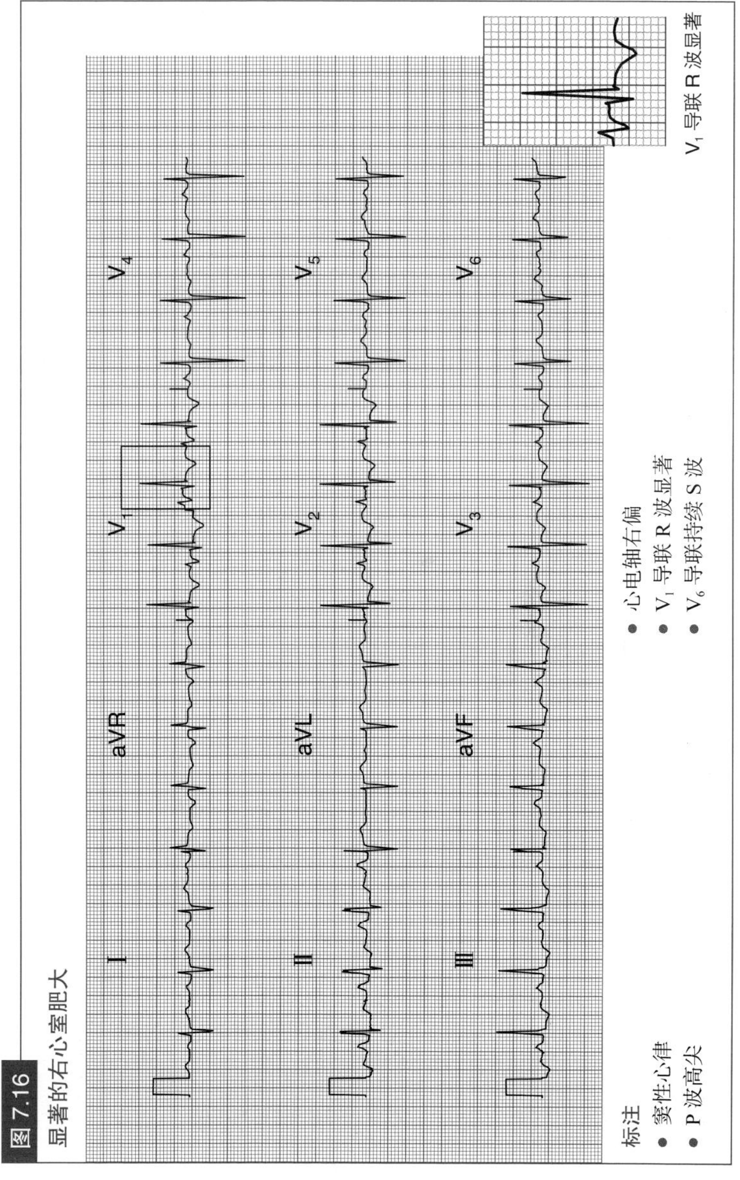

图 7.16 显著的右心室肥大

当合并左心室肥大时，右心室肥大的心电图不容易识别（表 7.1）。相反的，右心室肥大患者也可无任何心电图特征性改变。正常心电图也可以表现出心电轴轻度右偏，偶尔也可见 V_1 导联显著 R 波，虽然其振幅不会超过 3 ～ 4 mm。此外，V_1 导联显著的 R 波也可能是后壁心肌梗死所致（见第 6 章）。V_1、V_2 导联 T 波倒置也可认为是正常心电图的变异表现（见第 1 章图 1.41、图 1.42），尤其在黑人，甚至可出现 V_3 导联 T 波倒置。

图 7.17 中 V_1 导联可见显著 R 波，但无其他右心室肥大的证据，可能提示后壁心肌梗死（见第 6 章）。但该图采自一名无症状年轻人，其体格检查及超声心动图均正常，提示这只是一个正常心电图的变异表现。

图 7.18 是一位 4 个月前生产的年轻女性的心电图，以进行性呼吸困难来诊，无胸痛史，无既往心电图。在黑人女性中前壁导联 T 波改变可以是正常变异。本病例 V_3 ～ V_4 导联 T 波倒置可能提示前壁心肌缺血，而 T 波倒置在 V_1 ～ V_2 导联最明显，V_3 ～ V_4 导联逐渐减轻，这种 T 波倒置的特点由右心室肥大所致。本图除 T 波倒置外，心电轴右偏及 V_6 导联持续 S 波均提示右心室肥大。本患者被证明罹患复发性小的肺栓塞。

之所以将 V_6 导联出现显著 S 波称为“持续性”S 波，是因

表 7.1 出现右心室肥大心电图表现的其他原因

心电图特征	原因
心电轴右偏	正常体型高瘦的人
V_1 导联 R 波显著	正常变异 后壁心肌梗死 Wolff-Parkinson-White 综合征 任何原因的右束支传导阻滞
V_1 ～ V_2 导联 T 波倒置	正常变异，特别是黑人 前壁非 ST 段抬高型急性冠脉综合征 Wolff-Parkinson-White 综合征 任何原因的右束支传导阻滞 心肌病
右位心	明显的顺钟向转位

图 7.17

可能为正常变异

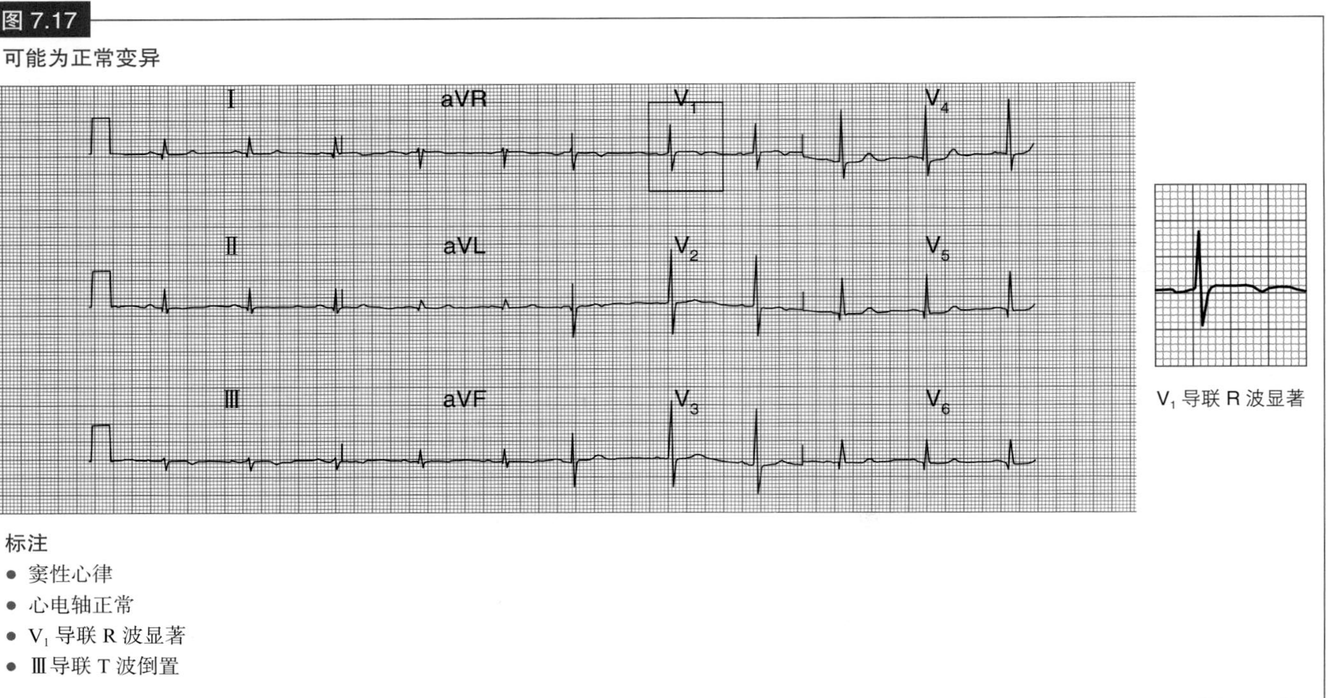

标注

- 窦性心律
- 心电轴正常
- V_1 导联 R 波显著
- Ⅲ导联 T 波倒置

图 7.18

右心室肥大

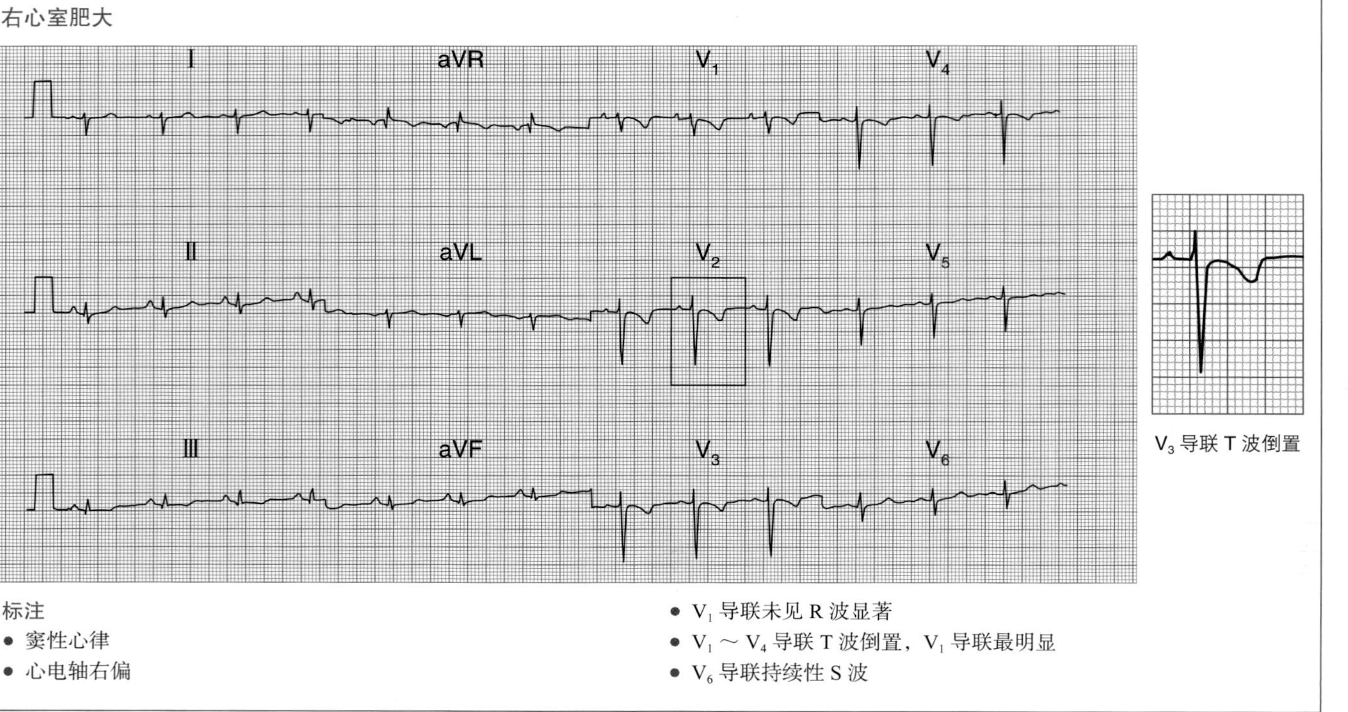

标注

- 窦性心律
- 心电轴右偏
- V_1 导联未见 R 波显著
- V_1 ～ V_4 导联 T 波倒置，V_1 导联最明显
- V_6 导联持续性 S 波

为正常情况下该导联只反映左心室的 QRS 波形态，应只有 R 波而没有 S 波。反映室间隔位置的 V_3 和 V_4 导联，通常被认为是 R 波和 S 波幅度相等的移行区。图 7.19 未见 QRS 波移行区，V_6

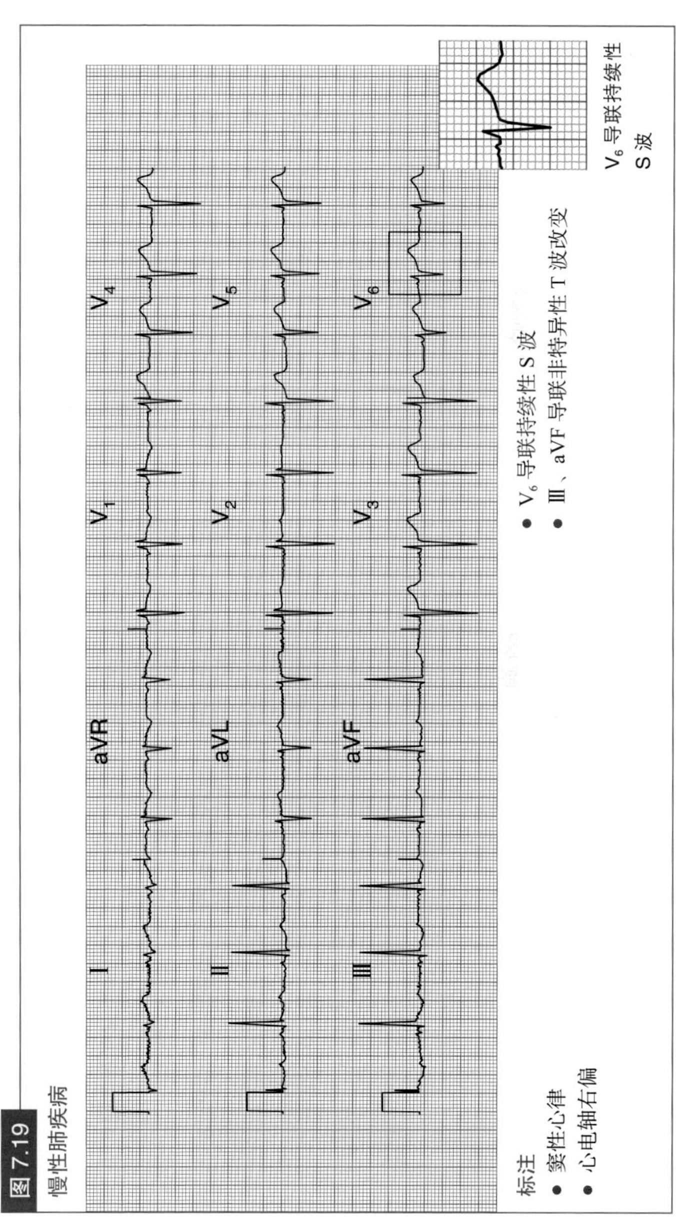

图 7.19　慢性肺疾病

导联仍为 rS 波。这是由于右心室占据了更多的心前区位置所致，这种变化是慢性肺部疾病的特征。

突然发生的呼吸困难，极有可能为肺栓塞。图 7.20 患者于胆

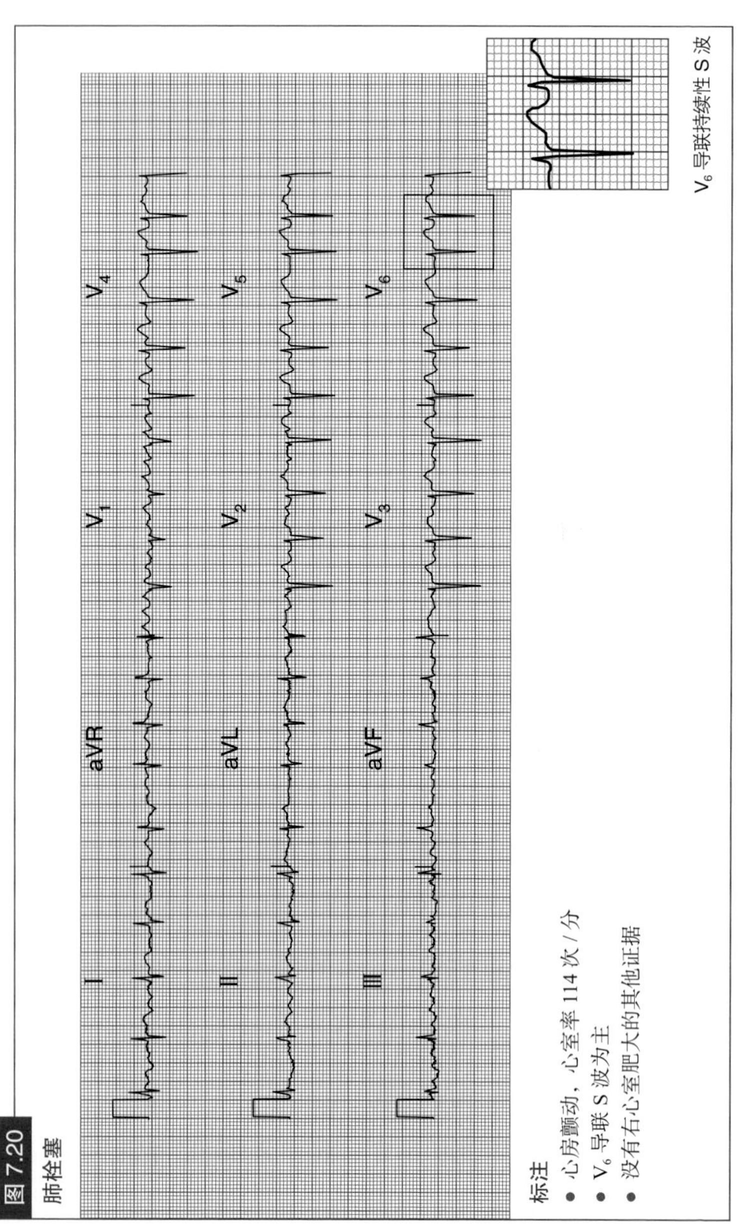

图 7.20
肺栓塞

标注

- 心房颤动，心室率 114 次 / 分
- V_6 导联 S 波为主
- 没有右心室肥大的其他证据

囊切除术前心电图正常，术后出现了持续 1 周的呼吸困难和心房颤动，V_6 导联出现深 S 波提示心房颤动可能是肺栓塞所致。

与左心室肥大心电图一样，连续记录的改变是诊断轻、中度右心室肥大的最佳证据。在大多数心电图提示右心室肥大的病例，无法确定导致右心室肥大的病因。

如何处理

心电图对大多数患者呼吸困难诊断和治疗的帮助有限，因此，应把重点放在治疗患者而非针对心电图。

尽管心力衰竭时心电图不太可能完全正常，但心电图并不能诊断心力衰竭。当心肌缺血或心腔扩大时，心电图可以帮助识别那些需要治疗的潜在疾病。对于有症状的急性心力衰竭，无论心电图情况如何，都应该给予经验性的治疗而无需等待心电图的报告。

尽管心电图对诊断肺栓塞或慢性肺部疾病所致呼吸困难有辅助作用，但它不是一个可靠的诊断。因此该类疾病的诊治不能依靠心电图。同样，尽管心电图能显示缺血性改变，但其无助于贫血的诊断。

一般来说，呼吸困难患者的治疗并不依赖于心电图，除非呼吸困难是继发于心律失常的心力衰竭所致——在这种情况下，心电图是确定诊断和监测治疗反应的必要手段。

心脏再同步化治疗（CRT）

严重心力衰竭患者，特别是那些心电图显示左束支传导阻滞、宽 QRS 波的患者，可能存在心脏收缩的不同步。左心室间隔和游离壁的延迟收缩取代了左右心室瞬时共同收缩，导致心搏量减少并加剧了心力衰竭。再同步化治疗可通过安置两个起搏器电极实现——一个放置在冠状窦的一个分支起搏左心室游离壁，另一个放在右心室以起搏间隔部，从而可以重新恢复左心室间隔和游离壁的同步收缩。心脏再同步化治疗（CRT）也称为双心室起搏。再同步可改善心输出量和症状性心力衰竭。除右心室和冠状窦电极之外，如果存在窦性心律，通常还会有心房导线，因为心房收缩可能对心输出量做出重要贡献（图 7.21）。一些中

图 7.21

心脏再同步化治疗起搏器

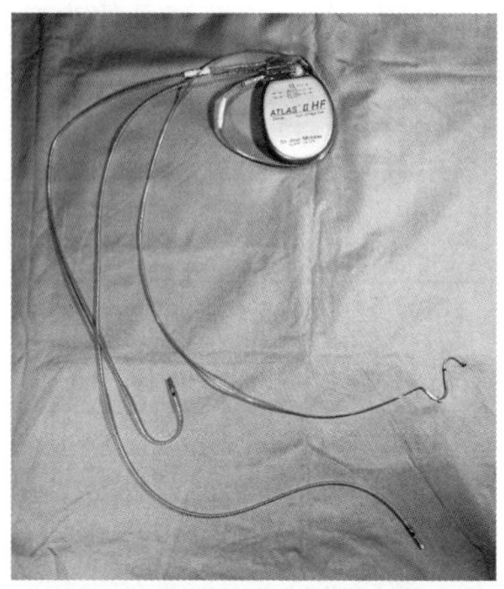

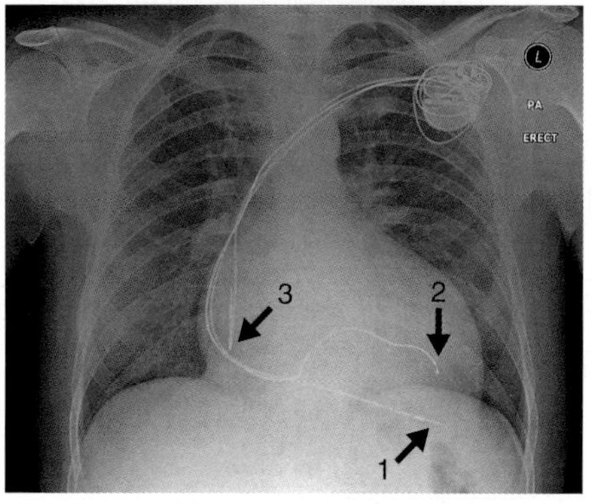

标注

- 植入前的 CRT 起搏器（上图）和胸部 X 线片显示植入位置（下图）
- 右心室心尖部位置的心室导线（箭头 1）
- 左心室起搏的冠状窦导线（箭头 2）
- 右心耳位置的心房导线（箭头 3）

心也在使用针对希氏束传导组织起搏的装置（见第 5 章，图 5.30 至图 5.32）。这些装置通过利用天然传导系统来促进更具生理性的心脏去极化。

CRT 的适应证

大量临床研究表明，对于合适的患者，CRT 治疗可改善左心室功能、提高射血分数并改善运动耐量。经过最佳药物治疗但仍然有症状的心力衰竭患者，已显示 CRT 可以减少发病率和全因死亡率。因此，CRT 是心力衰竭的标准治疗方案之一，其适应证见提示 7.5。而对于症状不太严重或心房颤动或起搏器依赖的患者，CRT 治疗尚未确定有效。鉴于它是一种价格昂贵的侵入性手术，基于美国心脏协会（AHA）、欧洲心脏病学会（ESC）指南进行植入患者的选择显然是极其重要的。

心电图表现

双心室起搏必须是连续的，或者“强制的”（而非“按需”），只有通过起搏控制的节律才能实现心脏再同步化。如果有必要，通过程控房室延迟或者通过药物抑制自身固有节律来确保同步化起搏。

心电图上可见的起搏钉可能是复杂的，常由两部分组成。起搏的 QRS 波可呈窄的左束支传导阻滞图形或右束支传导阻滞图形（图 7.22）。

当患者合并心房颤动或心房扑动时，通常不安置心房电极。

特殊功能

严重的左心室功能障碍患者出现室性心律失常的风险增加，所以一些 CRT 植入设备合并埋藏式心脏复律除颤器（CRT-D）。这个设备和 CRT 的工作方式一样，但增加了复律除颤的功能（见第 4 章）。

提示 7.5　**心脏再同步化治疗的适应证**

随着证据的拓展和设备价格的下降，适应证在不断变化，目前推荐如下：

- 已经接受最佳药物治疗
- 射血分数小于 35%
- 左束支传导阻滞且 QRS 波时限超过 150 ms（或 120 ～ 149 ms 时，伴左束支传导阻滞）
- 伴心力衰竭症状

图 7.22

双心室起搏

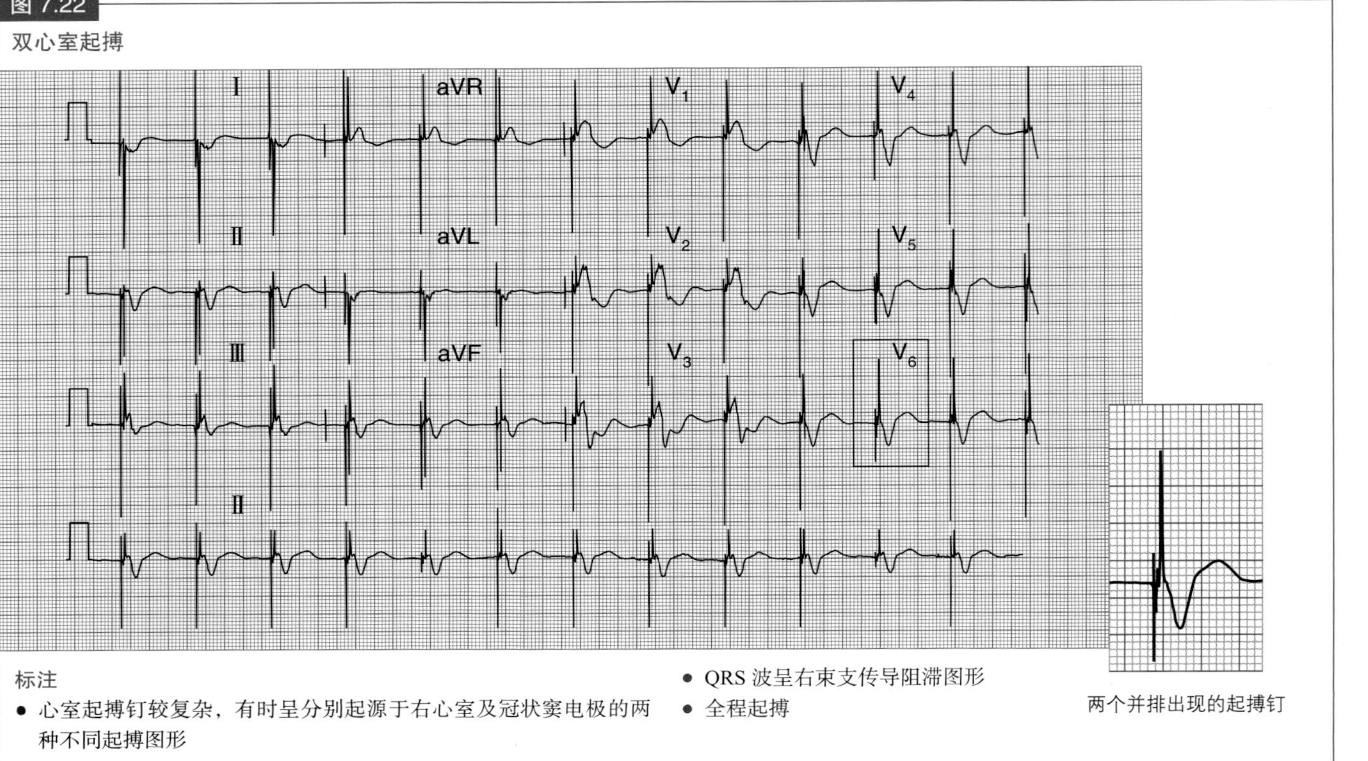

两个并排出现的起搏钉

标注

- 心室起搏钉较复杂，有时呈分别起源于右心室及冠状窦电极的两种不同起搏图形
- QRS 波呈右束支传导阻滞图形
- 全程起搏

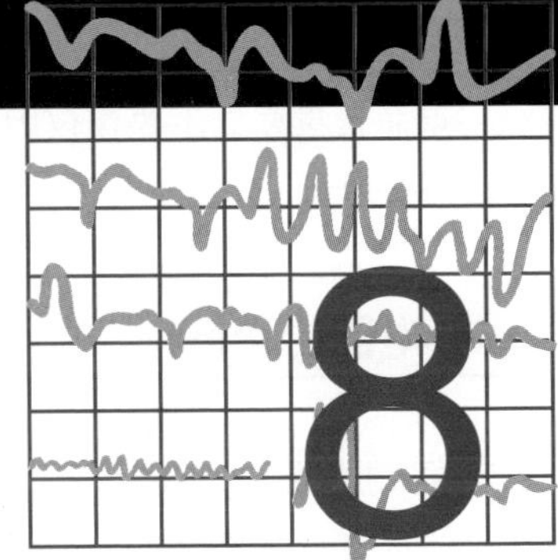

其他情况对心电图的影响

The effects of other conditions on the ECG

对于非原发性心脏病的其他疾病而言，心电图并不是一种好的诊断和评估方法。一些常见疾病会对心电图产生影响，认识这一点非常重要，不要仅仅因为心电图看上去有异常就诊断被检者患有心脏病。

心电图的伪差

异常的肌肉活动对心电图的影响

尽管心电图记录仪被设计成对心肌收缩的电活动特别敏感，但它仍可能记录到骨骼肌的收缩。最常见的一种“心电图异常”是由于被检者不能很好地放松，全身肌肉紧张所产生的一种高频肌肉震颤。

持续的不自主颤动，如帕金森综合征（图 8.1）可在心电图上表现出节律的变化，很容易被误读为心律失常。

低体温

低体温会引起寒战，而肌肉的活动可引起心电图上的伪差。当然除此之外还会有其他表现，低体温的典型心电图特点是“J 波”。J 波是 QRS 波终末部分驼峰状的波形（图 8.2）。

图 8.2 是一名摔倒后在寒冷房间里躺了很长时间、入院时体温只有 30℃的 76 岁女性患者的心电图。该患者开始的心室率是 26 次 / 分，表现为心房扑动心律，侧壁导联上可以看到 J 波。在升温的过程中，该患者开始寒战，除了肌肉收缩产生的伪差外，她的心律也逐渐转复成窦性心律、一度房室传导阻滞，但仍能看到 J 波（图 8.3）。当她体温恢复到正常时，PR 间期也恢复正常，J 波消失（图 8.4）。

图 8.1

帕金森综合征

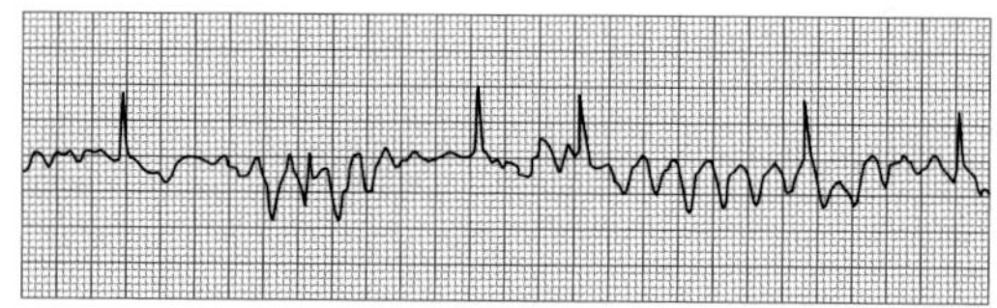

标注

- 第 1、2 个 QRS 波之间的肌肉震颤图形与心房扑动波很相似
- 不规则的 QRS 波提示实际上是心房颤动心律
- 这个图形提醒我们在解读心电图时结合患者的临床情况十分重要

图 8.2
低体温，心房扑动

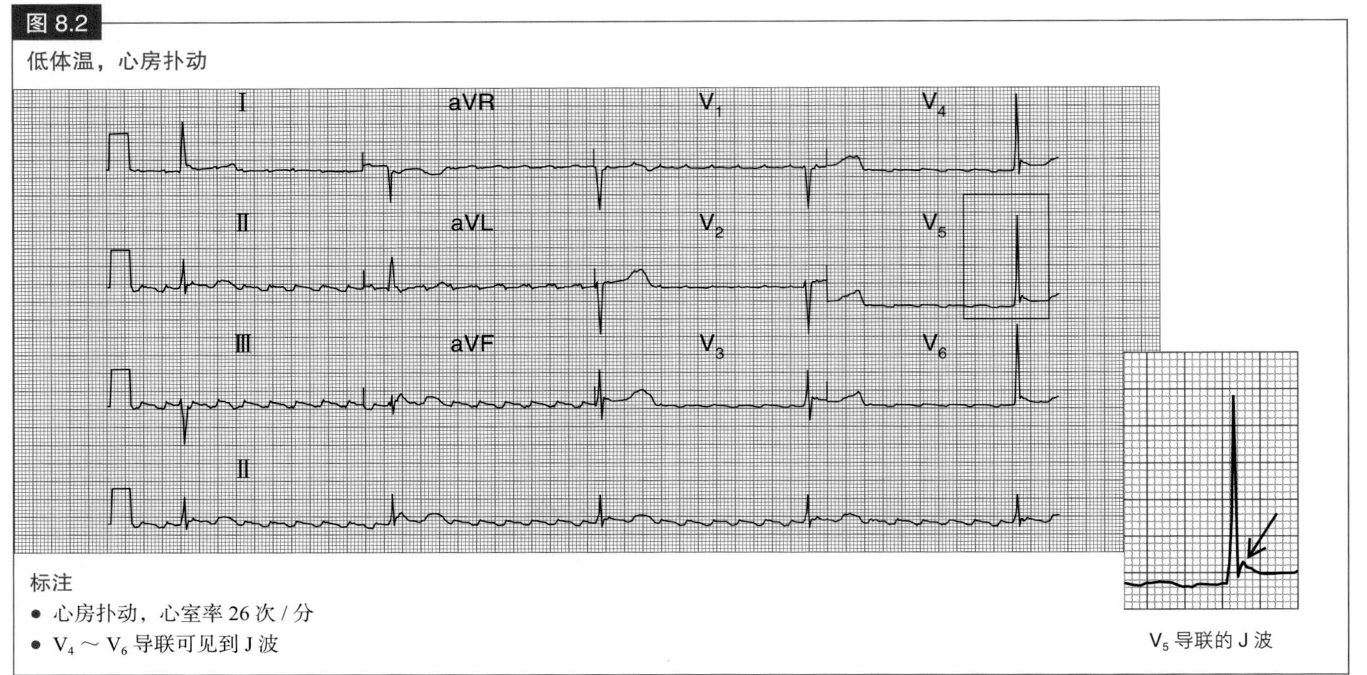

标注
- 心房扑动，心室率 26 次 / 分
- V_4～V_6 导联可见到 J 波

图 8.3

低体温

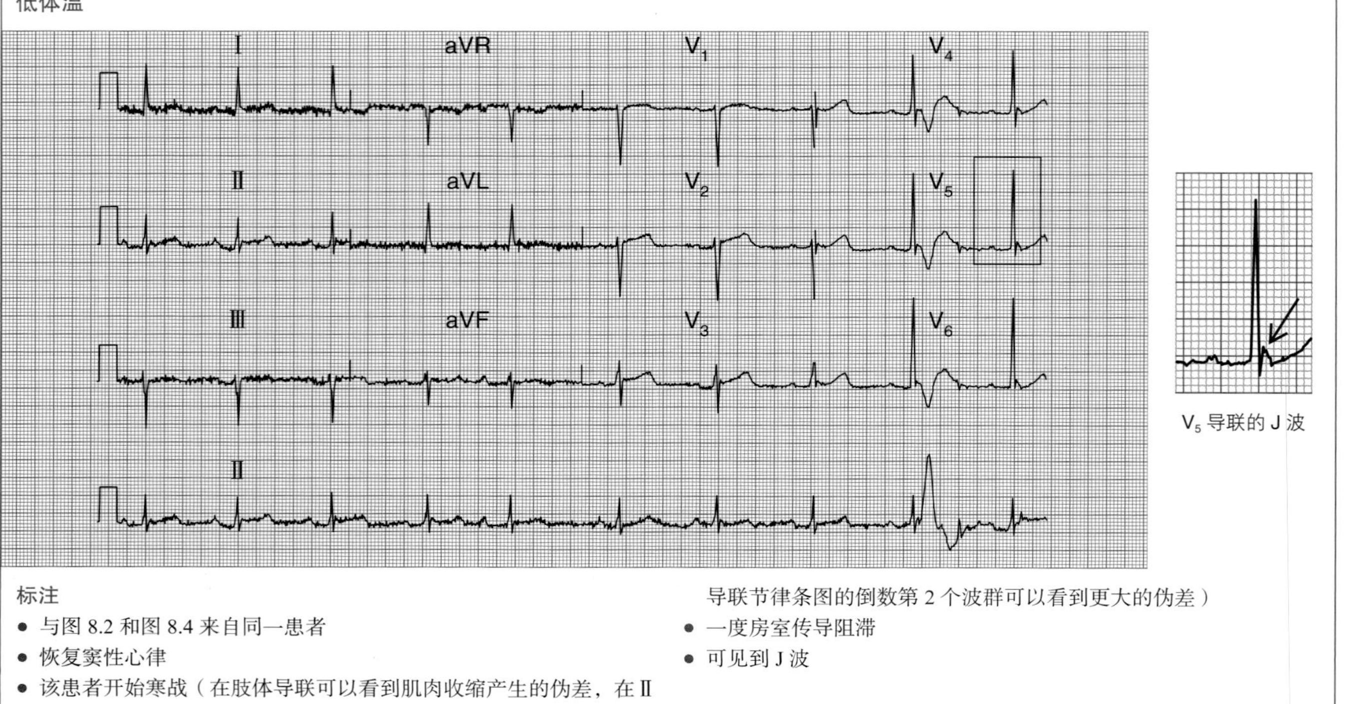

标注

- 与图 8.2 和图 8.4 来自同一患者
- 恢复窦性心律
- 该患者开始寒战（在肢体导联可以看到肌肉收缩产生的伪差，在Ⅱ导联节律条图的倒数第 2 个波群可以看到更大的伪差）
- 一度房室传导阻滞
- 可见到 J 波

图 8.4

低体温经过升温

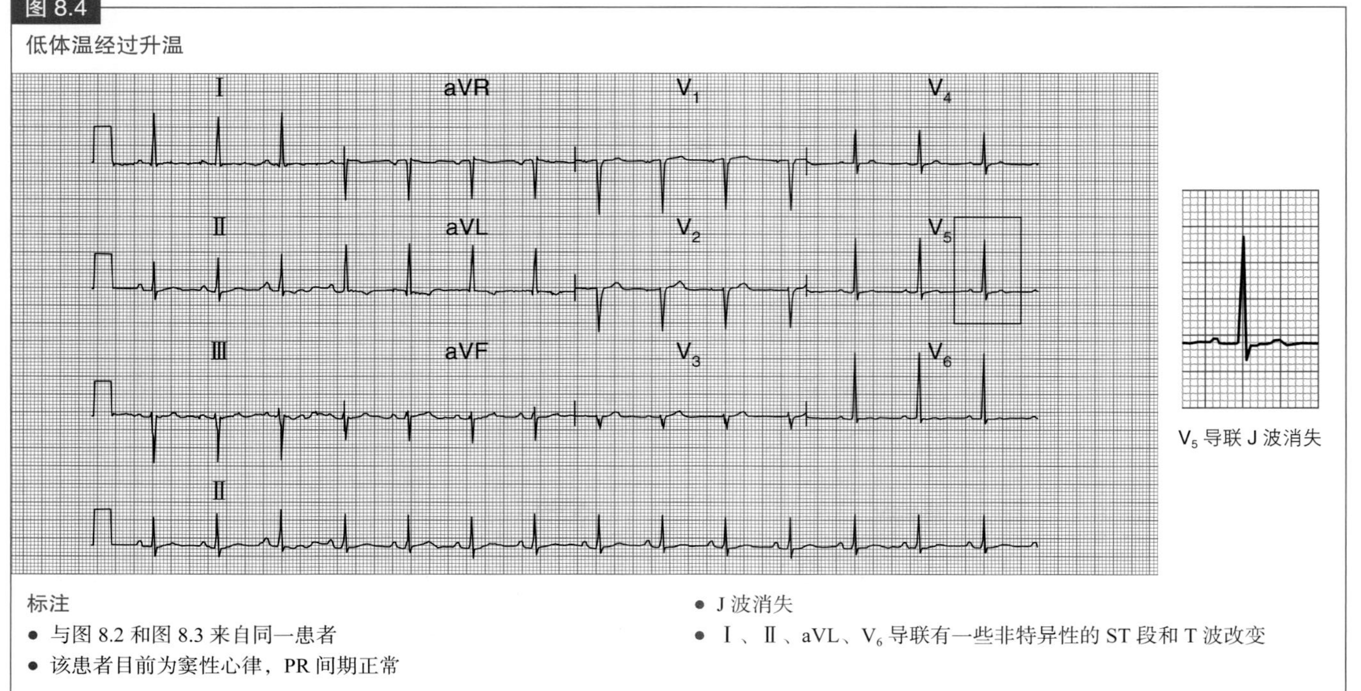

标注

- 与图 8.2 和图 8.3 来自同一患者
- 该患者目前为窦性心律，PR 间期正常
- J 波消失
- I、II、aVL、V_6 导联有一些非特异性的 ST 段和 T 波改变

先天性心脏病的心电图表现

通过显示某个心腔的扩大，心电图能对先天性心脏病的诊断提供一定的帮助。主要是要记住（见第 1 章），一个正常婴儿出生时的心电图会表现为“右心室肥大”，这种心电图表现在出生后的 2 年内会逐渐消失。

如果这种婴儿类型心电图在 2 岁以后仍持续存在，提示确实存在右心室肥大。如果在这个年龄之前心电图显示左心室肥大或正常成人型心电图，则有可能存在左心室肥大。在年龄较大的儿童中，左右心室肥大的诊断标准与成年人相同。

提示 8.1 列出了先天性心脏病的一些特点和相关的心电图表现。

图 8.5 来自一名肺动脉瓣严重狭窄的男孩，其心电图显示严重右心室肥大的所有心电图特点。

图 8.6 来自一名有严重的主动脉瓣狭窄的 8 岁男孩，心电图显示左心室肥大的心电图图形。

图 8.7 来自一名患有法洛四联症并于 20 年前做了部分矫正手术的年轻女性患者，心电图显示右心室肥大的图形。

图 8.8 来自一名患有三尖瓣下移畸形（Ebstein 畸形）及房间隔缺损的年轻患者，心电图提示右心房肥大和右束支传导阻滞。

一部分患者患有某种先天性心脏病，但心电图容易漏诊，这

提示 8.1　**先天性心脏病的心电图表现及其具体原因**

右心室肥大
- 任何原因引起的肺动脉高压（如艾森门格综合征）
- 严重的肺动脉瓣狭窄
- 法洛四联症
- 大动脉转位

左心室肥大
- 主动脉瓣狭窄
- 主动脉缩窄
- 二尖瓣反流
- 梗阻性心肌病

双侧心室肥大
- 室间隔缺损

右心房肥大
- 三尖瓣狭窄

右束支传导阻滞
- 房间隔缺损
- 复合缺损

心电轴左偏
- 心内膜垫缺损
- 纠正的大动脉转位

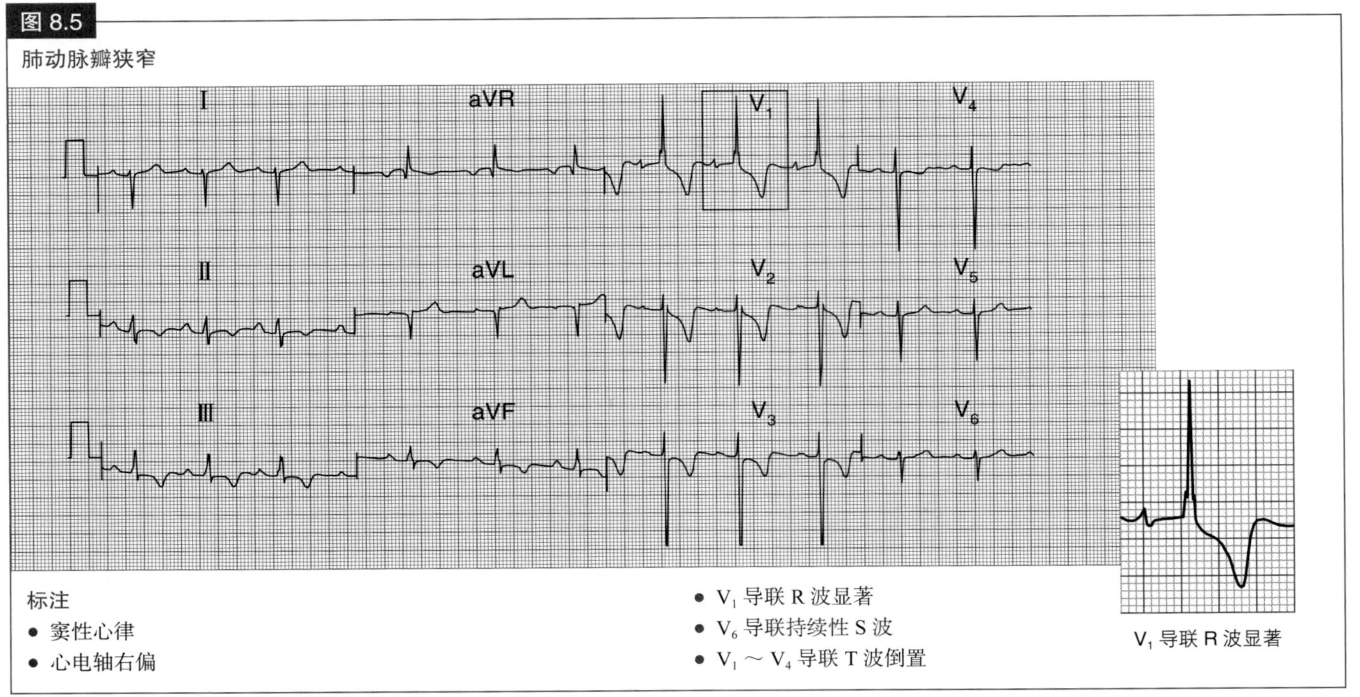

图 8.5
肺动脉瓣狭窄

标注
- 窦性心律
- 心电轴右偏
- V_1 导联 R 波显著
- V_6 导联持续性 S 波
- V_1～V_4 导联 T 波倒置

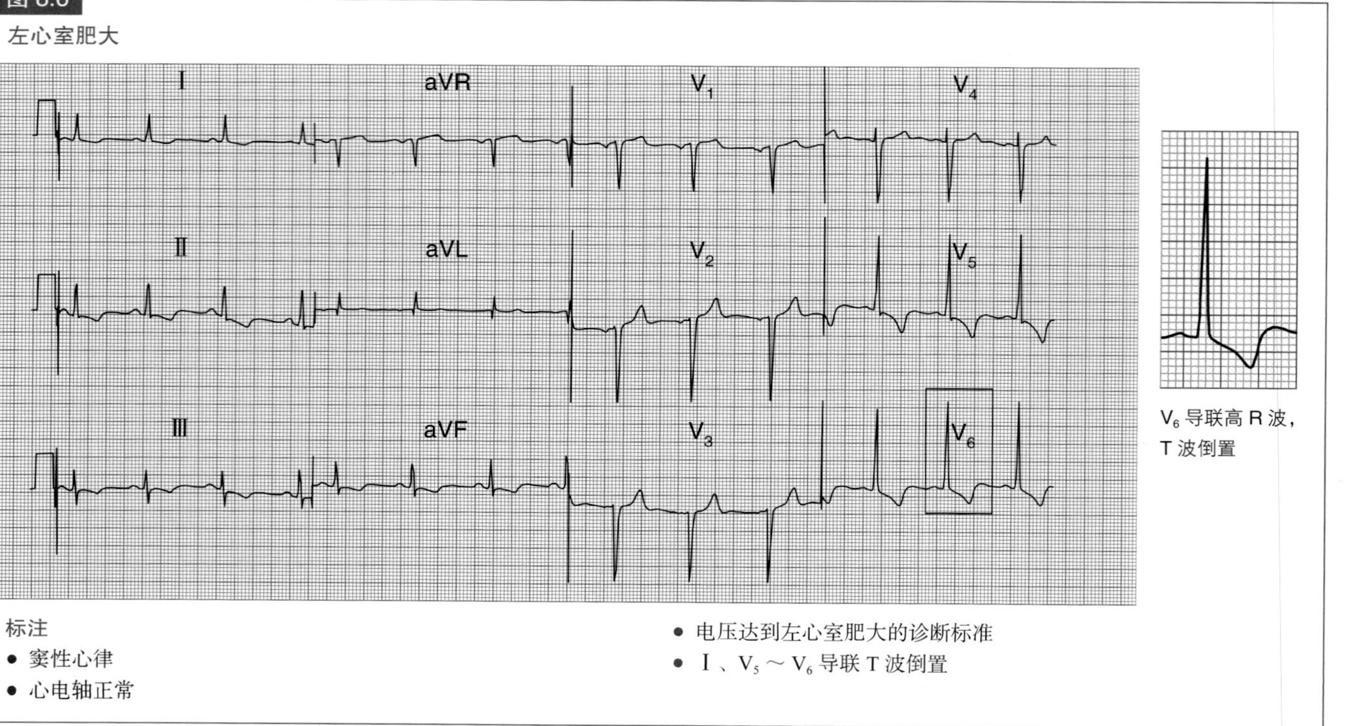
I
aVR
V1
V4
II
aVL
V2
V5
III
aVF
V3
V6
V6 导联高 R 波，T 波倒置
标注
• 窦性心律
• 心电轴正常
• 电压达到左心室肥大的诊断标准
• I、V5～V6 导联 T 波倒置

图 8.6 左心室肥大

图 8.7

法洛四联症的右心室肥大

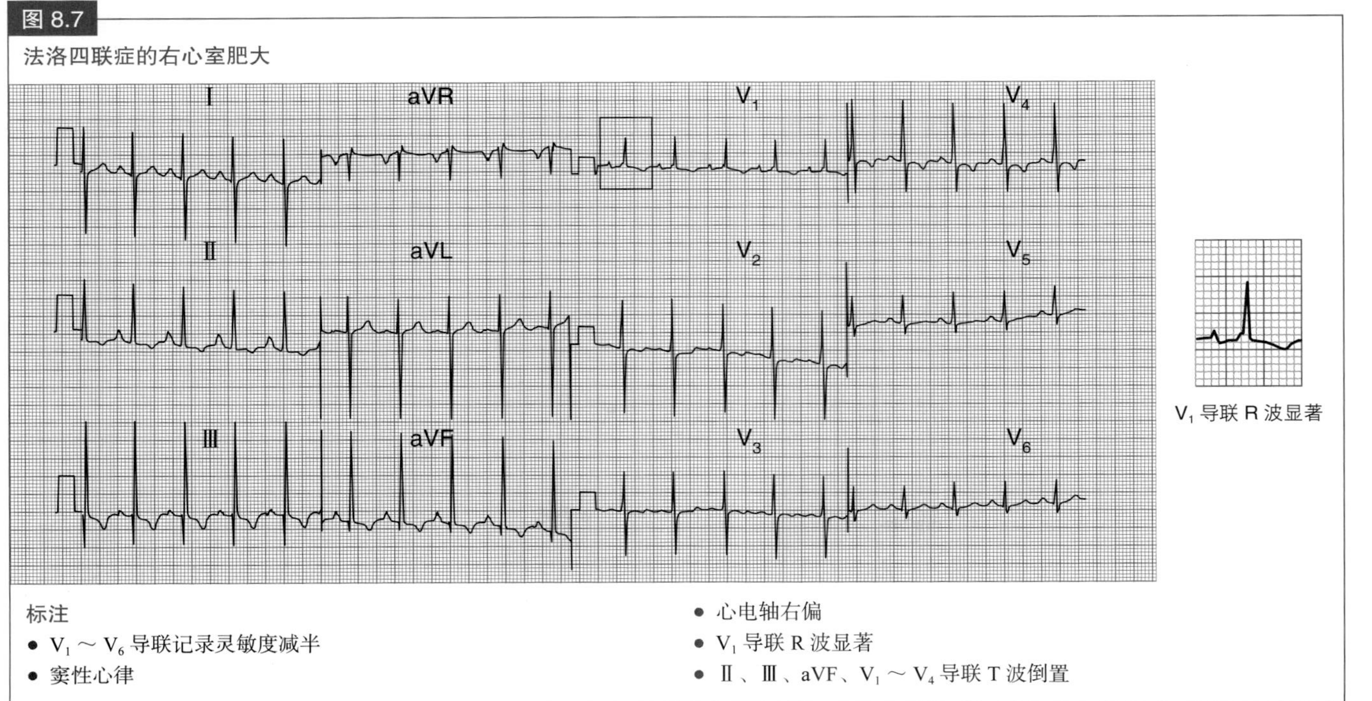

标注

- V_1～V_6 导联记录灵敏度减半
- 窦性心律
- 心电轴右偏
- V_1 导联 R 波显著
- Ⅱ、Ⅲ、aVF、V_1～V_4 导联 T 波倒置

图 8.8

三尖瓣下移畸形的右心房肥大和右束支传导阻滞

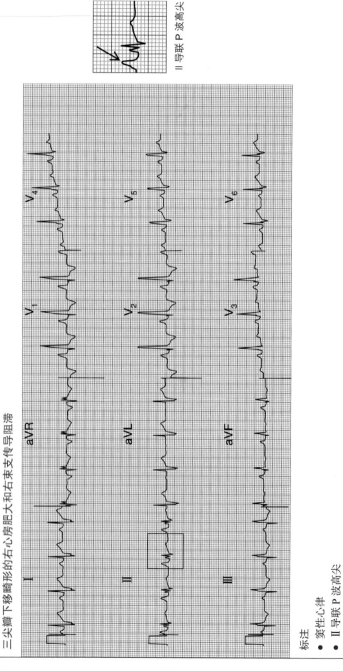

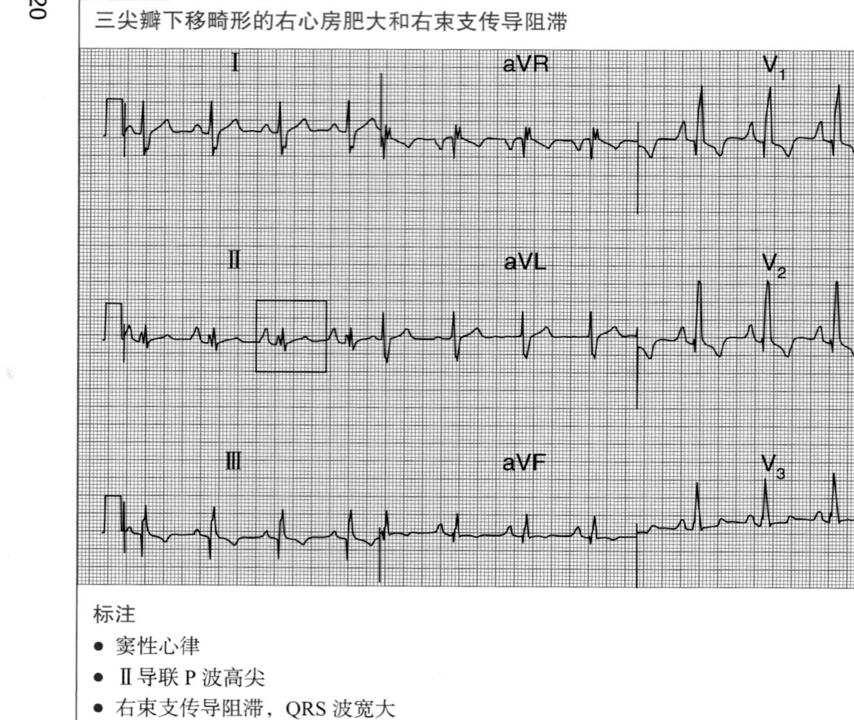

II 导联 P 波高尖

标注

- 窦性心律
- Ⅱ导联 P 波高尖
- 右束支传导阻滞，QRS 波宽大

种情况常见于房间隔缺损。图 8.9 是一名 50 岁女性患者的心电图，该患者主诉进行性加重的气促，在其胸骨左缘可听到非特异性的收缩期杂音。她的家庭医生给她做了心电图，提示右束支传导阻滞，超声心动图证实她有房间隔缺损。

系统性疾病的心电图表现

系统性疾病累及心脏时，可引起心律失常和传导异常，尤其是当有异常物质在心肌浸润和沉积时。

甲状腺疾病

甲状腺功能亢进（甲亢）是最常见的一个可以引起心脏病变的疾病。它可引起心房颤动，尤其在老年人中。甲亢常常出现心房颤动伴快速心室率，用地高辛很难控制（图 8.10）。一些老年患者可能会有心悸或心力衰竭的相关症状，也可能会出现动脉血栓栓塞事件；而甲亢的常见症状可能较轻甚至没有。

恶性肿瘤

转移的肿瘤在心脏及心脏周围可引起各种心律失常或传导障碍。恶性肿瘤是引起大量心包积液的最常见原因，心房颤动和 QRS 波低电压常提示恶性心包积液。图 8.11 是一名已有转移的支气管肺癌患者的心电图。

在大量心包积液的患者中，心脏在渗出液中随着每一次心搏而摆动，导致 QRS 波出现振幅大小交替的变化，这种现象称为“电交替”。图 8.12 的心电图来自另一名患有支气管肿瘤的患者，表现为室上性心动过速的波形。尽管 QRS 波振幅基本正常，但 QRS 波电交替提示心包积液的存在。

电解质紊乱对心电图的影响

尽管血清钾、镁、钙浓度异常对心电图有影响，但典型的心电图改变比较少见。偶尔心电图提示应该检查血清电解质，但由于心电图的正常范围太广，用心电图来判断电解质平衡并不现

图 8.9

房间隔缺损的右束支传导阻滞

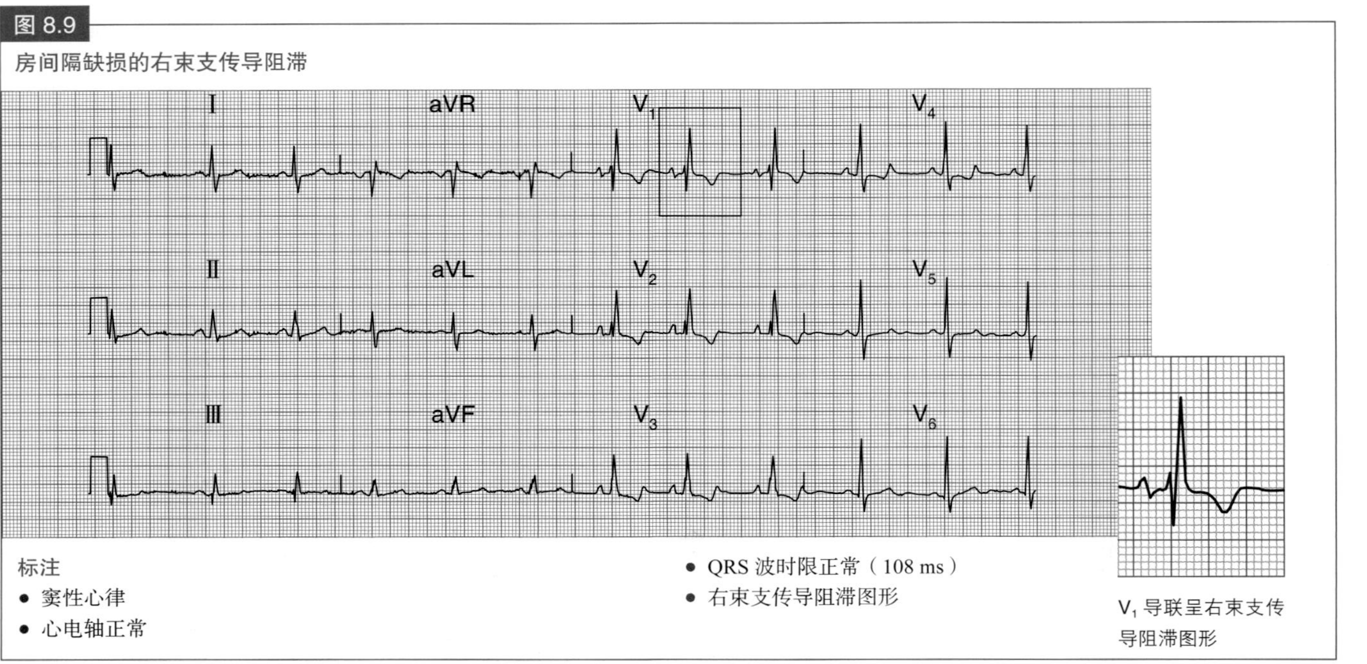

标注
- 窦性心律
- 心电轴正常
- QRS 波时限正常（108 ms）
- 右束支传导阻滞图形

图 8.10
甲状腺功能亢进

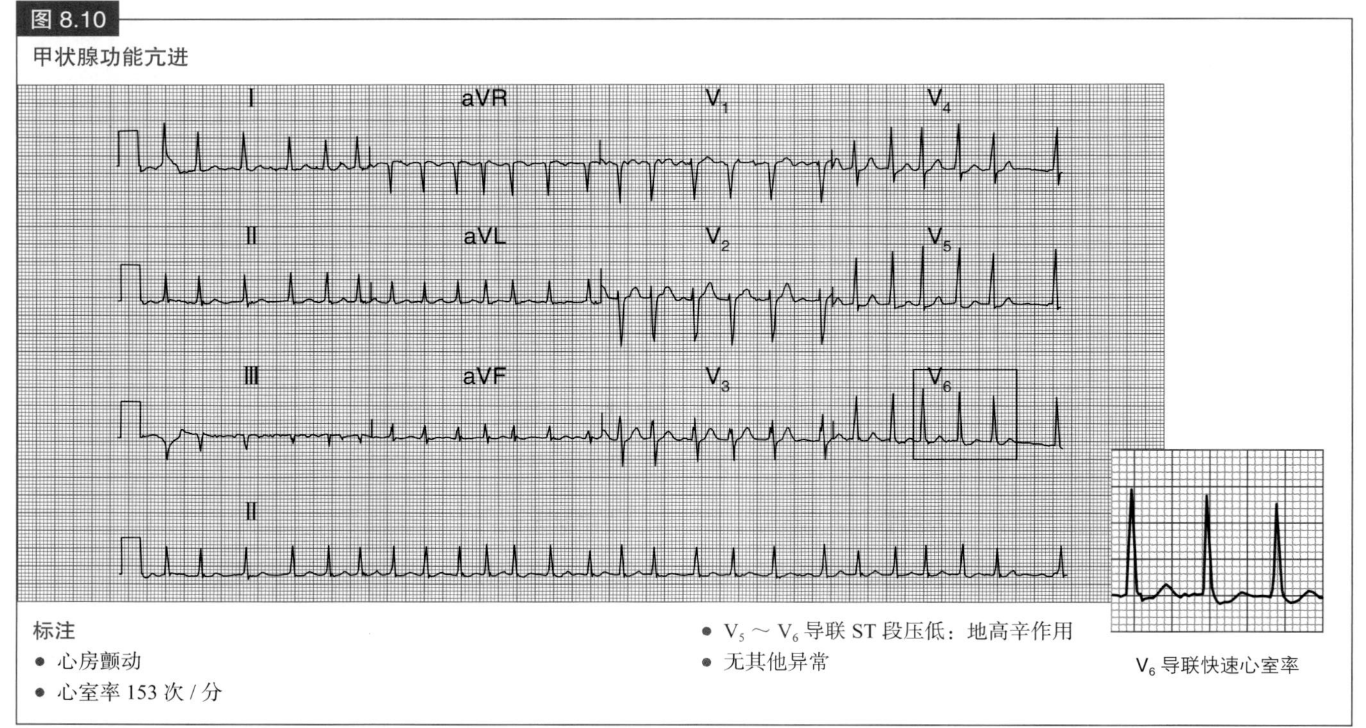

标注
- 心房颤动
- 心室率 153 次 / 分
- $V_5 \sim V_6$ 导联 ST 段压低：地高辛作用
- 无其他异常

图 8.11

恶性心包积液

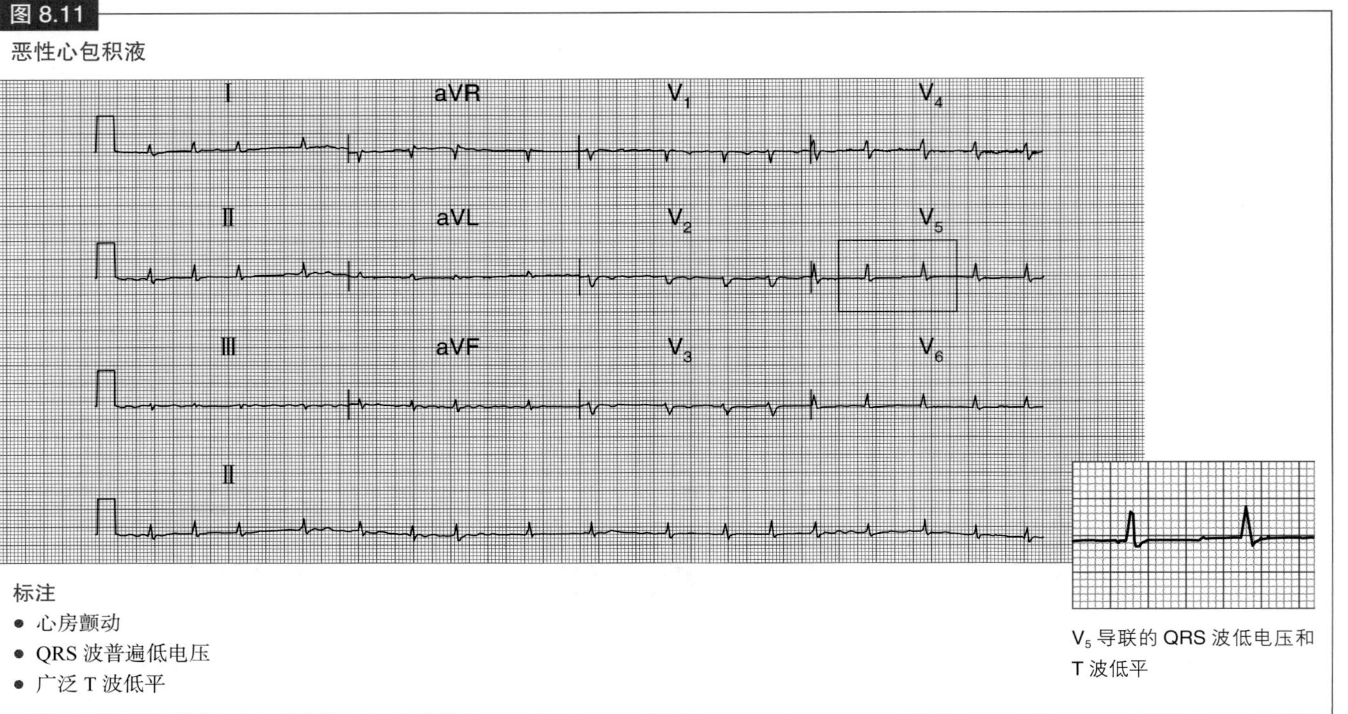

标注
- 心房颤动
- QRS 波普遍低电压
- 广泛 T 波低平

V$_5$ 导联的 QRS 波低电压和 T 波低平

图 8.12
电交替

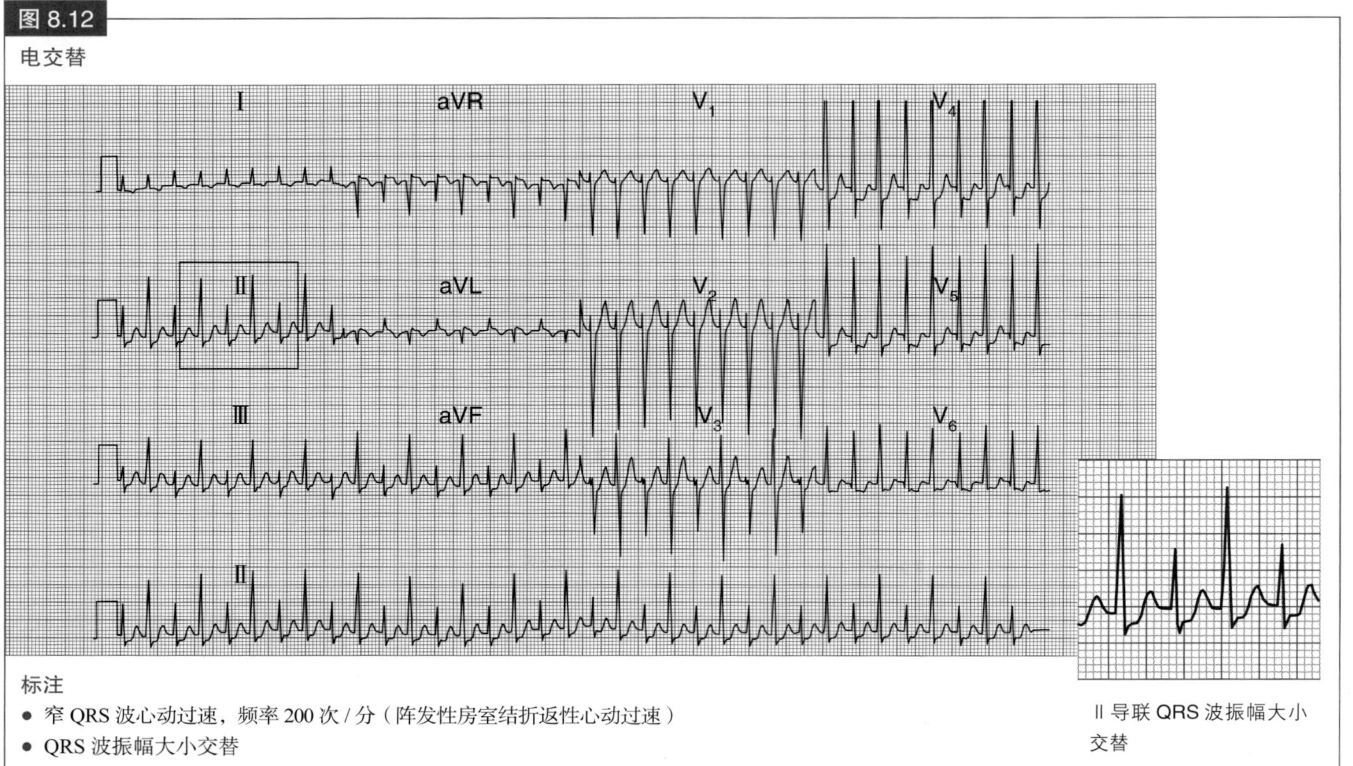

II 导联 QRS 波振幅大小交替

标注

- 窄 QRS 波心动过速，频率 200 次 / 分（阵发性房室结折返性心动过速）
- QRS 波振幅大小交替

实。提示 8.2 列出了电解质紊乱的可能病因，表 8.1 总结了可能会存在的心电图改变。

血清钾浓度

高钾血症可引起心律失常，包括心室颤动或心脏停搏，P 波低平，QRS 波增宽，ST 段压低或消失以及对称性的 T 波高尖。图 8.13 的心电图来自一名肾衰竭的患者，血清钾浓度为 7.4 mmol/L。血清钾恢复正常后，窦性心律恢复了，T 波高尖也消失了（图 8.14）。

但值得注意的是，在完全正常人群的心电图中也可以发现 T 波高尖（图 8.15）。

提示 8.2 **电解质紊乱的病因**

高钾血症
- 肾衰竭
- 保钾利尿剂（阿米洛利、螺内酯、氨苯蝶啶）
- 血管紧张素转化酶抑制剂
- 甘草
- 巴特综合征

低钾血症
- 利尿治疗
- 抗利尿激素分泌

高钙血症
- 甲状旁腺功能亢进
- 肾衰竭
- 结节病
- 恶性肿瘤
- 骨髓瘤
- 维生素 D 过量
- 噻嗪类利尿剂

低钙血症
- 甲状旁腺功能减退
- 严重腹泻
- 肠道瘘
- 碱中毒
- 维生素 D 缺乏

表 8.1 **电解质紊乱对心电图的影响**

电解质	血清电解质浓度异常对心电图的影响	
	浓度降低	浓度升高
钾或镁	T 波低平 U 波明显 ST 段压低 QT 间期延长 一度或二度房室传导阻滞	P 波低平 QRS 波增宽（非特异性室内传导阻滞） T 波高尖 ST 段消失 心律失常
钙	QT 间期延长（由 ST 段延长引起）	QT 间期缩短，伴 ST 段消失

图 8.13
高钾血症

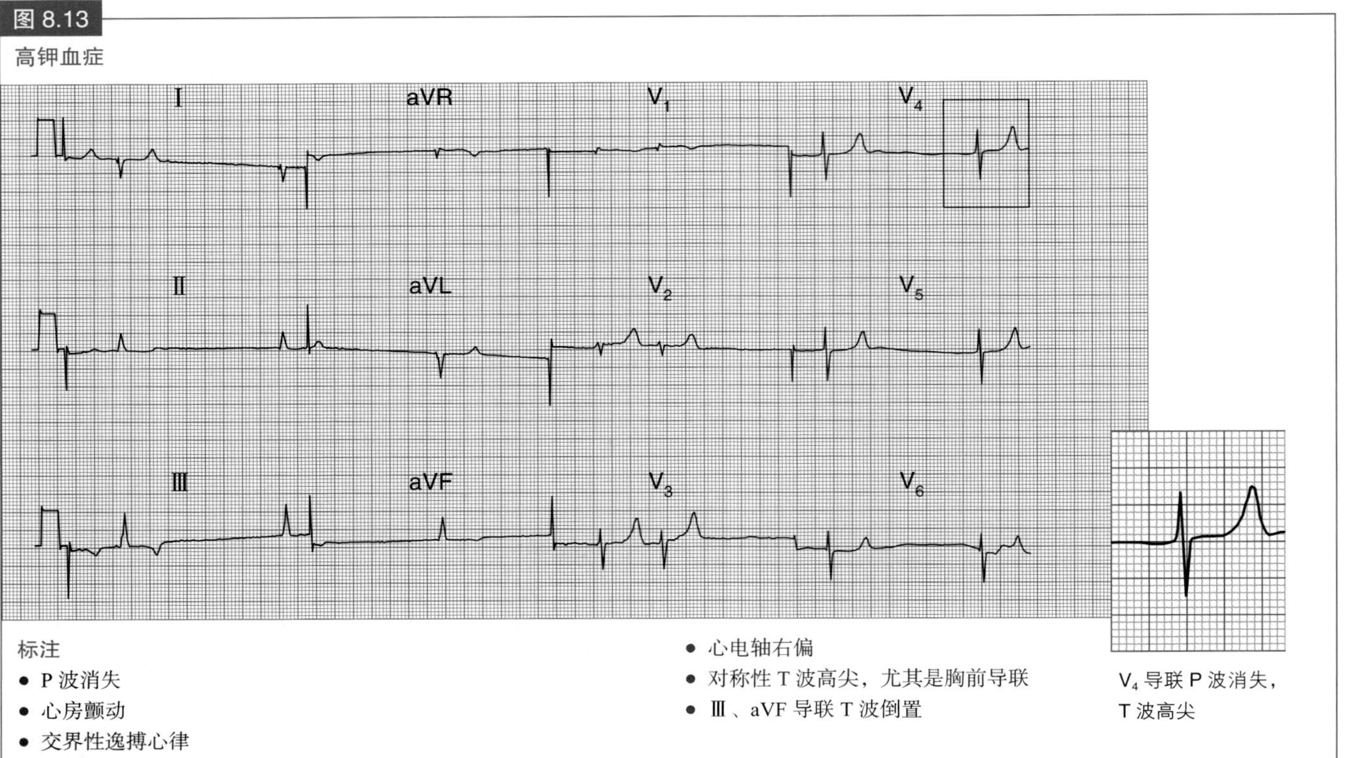

标注

- P 波消失
- 心房颤动
- 交界性逸搏心律
- 心电轴右偏
- 对称性 T 波高尖，尤其是胸前导联
- Ⅲ、aVF 导联 T 波倒置

V_4 导联 P 波消失，T 波高尖

图 8.14

高钾血症得到纠正后

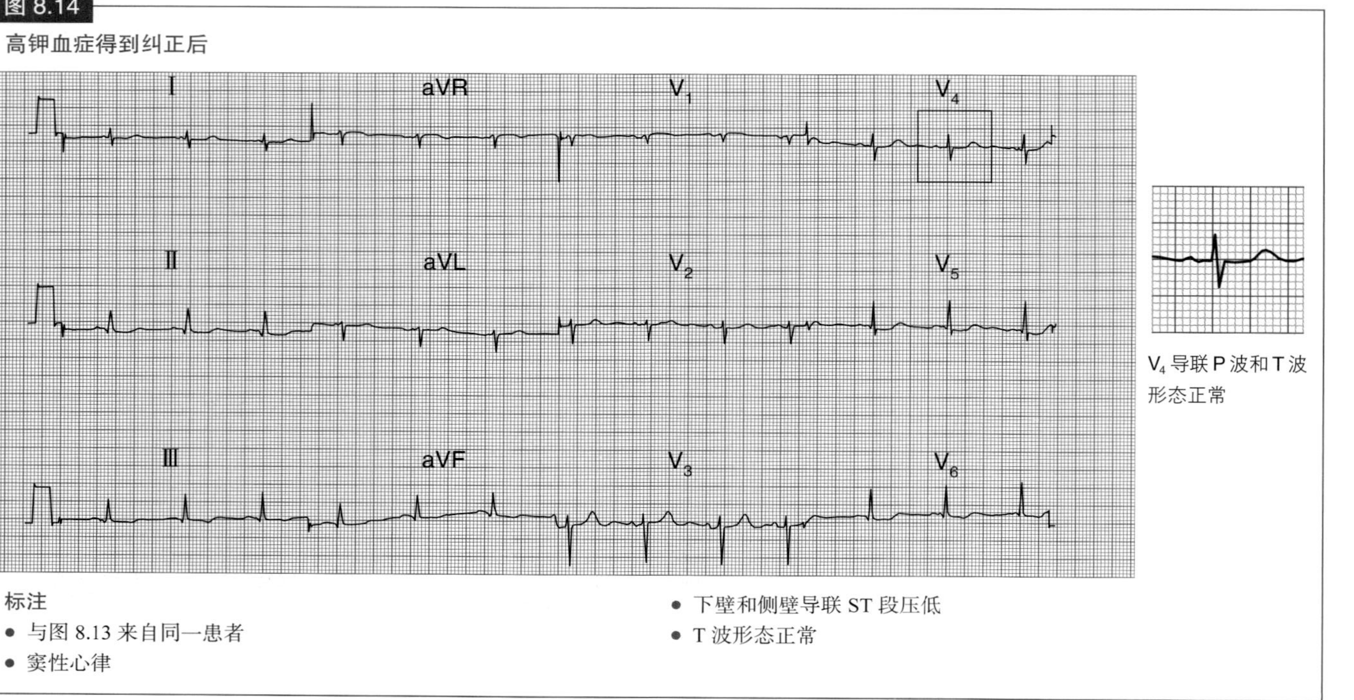

V_4 导联 P 波和 T 波形态正常

标注
- 与图 8.13 来自同一患者
- 窦性心律
- 下壁和侧壁导联 ST 段压低
- T 波形态正常

图 8.15
正常心电图

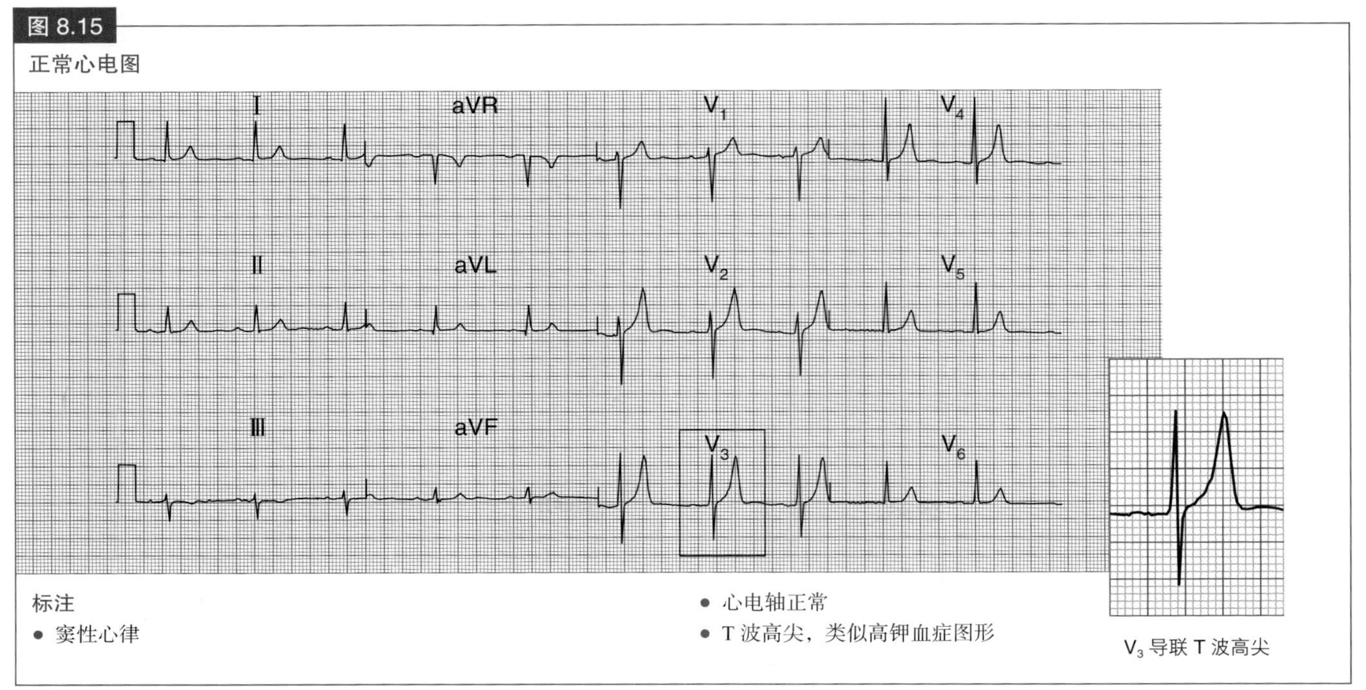

标注
- 窦性心律
- 心电轴正常
- T 波高尖，类似高钾血症图形

V_3 导联 T 波高尖

低钾血症在使用强效利尿剂的心脏病患者中比较常见。低钾血症可引起T波低平、QT间期延长和U波的出现。图8.16的心电图来自一名缺血性心肌病引发严重心力衰竭的患者，由于服用袢利尿剂而未同时服用血管紧张素转化酶抑制剂或补钾治疗，血清钾浓度降至1.9 mmol/L。

血清镁浓度

血清镁浓度升高或降低对心电图的影响与血清钾浓度升高或降低相似。

血清钙浓度

高钙血症引起QT间期缩短，低钙血症引起QT间期延长，但血清钙浓度在很大的范围内波动时，心电图仍然可能表现为正常。

药物对心电图的影响

地高辛

心房颤动常常伴随快速心室率（称为“快速型房颤”），除非药物减缓了房室结的传导。地高辛虽然不再是心房颤动治疗的一线药物，但仍是心房颤动控制心室率的有效药物。它的剂量极其重要：中毒的早期表现为食欲减退，随后患者会出现恶心、呕吐。极少数情况下，患者会出现黄视现象（黄斑）。地高辛对心电图的主要影响是ST段的下斜型下移，尤其在侧壁导联。其心电图图形有时称为“鱼钩状”（图8.17）。

随着地高辛剂量的增加，心室律变得规则和缓慢，并最终发展成完全性心脏传导阻滞。地高辛可引起各种心律失常，特别是室性期前收缩和室性心动过速（室速）。然而，地高辛中毒的症状与心电图表现之间的相关性并不是很强。

图8.18心电图是一个扩张型心肌病并发心房颤动和心力衰竭患者。她出现了呕吐症状，心力衰竭也在加重，心率降至41次/分。

图8.19心电图显示的是地高辛中毒的另一个病例，出现室速而引起晕厥。

地高辛对心电图的影响见提示8.3。

图 8.16

低钾血症

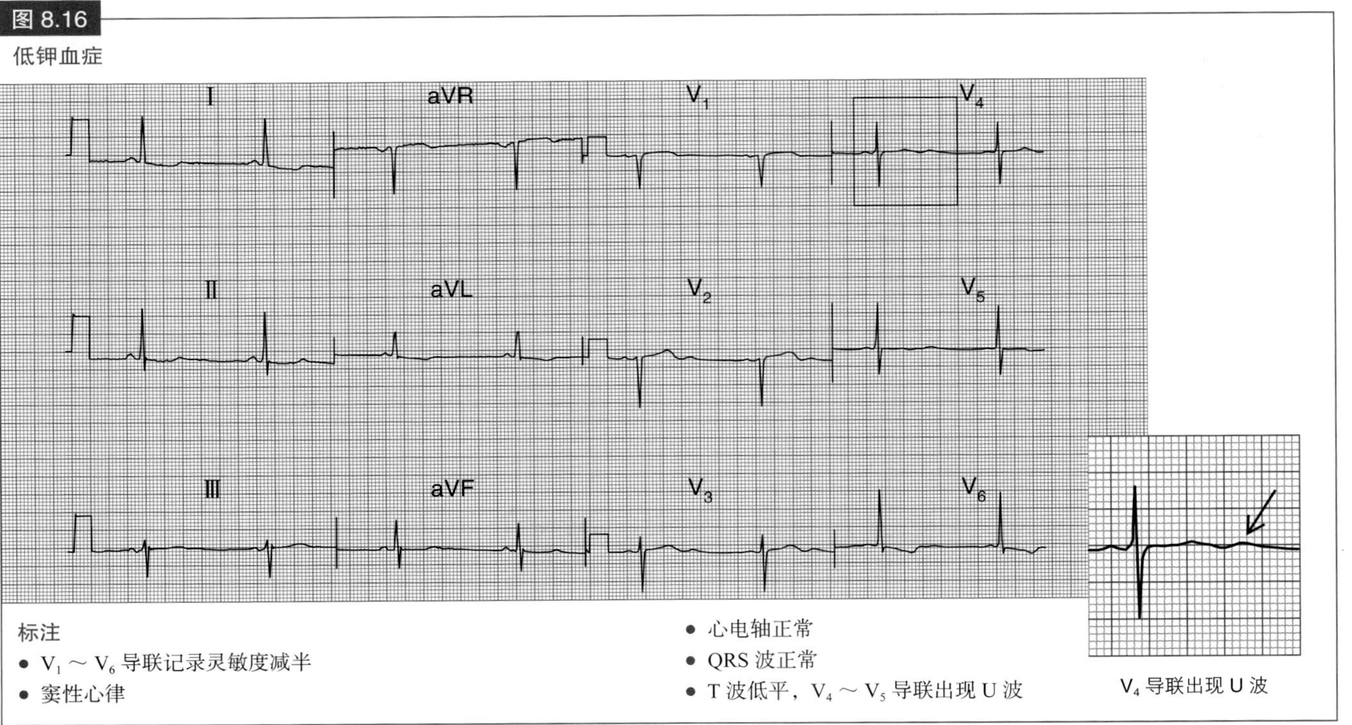

V_4 导联出现 U 波

标注

- V_1 ～ V_6 导联记录灵敏度减半
- 窦性心律
- 心电轴正常
- QRS 波正常
- T 波低平，V_4 ～ V_5 导联出现 U 波

图 8.17

地高辛效应

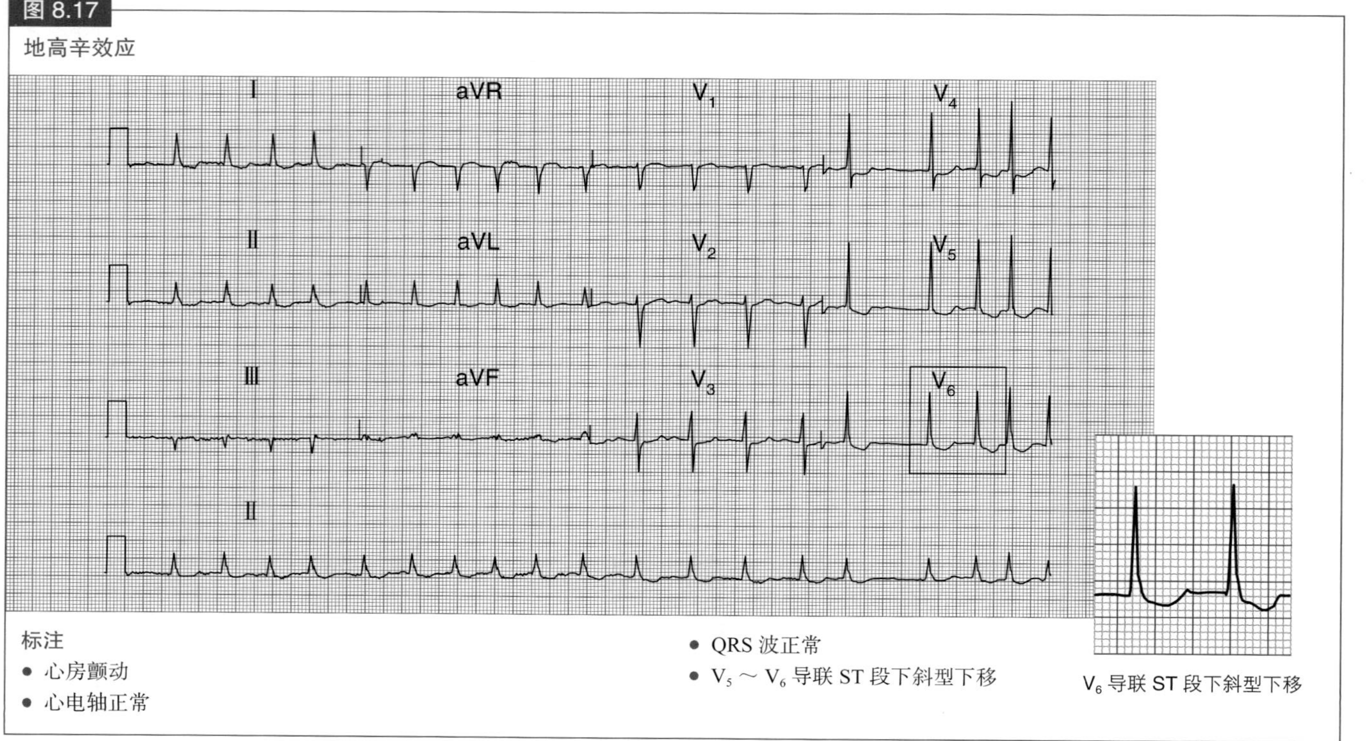

标注
- 心房颤动
- 心电轴正常
- QRS 波正常
- V_5～V_6 导联 ST 段下斜型下移

图 8.18
地高辛中毒

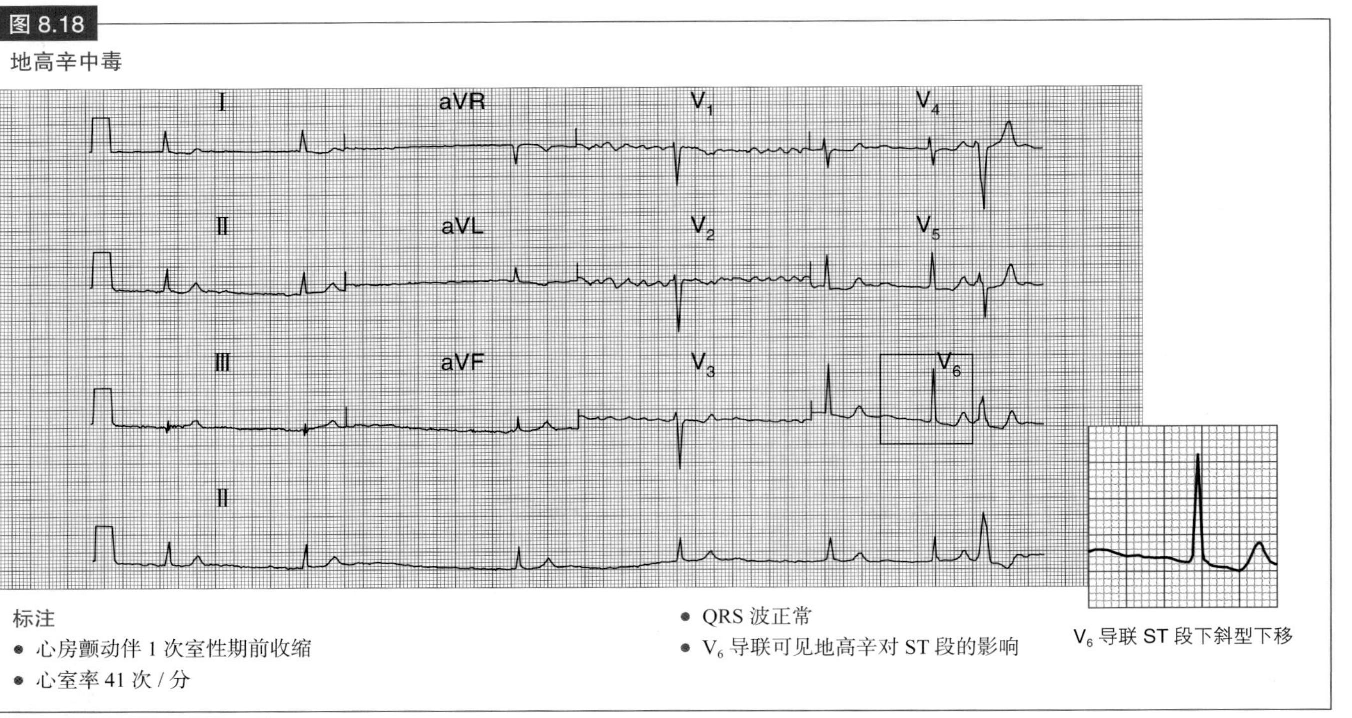

标注
- 心房颤动伴 1 次室性期前收缩
- 心室率 41 次 / 分
- QRS 波正常
- V_6 导联可见地高辛对 ST 段的影响

图 8.19

地高辛中毒

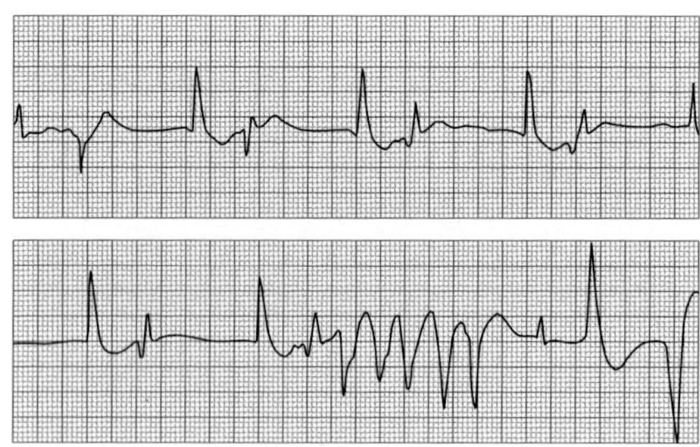

标注

- 连续记录
- 基本节律为心房颤动：直立的 QRS 波可能是正常传导产生的
- 每个直立的 QRS 波后都跟随主波向下的波群（室性期前收缩）
- 记录的末端出现短阵室速

提示 8.3 **地高辛对心电图的影响**

- ST 段下斜型下移
- T 波低平或倒置
- QT 间期缩短
- 各种心律失常，特别是
  - 窦性心动过缓
  - 阵发性房性心动过速合并房室传导阻滞
  - 室性期前收缩
  - 室速
  - 任何程度的房室传导阻滞
- 心房颤动时出现规则的 QRS 波提示地高辛中毒

可引起 QT 间期延长的药物

据报道许多药物可引起 QT 间期的延长（图 8.20）或尖端扭转型室速（图 8.21），可参见第 2 章和第 4 章。患者通常需停用相关药物。

锂剂

锂剂可引起 T 波改变，如服用锂剂的患者出现了图 8.22 所示的心电图改变，但血药水平未超标，并不是停药的指征。

图 8.20
胺碘酮引起的 QT 间期延长

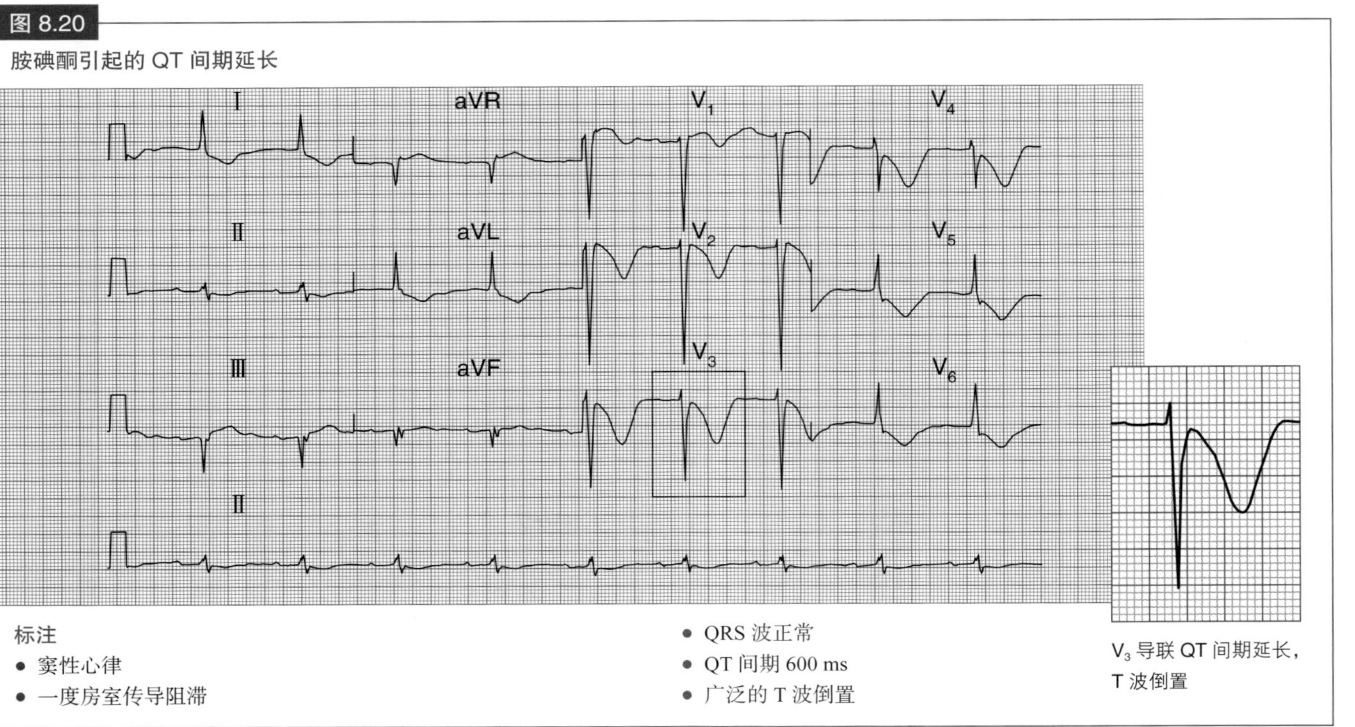

标注
- 窦性心律
- 一度房室传导阻滞
- QRS 波正常
- QT 间期 600 ms
- 广泛的 T 波倒置

V_3 导联 QT 间期延长，T 波倒置

图 8.21

尖端扭转型室速

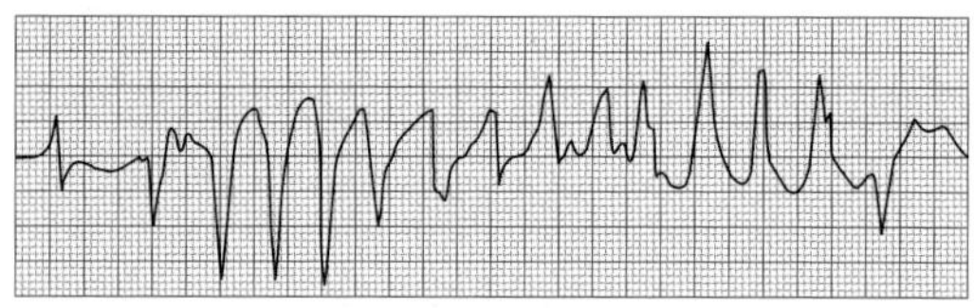

标注

- 一个窦性心律后跟随短阵尖端扭转型室速
- 这个病例心电图是由 I a 类抗心律失常药物引起的

引起心电图异常的其他原因

外伤

胸部外伤会造成心肌损伤，无论是穿透性的（如刺伤）还是闭合性的（如方向盘或安全带造成的外伤）。直接对心脏前部造成的损害可导致冠状动脉左前降支闭塞，从而心电图上表现出类似急性前壁心肌梗死的图形。安全带一般造成的是心肌挫伤，图 8.23 心电图就来自这样一名年轻妇女的病例。

代谢性疾病

大多数代谢性疾病，如艾迪生病会出现非特异性 ST 段或 T 波改变相关，可能血清电解质并没有明显异常。图 8.24 心电图来自一名患有严重神经性厌食的年轻女孩，她的血清电解质和甲状腺功能都正常，其心电图改变可能反映了细胞内的电解质异常。

脑血管意外

脑血管意外与心电图异常之间的相关性可能提示医生神经系统出现问题，可能是继发性脑栓塞——它可由心律失常如心房颤动或左心室血栓所引起。

急性脑血管意外特别是蛛网膜下腔出血会造成广泛 T 波倒置。图 8.25 心电图来自一名蛛网膜下腔出血的患者。

图 8.22
锂剂治疗

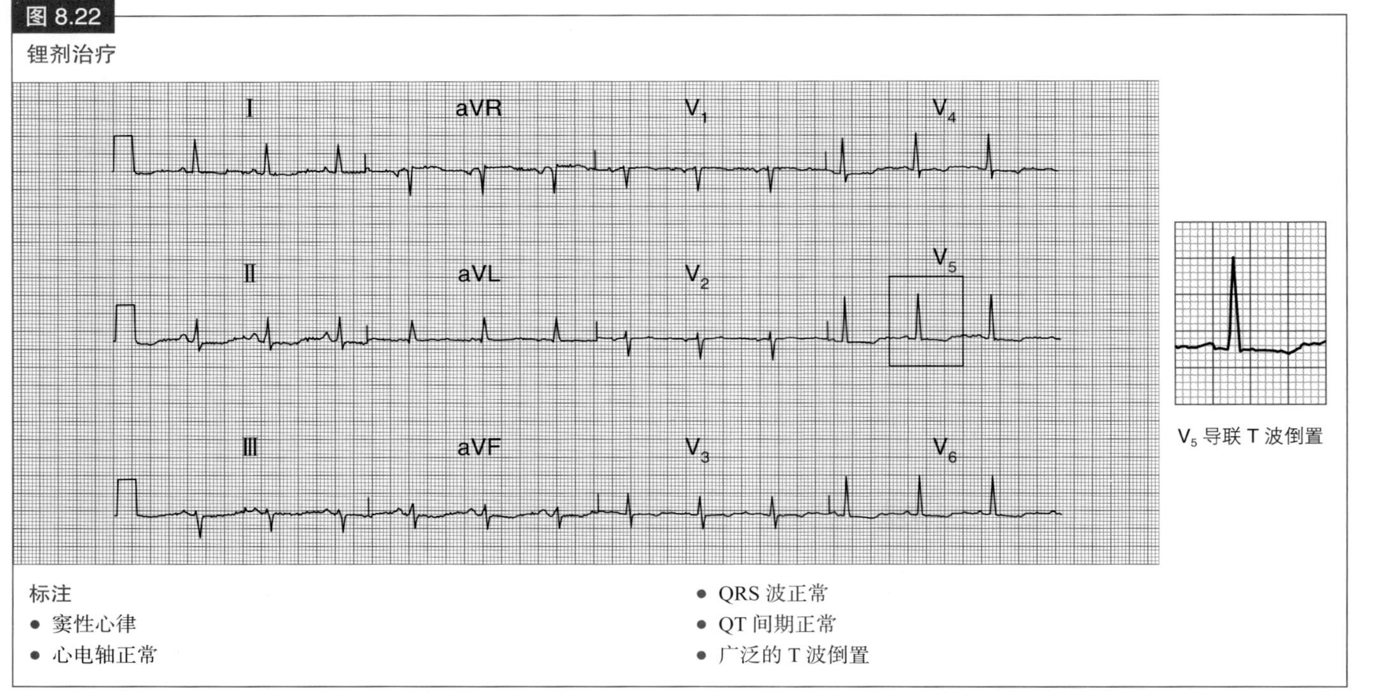

标注
- 窦性心律
- 心电轴正常
- QRS 波正常
- QT 间期正常
- 广泛的 T 波倒置

肌肉疾病

很多神经肌肉病变与心肌病相关。图 8.26 心电图来自一名患有 Friedreich 共济失调但没有心脏病也没有心血管相关症状的年轻男性患者。

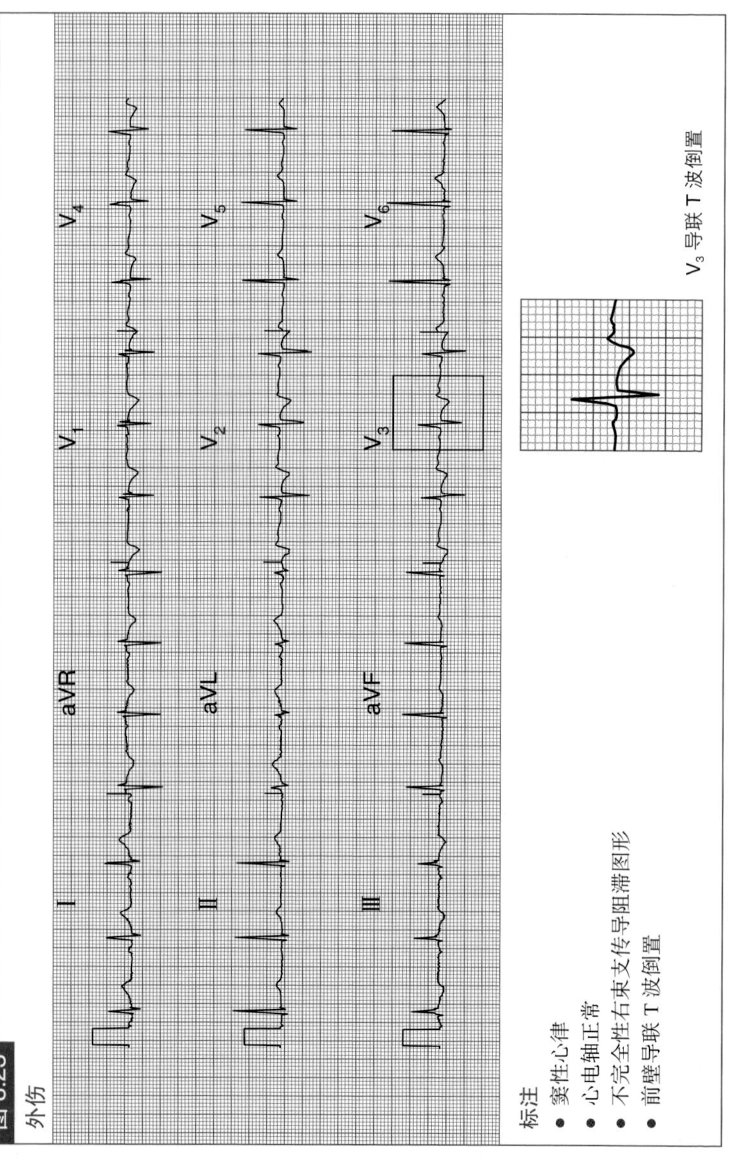

图 8.23
外伤

图 8.24
神经性厌食

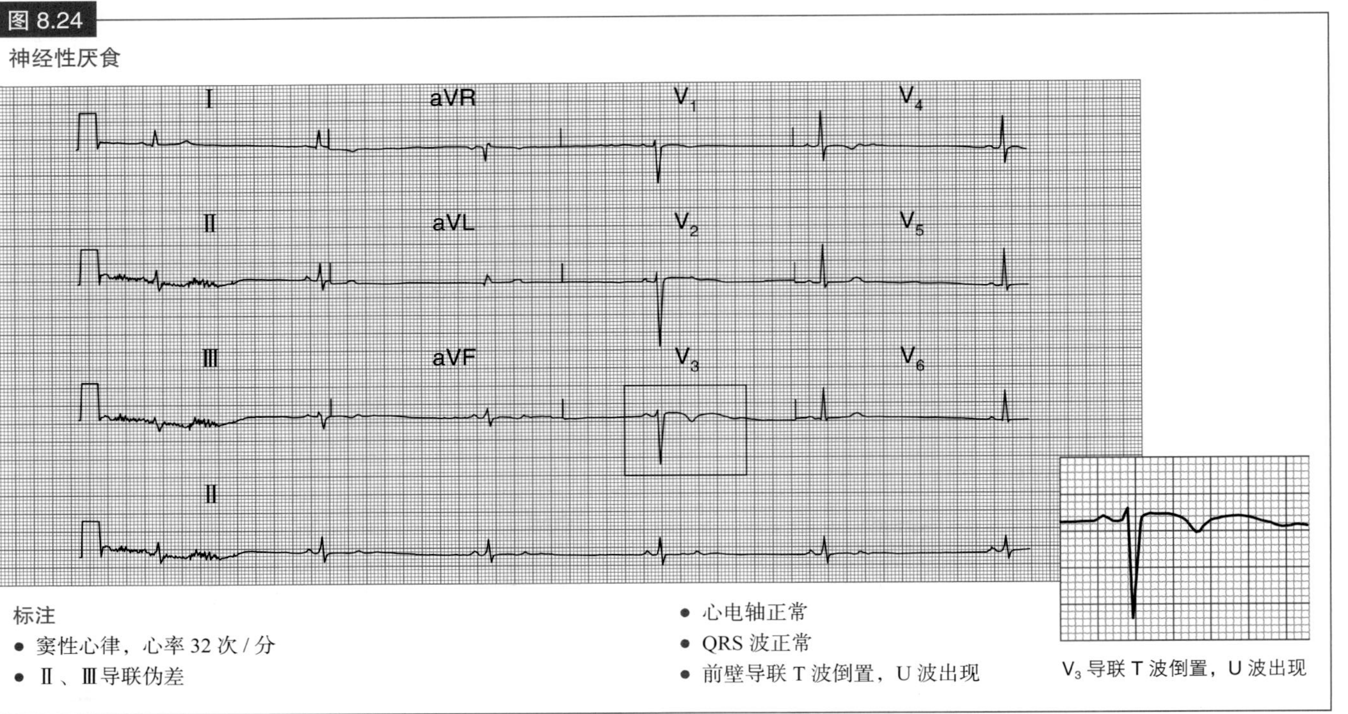

标注
- 窦性心律，心率 32 次 / 分
- Ⅱ、Ⅲ导联伪差
- 心电轴正常
- QRS 波正常
- 前壁导联 T 波倒置，U 波出现

V_3 导联 T 波倒置，U 波出现

图 8.25

蛛网膜下腔出血

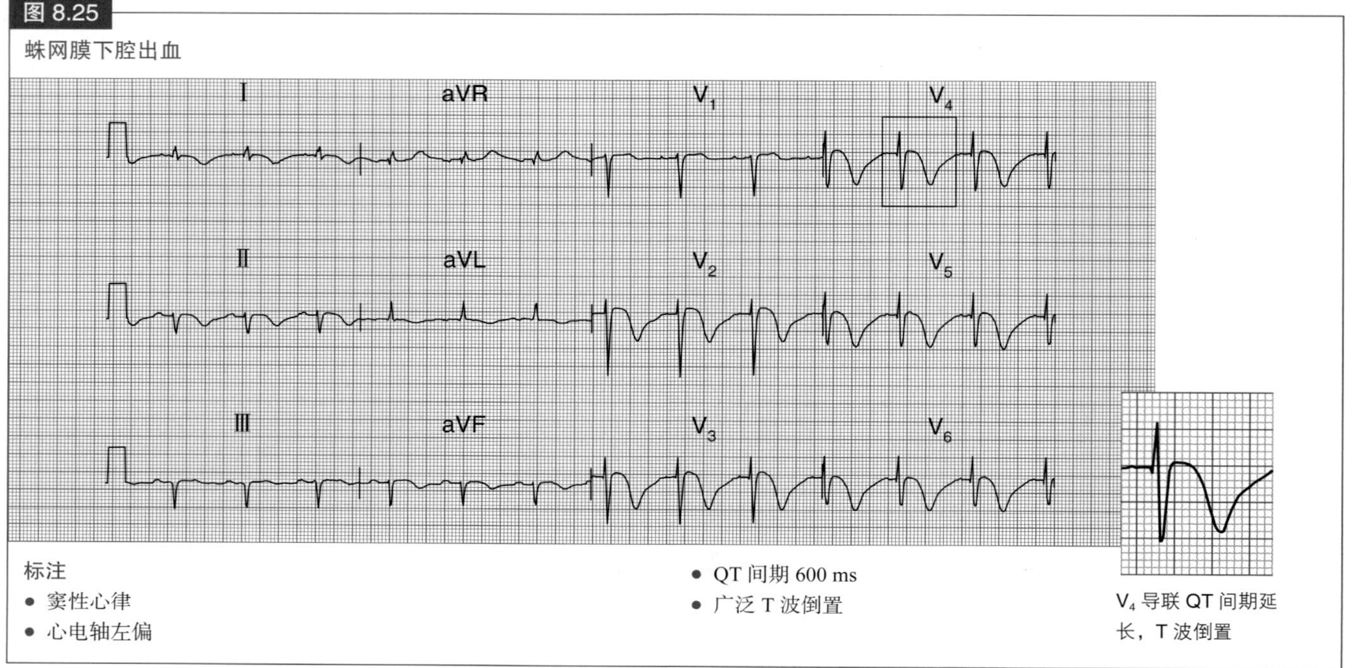

标注
- 窦性心律
- 心电轴左偏
- QT 间期 600 ms
- 广泛 T 波倒置

V_4 导联 QT 间期延长，T 波倒置

图 8.26

Friedreich 共济失调

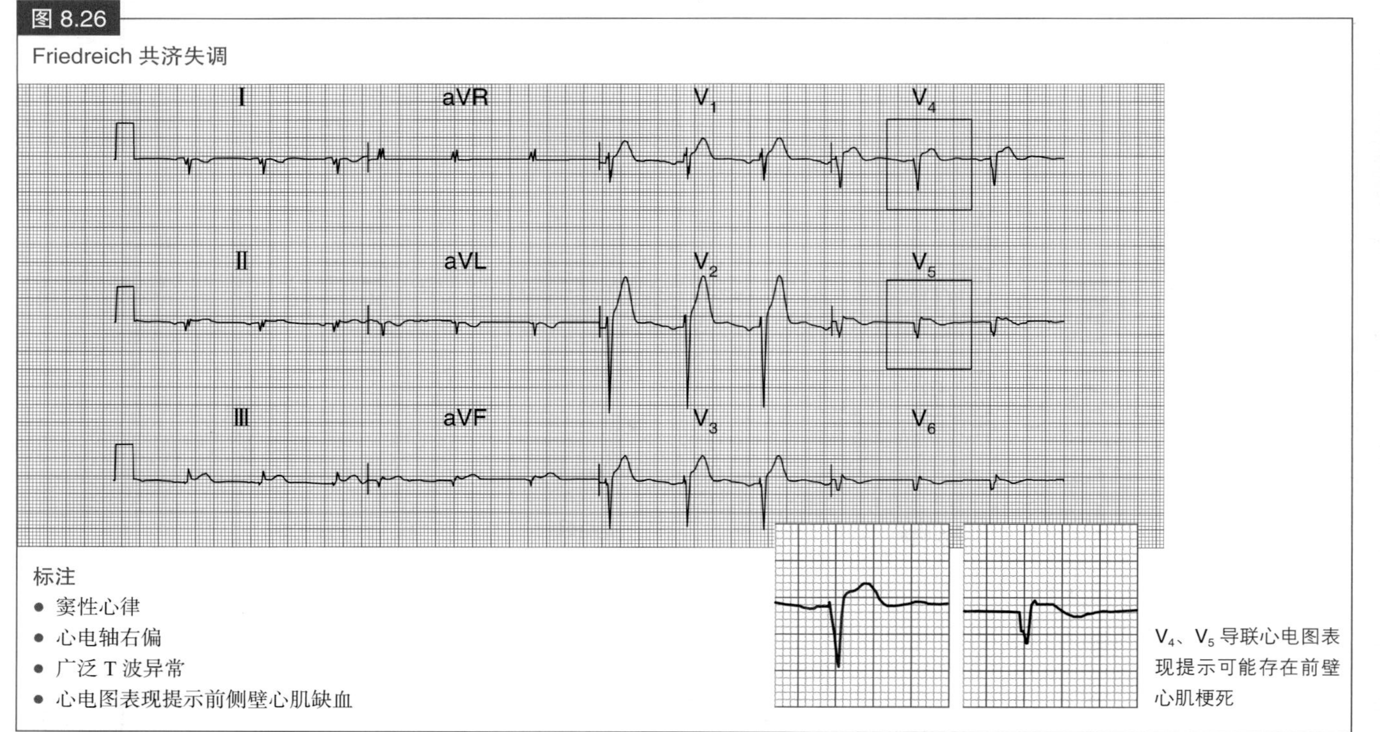

标注

- 窦性心律
- 心电轴右偏
- 广泛 T 波异常
- 心电图表现提示前侧壁心肌缺血

V_4、V_5 导联心电图表现提示可能存在前壁心肌梗死

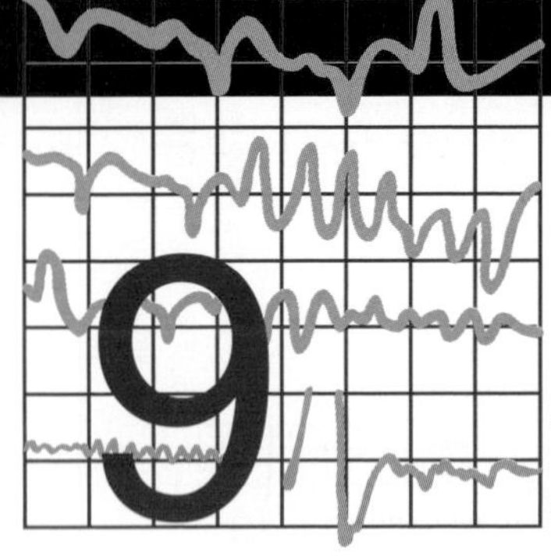

总结：四步法掌握心电图

Conclusions：four steps to making the most of the ECG

本书的主旨强调心电图是帮助处理疾病的一种工具。记录心电图不是检查的终点，必须结合患者的病情来解读。应用好心电图，你需要从以下四个步骤去思考：

1. 描述心电图
2. 解读心电图
3. 思考心电图如何帮助诊断
4. 思考心电图如何帮助治疗

描述

任何一个掌握相关基本知识的人都能描述一份心电图，而准确的描述是后续步骤的基础。描述可以从心率和节律开始，计算

RR 间期。首先要寻找 P 波，如果没有，则需要对它的缺失做明确的描述。下一步是分析 P 波与 QRS 波的关系，测量 PR 间期。如果 P 波高尖或者双峰，需要进行描述。

描述 QRS 波的宽度、高度和形态。如是否存在 q 波，QRS 波中是否存在多个 R 波，以及 S 波在相应的导联是否出现。如果有 Q 波，它们是否小而窄，它们是否因室间隔去极化而仅出现在侧壁导联？如果有病理性 Q 波，它们出现在哪些导联，是否提示下壁或前壁心肌梗死？ QRS 波的心电轴也应该明确。

描述 ST 段的抬高或压低。如果 ST 段抬高，是否跟随在 S 波后，提示一个“高起点”？检查每个导联中的 T 波，其在 aVR 和 V_1 导联中倒置是正常的，在其他任何导联中的倒置都需要记录。应该测量 QT 间期，如果 QT 间期延长，应根据心率进行校正。

以上所有的特征都可以在不知晓患者病情或没有掌握太多血管疾病知识的情况下描述出来。现在大部分的心电图记录仪有自动描述、解读心电图的功能，但切记这个功能远未完善。自动化描述趋向过度解读心电图，为的是不遗失任何重要的信息，且它们的描述不一定完全准确。比如它们在识别 P 波时表现欠佳，也常丢失 ST 段的变化和 T 波的倒置。因此，不能仅依赖心电图记录仪的自动描述。

解读

首先要判断心律，因为心律可能影响你对心电图其余部分的解读。例如，心动过速呈现过宽的 QRS 波，将阻碍进一步判断，完全性传导阻滞时过宽的 QRS 波也同样如此。心律判断的依据是 P 波是否出现和它与 QRS 波的关系，因为这个关系能准确鉴别出心律失常和传导异常。总体来看，这部分心电图解读与患者本身无关。

除此以外，对一份心电图的准确解读应该依据患者的实际情况。如果心电图来自一个健康的受检者或者没有心脏病临床表现的患者，那么牢记正常的心电图就显得非常重要。在健康人，可常见一度房室传导阻滞和室上性或室性期前收缩。健康人的 P 波可能呈双峰型；对高瘦的人来说，心电轴右偏可能是正常的；在肥胖或怀孕妇女，也可能出现轻度的心电轴左偏伴随窄的 QRS 波。V_1 导联正常可出现 QRS 波呈 RSR′形且时限正常，在一些正常人中，V_1 导联也可出现小 R 波为主波的情况。QRS 波振幅增大在健康的年轻人身上很常见，并不一定表示心室肥大。室间隔 Q 波可能在 aVL 和 V_5 ～ V_6 导联中出现。胸前导联 T 波倒置对于黑人来说可能是正常的，然而对于白人则可能是肥厚型心肌病引起的。T 波高尖通常没有意义，尽管高钾血症也会导致这种现象。

对于胸痛患者，相同的心电图异常可能存在不同的解读。胸前导联 T 波倒置可能提示非 ST 段抬高型心肌梗死（NSTEMI）。左束支传导阻滞可能是陈旧的或新发的心肌梗死造成的。心电轴右偏可能是肺栓塞引起的。在 V_1 导联出现显著 R 波可能是由后壁心肌梗死引起的。

对于呼吸困难的患者，心电轴右偏、V_1 导联出现显著 R 波或 V_1 至 V_3 导联 T 波倒置可能提示多发肺栓塞或特发性肺动脉高压。V_6 导联出现深 S 波可能是慢性肺疾病或肺栓塞引起的。一名主诉头晕的患者，如果心电图仅发现一度房室传导阻滞或与正常人心电图相比仅有微小的不同，很可能提示存在一过性的更高度传导阻滞而引起症状性心动过缓。QT 间期延长可能提示尖端扭转型室速的发作。

任何心电图异常必须根据患者的实际情况加以解读，否则心电图变化将难以为鉴别诊断提供太多的帮助。

诊断

心电图对于节律和心脏传导问题的诊断至关重要，这两者解读和诊断是密切相关的。也需注意，识别出心律失常并不意味着完成了心电图的诊断，还应积极寻找病因。例如，心房颤动的病因可能是心肌缺血或风湿性心脏病，抑或是酒精中毒，也可能是甲状腺功能亢进、心肌病等。传导阻滞可能由特发性希氏束纤维化引起，但也不排除心肌缺血或高血压性心脏病引起的可能。左束支传导阻滞的原因可能是主动脉瓣狭窄，右束支传导阻滞则可能由房间隔缺损引起。

心电图中显示的记录错误有时也可能提示某些疾病。例如，肌肉活动的伪差可能提示神经系统疾病，如帕金森综合征。QRS

波低电压并不一定全是因为标准化的失误，而可能是由肥胖、肺气肿、黏液性水肿或心包积液所致。

心电图不能诊断是否有心力衰竭，但如果心电图完全正常，多数情况不像有心力衰竭。心电图对心力衰竭的病因诊断及治疗有很大帮助。心房颤动、心室肥大或左束支传导阻滞可能提示有心脏瓣膜疾病或陈旧性心肌梗死。同样，心电图虽不是诊断电解质紊乱的好方法，但 T 波低平、U 波和 QT 间期延长可提示存在电解质紊乱。QT 间期延长也可能是由于先天性疾病或药物引起的。

对心电图异常的准确识别只是诊断的一部分，我们仍需进一步找病因。心电图常提示需要的进一步检查，如胸部 X 线、超声心动图、抽血化验电解质或心导管检查等。总之，心电图只是诊断过程的一部分。

治疗

心电图在心律失常或传导异常的治疗方面有至关重要的作用。对于指导 ST 段抬高型心肌梗死（STEMI）和非 ST 段抬高型心肌梗死（NSTEMI）采取适当的介入治疗也很关键。但是我们也懂得它的局限性。例如，有的心肌梗死初期，心电图未见异常。所以并不能凭一份正常或接近正常的心电图，就让胸痛患者离开急诊室。

若缺乏对心电图的理解，人类不可能发明心脏起搏器和埋藏式心脏复律除颤器（ICD）。尽管这些设备和使用这些设备的技术（如双腔起搏器和心脏再同步化治疗，CRT）是心脏专科医生的领域，但是随着这些设备和技术被广泛应用，越来越多的全科医生和非心脏专科医生也会遇到。例如应用这些设备的大多是老年人，而老年人一般患有多种疾病，因此非心脏专科医生很有可能会遇到应用这类设备并患有其他疾病的患者。

结论

心电图虽易于描述和解读，但记住心电图的正常值并不容易。我们应记住，完整的诊断不仅要识别异常，还应找出病因。

对于大多数患者，心电图检查是整个诊断过程中非常重要的部分，在某些情况下它还影响治疗。同时，我们也深知疾病的诊断和治疗要靠对个体患者的全面评估，而非仅靠心电图。

自我测试

在本书的姊妹卷《轻松解读心电图》（*150 ECG Cases*）中，将提供 150 个临床案例以及相应的心电图，问题涉及心电图判读以及患者的诊断和治疗。

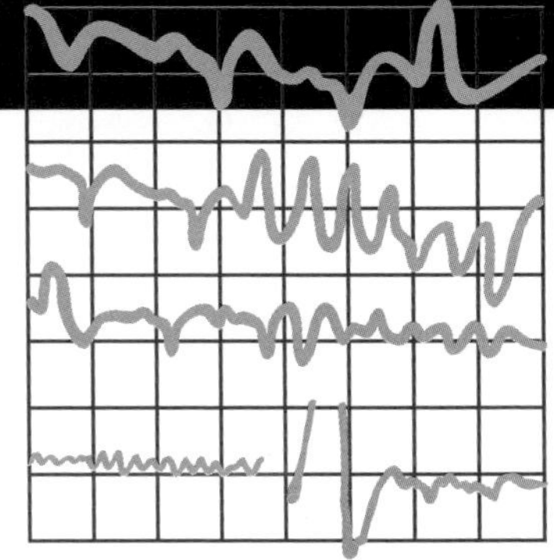

索　引